# 社区适老营养

## 技能培训

主　审　范　利

主　编　胡　雯

人民卫生出版社

·北京·

**图书在版编目（CIP）数据**

社区适老营养技能培训 / 胡雯主编 . —北京：人民卫生出版社，2021.5

ISBN 978-7-117-31628-6

Ⅰ. ①社… Ⅱ. ①胡… Ⅲ. ①社区 – 老年人 – 营养卫生 – 技术培训 – 教材 Ⅳ. ①R153.3

中国版本图书馆 CIP 数据核字（2021）第 095144 号

| | | |
|---|---|---|
| 人卫智网 | www.ipmph.com | 医学教育、学术、考试、健康，购书智慧智能综合服务平台 |
| 人卫官网 | www.pmph.com | 人卫官方资讯发布平台 |

社区适老营养技能培训

Shequ Shilao Yingyang Jineng Peixun

主　　编：胡　雯
出版发行：人民卫生出版社（中继线 010-59780011）
地　　址：北京市朝阳区潘家园南里 19 号
邮　　编：100021
E - mail：pmph @ pmph.com
购书热线：010-59787592　010-59787584　010-65264830
印　　刷：人卫印务（北京）有限公司
经　　销：新华书店
开　　本：787 × 1092　1/16　印张：19　插页：4
字　　数：474 千字
版　　次：2021 年 5 月第 1 版
印　　次：2021 年 6 月第 1 次印刷
标准书号：ISBN 978-7-117-31628-6
定　　价：56.00 元

打击盗版举报电话：010-59787491　E-mail：WQ @ pmph.com
质量问题联系电话：010-59787234　E-mail：zhiliang @ pmph.com

**主　审**
范　利

**顾　问**
张秋俭　陈　卫　李幼平　路福平　王　硕　黄承钰　张和平　江正强

**主　编**
胡　雯

**编　委**
（按姓氏汉语拼音排序）

陈立勇　陈永春　程　志　顾中一　洪东旭　洪晶安　胡怀东　胡庆祥
江　华　蒋志雄　李　莉　刘英华　柳　鹏　柳　园　马向华　毛金媛
缪明永　牟　波　裴耀东　饶志勇　施万英　石　磊　孙明晓　翁　敏
吴砚荣　许红霞　杨　敏　杨大刚　姚　颖　尤祥妹　于　康　张片红
张胜康　张勇胜　朱翠凤

**学术秘书**
程　懿　景小凡

**策　划**
程　志　裴耀东　吴砚荣　胡庆祥

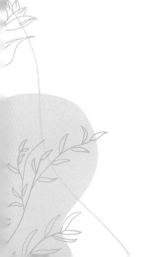

# 主审简介

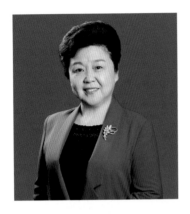

范利,教授,博士生导师,中国人民解放军总医院主任医师。

现任中国老年医学学会会长,国家老年疾病临床医学研究中心(解放军总医院)主任,第十一、十二届中国人民政治协商会议全国委员会教科文卫体委员会委员,中国医师协会常务理事,中央军委保健委员会专家组专家,《中华保健医学杂志》《中华老年多器官疾病杂志》主编。

从事老年心血管专业及医疗保健工作五十余年。多次被评为中央保健先进个人,荣立个人二、三等功,并获得中央保健委员会荣誉证书及全军医疗保健特殊贡献奖。享受国务院政府特殊津贴。作为首席专家承担"十一五"国家科技支撑计划,共发表论文250余篇,主编国家级培训教材1套、心血管专著13部,科普书籍15部,培养研究生50余名。

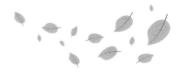

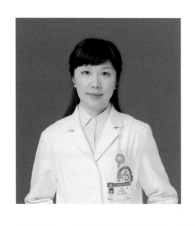

　　胡雯，教授，硕士生导师，四川省临床营养质量控制中心主任，四川大学华西医院临床营养科主任，四川省卫生健康委员会营养与食品卫生学学术和技术带头人，中国老年医学学会科技成果转化工作委员会首席专家。

　　现任中国老年医学学会副会长、中国老年医学学会营养与食品安全分会会长、中国医疗保健国际交流促进会营养与代谢管理专业委员会副主任委员、中国营养学会理事、国家临床营养专业质控中心专家委员、国家卫生健康标准委员会营养标准专业委员、全国特殊膳食标准化技术委员会委员、四川省营养师协会会长、四川省医师协会临床营养医师分会会长等。《肿瘤代谢与营养电子杂志》副主编，《美国临床营养学杂志》(*AJCN*)编委等。

　　近10年负责和主持20余项国家级、部省级科研课题，以第一作者或通讯作者发表SCI/中文核心论文60余篇，参与制定/参编10余项营养学指南/共识，主编/参编专著20余本。参与制定/修订国家市场监督管理总局特殊医学用途配方食品（FSMP）标准、国家卫生健康委员会优质医院评审标准中临床营养评审标准及多项营养团体标准。

　　从事临床营养相关工作30余年，拥有丰富的医学营养学医、教、研、管经验。擅长诊治营养相关性疾病，包括老年疾病、常见慢性疾病及危重症患者、肿瘤患者、术后患者的营养管理，消瘦及肥胖患者的体重管理。建立四川大学临床营养学本科专业；创新性施行循证医学营养学科建设，坚持循证指导实践；首创住院营养师规范化培训；首创国内"H2H"营养管理模式，即以"NRASA"营养行动计划实现院内营养筛查、评价、干预全覆盖，以家庭营养随访体系行延续性营养管理，解决了患者由医院到家庭全病程营养管理的问题。

# 序

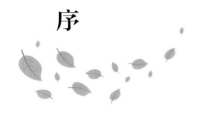

我国是世界上人口老龄化程度较高的发展中国家,总体呈现出老年人口基数大、增速快、高龄化和空巢化等特点。

以居家为基础、社区为依托、机构为补充的医养结合养老服务体系及高龄、失能老年人长期照护服务体系,可有效满足老年人多样化、多层次的养老服务需求,显著提高老年人及其子女的获得感、幸福感、安全感。养老和长期照护服务体系作为健康老龄化发展的工作重点和推进健康中国建设的重要举措,已纳入《健康中国 2030 规划纲要》《"十三五"国家老龄事业发展和养老体系建设规划》和《"十三五"健康老龄化规划》。

《中国老人营养与健康报告》显示,我国老年人营养风险较高,48.4% 营养状况不佳,超重和肥胖率分别高达 31.8% 和 11.4%。老人营养不良常与卒中、慢性阻塞性肺疾病、阿尔茨海默病、帕金森病和抑郁症等慢性病并存,改善营养状况可预防老年人罹患慢性病,并提高老年人生活质量。

高等院校(专科/本科)营养学专业平均每年招生约 3 200 人,但据统计,2018 年我国临床营养师缺口约为 27 920 人。主要表现在社区营养师普遍缺乏;社区全科/家庭医生培养模式普遍未搭载营养模块,尚无系统的社区营养管理培训,较难识别社区居家养老营养服务需求,并提供相应养老营养服务。

本书急民众养老营养服务的社会所需,旨在为社区适老营养工作者提供前沿且实用的社区居家老人营养管理方法,有助于增加养老营养服务供给和提升养老营养服务质量,巩固提升居家、社区和机构融合养老的水平和能力,辅助建立和健全居家、社区、机构相衔接的专业化长期营养照护服务体系,竭力促进社区居家老人健康老年化。

2020 年 9 月于北京

用于老人的脂肪需要,同时还可以提供优质蛋白质。

《中国居民膳食营养素参考摄入量(2013 版)》推荐,老人膳食脂肪应为总能量的 20%~30%,其中饱和脂肪酸<10%,n-6 多不饱和脂肪酸适宜摄入量(adequate intakes,AI)为 4%,n-3 多不饱和脂肪酸中的 AI 为 0.6%。

### (四)碳水化合物

膳食中能量的主要来源,宜占膳食总能量的 50%~65%,老人糖耐量降低,血糖的调节作用减弱,容易增高。过多的糖在体内还可转化为脂肪,引起肥胖、高脂血症等疾病。所以,应选择含复合碳水化合物的淀粉类为主食,且应多选择粗粮杂粮,不宜食用蔗糖等简单的糖类,宜多吃水果、蔬菜等富含膳食纤维的食物,增强肠蠕动,防止便秘。老人膳食中碳水化合物、脂肪酸推荐摄入量详见表 1-3,老人膳食宏量营养素可接受范围见表 1-4。

表 1-3 老人膳食碳水化合物、脂肪酸参考摄入量(DRIs)[1]

| 人群 | 总碳水化合物 /(g·d$^{-1}$) | 亚油酸 /%E | α- 亚麻酸 /%E | EPA+DHA/(mg·d$^{-1}$) |
| --- | --- | --- | --- | --- |
| | EAR | AI | AI | AI |
| 50 岁 ~ | 120 | 4.0 | 0.6 | — |
| 65 岁 ~ | — | 4.0 | 0.6 | — |
| 80 岁 ~ | — | 4.0 | 0.6 | — |

注:1. 未制定参考值者用"—"表示。

2. %E 为占能量的百分比。

3. DHA 为二十二碳六烯酸;EPA 为二十碳五烯酸;二者通常以混合方式存在于深海鱼油中。

表 1-4 老人膳食宏量营养素可接受范围(AMDR)[1]

| 人群 | 总碳水化合物 /%E | 添加糖 /%E | 总脂肪 /%E | 饱和脂肪酸 U-AMDR/%E | n-6 多不饱和脂肪酸 /%E | n-3 多不饱和脂肪酸 /%E | EPA+DHA/ (g·d$^{-1}$) |
| --- | --- | --- | --- | --- | --- | --- | --- |
| 50 岁 ~ | 50~65 | <10 | 20~30 | <10 | 2.5~9.0 | 0.5~2.0 | 0.25~2.0 |
| 65 岁 ~ | 50~65 | <10 | 20~30 | <10 | 2.5~9.0 | 0.5~2.0 | 0.25~2.0 |
| 80 岁 ~ | 50~65 | <10 | 20~30 | <10 | 2.5~9.0 | 0.5~2.0 | 0.25~2.0 |

注:1. %E 为占能量的百分比。

2. 未制定参考值者用"—"表示。

3. U-AMDR 为宏观营养素可接受范围上限。

### (五)矿物质

矿物质中的钙、磷、镁是构成机体骨骼和牙齿的重要成分。进入中老年期后,骨骼仍然进行着活跃的新陈代谢,需要合理、足量的摄入。

1. 钙 由于胃肠功能降低、肝肾功能衰退及老人活化维生素 D 的功能下降,加上户外活动减少和缺乏日照,使皮下 7- 脱氢胆固醇转变为维生素 D 的来源减少。老人对钙的吸收利用能力下降,钙的吸收率一般在 20% 左右,钙摄入不足使老人出现负钙平衡,体力活动的减少又可增加骨钙的流失,以致骨质疏松症较常见,尤其是老年女性。我国营养学会推荐钙的 RNI 为 1 000mg/d,高于成年人 800mg/d 的推荐量。补钙应以食物钙为主,牛奶及奶制品是最好的来源,其次为大豆及豆制品、深绿色叶菜、海带、虾皮等。钙制剂的补充不宜过多,每日补充的总量不宜超过 2g。

2. **铁** 老人对铁的吸收利用能力下降,造血功能减退、血红蛋白含量减少,易出现缺铁性贫血。其原因除铁的摄入量不足、吸收利用差外,还可能与蛋白质合成减少、维生素 $B_{12}$、维生素 $B_6$ 及叶酸缺乏有关。故铁的摄入量应充足,RNI 为 12mg/d。应选择血红素铁含量高的食品(如动物肝脏、猪肉、牛肉等),同时,还应多食用富含维生素 C 的蔬菜、水果,以利于铁的吸收。

3. **钠** 老人钠盐摄入以少于 6g/d 为宜,高血压、冠心病患者以 <5g/d 为宜。老人膳食矿物质推荐摄入量(RNI)或适宜摄入量(AI)见表 1-5。

### (六)维生素

老人由于体内代谢和免疫功能降低,需要充足的各种维生素以促进代谢、延缓衰老及增强抵抗力。维生素 $B_1$、维生素 $B_2$ 可调节能量的利用;维生素 C 可促进膳食中铁的吸收,并可增加机体抵抗力;维生素 E 在体内有抗脂质氧化作用,被称为抗衰老维生素;维生素 A 除可维护视觉功能外,还可维护上皮细胞的功能,减少呼吸道感染的机会。膳食中如长期缺乏维生素供给,机体将出现相应的缺乏症,所以,老人应该供给充足的维生素。中国营养学会推荐的老人维生素摄入量与成年人基本一致,处于比较高的水平,以满足老人代谢的需要。但由于老人总能量摄入低于成年人,所以更需要摄入低能量高维生素的食物。

1. **维生素 A** 胡萝卜素是我国居民膳食维生素 A 的主要来源。老人进食量少,如果牙齿不好,摄入蔬菜的数量更有限,易出现维生素 A 缺乏。我国老人的 RNI 为 800μg/d 视黄醇当量,老人应注意多食用黄绿色蔬菜、水果。

2. **维生素 D** 老人户外活动减少使皮肤合成维生素 D 的功能下降,加之肝肾功能衰退导致活性维生素 D 生成减少,维生素 D 的补充有利于防止老人的骨质疏松症。《中国居民膳食营养素参考摄入量(2013 版)》推荐,老人维生素 D 的 RNI 为 50 岁后 10μg/d,65 岁后 15μg/d,高于中年和青年人。

3. **维生素 E** 是一种天然的脂溶性抗氧化剂,有延迟衰老的作用,此外,维生素 E 对维持正常免疫功能,特别是 T 淋巴细胞的功能很重要。《中国居民膳食营养素参考摄入量(2013 版)》推荐,我国老人维生素 E 的 AI 为 14mg α-TE/d。

4. **维生素 $B_1$** 老人对维生素 $B_1$ 利用率降低,因此摄入量应达到 1.4mg/d。富含维生素 $B_1$ 的食物有肉类、豆类及各种粗粮。

5. **维生素 $B_2$** 维生素 $B_2$ 的 RNI 与硫胺素相同,为 1.4mg/d。

6. **维生素 C** 维生素 C 可促进胶原蛋白的合成,保持毛细血管的弹性,减少脆性,并可降低胆固醇、改善脂质代谢,对预防动脉粥样硬化方面有良好的作用。因此,老人应摄入充足,其 RNI 为 100mg/d。

7. **其他维生素** 维生素 $B_6$ 有利于淋巴细胞的增殖,提高免疫;叶酸和维生素 $B_{12}$ 能促进红细胞的生成,对防止贫血有利。叶酸有利于胃肠黏膜正常生长,有利于预防消化道肿瘤。因此,应保证老人多种水溶性维生素的充足摄入,以促进代谢、延缓衰退、增强抗病能力。维生素 $B_6$ 的 RNI 为 1.6mg/d,维生素 $B_{12}$ 的 RNI 为 2.4μg/d,叶酸的 RNI 为 400μg DFE/d。老人膳食维生素推荐摄入量(RNI)或适宜摄入量(AI)见表 1-6。

此外,现在几乎所有老人都很关心血脂状况与动脉粥样硬化的关系,尤其是极低与低密度脂蛋白胆固醇与动脉硬化的关系。研究显示,高同型半胱氨酸血症也是动脉粥样硬化的独立危险因素。同型半胱氨酸是蛋氨酸代谢的中间产物,维生素 $B_{12}$、叶酸、维生素 $B_6$ 的不

表 1-5　老人膳食矿物质推荐摄入量（RNI）或适宜摄入量（AI）[1]

| 人群 | 钙/ (mg·d⁻¹) RNI | 磷/ (mg·d⁻¹) RNI | 钾/ (mg·d⁻¹) AI | 钠/ (mg·d⁻¹) AI | 镁/ (mg·d⁻¹) RNI | 铁/(mg·d⁻¹) RNI 男 | 女 | 碘/ (µg·d⁻¹) RNI | 锌/(mg·d⁻¹) RNI 男 | 女 | 硒/ (µg·d⁻¹) RNI | 铜/ (mg·d⁻¹) RNI | 氟/ (mg·d⁻¹) AI | 铬/ (µg·d⁻¹) AI | 锰/ (mg·d⁻¹) AI | 钼/ (µg·d⁻¹) RNI |
|---|---|---|---|---|---|---|---|---|---|---|---|---|---|---|---|---|
| 50 岁 ~ | 1 000 | 720 | 2 000 | 1 400 | 330 | 12 | 12 | 120 | 12.5 | 7.5 | 60 | 0.8 | 1.5 | 30 | 4.5 | 100 |
| 65 岁 ~ | 1 000 | 700 | 2 000 | 1 400 | 320 | 12 | 12 | 120 | 12.5 | 7.5 | 60 | 0.8 | 1.5 | 30 | 4.5 | 100 |
| 80 岁 ~ | 1 000 | 670 | 2 000 | 1 300 | 310 | 12 | 12 | 120 | 12.5 | 7.5 | 60 | 0.8 | 1.5 | 30 | 4.5 | 100 |

表 1-6　老人膳食维生素推荐摄入量（RNI）或适宜摄入量（AI）[1]

| 人群 | 维生素 A/(mgRAE·d⁻¹) RNI 男 | 女 | 维生素 D/ (µg·d⁻¹) RNI | 维生素 E/ (mgα-TE·d⁻¹) AI | 维生素 K/ (µg·d⁻¹) AI | 维生素 B₁/(mg·d⁻¹) RNI 男 | 女 | 维生素 B₂/(mg·d⁻¹) RNI 男 | 女 | 维生素 B₆/ (mg·d⁻¹) RNI | 维生素 B₁₂/ (µg·d⁻¹) RNI | 泛酸/ (mg·d⁻¹) AI | 叶酸/ (µg DFE·d⁻¹) RNI | 烟酸/(mg NE·d⁻¹) RNI 男 | 女 | 胆碱/(mg·d⁻¹) AI 男 | 女 | 生物素/ (µg·d⁻¹) AI | 维生素 C/ (mg·d⁻¹) RNI |
|---|---|---|---|---|---|---|---|---|---|---|---|---|---|---|---|---|---|---|---|
| 50 岁 ~ | 800 | 700 | 10 | 14 | 80 | 1.4 | 1.2 | 1.4 | 1.2 | 1.6 | 2.4 | 5.0 | 400 | 14 | 12 | 500 | 400 | 40 | 100 |
| 65 岁 ~ | 800 | 700 | 15 | 14 | 80 | 1.4 | 1.2 | 1.4 | 1.2 | 1.6 | 2.4 | 5.0 | 400 | 14 | 11 | 500 | 400 | 40 | 100 |
| 80 岁 ~ | 800 | 700 | 15 | 14 | 80 | 1.4 | 1.2 | 1.4 | 1.2 | 1.6 | 2.4 | 5.0 | 400 | 13 | 10 | 500 | 400 | 40 | 100 |

注：1. 视黄醇活性当量（RAE，µg）＝膳食或补充剂来源全反式视黄醇（µg）＋1/2 补充剂纯品全反式 β- 胡萝卜素（µg）＋1/12 膳食全反式 β- 胡萝卜素（µg）＋1/24 其他膳食维生素 A 原类胡萝卜素（µg）。

2. α- 生育酚当量（α-TE），膳食中总 α-TE 当量（mg）＝1×α- 生育酚（mg）＋0.5×β- 生育酚（mg）＋0.1×γ- 生育酚（mg）＋0.02×δ- 生育酚（mg）＋0.3×α- 三烯生育酚（mg）。

3. 膳食叶酸当量（DFE，µg）＝天然食物来源叶酸（µg）＋1.7× 合成叶酸（µg）。

4. 烟酸当量（NE，mg）＝烟酸（mg）＋1/60 色氨酸（mg）。

足可引起高同型半胱氨酸血症。因此,这三种 B 族维生素的及时补充,将有助于降低动脉硬化的危险。

### （七）水

老人肾脏功能减弱,体液平衡恢复较慢,同时,由于口渴感比较迟钝,在环境温度和湿度升高的情况下,水分摄入不足的风险增加。对我国四城市居民饮水调查观察到,50~60 岁成人与 50 岁以下成人饮水量差异不大。结合国外推荐量,我国 50 岁以上老人饮水推荐量与成人相同,总摄入水量 2 700~3 000ml/d,饮用水量 1 500~1 700ml/d。考虑到老人失水与脱水的反应迟钝,因此,建议老人不应在感到口渴时才饮水,而应该定时主动饮水。

每日摄入的水来源于饮水及食物水。其中,饮水包括白水和茶、饮料等,不同饮水习惯有很大差异。食物水来自于主食、菜、零食和汤,包括食物本身含的水分和烹调过程中加入的水。三餐食物(粥、饭、汤、水果、蔬菜等)约含 1 000ml 水,是每日摄入水的重要组成部分。

## 第二节　居家老人膳食指南

随着我国老龄化程度的不断加剧,传统的以疾病为中心的医疗模式已不能满足老年人群日益增长的健康需求,且我国居民的疾病谱向慢性病改变,这一变化与国人的生活、饮食习惯密切相关。2017 年"国民营养计划"在"老年人群营养改善行动"中指出,建立满足不同老年人群需求的营养改善措施,促进健康老龄化,依托基层医疗卫生机构,为居家养老人群提供膳食指导和咨询。保证营养健康,成功养老,就需要做到平衡膳食,它是合理营养的基础,是健康的根本保障。

### （一）老年平衡膳食总原则

1.《中国居民膳食指南(2016)》核心推荐(图 1-1)

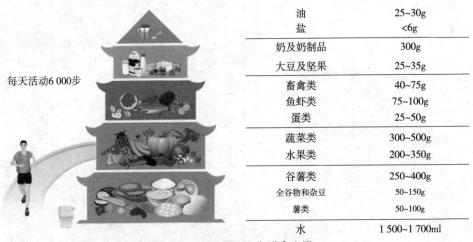

| | |
|---|---|
| 油 | 25~30g |
| 盐 | <6g |
| 奶及奶制品 | 300g |
| 大豆及坚果 | 25~35g |
| 畜禽类 | 40~75g |
| 鱼虾类 | 75~100g |
| 蛋类 | 25~50g |
| 蔬菜类 | 300~500g |
| 水果类 | 200~350g |
| 谷薯类 | 250~400g |
| 全谷物和杂豆 | 50~150g |
| 薯类 | 50~100g |
| 水 | 1 500~1 700ml |

每天活动 6 000 步

图 1-1　中国居民平衡膳食宝塔

（1）食物多样;谷类为主。

1）每天的膳食应包括谷薯类、蔬菜水果类、畜禽鱼蛋奶类、大豆坚果类等食物。

2）平均每天摄入 12 种以上食物,每周 25 种以上。

3）每天摄入谷薯类食物 250~400g,其中全谷物和杂豆类 50~150g,薯类 50~100g。

4）食物多样、谷类为主是平衡膳食模式的重要特征。

（2）吃动平衡，健康体重。

1）各年龄段人群都应天天运动、保持健康体重。

2）食不过量，控制总能量摄入，保持能量平衡。

3）坚持日常身体活动，每周至少进行 5 天中等强度身体活动，累计 150 分钟以上；主动身体活动最好每天 6 000 步。

4）减少久坐时间，每小时起来动一动。

（3）多吃蔬果、奶类、大豆。

1）蔬菜水果是平衡膳食的重要组成部分，奶类富含钙，大豆富含优质蛋白质。

2）餐餐有蔬菜，保证每天摄入 300~500g 蔬菜，深色蔬菜应占 1/2。

3）天天吃水果，保证每天摄入 200~350g 新鲜水果，果汁不能代替鲜果。

4）吃各种各样的奶制品，相当于每天液态奶 300g。

5）经常吃豆制品，适量吃坚果。

（4）适量吃鱼、禽、蛋、瘦肉。

1）鱼、禽、蛋和瘦肉摄入要适量。

2）每周吃鱼 280~525g，畜禽肉 280~525g，蛋类 280~350g，平均每天摄入总量 120~200g。

3）优先选择鱼和禽。

4）吃鸡蛋不弃蛋黄。

5）少吃肥肉、烟熏和腌制肉制品。

（5）少盐少油，控糖限酒。

1）培养清淡饮食习惯，少吃高盐和油炸食品。成人每天食盐不超过 6g，每天烹调油 25~30g。

2）控制添加糖的摄入量，每天摄入不超过 50g，最好控制在 25g 以下。

3）每日反式脂肪酸摄入量不超过 2g。

4）足量饮水，成年人每天 7~8 杯（1 500~1 700ml），提倡饮用白开水和茶水，不喝或少喝含糖饮料。

5）儿童、少年、孕妇、乳母不应饮酒。成人如饮酒，男性一天饮用酒的酒精量不超过 25g，女性不超过 15g。

（6）杜绝浪费，兴新食尚。

1）珍惜食物，按需备餐，提倡分餐不浪费。

2）选择新鲜卫生的食物和适宜的烹调方式。

3）食物制备生熟分开、熟食二次加热要热透。

4）学会阅读食品标签，合理选择食品。

5）多回家吃饭，享受食物和亲情。

6）传承优良文化，兴饮食文明新风。

2. 中国老人膳食指南关键推荐

（1）少量多餐细软，预防营养缺乏：老人随着年龄的增长，龋齿、牙齿萎缩变化，出现明显的牙齿磨损或脱落，影响对食物的咀嚼，应该让食物更加细软，方便进食；且老人舌乳上的味蕾逐渐减少，降低了老人对味觉的感知，引起食欲减退，进食量下降，应做到少食多餐，增加全天总体的进食量，满足机体需要；随着年龄增长，老人还易出现胃肠道黏膜萎缩、胃肠道消化吸收功能减退,再加上慢性疾病、药物等对食欲的影响,老人的进食量会发生变化,因此,应做到少食多餐,增加全天的摄入量,细软饮食,促进消化和吸收,预防老人因进食不足导致的营养缺乏。

(2) 主动足量饮水、积极户外活动:充足饮水对老人来说非常重要,健康的普通居民全天的健康饮水量为 1 500~1 700ml,老人更应如此,因老人对机体缺水耐受更差,长期饮水不足,对老人机体健康造成明显不良影响,应少量多次饮水,以温热的白开水、淡茶水等为主,不推荐饮料、酒等。

积极参与户外活动也是十分必要的,随着机体的衰老,我们的骨骼肌肉也会开始衰老,适量的运动有助于预防肌肉衰减症,抗阻力运动可促进骨骼肌肉的合成,每周进行 3 次以上,时间超过 20 分钟的抗阻力运动,对预防肌肉衰减症非常有利。户外活动可增加老人接受紫外线照射的时间,有利于体内维生素 D 的合成,有利于钙的吸收利用,延缓骨质疏松的发生。

(3) 摄入充足食物,鼓励陪伴进餐:老人的膳食应多样化,保证食物摄入量充足,每天至少摄入 12 种及以上的食物。采用多种方法和进食量,保证充足的食物摄入,还应保证充足的优质蛋白质来源的食物摄入,包括鸡蛋、乳制品、瘦肉、大豆(黄豆、黑豆、绿豆)及其制品,其富含亮氨酸等,可促进骨骼肌肉合成,对预防老年肌肉衰减有重要作用;且应创造良好的进食环境,由于家庭子女长期不在身边陪伴进食,导致对进食的重视程度不够,对进食的兴趣降低,还有的老人由于活动受限,需要依靠子女送食,或是依靠他人购买食物,导致进食单一,进食量下降明显,所以,创造良好的就餐环境,可增加老人的食欲,增加其进食量,增加进食食物的种类,做到健康合理的膳食。

(4) 吃动结合,保持健康体重:吃动结合,增加进食量,同时,保持适量的有氧和抗阻力运动,推荐每天进行累计 40~60 分钟中的高强度运动(如快走、慢跑等),其中抗阻运动 20~30 分钟,每周≥3 次,有助于延缓老年肌肉衰减,对维持老人活动能力和健康状况极为重要。老人的体重应维持在健康状态,过高或过低均不利于健康,老人的 BMI 应不低于 $20kg/m^2$,做到合理饮食,享"瘦"健康。

**(二) 合理营养,平衡膳食实操**

1. 老人每天必须吃哪些食物? 老人的每日膳食应做到食物多样化,采用少食多餐的方式,牙口不好的应制作细软易消化的食物。用餐时,注意细嚼慢咽,放慢进食速度。有吞咽障碍的老人还应注意预防误吸和呛咳。

老人每天应至少摄入 12 种及以上的食物。采用"小份多样"的方式增加食物种类。因每种食物所含营养素的量和种类,以及比例不相同,每一餐进食多种类型的食物,才可获取更加全面、均衡的营养素,且多种食物搭配更加利于人体健康,全天应进食包括谷薯类、蔬菜水果、畜禽肉和水产类、奶及奶制品、大豆及其制品、坚果、适量的油和盐。其中谷薯类(含杂粮及杂豆)可供应大量碳水化合物及 B 族维生素和矿物质,可为机体提供能量来源。瘦肉、奶类以及大豆制品可供应消化吸收率高的优质蛋白,可提供必需氨基酸,预防肌肉衰减。蔬菜水果可供应多种水溶性维生素及膳食纤维,提供多种微量元素,促进排便,维持胃肠道功能。

2. 为什么强调吃深色蔬菜水果? 颜色可以作为水果与蔬菜营养素和植物化学物丰富的表现之一,选择不同颜色的蔬菜也是食物多样化的方法之一。蔬菜根据颜色深浅可分为深色蔬菜和浅色蔬菜,因深色蔬菜含有更多胡萝卜素和有益健康的植物化学物,所以深色蔬菜的营养价值一般优于浅色蔬菜。深色蔬菜指深绿色、红色、橘红色、紫红色蔬菜,富含胡萝卜素,尤其β胡萝卜素,是中国居民维生素 A 的主要来源。此外,深色蔬菜还含有其他多种色素物质,如叶绿素、叶黄素、番茄红素、花青素等,以及其中的芳香物质,它们赋予蔬菜特殊的丰富色彩、风味和香气,有促进食欲的作用,并呈现一些特殊的生理活性。

常见的深绿色蔬菜:菠菜、油菜、冬寒菜、芹菜叶、蕹菜(空心菜)、莴笋叶、芥菜、西兰花、西洋菜、小葱、茼蒿、韭菜、萝卜缨等。

常见的红色、橘红色蔬菜:西红柿、胡萝卜、南瓜、红辣椒等。

常见的紫红色蔬菜:红苋菜、紫甘蓝、蕺菜等。

但并不是只吃深色蔬菜就好,《中国居民膳食指南(2016)》指出,餐餐都应有蔬菜,每天保证摄入 400~500g 蔬菜,且深色蔬菜应占 50% 以上。也就是说,浅色的蔬菜也应当食用,保障营养素摄入更加全面。

3. 如何用"十个拳头"来估计老人食物摄入量? 如何估算每天吃了多少食物,是否吃够了量? 伸出您的拳头,给大家介绍一个十分简单的方法。由于每个人的身高、体重、性别、年龄各不相同,拳头的大小也各不相同,可以将它作为一个非常方便的"量具"。老人可用"十个拳头"来估量自己每日的食物摄入。

即　肉:粮:奶豆:蔬果 =1:2:2:5(以重量比计)

(1) 不超过 1 个拳头的肉类(包括鱼虾贝、禽、蛋、瘦肉)。

(2) 相当于 2 个拳头的谷类(各种主食,包括粗粮、杂豆和薯类)。

(3) 要保证 2 个拳头大小的奶和大豆(包括奶、大豆及其制品、坚果)。

(4) 不少于 2 个拳头大小的水果和 3 个拳头大小的蔬菜。

注:一个拳头大小的食物为 150~200g(生重食物),以可食部净重计。

4. 如何用"十个一点儿"来逐步改善老人的饮食习惯?

(1) 什么是老人膳食十个"一点儿"?

1) 品种多一点儿,数量少一点儿。

2) 粗粮多一点儿,剩菜少一点儿。

3) 颜色深一点儿,口味淡一点儿。

4) 饭菜碎一点儿,吃得慢一点儿。

5) 早餐好一点儿,晚餐少一点儿。

(2) 如何逐渐改善老人的饮食习惯:"这十个一点儿"可以帮助老人逐步改善饮食习惯。顾名思义,少食多餐,选择多种类型的食物(每天至少 12 种);保证主食粗细搭配,尽量少剩菜,剩菜应放冰箱冷藏,尽早食用;每天摄入 300~500g 蔬菜,深色蔬菜占的比例不低于 1/2,培养清淡少盐少油的饮食习惯;老人多存在牙口不好或吞咽困难,消化吸收能力减弱,应选择细软、容易消化的食物,饭菜尽量细碎,用餐时间可相对延长,细嚼慢咽;清晨是一天的开端,人们经过一夜的休息后体内食物已被消化吸收完毕,而上午是思维最活跃、体能消耗最多的时候,整个身体迫切需要得到补充,因此,早餐应吃好。而晚餐后老人的活动量大为减少,思维相对放松,因此晚餐要少吃。

5. 如何安排老人一日三餐的饮食? 老人应合理安排膳食,三餐及加餐均应定时定量,且膳食结构应合理,每餐进食多种食物,保证各种营养素的充足摄入。表 1-7 为一日膳食三餐分配简表,表 1-8 为老人每日膳食推荐量,表 1-9 为老人一日参考食谱。

表 1-7　一日膳食安排简表

| 餐次 | 就餐时间 | 能量 | 食物推荐 |
|---|---|---|---|
| 早餐 | 6:30~7:30 | 20%~25% | 1~2 种以上主食,1 个鸡蛋、1 杯牛奶、另有蔬菜和水果 |
| 午餐 | 12:00~13:00 | 20%~25% | 2 种以上主食,1~2 个荤菜、≥2 种蔬菜、1 个豆制品 |
| 晚餐 | 17:30~18:30 | 20%~25% | 2 种以上主食,1~2 个荤菜、≥2 种蔬菜、1 个豆制品 |
| 加餐 | 9:30~10:00 | 5%~10% | 每日加餐 2~3 次,多选择水果、蛋乳制品、易咀嚼消化的糕点等 |
| | 15:00~15:30 | 5%~10% | |

表 1-8　全天膳食推荐总量及三餐分配

| 食物种类 | | 推荐摄入量 | 餐次分布 | | | |
|---|---|---|---|---|---|---|
| | | | 早餐 | 午餐 | 晚餐 | 加餐 |
| 盐 | | 5g | √ | √ | √ | √ |
| 油 | | 20~25g | √ | √ | √ | √ |
| 奶及奶制品 | | 300g | √ | | | √ |
| 大豆及坚果类 | | 30~50g | √ | √ | √ | √ |
| 畜肉类 | | 50g | | √ | √ | |
| 鱼虾禽类 | | 50~100g | | √ | √ | |
| 蛋类 | | 25~50g | √ | | | |
| 蔬菜类 | | 400~500g | √ | √ | √ | √ |
| 水果类 | | 200~400g | √ | | | √ |
| 谷薯类 200~350g | 全谷物和杂豆 | 50~150g | √ | √ | √ | √ |
| | 薯类 | 50~100g | √ | √ | √ | √ |
| | 其他谷类 | 100~150g | √ | √ | √ | √ |
| 水 | | 1 500~1 700ml | √ | √ | √ | √ |
| 调味品 | | 酱油和豆瓣酱等盐含量较高,尽量少用或不用(20ml 酱油含 3~5g 盐;20g 豆瓣酱约含 3g 盐) | | | | |

表 1-9　老人一日参考食谱

| 餐别 | 食物名称 | 原料 | 重量 /g | 三餐能量构成比 /% |
|---|---|---|---|---|
| 早餐 | 荞麦馒头 | 苦荞麦粉 | 10 | 22 |
| | | 小麦粉(特二粉) | 40 | |
| | 蒸鸡蛋 | 鸡蛋(均值) | 50 | |
| | 牛奶 | 牛乳(均值)[牛奶] | 100 | |
| | 凉拌木耳 | 木耳(水发)[黑木耳,云耳] | 70 | |
| | | 胡萝卜(红)[金笋,丁香萝卜] | 30 | |
| | | 芝麻油[香油] | 5 | |
| | 早餐用盐 | 加碘食盐 | 1 | |

| 餐别 | 食物名称 | 原料 | 重量/g | 三餐能量构成比/% |
|---|---|---|---|---|
| 加餐 | 苹果 | 苹果（均值） | 100 | 7 |
| | 猕猴桃 | 中华猕猴桃［毛叶猕猴桃］ | 100 | |
| 午餐 | 杂粮饭 | 稻米［大米］（均值） | 30 | 31 |
| | | 绿豆 | 10 | |
| | | 玉米糁（黄） | 10 | |
| | | 甘薯（红心）［山芋，红薯］ | 100 | |
| | 香菇肉片 | 香菇［香蕈，冬菇］ | 100 | |
| | | 猪肉（瘦） | 75 | |
| | 上汤生菜 | 生菜（叶用莴苣） | 100 | |
| | | 橄榄油 | 10 | |
| | 午餐用盐 | 加碘食盐 | 2 | |
| 加餐 | 酸奶 | 酸奶（均值） | 180 | 8 |
| 晚餐 | 清蒸豆腐鱼 | 豆腐［南豆腐］ | 100 | 33 |
| | | 鲈鱼［鲈花］ | 50 | |
| | 蒜蓉西兰花 | 西兰花［绿菜花］ | 100 | |
| | | 大蒜［蒜头］ | 5 | |
| | 拌海带丝 | 海带（浸）［江白菜，昆布］ | 100 | |
| | 杂粮粥 | 薏米［薏仁米，薏米］ | 10 | |
| | | 黑米 | 30 | |
| | | 玉米（黄，干） | 20 | |
| | | 燕麦片 | 15 | |
| | 晚餐用油 | 菜籽油［青油］ | 10 | |
| | 晚餐用盐 | 加碘食盐 | 2 | |

　　6. 老人需要"适当加餐"吗？因老人正餐摄入量有限，所以，应适量增加餐次。根据咀嚼吞咽能力不同选择不同质地的食物。食欲及吞咽咀嚼功能尚可的老人，每日可选择三餐+一加餐或三餐+两加餐，将能量合理分配到三餐中，早餐能量20%~30%，午餐30%~40%，晚餐30%~40%，加餐5%~10%，每餐应有高优质蛋白质的食物，如鸡蛋、奶制品、瘦肉、大豆及其制品，且优质蛋白质的摄入量应占1/2以上，同时，蔬菜也应合理分配到每餐中。对于食欲较差、咀嚼吞咽功能障碍的老人，可多选择三餐+两加餐制或三餐+三加餐制，通过少食多餐，增加全天营养素的摄入，同样能量及蛋白质等应合理分配到三餐中去，每次正餐的能量应在20%~25%，每次加餐应在5%~10%，可多选择细软易咀嚼消化的食物，增加全天的营养素摄入。

　　加餐的时间可选择午餐后晚餐前，也就是下午茶时间，大概15:00~16:00，或晚上8:00左右，食物推荐以2种以上水果，1次酸奶；或1次坚果，1次牛奶，见表1-10。

表 1-10　加餐时间一览表

| 时间 | 食物 | 重量 /g |
|---|---|---|
| 15:00~16:00 | 苹果 / 雪梨 / 水蜜桃 / 杏 | 100 |
| | 广柑 / 柚子 / 猕猴桃 | 100 |
| | 花生 / 核桃 / 杏仁 / 开心果 | 15 |
| 20:00 | 酸奶 | 150 |

7. 咀嚼吞咽困难怎么办？根据咀嚼吞咽功能不同选择不同质地的食物。食欲尚可、吞咽咀嚼尚可的老人，每日可选择三餐＋一加餐或三餐＋两加餐制，将能量合理分配到三餐中，早餐能量 20%~30%，午餐 30%~40%，晚餐 30%~40%，加餐 5%~10%，每一餐应有蛋白质的食物，且应有优质蛋白质摄入，如鸡蛋、奶制品、瘦肉、大豆及其制品，且优质蛋白质的摄入量应占 1/2 以上，同时，蔬菜水果也应合理分配到每一餐中。而食欲较差、咀嚼吞咽供能障碍的老人，可多选择三餐＋两加餐制或三餐＋三加餐制，通过少食多餐，增加全天营养素的摄入，保证营养需要。同理，能量及蛋白质等营养素应合理分配到三餐中去，每次正餐的能量应在 20%~25%，每次加餐应在 5%~10%，可多选择细软易咀嚼消化的食物，增加全天的营养素摄入，具体食物选择制作参见表 1-11。

表 1-11　调整质地膳食

| 膳食分类 | 适合人群 | 适宜食物 | 不宜食物 |
|---|---|---|---|
| 软食 | 轻度咀嚼障碍的老人 | ✓ 蒸煮烤软烂的米面食物及制品<br>✓ 易煮软的叶菜、薯芋类、茄果类食物<br>✓ 质地松软的新鲜水果<br>✓ 去刺和骨的鱼虾畜禽肉类<br>✓ 碎软的坚果和豆类及制品<br>✓ 各类乳制品 | ✓ 煎、炸、烤的食物<br>✓ 坚硬、圆形及黏性大、易引起吞咽窒息危险的食物<br>✓ 富含粗纤维的蔬菜<br>✓ 带骨带刺的动物性食物<br>✓ 未经碎软的豆类和坚果 |
| 半流质 | 中度咀嚼障碍或轻度吞咽困难的老人 | ✓ 蒸煮烤松软的半固体米面食品及制品<br>✓ 易煮软的叶菜、薯芋类、茄果类食物；柔软切碎、食物颗粒≤（0.6cm×0.6cm）的水果<br>✓ 去刺去骨切碎鱼虾肉蛋类<br>✓ 各类乳制品 | 同软食 |
| 糊状软食 | 明显吞咽障碍的老人 | ✓ 各类食物蒸煮后，经机械粉碎加工成泥状<br>✓ 质地细腻均匀，稠度适中<br>✓ 不易松散、不分层、不沾牙、能在勺子上保持形状 | ✓ 有颗粒的米面食物和制品<br>✓ 未经粉碎的鱼虾肉蛋类、蔬菜、水果、豆类及制品<br>✓ 含有果粒的酸奶 |

8. 老人要吃好，得过好哪"五道关"？我们每个人都无法逃避衰老，直到有一天，"吃饭"这件"小事"也变成"难事"。《中国居民膳食指南（2016）》提出"老人克服五关吃得好"的理念，并据此提供了相应的烹饪技巧。

（1）第一关：食欲低。

随着人体衰老，舌乳头上的味蕾数量会逐渐减少，导致味觉和食欲降低。于是一些老人可能会贪吃重口味食品,久而久之,血压便会居高不下;而另一些老人选择不想吃就少吃或不吃,使自身抵抗力越来越差。

支招:①增加天然调料,如醋、糖、葱、姜、蒜、椒、青椒等,既调味刺激食欲,又减少食盐用量;②食用能刺激食欲的食品,如酸梅汤、肉末泡豇豆、酸菜鱼等;③经常变换食物花色品种也能刺激食欲,每天坚持做舌头运动(如用力伸舌、转动等),有利于维持味蕾数量;④吃符合老人口味的食品,尽量保证食物摄入量,即使明知老人喜欢的重口味食品对健康不好,在食欲差时也要以"合口味、能吃进"为原则,待身体情况变好后,再慢慢说服老人改善不良饮食习惯;⑤重口味老人味觉降低,不能仅凭口味来判断,使用量具能更为准确可控,还要注意一天 6g 食盐不仅包括可见的食盐用量,还包括酱油、豆瓣酱、味精、鸡精中的不直接可见的食盐和钠的用量。

(2)第二关:心态差。

不少老人"小气",或有"怪脾气",常因一些不良饮食行为和家庭琐事生闷气、吵架,或因患病和意外事故出现紧张、孤独、忧郁、愤怒等不良情绪,以致对食物不感兴趣、饱一顿、饿一顿、缺一顿甚至成为常态,长此以往,疾病缠身,形成恶性循环。

支招:①老人要心态好、想得开,对待一日三餐绝不能应付了事,更不能拒食绝食。任何时候都不因任何小事而伤感,不为世事变迁而动容;②摒弃不出门和懒散的坏习惯,持积极乐观的生活态度,多参加兴趣活动,积极与人交流,开发诱导愉快情绪;③作为子女,应多陪老人进餐,在饭桌上了解老人胃口好坏,以及最近食物摄入多少,这是判断老人健康情况的重要指标;④出现急事和大事,学会坚强、沉着、冷静,善于分析、思考和解决问题,而不是不吃不喝,消极待毙。

(3)第三关:咬不动。

老人因牙龈萎缩、牙周炎和龋齿等,常出现牙齿松动、脱落,严重影响咀嚼能力。美食咬不动、嚼不烂,怎么办?

支招:除了及时去看牙医,眼前把食物做得细软是可行措施。具体做法:①将食物切小切碎、煮久一点;②肉食做成肉丝、肉片、肉糜;③坚果、杂粮等坚硬食物可碾碎成粉;④采用炖、煮、蒸、烩或捣碎机等方式,做成炒碎菜、煮苹果、果酱、果浆、果汁、肉丸子、炖肉、玉米糕、芝麻糊、软饭、稠粥、饺子、馒头等容易咀嚼的食物。值得提醒的是,等到咬不动了才来护牙就晚了,为了我们年老时有一口好牙,应从小就应学会正确护牙,餐后刷牙,定期检查,防治牙病。

(4)第四关:吞不下。

比较衰弱的高龄老人,唾液腺可发生明显萎缩,唾液分泌减少,唾液变得稀薄、淀粉酶溶菌酶含量降低,加之与吞咽相关的肌肉萎缩,使老人容易出现嘴发干、吞不进、呛咳、吞咽障碍。吞咽障碍广泛存在于老人中,但多数老人并未意识到。

支招:①足量饮水有利于唾液分泌,每天饮水 1 500~1 700ml;②不爱喝水的老人可吃粥类、汤羹等食物,吃饼干、面包、干饭时,可准备牛奶、汤水食用;③细嚼慢咽,吃酸萝卜、泡黄瓜等酸味食物,可刺激唾液分泌;④先吃湿润的食物,避免粗糙干燥食物对咽部的刺激;⑤喝水分两步,先包在口里,再慢慢吞下;⑥预防肌肉衰减,提高吞咽相关肌肉的力量,包括每天做闭嘴用唾液漱口、大口吞咽动作,有利于维持吞咽功能,避免呛咳;⑦如有吞咽障碍(咀嚼不充分、呛咳等),应请专业医师进行评估,并在营养师指导下调整食物质地,制定营养方案。

（5）第五关:肚子胀。

研究发现,年过 60 岁的人,50% 存在胃黏膜变薄、肌纤维萎缩,造成胃肠蠕动缓慢、无力,同时,胃液分泌降低,且胃酸酸度下降,导致消化功能减退。因此,很多老人在饭后容易打嗝、胃肠胀气,动不动就消化不良和便秘。

支招:①消化吸收不好的老人宜"少量多餐细软",增加餐次,吃点零食(如苏打饼干、蛋糕、酸奶等);②避免生气、保持心情舒畅;③吃多了一点或感觉腹胀时要去户外活动,全身运动加上每天腹部按摩能加强胃肠蠕动,加快局部血液循环,促进消化腺分泌,有利于食物消化吸收;④每天上下跳动或踮脚 100 次,有利于胃肠排出废气,减轻腹胀;⑤常吃香蕉、苹果、红薯、芝麻油等食物,预防便秘和腹胀。

老人过好上述"五道关",品尝美食、享受生活、促进健康,老年生活完全可以过得非常精彩。

## 第三节　居家老人特殊饮食(素食)膳食指南

### 一、素食老人的营养需要

**(一) 素食的定义**

指不食用动物性食物的饮食方式。按照所戒食物种类,一般分为全素、蛋奶素、蛋素、奶素人群等。

纯素食主义者不食用任何有情众生之肉,也不食用动物分泌或产生的奶制品,甚至蜂蜜都排除。蛋奶素食主义者食用部分源自于动物的食物,比如鸡蛋和牛奶。奶素素食主义者不吃肉,但是会食用奶类和奶制品,比如奶酪、奶油、酸奶等。蛋素与奶素素食主义者相似,可以食用蛋类及相关产品。半素食主义属于部分肉食者,可能基于道德或者信仰等原因,不食用某些肉类,仅食用部分禽类和海鲜。

**(二) 素食的发展过程**

素食者这个术语十九世纪中期才出现,但是该概念可追溯到公元前六世纪,著名希腊哲学家毕达哥拉斯曾鼓励他的信徒都不吃肉,认为素食才是最自然、最健康的,因此,他也被誉为"素食主义之父"。十九世纪出现的第一场真正意义上的素食主义运动在很大程度上与教会或者信仰有关。十九世纪四十年代中叶,英格兰圣经基督教徒们成立了"大不列颠素食者协会",美国教会也随之效仿,成立了"美国素食者协会",到了二十世纪中叶维生素的发现,肉食为主的膳食成为了主要选择。二十世纪六十年代,随着时代的发展和对慢性病发生的探究,素食又逐渐成为了人们对健康和环境保护的新理解或选择。随着厄尔彼得辛格的《动物解放》以及善待动物的动物权利保护组织的成立,人们越来越关注工厂式养殖动物的影响,以及对环境的影响。时至今日,素食者人群数量比十年前有所增加,虽然部分素食者是出于宗教信仰,但仍有部分人是出于以上又或者其他的考虑而选择素食。

**(三) 营养工作者对素食老人应有的态度**

基于信仰而采用素食者,营养工作者应给予尊重。素食是一种饮食文化,素食老人应当认真设计自己的膳食,合理利用食物,以确保满足营养需要和促进健康。

**(四) 素食老人易缺乏的营养素及食物来源**

如果饮食不合理,将会增加素食老人蛋白质、维生素 $B_{12}$、n-3 系多不饱和脂肪酸、铁、锌等营养素缺乏的风险，以下是相应的可获得渠道。

n-3 系多不饱和脂肪酸：亚麻籽、紫苏油、部分的海藻。

维生素 $B_{12}$：发酵豆制品、菌菇类，必要时服用维生素 $B_{12}$ 补充剂。

维生素 D：每天适量光照，强化维生素 D 的食品。

钙：绿色蔬菜如西蓝花、巴旦木等，用石膏、卤水做的豆腐，对于可以喝奶的人群乳制品是膳食钙的主要来源。

铁：菠菜、蚕豆、扁豆、黑木耳等，摄入富含维生素 C 的蔬菜水果，有利于植物性铁的吸收，可以利用铁制炊具。

锌：豆类、全谷、坚果、菌菇类。

### （五）维生素 $B_{12}$ 缺乏的常见症状

疲劳、感觉异常、反射改变、肌肉功能差，有可能表现为红细胞水平下降，老人更容易出现进食量下降，活动能力下降，甚至出现肌肉衰减综合征、衰弱、谵妄及失能等，严重影响生活质量，带来一系列的临床负性事件。

维生素 $B_{12}$ 缺乏还可能导致高同型半胱氨酸血症，其为心血管系统疾病的重要独立风险因素。

## 二、素食老人的合理膳食（表 1-12）

与经典的健康膳食模式相比，健康的素食膳食模式中包含更多的豆类豆制品、坚果和全谷类食物，除了不含肉类、家禽或者海产品，其他的食物类别与一般的均衡饮食相当。一般来说，健康的素食饮食中的钙和膳食纤维含量会比较高，这是因为豆类食物会比较多。

表 1-12　推荐素食老人每日膳食结构[2]

| 全素老人 | | 蛋奶素老人 | |
|---|---|---|---|
| 食物名称 | 摄入量 $/(g \cdot d^{-1})$ | 食物名称 | 摄入量 $/(g \cdot d^{-1})$ |
| 谷类 | 250~400 | 谷类 | 225~350 |
| 全谷类 | 120~200 | 全谷类 | 100~150 |
| 薯类 | 50~125 | 薯类 | 50~125 |
| 蔬菜 | 300~500 | 蔬菜 | 300~500 |
| 菌藻类 | 5~10 | 菌藻类 | 5~10 |
| 水果 | 200~350 | 水果 | 200~350 |
| 大豆及其制品 | 50~80 | 大豆及其制品 | 25~60 |
| 发酵豆制品 | 5~10 | | |
| 坚果 | 20~30 | 坚果 | 15 |
| 食用油 | 20~30 | 食用油 | 20~30 |
| —— | | 奶类 | 300 |
| | | 蛋类 | 40~50 |
| 食盐 | 5 | 食盐 | 5 |

**（一）健康素食的关键推荐**

1. 谷类为主，食物多样，适量增加全谷物 谷物含有植物化合物等多种营养成分，可以为人体提供能量、B族维生素、矿物质、膳食纤维。素食老人由于不吃动物性食物，容易造成某些营养素的不足，因此，更应重视食物多样化。全谷物保留了天然谷物中的全部成分，应当多吃。

建议全素的老人，每天摄入谷类250~400g，其中全谷物120~200g。

2. 增加大豆及其制品的摄入，每天50~80g，选用发酵豆制品 大豆类食物是优质蛋白质的重要来源，同时富含不饱和脂肪酸、B族维生素以及大豆异黄酮、大豆甾醇、大豆卵磷脂等有益健康的成分，发酵豆制品中还含有维生素$B_{12}$，因此，素食老人应该比一般老年人群更加重视大豆及其制品，特别是发酵豆制品。

建议全素的老人每天摄入大豆50~80g或者等量的豆制品，其中包括5~10g发酵豆制品，蛋奶素的老人，每天摄入大豆25~60g或者同量的豆制品。

3. 常吃坚果、海藻和菌菇 坚果中富含蛋白质、不饱和脂肪酸、维生素E和B族维生素、钙、铁。藻类和菌菇中含有丰富的维生素和矿物质，藻类含有n-3系多不饱和脂肪酸，因此，素食者也应重视这些食物。

建议全素老人每天摄入坚果20~30g，藻类或者菌菇5~10g，蛋奶素老人每天摄入坚果15~25g。

4. 蔬菜、水果应充足 蔬菜水果富含维生素矿物质，膳食纤维以及多种植物化合物，应当摄入充足，食用量同一般人群。

5. 合理选择烹调油 植物油也是必需脂肪酸的重要来源，推荐素食老人选择大豆油或菜籽油烹饪，用亚麻籽油或紫苏油凉拌菜。

**（二）对素食老人的指导要点**

很多自我认定为素食主义者的老人对于素食的定义也是不尽相同的，在制定饮食时，应当尽可能在满足自我限定的基础上选择多样化的食物。具体实现方法如下。

1. 合理健康的素食首先应当对全日摄入的能量有大致的分析，明确对象所需要的能量等级。

2. 在每一类食物中选择比较能够接受的小类别，并且按照推荐量食用，在选择具体食物的过程中，应当尽量选择营养密度较高的食物，这样才能在获得营养的同时，避免能量的过多摄入。

3. 对于个别素食老人，如果膳食不能满足某些营养素的摄入量或者体检发现缺乏某种营养素，可以使用特殊医学用途配方食品或者营养强化食品。

**（三）高营养密度**

高营养密度食物是指能为人体提供维生素、矿物质和其他满足适宜营养素摄入的食物和饮料，这类食物往往有益健康，不含或含很少的固体脂肪、添加糖、精制淀粉和钠。"高营养密度"一词意味着食物中的营养及其他有益成分并没有被来自添加的固体脂肪、糖、精制淀粉或自然存在于食物中的固体脂肪含有的热量所"稀释"。所有的蔬菜、水果、全谷物、海产品、蛋类、豆类、无盐坚果、脱脂和低脂乳制品、瘦肉，少量或没有添加固体脂肪、糖、精制淀粉和盐时，都可以称为高营养密度食物。

**（四）提高全谷类食物的摄入量**

全谷物中含有膳食纤维、铁、锌、锰、叶酸、镁、铜、维生素$B_1$、烟酸、维生素$B_6$、磷、硒、维生素 B$_2$ 和维生素 A。与精制的米面相比，全谷物和杂豆对于降低 2 型糖尿病、心血管疾病、肥胖和肿瘤等慢性病的发病风险具有重要作用。不管是素食老人还是普通老人，谷物都应当是膳食的关键部分，对于素食老人来说，更应当好好地享用主食，比如米饭、面食每餐不少于 100g，不足的部分可以考虑通过茶点来补足。

全谷物应当天天都有。素食老人应当比一般老人增加全谷物的摄入比例，选购食物时应当特别注意加工的精度，少购买精制的精米白面，试着选择全谷物食品，比如小米、全麦粉、嫩玉米、燕麦等。

每天三餐应当至少保证一次有全谷物或者杂豆类。全谷物食品因为加工精度比较低，口感比较差，需要合理烹调，并且考虑和其他的食物一起搭配食用，从而产生蛋白质的互补作用，可以考虑玉米粥、荞麦粥、小米和绿豆搭配的小米绿豆粥等。

### （五）吃够大豆

要想吃够大豆，可以考虑多种多样的大豆类食物，比如豆浆、豆腐、豆干、豆腐皮、黄豆芽等，每天 500g 的一大块豆腐即可达到 100g 大豆的量（表 1-13）。如果早餐有一杯豆浆，中午有黄豆芽入菜，晚餐有炖豆腐或者炒豆干，就可以轻松吃到推荐量的大豆，家里还可以放有泡胀后的大豆，蒸米饭或者炒菜的时候放一把，不但可以增加味道，也可以轻松提高摄入量，此外，还可以考虑把炒黄豆作为零食。

**表 1-13　豆制品换算[2]**

| 豆制品 | 重量 /g | 豆制品 | 重量 /g |
|---|---|---|---|
| 大豆（干） | 10 | 豆腐皮 | 11 |
| 豆腐 | 52 | 千张 | 19 |
| 豆腐脑 | 272 | 豆腐干 | 26 |
| 豆浆 | 249 | 素鸡 | 25 |
| 豆腐丝 | 22 | 腐乳 | 28 |

发酵豆制品是以大豆为主要原料，经过微生物发酵而成的豆制品，常见腐乳、豆豉、臭豆腐、酸豆浆等，发酵豆制品制作过程中，由于微生物的繁殖和生长可以合成少量的维生素 B$_{12}$，一般来说，除了与微生物的品种有关，发酵豆制品中维生素 B$_{12}$ 含量也与豆制品的固有风味呈正相关，微生物生长繁殖越多，维生素 B$_{12}$ 合成的就越多，大豆蛋白质中含有较多的赖氨酸，可以与赖氨酸含量比较低的谷物搭配，从而发挥蛋白质的互补作用，提高整体蛋白质的营养价值，比如，北方地区居民吃的杂合面窝头，由玉米、小米粉、豆粉混合制作，其营养价值堪比猪肉。

大豆经过加热也可以提高蛋白质的利用率，不同的加工和烹调方法对于大豆蛋白质的消化率也会有明显的影响，整粒熟大豆的蛋白质消化率只有 65% 左右，但加工成豆浆或者豆腐之后，消化率可以达到 80% 以上，因此，吃豆制品要比吃整粒的熟大豆营养价值高。

### （六）大豆和鸡蛋能同食吗

有一种流传的谣言是豆浆不能和鸡蛋同食，然而，并没有证据证明这种说法。流传的一种理由是豆浆中含有胰蛋白酶抑制剂，因此，不能和高蛋白的鸡蛋一起吃。其实，大豆中确实含有一些胰蛋白制剂会降低对蛋白质的消化作用，如果蛋白酶抑制剂没有被破坏，即使是大豆蛋白自身的消化吸收也会受到影响,然而豆浆经过煮沸可以破坏这种蛋白酶抑制剂,因此不会影响蛋白质的消化和吸收。

### (七) 常吃坚果、海藻和菌菇的原因

坚果类富含蛋白质、不饱和脂肪酸、维生素、矿物质等,常吃坚果有利于心脏健康。海藻含有不饱和脂肪酸以及多种矿物质,菌菇类富含矿物质和真菌多糖,因此,素食老人应当多吃坚果、海藻和菌菇。

坚果不仅可以作为素食老人膳食蛋白质的来源,还可以作为不饱和脂肪酸、维生素以及矿物质的良好来源。

海藻中的碳水化合物以海藻多糖和膳食纤维为主,海藻富集微量元素的能力极强,因此含有非常丰富的矿物质,海藻富含 n-3 系多不饱和脂肪酸(DHA、EPA、DPA),可以作为素食老人 n-3 系不饱和脂肪酸的来源之一。一般我们建议通过摄入鱼肉来获得 n-3 系多不饱和脂肪酸,然而,研究发现鱼类并非是这些脂肪酸的生产者,它们只不过是摄取了藻类中的这些脂肪酸并存于自身。

菌菇含有丰富的营养成分,如蛋白质、糖类、膳食纤维、维生素、矿物质以及各种多糖,对于素食老人来说,菌菇是维生素 $B_{12}$、铁、锌的重要食物来源。

### (八) 合理选择烹调油

素食老人应当重视植物油的摄入,以满足必需脂肪酸的需要。素食老人容易缺乏 n-3 系多不饱和脂肪酸,因此,建议选择食用油时尽量选择富含 n-3 系多不饱和脂肪酸的食用油,比如紫苏油、亚麻籽油、菜籽油、豆油等。同时,一般越是不饱和脂肪酸含量高的食用油越不耐热,也就越容易氧化,因此烹调时应当根据所需的温度和耐热性来选择食用油,避免食用油的过度氧化。可以考虑用大豆油或菜籽油烹炒,用亚麻籽油或紫苏油凉拌,煎炸时选择调和油。

### (九) 橄榄油是最好的烹调油吗

橄榄油中富含油酸,可以达到 70% 以上,然而油酸并不是人体必需的脂肪酸,其主要功能和其他的脂肪酸一样,是即提供能量。橄榄油中必需脂肪酸特别是 α- 亚麻酸含量很低,所以从满足素食老人营养需要来说,它并不比其他的菜籽油、大豆油、亚麻籽油、紫苏油好。橄榄油的价值在于它的 n-6 系多不饱和脂肪酸含量很低,而且还富含多酚等抗氧化剂。

(牟 波 顾中一 薛 宇 楚 辞)

# 第二章 社区适老营养师

📍 学习目标

1. 本章重点掌握社区适老营养师的概念、服务范围、服务内容及要求。
2. 熟悉"H2H"营养管理模式。
3. 了解适老营养配方食品。

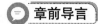

**章前导言**

本章主要介绍社区适老营养的现况、社区适老营养服务及社区适老营养师职业规范。通过了解社区适老营养现状及发展趋势,熟悉社区适老营养师职业道德,掌握社区适老营养师概念、社区适老营养师服务必备条件及服务模式。

# 第一节　概　　述

不同的社会学家对社区的定义各不相同,我国著名的社会学家费孝通先生将社区定义为"若干社会群体或社会组织(机关、团体)聚集在某一地域里所形成的一个生活上相互关联的大集体"。

## 一、社区营养及社区适老营养现状

社区营养属于公共营养的一部分,社区营养主要是以社会生活为出发点,着眼于社会人群总体,将营养科学和社会条件、社会因素相结合来研究存在的居民营养问题,并提出改善居民营养的措施和方法。社区营养的研究范围主要是在社区内运用营养科学理论、技术和社会性措施来解决社区营养问题。主要包括食物生产、供给、饮食文化、膳食结构、营养教育以及营养性疾病的预防等内容。

通过开展社区营养,可以提高社区人群的营养知识水平,改善居民的膳食结构,增进大众健康水平,进一步提高社区人群的生活质量;同时可为国家或当地政府制定食物营养政策、卫生保健政策及经济政策提供科学依据。

国外很早就开展了社区营养和社区健康促进的研究与实践。20世纪70年代,由于医疗服务模式的改变以及医疗保险的发展,美国要求医生、营养师、药剂师、心理医师等组成一个预防和治疗小组,对患者进行更好的指导。美国在开展社区营养的10年间,脑血管病的死亡率下降了48%,冠心病的死亡率下降了35%。社区营养干预可同时降低吸烟、喝酒、肥胖、营养过剩、缺乏体力劳动等许多慢性疾病发生的危险因素。

随着人口老龄化,老年人营养不良问题日益受到关注,良好的营养状况对老年人的健康非常重要,特别是患病的社区老年人。国家卫生健康委员会发布的《国民营养行动计划2030》以提高国民营养健康水平,降低营养相关疾病风险为总目标,同时围绕重点人群贫血率、肥胖率等目前较为突出的营养问题提出可量化的具体指标。其中,特别突出了老年营养的重要性,并将"老年人群营养改善行动"列为重大行动之一,提出合理的营养有助于延缓衰老,而营养不良或营养过剩、紊乱则有可能加速衰老的进程。

实际上,住院老年患者是发生营养不良的高危人群,出院后营养的问题也不容忽视。所以,开展"医院‐家庭(hospital to home,H2H)"营养管理模式,即以患者为中心,由临床营养师等医院医务人员联合社区相关工作人员及患者家属,把营养治疗从医院延续到院外,将单一治疗方式丰富为多形式治疗方案的管理模式,对降低老年人再入院率、死亡率和医疗费用,提供生活质量等意义重大。

未来是改善社区老年人营养状况的关键战略期,然而我国缺乏专业人员,社区适老营养服务的大规模实现还有待发展。正因为有这样的需求,所以开展社区适老营养师相关培训,培养具备专业营养知识和技能,为社区卫生服务中心、医养机构和家庭等社区环境下的老年人,提供膳食营养指导和营养教育服务,并协助实施"H2H营养管理"的工作者,对促进我国的健康老龄事业有积极的意义。

## 二、社区适老营养发展趋势

2016 年 8 月 19 日至 20 日,全国卫生与健康大会在北京召开,习近平总书记在大会上发表重要讲话。他强调,没有全民健康,就没有全面小康。要把人民健康放在优先发展的战略地位,以普及健康生活、优化健康服务、完善健康保障、建设健康环境、发展健康产业为重点,加快推进健康中国建设,努力全方位、全周期保障人民健康,为实现"两个一百年"奋斗目标、实现中华民族伟大复兴的中国梦打下坚实健康基础。

国务院印发《"十三五"卫生与健康规划》指出,提高老年人健康素养是主要任务之一。开展老年常见病、慢性病的健康指导和综合干预,推广以慢性病管理、中医药和老年营养运动干预为主的适宜技术,65 岁以上老年人健康管理率达到 70% 以上,有效改善老年人群营养健康状况,降低失能风险。开展长期护理保险试点,探索建立长期护理保险制度。开展老年心理健康和心理关怀服务,积极防治老年痴呆症。

健全老年健康服务体系。重点发展社区健康养老服务,提高基层医疗卫生机构为居家老年人提供上门服务的能力。所有医疗机构开设为老年人提供挂号、就医等便利服务的绿色通道,加强综合性医院老年病科建设。提高基层医疗卫生机构的康复、护理床位占比,鼓励其根据需求增设老年养护、安宁疗护病床。完善治疗 - 康复 - 长期护理服务链,发展和加强康复、老年病、长期护理、慢性病管理、安宁疗护等接续性医疗机构。

推动医疗卫生与养老服务融合发展。统筹医疗卫生与养老服务资源,创新健康养老服务模式,建立健全医疗机构与养老机构之间的业务协作机制。鼓励二级以上综合性医院与养老机构开展对口支援、合作共建。推动二级以上综合性医院与老年护理院、康复疗养机构、养老机构内设医疗机构等之间的转诊与合作。支持养老机构按规定开办医疗机构,开展老年病、康复、护理、中医和安宁疗护等服务。推动中医药与养老结合,充分发挥中医药在养生保健和疾病康复领域优势。

# 第二节 社区适老营养服务

### (一)营养宣教和科学普及

根据多数老年人的文化程度及知识接受程度不高等特点,老年人的营养教育内容不宜专业性太强,难度不能较大,教育内容要通俗易懂、简单、实用,因此,建议老年人的基本营养教育内容不要涉及普通民众难以接受的营养理论内容,而是从易于直观了解的食物入手,再进行适合于公众营养教育的中国居民膳食指南和平衡膳食宝塔教育,还有和老年人健康关系密切的慢性病教育,以及健康生活方式教育等较为实用的营养知识。

老年人营养教育内容纲要:第一,食物分类概念、各类食物营养及食用特点。让老年人了解日常生活中食用频率较高的食物的基本分类,以及各类食物的大概营养特点及如何合理利用各类食物。第二,中国居民膳食指南及老年人膳食指南。通过学习使老年人了解日常膳食需要坚持的基本原则,建立起食物多样的概念和老年人日常健康膳食原则。第三,中国居民平衡膳食宝塔。学习后使老年人大概清楚每天的膳食构成,各大类食物每天的食用数量。第四,老年人常见慢性病的膳食原则。老年人是各类与膳食营养关系密切的慢性病高发人群,通过教育使老年人了解常见慢性病,如糖尿病、高血压、高血脂、冠心病、肾脏病、骨质疏松等膳食原则及注意事项。第五,健康的生活方式。通过学习向老年人普及什么是健康生活,哪些是健康的生活方式及哪些是不健康的生活方式等。

**(二)营养咨询及个体化营养干预**

根据老年居民的人群特征、疾病状况,开展个体化营养干预是相对有效的模式,社区适老营养师需为其服务对象提供个体化的营养状况评价及膳食指导,可为社区老年人提供社区适老营养师上门看诊服务。个体化的服务依照服务对象的健康状况,如肥胖、消瘦、高血压、高血脂、糖尿病、胃肠道疾病、痛风、便秘、贫血、骨质疏松等进行。个性化的膳食指导流程:登记预约;看诊前预先准备好 3~5 天的个体膳食记录;由社区适老营养师对服务个体通过人体测量、膳食调查等进行营养状况评价,查看各指标,如体重指数、脂肪率等,并设定相应的目标值;对个体健康状况、饮食习惯及运动习惯进行分析及评估,从而制定个人的健康膳食计划,即科学的食谱;随访,监督其膳食制度是否健康合理,营养改善进度如何,或让居民个人进行自我监察,例如吃过的食物及餐次的记录;预约复诊时间,通常为一个月。

**(三)定期举办营养讲座、沙龙、健康讲堂**

社区适老营养师应同社会团体及机构协调沟通(如社区委员会、照护机构、养老机构等)定期为老年居民举办健康及营养宣教活动,开展一些营养专题讲座或健康讲堂,可讲解一些慢性疾病的发病机理,膳食治疗原则和食谱的制定,食物的选择及制作等家庭自制饮食方面的知识,纠正老年居民在营养认识方面的一些误区。

**(四)组织到外参观学习**

为了适应新形势下社区适老营养的发展,社区不仅要加强营养专业人员的培训学习,还需加强多种形式的学习,可根据实际情况到成功开展社区营养地区参观培训,更好地提升营养专业人员的综合素质,进一步推进社区适老营养建设。

## 第三节 社区适老营养师介绍和要求

### 一、社区适老营养师

《社区适老营养师规范》由中国老年医学学会营养与食品安全分会、中国老年医学学会科技成果转化工作委员会、四川大学华西临床医学院 / 华西医院和四川华西健康教育咨询中心提出。该标准规定了社区适老营养师的分级、通用条件、基本要求、技能要求和考核,适用于社区适老营养师的培训、考核与等级评定。

**(一)定义**

1. 社区(community) 居住在一定区域里的人们所组成的各种社会关系的生活共同体。

2. 营养师(dietician) 基于全人群、全生命周期的营养需要,科学运用膳食营养知识,提供全面营养管理的专业人员。

3. H2H(hospital to home)营养管理模式 以患者为中心,由临床营养师等医院医务人员联合社区相关工作人员及患者家属,把营养治疗从医院延续到院外,将单一治疗方式丰富为多形式治疗方案的管理模式。

4. 社区适老营养师(community dietician for the elder) 经过社区适老营养师培训取得资质,为社区卫生服务中心、医养机构和家庭等社区环境下的老人提供膳食营养指导和营养教育服务等全面营养管理,并协助实施"H2H 营养管理"的工作者。

5. 适老营养配方食品(nutrition formula food for elder) 根据老人的生理特点和营养需求,调整某一种或多种营养素含量及比例,改善食物质地,添加益生菌和 / 或益生元,配制加工的预包装食品。

**(二)社区适老营养师服务范围和内容**

1. 在医疗机构就职的营养师指导下,社区或家庭为患者出院后提供营养管理的延伸服务。

2. 在社区、家庭、医养机构,执行医疗机构制定的营养治疗方案,为老年人群提供肠内营养配制服务。

3. 在社区、家庭、医养机构,为老年人群提供营养膳食指导服务。

4. 在社区、家庭,医养机构为老年人群提供营养科普宣教服务。

5. 在社区、家庭、医养机构为老年人群提供营养筛查服务,发现高风险人群提供及时的转诊就医服务。

**(三)社区适老营养师分级**

1. 社区适老营养师依据能力分为三级,分别为初级、中级、高级。

2. 初级社区适老营养师 经过初级社区适老营养师培训并考核合格,具备基本的社区适老营养理论和实践操作技能的营养师。

3. 中级社区适老营养师 经过中级社区适老营养师培训并考核合格,具备较高的社区适老营养理论和实践操作技能的营养师。

4. 高级社区适老营养师 经过高级社区适老营养师培训并考核合格,具备全面的社区适老营养理论和实践操作技能的营养师。掌握社区老年辅具。

**(四)通用条件**

1. 具有中专 / 高中及以上学历,且年龄 18~60 岁。

2. 应体检合格,持有二级及以上医疗机构出具的本人近 3 个月内的健康体检证明,无精神病史,无传染性疾病,无影响履行社区适老营养师职责的疾病。

3. 应具有职业责任感和职业道德。

4. 应保持与老人有效的沟通,表达准确,解释耐心。

5. 应定期参加社区适老营养师培训学习,取得由中国老年医学学会颁发的社区适老营养师等级证书。

**(五)基本要求**

1. 了解掌握相关法律、法规知识,如《中华人民共和国食品安全法》《中华人民共和国劳动法》的有关知识及其他相关法律、法规、政策。

2. 具有较强的语言表达、人际交流、团队协作能力,以及理解、分析、归纳和判断的能力。

3. 具有正常的色、味、嗅辨别能力。

4. 了解社会、经济、有关政策以及文化因素对膳食营养状况的影响。

5. 不断更新营养知识和技能,为老人提供更优质的服务。

**(六)技能要求**

1. 概述 本标准对初级到高级社区适老营养师的能力要求依次递进,高级涵盖上一级别的要求。

2. 初级社区适老营养师技能要求

（1）符合 1）或 2）。

1）具有高中及以上学历证书，经过初级社区适老营养师培训考核合格者；

2）具有临床医学／预防医学／营养学／护理学等相关专业中专及以上学历证书，且实际从事社区适老营养工作 1 年及以上者。

（2）掌握基本的社区适老营养理论和实践操作技能，能够完成以下工作。

1）掌握营养学基本知识和适老营养的基本原则，指导老年人日常膳食安排；

2）掌握营养管的照护和管理相关技能，独立完成管喂、营养管冲洗和基础护理；

3）熟悉营养筛查的方法；

4）熟悉适老营养配方食品的应用；

5）了解"H2H 营养管理模式"的流程；

6）语言交流顺畅，具备较强的学习能力，定期参与社区适老营养师等相关培训，不断提高自身专业知识和技能。

3. 中级社区适老营养师要求

（1）符合 1）或 2）。

1）取得初级社区适老营养师资格后从事社区适老营养工作 2 年及以上，经中级社区适老营养师培训考核合格者；

2）具有临床医学／预防医学／营养学／护理学等相关专业大专及以上学历证书，且实际从事社区适老营养工作 1 年及以上者。

（2）在达到初级社区适老营养师技能要求的基础上增加营养教育、"H2H 营养管理模式"等。

1）掌握老人常见疾病的膳食营养原则，独立对患病老人进行个体化营养教育和指导；

2）掌握营养筛查方法，能独立完成初步营养筛查工作；

3）掌握适老营养配方食品的应用；

4）熟悉"H2H 营养管理模式"的流程，建立和管理老人家庭营养档案，收集和录入基本信息；

5）了解肠内／肠外营养治疗的适应人群／慎用人群。

4. 高级社区适老营养师技能要求

（1）符合 1）或 2）或 3）。

1）取得中级社区适老营养师资格后从事社区适老营养工作 2 年及以上，经高级社区适老营养师培训考核合格者；

2）具有临床医学／预防医学／营养学／护理学等相关专业本科及以上学历证书，且实际从事社区适老营养工作 1 年及以上者；

3）获得注册营养师资格证者。

（2）在达到中级社区适老营养师技能要求的基础上增加营养筛查、营养评价、肠内／肠外营养适应人群／慎用人群等。

1）掌握"H2H 营养管理模式"的流程，能够独立对老人进行营养随访和监测；

2）熟悉营养评价流程，灵活应用常用营养评价量表；

3）熟悉转诊流程，指导并协助存在营养问题的老人双向转诊；

4）熟悉肠内／肠外营养治疗的适应人群／慎用人群；

5）了解特殊膳食用食品的使用规范。

**（七）培训及考核**

1. 培训

（1）中国老年医学学会每年组织社区适老营养师等级培训项目。

（2）参加由中国老年医学学会组织的培训与技能实践,初级社区适老营养师不少于240个学时,中级社区适老营养师不少于180个学时,高级社区适老营养师不少于120个学时。

（3）各级社区适老营养师取得合格证书后,每年参加继续教育不少于16学时。

2. 考核

（1）经考试或考核合格的人员,颁发中国老年医学学会《社区适老营养师》等级证书。

（2）社区适老营养师等级证书信息在中国老年医学学会指定网站发布。

（3）获得社区适老营养师等级证书后,若有违法违规行为,将取消其所获证书资质并予以通报。

## 二、社区适老营养师能力要求

相应的专业人员配备是开展社区适老营养服务的基础,社区适老营养师应具备以下能力。

**（一）良好的沟通协调能力**

社区适老营养开展需要的合作者包括社区的管理者、社区医疗卫生服务人员、社区老人及其家属或照护者。与这些来自不同年龄、家庭、文化及社会背景的人群合作,社区适老营养师必须掌握社会学、心理学及人际交流技巧等方面的基础知识,具有与各种对象交往、沟通交流的基本技能,以便更好地开展工作。

**（二）全面的综合服务能力**

社区适老营养师需具备营养宣教、营养管理、心理调节及健康档案建立等多方面知识和技能。其服务对象是不同年龄、性别、性格、健康状况等的各类人群,只有具备了全面高素质的综合服务能力,才能胜任社区适老营养工作,较好地服务于社区老年人群。

**（三）独立处理问题的工作能力**

面对复杂的社区环境,开展社区营养相关的工作势必会面临许多未知的困难,需要社区适老营养师具备在工作中独立处理问题的工作能力。在工作中,社区适老营养师大多独立地开展营养调查、营养咨询、营养指导及营养宣教等工作,这些过程中可能会遇到各种各样的情况和问题,适老营养师则必须具备应变能力、较强的思考能力、较准的独立判断力及解决问题的能力。

**（四）一定的预见能力**

社区适老营养师要有超强的洞察力,善于发现一些潜在的营养问题或食品卫生方面可能出现的问题;监测社区疾病与营养关系、发展特点及趋势;假设、推理未知问题的存在,并采取相关的预防措施以规避风险。

**（五）相应的环境和设备**

了解人群的营养与健康状况是营养干预最基础的前提条件,要想开展好社区营养服务工作和提供相应的营养服务,需要借助相应的环境设施,如健康档案资料的储存室、食物模型架和设备存放点;配备一些办公设备,如办公桌、电脑和打印机等;配备相应的设备材料,如身高体重计、食物模型、食物图谱等。

### （六）专业知识

社区适老营养服务需具备营养学基础知识、食品的营养价值与卫生、社区人群和患病人群的生理特点及营养需要、中国居民平衡膳食宝塔和膳食指南、营养配餐及食谱编制等专业知识。有了专业知识，社区适老营养师才能做好以下工作：营养筛查与评价人体营养状况；开展社区居民膳食调查与营养评价；指导和搭配膳食趋向于科学合理；评价食品及配方的营养；开展营养咨询、营养监测与营养宣教；开展营养干预。

### （七）工作流程、规范化管理

社区适老营养改善健康管理流程依据管理学的封闭原理：收集社区老年居民营养健康信息→建立社区老年居民电子营养健康档案→营养健康评估→营养健康分析→制定各项营养健康计划→营养健康教育及干预→营养改善状况评估→制订新的各项营养健康计划→循环的随访服务，使社区老年人群营养改善的健康管理形成一个封闭环。

### （八）开展社区营养服务的方式

大力培养适应社区卫生服务需要的人才，坚持社区卫生工作的公益性原则，敢于创新，采取灵活多样的社区营养服务方式。可以通过以下方式开展：定期举办营养知识讲座；建立老年居民营养健康档案；设立专家咨询热线；开展网上营养咨询；培养专业人员；开展社区适老营养师创业活动。

### （九）可持续发展

社区适老营养的可持续发展的对策及建议：进一步理顺学科管理体制，建立健全质量标准，实施标准化工作程序。加强学科队伍建设，发挥医学院校和临床营养专业人员的作用。充分挖掘学科潜力，确定社区老年营养的突破口。以市场为导向，以人群为中心，加速相关成果的有效转化。加强与社区医生的协作，积极开展学术交流和科研活动。

（胡　雯　程　志　景小凡　李晶晶）

# 第三章　居家老人营养学基础

## 第一节　能　　量

### 学习目标

1. 掌握正常人基础代谢能量需要量及计算。
2. 熟悉能量单位换算，能量参考摄入量及食物来源。
3. 了解能量代谢基本知识。

### 节前导言

本章内容主要介绍人体能量代谢的基本概念，通过理解生命活动的能量代谢来理解和掌握正常人体能量需求和计算；并通过能量需要量来换算食物摄入量。进一步理解和熟悉不同个体、不同生理和病理状况、不同环境下人体能量需求变化和计算。

## 一、能量代谢概述

机体的一切生命活动都需要能量来推动,各类营养素的摄取、消化、吸收和利用也都需要能量,没有能量的供给,机体的营养过程就不能进行,机体的生命过程也不能维持。生命活动的能量主要来自三大营养物质(糖、脂肪、蛋白质)的氧化分解。能量代谢与物质代谢紧密相连。物质代谢也称新陈代谢,即指生物体内各种物质按一定规律不断进行化学变化的总称,包括合成代谢和分解代谢。合成代谢产生细胞组分的各种生物合成反应,即细胞将各种从内、外环境中获取的小分子前体合成为各种生物大分子,合成代谢是需能反应,其能量来自分解代谢。分解代谢主要是指营养物质在生物体内经过一系列氧化分解反应彻底分解为最终产物 $H_2O$、$CO_2$ 和大量能量,其中相当部分能量以 ATP 形式所释放的过程。

能量的常用单位有卡路里(calorie,简称 cal,c)简称卡,它是热量单位,指将 1g 水在 1 大气压下从 15℃提高到 16℃(升高 1℃)所需的热能。常用千卡(kilocalorie 或 Calorie,简称kcal,kc,C)即大卡,1 大卡等于 1 000 卡路里,它相当于 1kg(1L)水升高 1℃所需要的热量。对于营养素所含热量的换算来说,卡单位太小了,常用千卡(大卡)来表示。能量的国际标准单位是焦耳(joule,J)和千焦耳(kilojoule,kJ),某种情况下还要用到百万焦耳(megajoules,MJ)。两种单位制换算关系如下:

$$1cal=4.186J≈4.2J$$
$$1kcal=4.186kJ≈4.2kJ$$
$$1\ 000kcal=4.186MJ≈4.2MJ$$

人类需要的三大宏量营养素(碳水化合物、脂肪和蛋白质)和酒精都能为生命活动提供能量,由于这些营养素分子结构不同,单位重量所提供的热量是不同的,这些营养素通过热量计测定的单位重量所提供的热卡如下:

$$1g 碳水化合物 =4.30kcal$$
$$1g 脂肪 =9.45kcal$$
$$1g 蛋白质 =5.65kcal$$
$$1g 酒精 =7.00kcal$$

但由于食物消化吸收,以及体内氧化分解代谢等差异,实际三大营养素在体内释放的能量值稍低于体外测定值。碳水化合物消化吸收率大约为 97%,脂肪为 95%,蛋白质为 92%,同时相当部分蛋白质在体内是不完全氧化分解的,含氮部分的代谢废物从尿中排出。总之,生物体内食物营养素实际释放的热量要低于上述测定值。所以实际工作中常常以下面标准来换算:

$$1g 碳水化合物 =4kcal$$
$$1g 脂肪 =9kcal$$
$$1g 蛋白质 =4kcal$$
$$1g 酒精 =7kcal$$

## 二、能量消耗

人体能量摄入与能量需要相一致,才能保证正常生命活动和健康。成年人每天总能量消耗(total daily energy expenditure,TDEE)包括基础代谢、体力活动和食物热效应(也称食物特殊动力作用)三个方面的能量消耗总和(图 3-1)。其中基础代谢能量消耗占大部分,体力活动变化很大,对于特殊生理时期的人群如孕妇(胎儿发育)、乳母(乳汁分泌)、儿童及青少年(生长发育)等还应考虑他们的额外需要,而在疾病状态下需要考虑炎症、应激等因素引起能量消耗。

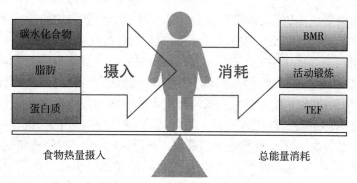

**图 3-1　人体能量摄入与消耗**

### (一) 基础代谢

基础代谢是指维持人体基本生命活动所需要的最低能量消耗,即人体在安静和恒温(一般 18~25℃)条件下禁食 12 小时后,静卧、放松而又清醒时的能量消耗。此时能量仅用于维持心脏跳动、肺脏呼吸、体温、血液循环、腺体分泌,以及维持肌肉一定紧张度等基本的生理需要。基础代谢水平的高低通常用基础代谢率(basal metabolic rate,BMR)表示,BMR 指单位时间内人体基础代谢所消耗的能量,一般是以每小时、每平方米体表面积所发散的热量[单位:kJ/(m²·h)]来表示,也可用 kJ/(kg·h) 或 MJ/d 表示。基础能量消耗(basal energy expenditure,BEE)表示 24 小时内基础代谢的能量消耗。除了 BMR 外,还有静息态代谢率(resting metabolic rate,RMR),即休息状态下机体所消耗的能量,它相当于 BMR 加上一小部分进食和肌肉活动额外消耗的能量。静息态能量消耗(resting energy expenditure,REE)是指在休息状态下 24 小时的能量消耗。测定 REE 比较容易,不要求禁食和卧床。一般 REE 要稍大于 BEE,但两者相差一般不超过 10%,通常两者可以互用。

BEE 或 REE 存在个体差异,并受到很多因素影响,主要包括体格大小、年龄和性别的影响。BMR 的高低与体表面积基本成正比,体表面积大者,其基础代谢消耗的能量多;同等体重者,瘦高者基础代谢高于矮胖者。人体瘦体组织消耗的能量占基础代谢的 70%~80%,所以瘦体质量大,肌肉发达者,基础代谢水平高。反之,脂肪越多的肥胖个体其基础代谢越低,男性 BMR 比女性高也是这个原因。实际测定表明,在同一年龄、同一体表面积的情况下,女性 BMR 低于男性 5%~10%。

在人的一生中,年龄愈小,BMR 愈高。婴幼儿阶段是基础代谢最活跃的阶段,青春期又出现一个较高代谢的阶段。成年以后,随着年龄的增长,基础代谢水平逐渐降低,其中也有一定的个体差异。

环境炎热或寒冷、过多摄食、精神紧张等,都可使基础代谢水平升高。另外,在禁食或少食时,基础代谢水平也相应降低。

其他不同病理生理状况也可以明显影响基础代谢。孕妇的基础代谢相对较高;甲状腺功能亢进可使 BMR 明显升高;相反,甲状腺功能减低时 BMR 低于正常。另外,应激和长期炎症状态下可以导致高代谢状态。

## （二）食物热效应

食物热效应（thermic effect of food，TEF）是指因摄食而引起额外消耗的能量，也称为食物特殊动力作用（specific dynamic action of food，SDA）。因为人体在摄食过程中，由于对食物中营养素进行消化、吸收、代谢转化等，需要额外消耗能量，同时引起体温升高和散发热量。影响食物热效应的因素很多，首先是食物成分，不同食物成分，其食物热效应不同。脂肪热效应消耗本身产生能量的4%~5%，碳水化合物为5%~6%，蛋白质最高可达30%；混合型食物的热效应一般相当于基础代谢的10%。也就是说，如果一顿饭能提供3 200kJ能量，那么消化、吸收和转化代谢的过程就要用去320kJ之多。一般认为，脂肪、碳水化合物主要为人体提供能量，而食物蛋白质中氨基酸的功能为合成人体所需的蛋白质，这一过程比脂肪、碳水化合物单纯转化为热量要消耗更多能量。另外，食物热效应与进食量也有关，吃得越多，热能消耗就越多。吃得快比吃得慢消耗的热量高。吃得快时，中枢神经系统更加活跃，激素和酶的分泌速度快、量更多，吸收和贮存的速率更高，其能量消耗也相对较多。

一般TEF持续时间为5~6小时，但高蛋白食物所产生的热效应时间更长，据测算，最长可达到12小时之久，这也是因为蛋白质代谢过程更为复杂。食物热效应只能增加体热的外散，而不能增加可利用能量。换言之，食物热效应对于人体是一种损耗而不是一种效益。进食时必须考虑食物热效应额外消耗的能量，使摄入能量与消耗能量保持平衡。

## （三）各种体力活动的能量消耗

体力活动是影响人体能量消耗的主要因素，在人体的整个能量消耗中，肌肉活动占较大比例，这是人体能量消耗变化最大，也是人体控制能量消耗、保持能量平衡、维持健康最重要的部分。人在运动或劳动时耗氧量显著增加，因体力活动肌肉消耗能量，而能量则来自营养物质的氧化，导致机体耗氧量增加。机体耗氧量的增加与肌肉活动的强度呈正比关系。耗氧量最多可达安静时的10~20倍。通常各种体力活动所消耗的能量占人体总能量消耗的15%~30%。根据能量消耗水平，即活动的强度不等，一般分为三个级别：轻体力活动、中体力活动和重体力活动。

轻体力活动指坐姿或在水平面上走动的活动（速度在4~5km/h）、打扫卫生、看护小孩、打高尔夫球、饭店服务等。

中体力活动包括行走（速度在5.5~6.5km/h）、除草、负重行走、打网球、跳舞、滑雪、骑自行车等。

重体力活动包括负重爬山、伐木、手工挖掘、打篮球、登山、踢足球等。

## 三、人体能量需要量的确定

确定各类人群或个体的能量需要量，对于指导人们改善自身的膳食结构、膳食规律，维持能量平衡，提高健康水平十分重要，也是营养学研究经常进行的工作。如前面所述，成年人每天总能量消耗（TDEE）包括基础代谢、体力活动和食物热效应三个方面。分别测出或计算出这三个能量值再相加，得出人体TDEE，再根据TDEE转换为具体的食物摄入量。

活动能量消耗确定方法如下。

1. 生活作业观察法　选择具有代表性的一段时间，对调查对象进行24小时跟踪观察，详细记录各项活动和持续的时间，参照各种活动的能量消耗系数，计算出一日的能量消耗。

2. 体力活动水平（physical activity level，PAL）计算法　采用活动等级的PAL系数来计算人群总能量消耗是简单的方法之一，我国将PAL分为轻、中、重三级，其每一级PAL系数见表 3-1。

表 3-1　中国成人 PAL 及系数[1]

| 活动等级 | 时间分配 | 活动内容 | 男 PAL 系数 | 女 PAL 系数 |
|---|---|---|---|---|
| 轻度 | 75% 时间坐或站<br>25% 时间站着活动 | 办公室工作,修理电器钟表,售货员,酒店服务员,化学实验员,讲课等 | 1.56 | 1.55 |
| 中度 | 25% 时间坐或站<br>75% 时间特殊职业活动 | 学术日常活动,机动车驾驶,电工安装,车床操作,金工切割等 | 1.78 | 1.64 |
| 重度 | 40% 时间坐或站<br>60% 时间特殊职业活动 | 非机械化农业劳动,炼钢,练舞,体育运动,装卸,采矿等 | 2.10 | 1.82 |

　　上述测定或计算基础上还要考虑不同生理和病理状态下能量消耗的变化,疾病状态下的能量代谢状况比较复杂,也是多年来研究的焦点问题之一。不同创伤程度的患者,能量消耗有所不同。20 世纪初,DuBois 等通过直接测热法测定发现,败血症患者的能量消耗轻度增加。1970 年,Kirme 和他的研究小组发展了呼吸交换法(或称间接能量测定法),其采用非侵入性的面罩系统,发现选择性手术不会明显增加能量消耗,而重大创伤或非常严重的败血症患者的能量消耗(在一段时间内)会增加 10%~30%。大面积烧伤患者的代谢率可增加 100% 以上,而一般手术患者无明显的能量代谢值增加。如果患者入院时已经存在一定程度的营养不良,则还存在代偿性能量消耗下降。此外,随着辅助呼吸、镇痛镇静、人工降温、护理技术等医疗措施的发展,与创伤相关的危重患者的基础代谢负荷出现降低趋势。因此视上述不同情况应作相应的能量校正,具体见表 3-2。

表 3-2　不同疾病应激状态下的能量校正

| 应激因素 | 校正量 |
|---|---|
| 发热≥37℃,每上升 1℃ | +10% |
| 放化疗 | +10% |
| 重度疼痛(疼痛评分≥7) | +10% |
| 小手术 | +0%~10% |
| 长骨骨折 | +15%~30% |
| 恶性肿瘤 | +10%~30% |
| 腹膜炎 / 脓毒血症 | +10%~30% |
| 严重感染 / 多发创伤 | +20%~40% |
| 多器官功能衰竭综合征 | +20%~40% |
| 烧伤 | +20%~200% |

## 四、能量参考摄入量及食物来源

### (一)摄入量

正常成人摄食量与能量的消耗基本持平,通过膳食调查,可间接估计人群的能量需要。

这是一种简便、易行但相对粗糙的方法,对确定人群或个体的能量需要简易、方便、可行,目前在能量和营养调查中被广泛使用。中国营养学会提出了中国居民膳食能量需要量,本书摘选出老年人膳食能量需要量。(见表 3-3)

表 3-3　老年人膳食能量需要量

| 人群 | 能量 /(kcal·d⁻¹) | | | | | |
|---|---|---|---|---|---|---|
| | 身体活动水平(轻) | | 身体活动水平(中) | | 身体活动水平(重) | |
| | 男 | 女 | 男 | 女 | 男 | 女 |
| 65 岁 ~ | 2 050 | 1 700 | 2 350 | 1 950 | — | — |
| 80 岁 ~ | 1 900 | 1 500 | 2 200 | 1 750 | — | — |

注:"—" 未指定参考值者。

### (二)食物来源

人体的能量来源是食物中的碳水化合物、脂肪和蛋白质。这三类营养素普遍存在于各种食物中。粮谷类和薯类食物含碳水化合物较多,是膳食能量最经济的来源;油脂类与植物种子富含脂肪;动物性食物、豆类和坚果中脂肪和蛋白质含量比较高;蔬菜和水果一般含能量较少。

### (三)能量来源分配

三种产能营养素在体内都有其特殊的生理功能,虽能相互转化,但不能完全代替,三者在总能量供给中应有恰当的比例,即合理的分配。根据我国的营养指南,成人碳水化合物占总能量的 50%~65%,脂肪占 20%~30%。蛋白质占 10%~15% 为宜。年龄小,蛋白质及脂肪供能占的比例应适当增加。成人脂肪摄入量一般不宜超过总能量的 30%。不同能量需要量水平的平衡膳食模式所提供能量来源分配见表 3-4。图 3-2 分析了 2 000kcal 能量水平时,不同类型食物提供的能量比例,植物性食物是能量的主要来源,约占膳食总能量的 66% 左右。

表 3-4　不同能量需要量水平的平衡膳食模式所提供能量和来源构成比

| 能量需要水平 /kcal | 营养素来源占总能量 /% | | | 其中优质蛋白质 /% |
|---|---|---|---|---|
| | 碳水化合物 /% | 蛋白质 /% | 脂肪 /% | |
| 1 000 | 50 | 15 | 35 | 66 |
| 1 200 | 50 | 16 | 34 | 67 |
| 1 400 | 54 | 30 | 30 | 62 |
| 1 600 | 54 | 15 | 31 | 56 |
| 1 800 | 54 | 15 | 31 | 55 |
| 2 000 | 55 | 15 | 30 | 52 |
| 2 200 | 54 | 16 | 30 | 57 |
| 2 400 | 55 | 15 | 30 | 55 |

| 能量需要水平 /kcal | 营养素来源占总能量 /% | | | 其中优质蛋白质 /% |
|---|---|---|---|---|
| | 碳水化合物 /% | 蛋白质 /% | 脂肪 /% | |
| 2 600 | 57 | 15 | 28 | 53 |
| 2 800 | 57 | 15 | 28 | 52 |
| 3 000 | 56 | 15 | 58 | 54 |

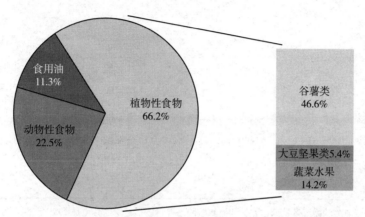

图 3-2　2 000kcal 能量需要水平膳食模式下的食物能量来源比例

# 第二节　蛋　白　质

### 学习目标

1. 本节重点掌握蛋白质合成和分解代谢途径以及生理功能。

2. 熟悉营养不良及其他消耗性疾病状况下人体对蛋白质的特殊需求;熟悉不同人群对蛋白质每日需要量。

### 节前导言

本节内容主要介绍蛋白质的合成与分解代谢途径,以及对人体生理活动的影响。通过对蛋白质分类、功能以及消耗性疾病状况下的作用等方面的介绍和讨论,掌握蛋白质的各项生理功能和需要量,合理选择食物和营养制剂,提供社区人群或患者对蛋白质营养支持的需求。

## 一、蛋白质组成和分类

蛋白质(proteins)参与组织的合成,也是头发、皮肤、指甲、肌腱、骨骼、韧带和重要器官的主要成分,其中在数量上最重要的是肌肉组织。蛋白质的构成原料(氨基酸)也是神经递质(如儿茶酚胺)的前体物质。蛋白质还构成了抗体、酶、血液运输载体(运铁蛋白、血红蛋白),酸碱缓冲体以及肌肉收缩蛋白(肌动蛋白、肌球蛋白)。蛋白质具有一定结构才能实现其生命功能。与糖类和脂肪一样,蛋白质含有碳、氢、氧原子,还含有一定的氮原子,这也是蛋白质的构成原料氨基酸（amino acids）的名称由来。构成人体蛋白质的氨基酸各不相同，有 20 种氨基酸按照人体需要分为非必需氨基酸、条件必需氨基酸和必需氨基酸，见表 3-5。在某些病理条件下，机体对特定氨基酸需要量增加时成为必需氨基酸，因而属于条件必需氨基酸，如谷氨酰胺。

表 3-5　氨基酸的分类以及必需氨基酸的需要量[3]

| 必需氨基酸 | | 条件必需氨基酸 | 非必需氨基酸 |
|---|---|---|---|
| 组氨酸 | （16） | 精氨酸 | 丙氨酸 |
| 异亮氨酸 | （13） | 半胱氨酸 | 天冬酰胺 |
| 亮氨酸 | （19） | 谷氨酰胺 | 天冬氨酸 |
| 赖氨酸 | （16） | 甘氨酸 | 丝氨酸 |
| 蛋氨酸 | （17）* | 脯氨酸 | |
| 苯丙氨酸 | （19）# | 酪氨酸 | |
| 苏氨酸 | （9） | 谷氨酸 | |
| 色氨酸 | （5） | | |
| 缬氨酸 | （13） | | |

注：* 蛋氨酸和胱氨酸的需要量；# 苯丙氨酸和酪氨酸的需要量。括号中的数值是 1985 年 FAO 报告中每千克蛋白质中氨基酸的毫克数。

过量摄入蛋白质和氨基酸可导致尿素和其他化合物的生成量超出肝脏和肾脏的清除能力，并不能增加肌肉数量、力量、爆发力和耐力，但很多教练、训练员和运动员都误认为有上述作用。由于抗阻力和耐力运动后蛋白质的合成量大于分解量，建议运动员增加蛋白质和氨基酸的摄入量。即使如此，如果运动员增加普通膳食的摄入，宏量营养素的摄入量也会随之增加，从而满足了机体对蛋白质需要量的增加。

蛋白质的推荐摄入量为 0.8~1.0g/（kg·d），这是根据长期的氮平衡研究得出的结果，并考虑到以下三个方面。

1. 维持氮平衡的优质蛋白平均需要量。

2. 安全系数，能够满足群体中 95% 健康个体的需要。

3. 日常膳食中优质蛋白所占的比例。

通过用某种营养素来治疗或预防特异的营养缺乏症（如维生素 C 与坏血病）可以确定人体对这种营养素的需要量，但蛋白质的缺乏一般都没有特异性的症状，所以一般用测定氮平衡的方法来确定人体的需要量。首先，测量人体通过尿液、粪便、皮肤以及其他途径（汗液、分泌液等）流失的氮，将摄入氮减去以上各种途径排出的氮就可以计算出氮平衡的状况。为了确定蛋白质的需要量，这种氮平衡的测定要在蛋白质从缺乏到过剩几种不同的摄入水平下进行。通过以上的试验可以发现，如果每天摄入 1g/kg（标准体重）的蛋白质，尿液中的氮大约为 0.85g/kg（标准体重），粪便中的氮 0.1g/kg（标准体重），皮肤和其他途径排出的氮为 0.03g/kg（标准体重）。尿中排出的氮会随着摄入氮的变化而变化，但粪排出氮和皮肤排出氮就相对比较稳定。膳食纤维会影响粪排出氮，因为膳食纤维会增加肠道菌群从而增加粪便中微生物产生的氮，另外消化率较低的食物蛋白也会使粪便中排出的氮增加。生物价较低的食物蛋白还会增加尿中排出氮。

维持氮平衡的蛋白质需要量有两个主要的影响因素：必需氨基酸和必需氮。必需氮指的是可以在体内通过转氨作用进入胺的代谢进而合成氨基酸的氮。对于成年健康个体来说，摄入的蛋白质中必需氨基酸要占10%以上，而儿童则要占40%以上。

处于成长期个体对蛋白质的需要主要取决于其组织生长所需要的必需氨基酸构成比例，而成年个体则取决于去脂组织中蛋白质的更新、体内重要物质如激素等的合成，以及伤口的愈合或应激等需要。对于患者来说，需要的氨基酸模式与健康人有所不同，他们需要更多的脯氨酸来合成胶原蛋白、芳香族氨基酸来合成抗体及谷氨酰胺，使细胞分化加速。在机体合成蛋白能力受限的情况下，一些非必需氨基酸变成了条件必需氨基酸，比如肝脏功能损坏的患者，蛋氨酸合成为半胱氨酸的过程受到限制，因此，这些患者的含硫氨基酸来源仅仅依靠蛋氨酸是不够的。

健康人与患者维持氮平衡所需要的氨基酸的结构及数量都不相同。处于急性期的患者氮平衡的目标是恢复和保持机体的生理功能，阻止身体瘦组织的继续丢失。恢复期患者氮平衡的目标是恢复生理功能和身体瘦组织。氮平衡只是评价机体蛋白质丢失或增加的一个指标，不是最终目的。

## 二、蛋白质的生理功能

### （一）生长和新陈代谢

新生组织蛋白质的合成需要氨基酸的持续供应。新组织可位于胚胎中，正在发育的婴幼儿中，伤口愈合的修复组织中，严重创伤或者烧伤术后输注的血液制品之中。我们每个人每时每刻新陈代谢过程中蛋白质都发挥了重要的生理作用。例如，红细胞的寿命只有3~4个月，到一定时间就会被骨髓产生的新细胞所代替。消化道壁的细胞只能存活3天，他们不停地脱落和更新。活细胞中自身的蛋白质也在不断地被合成和分解。食物中的氨基酸可以支持所有的生长和组织构件维护更新的过程。

### （二）合成酶、激素和其他化合物

酶是活细胞中重要的蛋白质之一，单个细胞中就有成千上万的酶，每一个都是一种催化剂，可使某个特定的化学反应顺利进行。激素（hormone）是体内的信号分子，其中一些来自于氨基酸。多种腺体根据体内环境的变化分泌相应的激素，然后激素诱导必要的反应使得其所处环境恢复正常。甲状腺激素是由氨基酸构成的重要激素，用于调节机体的代谢。胰岛素和胰高血糖素是一对作用相反的激素，用于维持血液中葡萄糖的水平。体内还有其他氨基酸类的激素参与调节机体各种生理活动。除了合成蛋白质以外，氨基酸本身在体内也有作用。例如，酪氨酸是肾上腺素和去肾上腺素化学信使的组成部分，传递全身各处的神经信号；同时，也可以合成黑色素，为皮肤、头发和眼睛颜色的来源。

抗体（antibodies）是最具有蛋白质生物特异性的物质。抗体能够识别属于自身蛋白质和侵入人体的外源微粒（通常也是蛋白质），并且只作用于外源性微粒。这些外源微粒可能是细菌、病毒或者毒素的组成部分，也有可能是食物中引起过敏的某种成分。机体识别出这些入侵的蛋白质，产生专门用于抑制这些蛋白质的抗体。虽然每种抗体只摧毁一种特定的入侵者，对其他种类的入侵者无效；但是，一旦机体产生了某种特定的抗体，就会对此产生记忆，下一次同样入侵者来犯时就能更为迅速地进行防御抵抗。这样，人体就对该入侵者产生了免疫力。

### （三）体液电解质和酸碱平衡

蛋白质可以通过调节体内各部分的体液量来帮助机体维持体液和电解质的平衡。细胞中必须保持一定量的液体，过多的液体可以使得细胞水肿膨胀，甚至破裂，过少则会使细胞丧失生物学功能。蛋白质不能自由地进出细胞，同时又具有亲水性，因此细胞可以通过保持细胞内蛋白质和其他一些矿物质的储存量来维持所需要的液体。细胞还可以通过分泌出的蛋白质和矿物质来维持细胞间相对恒定的液体体积。这套系统一旦失衡，细胞外间隙就会积累大量体液，造成水肿。除此以外，细胞膜上的运输蛋白不断地将各种物质运出或运入细胞，来维持体液的组成，比如维持细胞内外钠、钾的浓度平衡等。

正常情况下，身体不断地会产生出酸和碱，必须通过血液运送到其他器官进行代谢。血液中的蛋白质能够作为保持血液正常 pH 的缓冲物质来收集过多的氢离子（酸），并且在氢离子过少时将其释放出去。其重要的机制在于氨基酸侧链带负电，在必要的时候能够容纳一个带正电的氢离子。

### （四）提供能量

蛋白质是人体重要的能量物质之一。当氨基酸被分解产生能量时，氨基将被除去用于别的生理途径或被肝脏吸收转化为尿素，运送到肾脏以尿液的形式排出。剩下的部分与糖和脂肪一样，都由碳、氢和氧组成，可用于合成糖和脂肪，或者进行代谢。氨基酸不仅能够提供能量，而且很多氨基酸还可以转化成葡萄糖，因此，在必要的条件下，蛋白质能够维持稳定的血糖水平，满足大脑对葡萄糖的需求。因而，三大能量物质，糖提供能量，脂肪提供高能量，而蛋白质则在需要的情况下提供能量和氮。当糖和脂肪提供的能量足以满足细胞的需要时，氨基酸才都会用于蛋白质的合成。蛋白质只能以组织的结构成分和功能分子的形式进行能量储存。当情况紧急时，人体才不得不分解组织蛋白以获得氨基酸，从而获取能量。

## 三、食物蛋白质营养学评价

营养学上主要从食物蛋白质的"量"和"质"两个方面来进行评估。即一方面要从"量"的角度考量食物中蛋白质含量的多少，另一方面则要从"质"的角度考察其必需氨基酸的含量及模式，以及机体对该食物蛋白质的消化、利用程度。一般而言，动物蛋白质的营养价值优于植物蛋白质。

### （一）食物中蛋白质的含量

食物蛋白质含量是评价蛋白质营养价值的一个重要方面。蛋白质的含量是蛋白质发挥其营养价值的物质基础，食物蛋白质含量的多少尽管不能决定一种食物蛋白质营养价值的高低，但是没有一定的数量，再好的蛋白质其营养价值也有限。

食物蛋白质含量的测定通常用微量凯氏定氮法（Kjeldahl method）测定其含氮量，然后再换算成蛋白质含量。食物蛋白质的含氮量取决于其氨基酸的组成以及非蛋白含氮物质的多少，可在 15%~18% 变动。食物蛋白质平均含氮量为 16%，故常以含氮量乘以系数 6.25 测得其粗蛋白含量。

### （二）蛋白质的消化率和利用率

蛋白质的消化率（digestibility）则是指食物蛋白质被消化酶分解、吸收的程度。消化率愈高，被机体利用的可能性就愈大。食物蛋白质的消化率以该蛋白质中被消化、吸收的氮量与其蛋白质含氮总量的比值表示。通常动物性蛋白质的消化率比植物性的高。如鸡蛋和牛奶蛋白质的消化率分别为 97% 和 95%，而玉米和大米蛋白质的消化率分别为 85% 和 88%，这是因为植物蛋白质被纤维素包围不易被消化酶作用。经过加工烹调后,包裹植物蛋白质的纤维素可被去除、破坏或软化,可以提高其蛋白质的消化率,例如食用整粒大豆时,其蛋白质消化率仅约 60%,若将其加工成豆腐,则可提高到 90%。

蛋白质的利用率是指食物蛋白质(氨基酸)被消化、吸收后在体内被利用的程度,包括了多个方面。蛋白质的生物学价值(biological value,BV)简称生物价,是机体的氮潴留量与氮吸收量之比。某种蛋白质生物价的值越高,表明其被机体利用的程度越高,最大值为 100。生物价对指导蛋白质互补以及制定肝、肾疾病患者的膳食很有意义。对肝、肾疾病患者来讲,生物价高,表明食物蛋白质中氨基酸主要用来合成人体蛋白,很难有过多的氨基酸经肝、肾代谢而释放能量或由尿排出多余的氮,从而大大减少肝肾的负担,有利其恢复。常见食物的蛋白质生物价如表 3-6。

表 3-6　常见食物的蛋白质生物价

| 食物 | 生物价 /% | 食物 | 生物价 /% |
|---|---|---|---|
| 全鸡蛋 | 94 | 酵母 | 66 |
| 全牛奶 | 84 | 全小麦 | 65 |
| 鱼 | 83 | 精面粉 | 52 |
| 牛肉 | 74 | 全玉米 | 59 |
| 大豆 | 73 | 糙大米 | 73 |
| 干豆 | 58 | 精大米 | 63 |
| 花生 | 54 | 土豆 | 67 |
| 绿叶菜 | 64 |  |  |

蛋白质营养价值的高低也可根据其必需氨基酸的含量以及它们之间的相互关系来评价。食物蛋白质氨基酸模式与人体蛋白质构成模式越接近,其营养价值就越高。氨基酸评分则能评价其接近程度,是一种广为采用的食物蛋白质营养价值评价方法。对于消费者和营养师而言,蛋白质消化率校正氨基酸评分(protein digestibility corrected amino acid score,PDCAAS)是一种实用的蛋白质质量评价指标,通过衡量蛋白质的消化率以及其是否能够满足人体氨基酸需求而对不同的蛋白质进行评分。该评分体系为 0~100,100 分代表最容易被消化且最能均衡满足人体需要的蛋白质来源。鸡蛋白、牛肉松、鸡肉制品、脱脂牛奶和金枪鱼都是 100 分,大豆蛋白质紧随其后为 94 分,大多数豆类在 50~70 分之间,而面包制作过程中形成的谷物蛋白为 25 分。

**(三)蛋白质的互补作用**

不同食物蛋白质中氨基酸的含量和比例关系不同,其营养价值不一,若将两种或两种以上的食物适当混合食用,使它们之间相对不足的氨基酸互相补偿,从而接近人体所需的氨基酸模式,提高蛋白质的营养价值,称为蛋白质的互补作用。例如豆腐和面筋蛋白质在单独进食时,其生物价(BV)分别为 65 和 67,而当两者以 42∶58 的比例混合进食时,其 BV 可提高至 77。这是因为面筋蛋白质中缺乏赖氨酸,蛋氨酸却较多,而大豆蛋白质赖氨酸含量较多,可是蛋氨酸不足。两种蛋白质混合食用则互相补充,从而提高其营养价值。这种提高食物营养价值的方法实际上早已被人们在生活中采用,并且在后来的实验中得到验证。

为充分发挥食物蛋白质的互补作用,在调配膳食时,应遵循 3 个原则。

1. 食物的生物学种属愈远愈好,如动物性和植物性食物之间的混合比单纯植物性食物之间的混合要好。

2. 搭配的种类愈多愈好。

3. 食用时间愈近愈好。因为单个氨基酸在血液的停留时间约 4 小时,然后到达组织器官,再合成组织器官的蛋白质。而合成组织器官蛋白质的氨基酸必须同时到达才能发挥互补作用。

## 四、蛋白质营养不良及营养状况评价

### (一)蛋白质平衡

从摄入到吸收的过程中,蛋白质分解加快而合成基本上保持不变,蛋白质的分解随着蛋白质摄入量的增高而增加。当机体长期完全不摄入蛋白质时,健康个体每天排出氮为 0.4~1g/(kg·d),这是机体在蛋白质摄入不足时的自身适应,这种适应过程是由于脂肪酸氧化以及氨基酸(包括必需氨基酸)在肝中的分解下调所引起的。在短暂的饥饿状态时,蛋白质分解代谢后产生的必需氨基酸大约 60% 被重新利用,如果长期饥饿,机体对必需氨基酸的利用率会增高到 80%。对于重症患者,如果完全不摄入蛋白质,氮排出可达到 1~2g/(kg·d),这会使患者肌肉组织中的蛋白质流失,这些重症患者(或其他患者)流失氮比正常人多的原因主要是由于疾病所造成的代谢紊乱。最后,蛋白质大量流失会严重影响机体的肌肉、肠道、皮肤、免疫细胞、肝脏等很多器官和组织的功能,但根据现有的知识还不能准确区别蛋白质缺乏,或能量缺乏,或别的营养素缺乏所引起的功能紊乱。根据现有资料可以看出,在各系统功能紊乱中免疫系统受到的影响较小,这提示机体在饥饿过程中各器官功能的逐渐丧失受到某种调节机制的调控,而且这种适应机制可能在疾病状态时有所减弱。

在体重增加的过程中,营养状况不佳但身体健康的个体增加的蛋白质摄入中有 75% 留在体内,婴儿的情况也相近,这说明机体蛋白质合成瘦体重的效率在不同生理阶段是相似的。我们现在对这种过程的机理还不十分清楚,但血浆中持续的高浓度氨基酸和胰岛素可能起到关键作用,这种合成也是一种需要能量的过程。

蛋白质是由氨基酸链(肽)折叠形成的三维结构,通常由氨基酸中的半胱氨酸之间的二硫键桥连。这种三维结构对蛋白质的功能十分重要。有些蛋白质是结构蛋白,组成细胞结构(如胶原蛋白、肌动蛋白、肌球蛋白)。有些蛋白质在生化反应(如酶)和转运(如血红蛋白)中起着重要作用。有些蛋白质在翻译过程中发挥作用(如核糖体蛋白)。蛋白质不断地以特定速率产生和分解。

### (二)蛋白质的合成

一段 DNA 解链后,合成互补 mRNA(这一过程称为转录)。然后在核蛋白体上,mRNA 中的核苷酸序列被翻译成氨基酸序列(这一过程称翻译),此过程需 tRNA(转运 RNA)的参与。从核蛋白体释放出的新生多肽链不具备蛋白质生物活性,必须经过复杂的翻译后加工才能转变为天然构象的功能蛋白,主要包括:

1. 蛋白质多肽链选择性降解。

2. 蛋白质多肽链折叠和二硫键形成。

3. 蛋白质氨基酸的修饰,如羟化、磷酸化、甲基化、糖基化等。

4. 蛋白质高级结构修饰,即亚基聚合和辅基结合等

### （三）蛋白质的分解

在细胞内蛋白质的降解受到高度调控,体内存在着几种降解体系,分别行使不同的功能。

1. 溶酶体的降解　　细胞外的蛋白质经内吞作用进入溶酶体内被完全降解。

2. 泛素-蛋白酶体途径　　大部分蛋白经泛素-蛋白酶体途径被降解。在该途径中,首先蛋白质通过结合小的蛋白质辅因子-泛素作为需降解的标记。接着经过一系列的反应,蛋白质在蛋白水解酶复合体即蛋白酶体中分解为小肽。在禁食、肾衰竭、脓毒症和糖尿病等状态中已发现,通过泛素-蛋白酶体途径可以使肌肉蛋白的降解增加。

### （四）测定评价机体内总蛋白质的合成和分解

许多直接或间接方法已被应用于人体来评价蛋白质新陈代谢的各方面,包括肌尿酐分泌试验、尿3-甲基组氨酸的测定、氨基酸平衡试验和使用带同位素的氨基酸注入人体以估计蛋白质的新陈代谢等。随着同位素测定方法的开展,我们对蛋白质合成和分解的速率有了更多的了解。全蛋白分解常以同位素氨基酸作为指示剂(如亮氨酸、苯丙氨酸),在稳定条件下,采用持续等量输注的实验方法进行测定(图3-3)。机体内总蛋白质合成和分解的测定很简单,只需要将氨基酸示踪剂注入并抽取动脉血或动脉化血,因而在任何医院或研究中心均可进行。

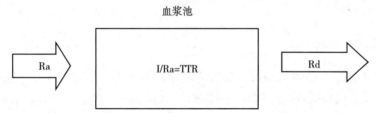

血浆池

Ra　　I/Ra=TTR　　Rd

**图 3-3　机体内总蛋白质合成和分解的测定**

机体内总蛋白质合成和分解的测定是建立在测量单一池(如血浆池)内出现速率(Ra)和消失速率(Rd)的原理上的。进入血浆池的氨基酸X的示踪剂(L)的注入速率与进入血浆池的未标记的氨基酸X(被示踪物)的量(Ra)之间的比值等于血浆池内示踪剂和被示踪物之间的比率(TTR)。因而,Ra=I/TTR。采用此原理后,体内总体蛋白的更新代谢就能通过注入如L-[ 13C]苯丙氨酸或L-[ 13C]亮氨酸后测量含有苯丙氨酸或亮氨酸的动脉血浆中的 TTR 得到。

### （五）测量评价器官蛋白质的合成和分解

对人类来说,侵入性的诊断技术对于测定器官内的变化是必要的。最易检测的器官就是肌肉。抽取手臂或腿部动脉或静脉血,并测定血流和氨基酸示踪剂对于器官蛋白质合成和分解的测定是必须的。其他可测定的器官包括:

内脏部位(肝静脉采样)

脑(颈静脉采样)

心脏(冠状动脉采样)

肾(肾静脉采样)

因器官平衡方法的侵入性特点,蛋白质合成和分解的测量通常只在专门的研究中心进行。

### （六）影响了机体总蛋白质的合成和/或分解的因素

蛋白质的更新在代谢中是一个持续的动态变化过程,由此可见,蛋白质在不断地被分解和合成。蛋白质的更新在不同种类(如白蛋白、胶原蛋白)之间是不同的,因而在多器官之间,蛋白质的更新也有所不同。此外,器官中蛋白质的更新速率受到疾病状态的影响,胰岛素水平起着重要作用。例如,炎症会增加肝脏中蛋白质的合成,以用于合成急性期蛋白质;还会增加肌肉中蛋白质的分解,用来提供肝脏中蛋白质合成所需要的氨基酸。在此疾病状态下,所有蛋白质的合成和分解都会增加。蛋白质合成和分解的速率通常也存在小的差异,这决定了蛋白质是增加还是丢失。

不同研究结果之间在作比较时,很重要的一点是数据应以速率/每千克瘦组织而不是速率/每千克体重来表述,因为脂肪组织在体内总蛋白动力学中只起很小的作用。多种状态下机体总蛋白质合成和分解的情况都已经被检测过了,结果差异很大。对此有几个原因,除了已提到的因素外,氨基酸示踪剂(亮氨酸、苯丙氨酸)的选择和所采用的计算模型会影响结果。不同条件和疾病状态下,测量机体内总蛋白质合成和分解的几个例子见表3-7。

表 3-7　不同条件对机体内总蛋白质合成和分解的影响

| 条件 | 蛋白质合成 | 蛋白质分解 | 蛋白质净分解 |
| --- | --- | --- | --- |
| 营养 | — | ↓ | ↓ |
| 饥饿 | ↓ | ↓ | ↓ |
| 运动 | — | ↑ | ↑ |
| 衰老 | — | — | — |
| 急性病 | ↑ | ↑ | ↑ |

1. 营养　人的进食会增加净蛋白质合成。蛋白质的类型会影响净蛋白质的增加(如非优质蛋白和优质蛋白)。通常在进食后机体内总蛋白质的降解速率下降,而合成速率保持不变。研究进食中蛋白质动力学是相当复杂的,因为吸收后的氨基酸首次经过时,肠和肝脏会摄取不同的量。

2. 严重和长期饥饿　当停止摄取食物时,机体开始消耗内源性的底物(碳水化合物、脂肪、蛋白质)。在起初的24小时内,碳水化合物主要来源于肝脏和肌肉中的糖原的分解。然后,机体主要消耗脂肪而蛋白质的降解下降。当脂肪储存耗竭后,机体蛋白质再次被动用。机体对于长期禁食的反应是机体总蛋白质合成和分解的速率的下降并导致净蛋白质分解。蛋白质合成下降程度最大的是肝脏和肌肉。净蛋白质降解在大多数其他器官中相当明显。

3. 衰老　在衰老过程中,肌肉中某些特定蛋白质的合成下降,然而用瘦体质作校正之后,机体内总蛋白质的合成和分解在青年和老年的健康个体之间无差别。

4. 运动　运动可分两种类型,这两类运动对肌肉质量有不同的影响,一类是能使肌肉质量提高的阻力训练(健美运动员),另一类则是不能使肌肉质量提高却能引起肌肉组成改变的耐力训练(马拉松运动员)。在运动中可以观察到体内总体蛋白质合成和分解的增加。为刺激净蛋白质合成,在能量足够补充的前提下,运动后补充蛋白质能明显促进蛋白质合成。

5. 急性病　急性病期间,测量蛋白质动力学的主要问题在于,它通常伴随着饥饿和半饥饿以致我们所观察到的是两者混合作用后的结果。尽管饥饿时,蛋白质的合成和分解下降,但在创伤时机体内总蛋白质的合成和分解通常都增加,这妨碍了机体对饥饿的正常适应性反应。患严重急性病时,净蛋白质分解代谢明显增加,因为体内总蛋白质合成的增加不足以抵消蛋白质分解的增加，从而导致了体内蛋白质的量快速下降。最近的研究表明，在受伤的最初几天内，伴随着某些蛋白质的分解，肠道和肝脏中的蛋白质合成增加了。在此期之后，肌肉中蛋白质的分解继续超过合成直到恢复期，此期机体能够转换为蛋白质净合成代谢。在脓毒症期间，蛋白质的合成与分解中也会发生类似的变化。

6. 慢性病　有报道，在慢性阻塞性肺疾病、肝硬化和人类免疫缺陷病毒的感染（HIV）等慢性病中，机体内总蛋白质的合成和分解速率增加。这些疾病中的大多数都是以慢性炎性条件下机体细胞因子产生的增加为特征的。急性期蛋白合成的增加可能解释了所观察到的蛋白质更新的增加，并表明了蛋白质更新的增加与炎症有关。患疾病时体重的下降和炎症的存在决定了对蛋白质动力学的作用。

### 五、蛋白质的参考摄入量及食物来源

健康成人，不论性别和体质指数，蛋白质的每日最低推荐摄入量为 0.8g/kg。美国、德国、瑞典和意大利的蛋白质实际摄入量占能量的百分比分别为 12%、11%、12% 和 13%。中国营养学会也已经建立了相应的蛋白质参考摄入量和标准，《中国居民膳食营养素参考摄入量（2013 版）》明确规定了蛋白质、碳水化合物、脂肪和脂肪酸的参考摄入量。

肉类、禽类、鱼、干豆类、鸡蛋、坚果、牛奶、酸奶和奶酪这些食物都含有丰富的高质量的蛋白质。其他食物，即蔬菜和谷物之类的蛋白质含量较低，但由于食用的量也较大，在膳食中也占有很大的比例。下表是常见食物的蛋白质、脂肪和碳水化合物含量，以供参考（表 3-8）。

表 3-8　常见食物的蛋白质、脂肪和碳水化合物含量

| 食物 /100g | 蛋白质 /g | 脂肪 /g | 碳水化合物 /g |
| --- | --- | --- | --- |
| 牛肉 | 20.1 | 10.2 | 0.1 |
| 鸡肉 | 21.5 | 2.5 | 0.7 |
| 瘦猪肉 | 19.6 | 7.9 | 0.1 |
| 鱼虾类 | 17.6 | 0.8 | 0.2 |
| 鸡蛋 | 14.8 | 11.6 | 1.3 |
| 豆制品 | 44.8 | 21.8 | 12.7 |
| 蔬菜类 | 2.6 | 0.4 | 2 |
| 米饭 | 6.7 | 0.7 | 77.9 |
| 薯类 | 1.8 | 0.2 | 29.5 |
| 面粉 | 10.5 | 1.6 | 73 |

## 第三节　碳水化合物

📍 **学习目标**

1. 本节重点掌握碳水化合物的生理功能及食物来源。
2. 熟悉碳水化合物的分类及推荐摄入量。

**节前导言**

本节内容主要介绍碳水化合物主要类型及生理功能。通过了解碳水化合物的分类和基本结构,进一步理解碳水化合物的生理功能,以及膳食纤维的生理功能,合理选择食物,以满足机体对碳水化合物的需要。

糖类是指具有多羟醛或多羟酮及其衍生物的一类化合物,大多数的糖类分子组成符合 $C_n(H_2O)_m$,因此,糖类又被称作碳水化合物(carbohydrates)。碳水化合物是自然界中含量最丰富的一类物质,广泛存在于植物的根、茎、干、果实、叶子和种子中,植物体 85%~90% 的干重是糖类。碳水化合物是生命活动的重要能源和碳源。正常人体所需能量的 50%~70% 由糖分解代谢来提供,同时糖类还提供机体合成各种生物大分子(结构分子和活性分子)的碳源,糖代谢中间物可转变为其他含碳化合物,如氨基酸、脂肪酸和核苷酸等;糖以共价键与蛋白质或脂类结合,形成糖复合物,如蛋白聚糖(proteoglycan)、糖蛋白(glycoprotein)和糖脂(glycolipid)等构成结缔组织、软骨、骨基质、细胞膜和细胞外基质等;参与细胞信息传递、免疫、细胞识别和分化等。

## 一、碳水化合物的分类

根据其是否能水解以及水解产物可将碳水化合物分为单糖、寡糖和多糖;寡糖又称低聚糖,能被水解出 2~10 单糖,如蔗糖、麦芽糖和异麦芽糖等;多糖又称多聚糖,能被水解出 10 个以上单糖,如淀粉和纤维素等。

### (一)单糖

单糖(monosaccharide)是不能进一步水解的糖,如葡萄糖、甘露糖和半乳糖等,单糖又可以按碳原子数分为丙糖(甘油醛)、丁糖(赤藓糖)、戊糖(木酮糖、核酮糖、核糖、脱氧核糖等)、己糖(葡萄糖、果糖、半乳糖和甘露糖等)、庚糖(景天庚酮糖)、辛糖和壬糖等。戊糖和己糖在自然界中最为丰富,这些单糖来自于食物中的单糖或多糖的降解;丙糖、丁糖和庚糖主要是体内代谢的中间物,如葡萄糖进入磷酸戊糖通路可以进行三碳糖至七碳糖的转换;辛糖和壬糖比较少见。根据单糖分子中是否存在醛基或酮基,单糖又可分为醛糖和酮糖。下面介绍几种重要单糖。

1. 戊糖 戊糖(pentose)是含有 5 个碳原子的糖。戊糖中最重要的有 D- 核糖(ribose)、D-2- 脱氧核糖(2-deoxyribose)和 D- 核酮糖(酮糖)。D- 核糖和 D-2- 脱氧核糖是核酸(RNA,DNA)的重要成分,也是重要代谢酶的辅助因子,如辅酶Ⅰ(NAD+)、辅酶Ⅱ(NADP+)、辅酶 A(CoA)、黄素单核苷酸(FMN)和黄素腺嘌呤二核苷酸(FAD)。这两种戊糖都是含有呋喃环的醛糖(图 3-4),在人体细胞内可以通过葡萄糖代谢转变而来。

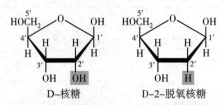

**图 3-4 D- 核糖和 D-2- 脱氧核糖的分子结构**

2. 己糖 己糖(hexose)是含有六个碳原子的糖,重要的己糖有 D- 葡萄糖(glucose)、

D- 半乳糖（galactose）、D- 甘露糖（mannose）、D- 果糖（fructose）、D- 岩藻糖（fucose）等，图 3-5
显示四种重要己糖开环和闭环分子结构。

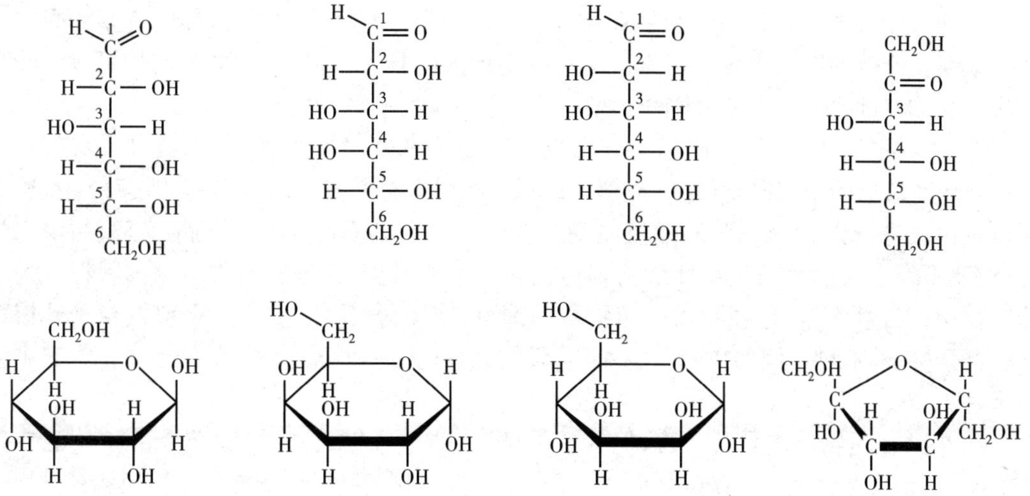

**图 3-5 四种重要己糖分子结构**

（1）D- 葡萄糖：一种六碳己醛糖，主要存在于蔗糖、乳糖、糖原、淀粉和纤维素等碳水
化合物中，食物中含量最多的碳水化合物是淀粉。唾液和胰液中都有 α- 淀粉酶，可水解淀
粉分子内的 α-1,4- 糖苷键。由于食物在口腔停留的时间很短，所以淀粉消化主要在小肠内
进行。在胰液 α- 淀粉酶作用下，淀粉被水解为麦芽糖（maltose）、麦芽三糖（约占 65%）及
含分支的异麦芽糖和由 4~9 个葡萄糖残基构成的 α- 极限糊精（α-limit dextrin），约占 35%。
寡糖进一步消化在小肠黏膜刷状缘进行。糖苷酶（包括麦芽糖酶）水解麦芽糖和麦芽三糖，
α- 限糊精酶（α-limit dextrinase）（包括异麦芽糖酶）可水解 α-1,4- 糖苷键和 α-1,6- 糖苷键，
将 α- 糊精和异麦芽糖水解成葡萄糖。因为人体内无 β- 糖苷酶，所以不能对食物中含有的
大量纤维素进行消化、吸收、利用，但纤维素却具有刺激肠蠕动等作用，也是维持健康所必
需的。

葡萄糖是生命活动的重要能源和碳源。正常人体所需能量的 50%~70% 由葡萄糖
氧化分解代谢来提供，同时葡萄糖又为生命体结构分子和生理活性分子的合成提供碳
源。葡萄糖吸收入血后，在体内代谢首先需进入细胞，这是依赖一类葡萄糖转运体（glucose
transporter，GLUT）实现的。不同类型细胞中的葡萄糖代谢途径有所不同，其分解代谢方式
还在很大程度上受氧供状况的影响：供氧充足时，葡萄糖进行有氧氧化，彻底氧化成 $CO_2$ 和
$H_2O$；缺氧时，则进行糖酵解生成乳酸；此外，葡萄糖也可进入戊糖磷酸途径等进行代谢，以
发挥不同的生理作用。过多葡萄糖可经合成代谢聚合为糖原，作为能量储存在肝脏或肌肉
组织；还可以通过代谢转变为脂肪、磷脂和胆固醇。有些非糖物质如乳酸、甘油和氨基酸等
还可经糖异生途径转变成葡萄糖或糖原。

血液葡萄糖水平（血糖）稳定对于生命活动和健康非常重要。因此，机体通过一整套控
制系统，包括神经、激素、器官、细胞内信号通路、基因表达，以及代谢通路等不同水平的复杂
调节机制来保证血糖的动态平衡。

（2）D-半乳糖：一种六碳己醛糖，主要与葡萄糖结合形成乳糖而存在于乳汁中。还存在于一些复合糖中，如脑和神经组织中脑苷脂和神经节苷脂等。

（3）D-甘露糖：一种六碳己醛糖，它很少以游离形式存在于自然界中，主要存在于多种聚糖中，如椰子、魔芋粉和棕榈种子等水解后可以得到甘露糖，同时是人体内许多糖蛋白和蛋白聚糖等糖链的组成成分。正常人从食物中摄入的甘露糖很少，磷酸甘露糖可以与磷酸果糖互变，参与到葡萄糖的代谢途径中。

（4）D-果糖：六碳己酮糖，通常与蔗糖共存在于多种水果汁中，D-果糖是天然碳水化合物中甜度最高的糖，其甜度超过蔗糖。菊科植物中含有较多的多聚果糖，即菊粉（inulin）。菊粉是以胶体形态含于细胞的原生质中，与淀粉不同，其易溶于热水，加乙醇便从水中析出，与碘不发生反应。而且在稀酸下菊粉极易水解成果糖，这是所有果聚糖的特性。菊粉是植物中储备性多糖，包括双子叶植物中的菊科、桔梗科、龙胆科等 11 个科及单子叶植物中的百合科、禾木科。例如在菊芋的块茎、天竺牡丹（大理菊）的块根、蓟的根中都含有丰富的菊粉。

D-果糖在生物体内含量甚少，但磷酸果糖（6-磷酸果糖，1,6-二磷酸果糖和 2,6-二磷酸果糖）是糖代谢途径中活跃的代谢物，参与糖酵解、糖有氧氧化、磷酸戊糖途径和糖异生等重要代谢。

（5）L-阿拉伯糖：又称树胶醛糖或果胶糖，是一种戊醛糖。在自然界中 L-阿拉伯糖很少以单糖形式存在，通常与其他单糖结合，以杂多糖的形式存在于胶质、半纤维素、果胶酸、细菌多糖及某些糖苷中。食用过多果胶或水果制品经消化吸收后尿中会出现大量 L-阿拉伯糖，形成所谓的饮食性戊糖尿。

L-阿拉伯糖是一种新型的低热量甜味剂，广泛存在于水果和粗粮的皮壳中，因可抑制人体肠道蔗糖酶活性，从而具有了抑制蔗糖吸收的功效；此外，L-阿拉伯糖还可以抑制身体脂肪堆积，因而可被用于防治肥胖、高血压、高血脂等疾病。日本厚生省将 L-阿拉伯糖列入"调节血糖的专用特殊保健食品添加剂"，美国医疗协会将 L-阿拉伯糖列入"抗肥胖的营养补充剂或非处方药"之后，我国卫生部于 2008 年正式批准 L-阿拉伯糖为新资源食品，确认了其在功能糖领域的重要地位。

（6）D-木糖：木聚糖（木糖胶）的一个组分，木聚糖广泛存在于植物中。木糖也存在于动物肝素、软骨素和糖蛋白中，是某些糖蛋白中糖链与丝氨酸（或苏氨酸）的连接单位。在自然界迄今还未发现游离状态的木糖。食用大量李子、梅子和葡萄等水果后，有时可在尿中出现 D-木糖。D-木糖可由水解玉米芯、棉籽壳、核桃壳、黄麻及稻草等获得，主要用于制取木糖醇，在食品加工、制药工业也有广泛应用。

**（二）双糖**

双糖是一类由两个相同或不同单糖脱水生成的糖苷。自然界最常见的双糖是蔗糖及乳糖。此外，还有麦芽糖、海藻糖、异麦芽糖、纤维二糖、壳二糖等。

1. 蔗糖（sucrose） 俗称白糖、砂糖或红糖。是由 1 分子 D-葡萄糖的半缩醛羟基与 1 分子 D-果糖的半缩醛羟基彼此脱水缩合而成的。蔗糖几乎普遍存在于植物界的叶、花、根、茎、种子及果实中。在甘蔗、甜菜及槭树汁中含量尤为丰富。

2. 乳糖（lactose） 由 1 分子 D-葡萄糖与 1 分子 D-半乳糖以 β-1,4-糖苷键相连而成（图 3-6）。乳糖只存在于各种哺乳动物的乳汁中，其浓度约为 5%。人体消化液中乳糖酶可将乳糖水解为相应的单糖。

3. 麦芽糖(maltose)　由 2 分子葡萄糖借 α-1,4- 糖苷键相连而成(图 3-6),大量存在于发芽的谷粒,特别是麦芽中。麦芽糖是淀粉和糖原的结构成分。

4. 异麦芽糖(isomaltose)　由 2 分子 D- 葡萄糖以 α-1,6- 糖苷键相连而成(图 3-6),是多糖支链淀粉及糖原的结构组成单位,代表此类多糖链的分支点。

5. 海藻糖(trehalose)　又名蘑菇糖、蕈糖,海藻糖是由两个葡萄糖分子以 1,1- 糖苷键构成的非还原性糖(图 3-6),有 3 种异构体即海藻糖(α,α)、异海藻糖(β,β)和新海藻糖(α,β),并对多种生物活性物质具有非特异性保护作用。海藻糖在自然界中许多可食用动植物及微生物体内都广泛存在,如人们日常生活中食用的蘑菇类、海藻类、豆类、虾、面包、啤酒及酵母发酵食品中都有含量较高的海藻糖。

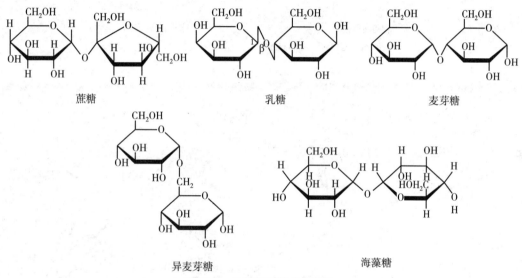

蔗糖　　　　　乳糖　　　　　麦芽糖

异麦芽糖　　　　　海藻糖

**图 3-6　几种双糖的分子结构**

**(三)寡糖**

寡糖,又称低聚糖,是由 3~9 个单糖分子通过糖苷键构成的聚合物,根据糖苷键的不同而有不同名称。目前已知的几种重要寡糖有棉籽糖、水苏糖、异麦芽低聚糖、低聚果糖、低聚甘露糖、大豆低聚糖等。其甜度通常只有蔗糖的 30%~60%。

1. 棉籽糖(raffinose)　又称蜜三糖,几乎和蔗糖一样广泛分布于多种植物的种子、果实、花及根茎中。甘蔗和棉籽中含量尤多。棉籽糖由 D- 半乳糖、D- 葡萄糖和 D- 果糖各 1 分子而组成,前两者以 α-1,6- 糖苷键相连,后两者借 1,2- 半缩醛缩合的糖苷键相连(图 3-7)。

2. 水苏糖(stachyose)　一种四糖,通常与蔗糖及棉籽糖共存。水苏糖由 2 分子 D- 半乳糖、1 分子 D- 葡萄糖及 1 分子 D- 果糖组成(图 3-7)。

3. 低聚果糖(fructooligosaccharide)　又称寡果糖或蔗果三糖族低聚糖,是由蔗糖分子的果糖残基上结合 1~3 个果糖而组成。低聚果糖主要存在于日常食用的水果和蔬菜中,如洋葱、大蒜、香蕉等。天然和微生物酶法得到的低聚果糖大多是直链状,在蔗糖分子上以 β-1,2- 糖苷键与 1~3 个果糖分子结合成的蔗果三糖、蔗果四糖和蔗果五糖(图 3-8)。低聚果糖的甜度为蔗糖的 30%~60%,难以被人体消化吸收,被认为是一种水溶性膳食纤维,但易被大肠双歧杆菌利用,是双歧杆菌的增殖因子(益生元)。此外,低聚果糖不能被突变的链球菌作为发酵底物生成不溶性葡聚糖,不提供口腔微生物沉淀、产酸、腐蚀的场所,故可作为防龋齿

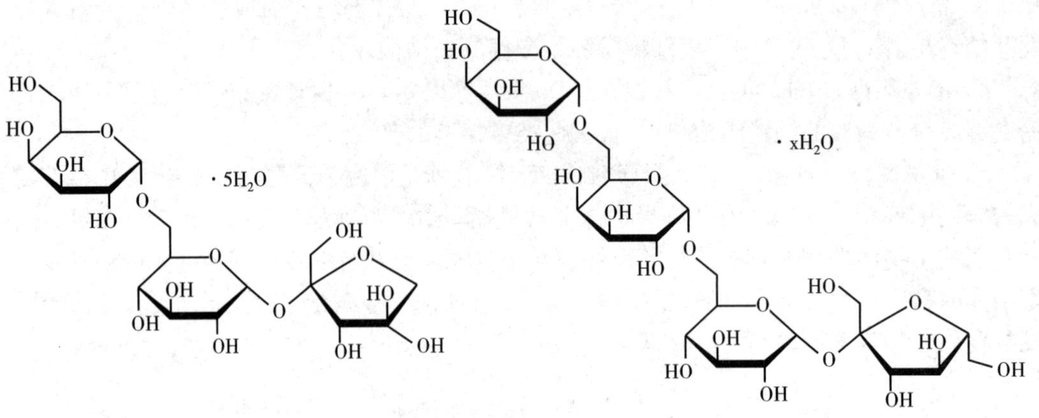

棉籽糖　　　　　　　　　　　　水苏糖

图 3-7　棉籽糖和水苏糖分子结构

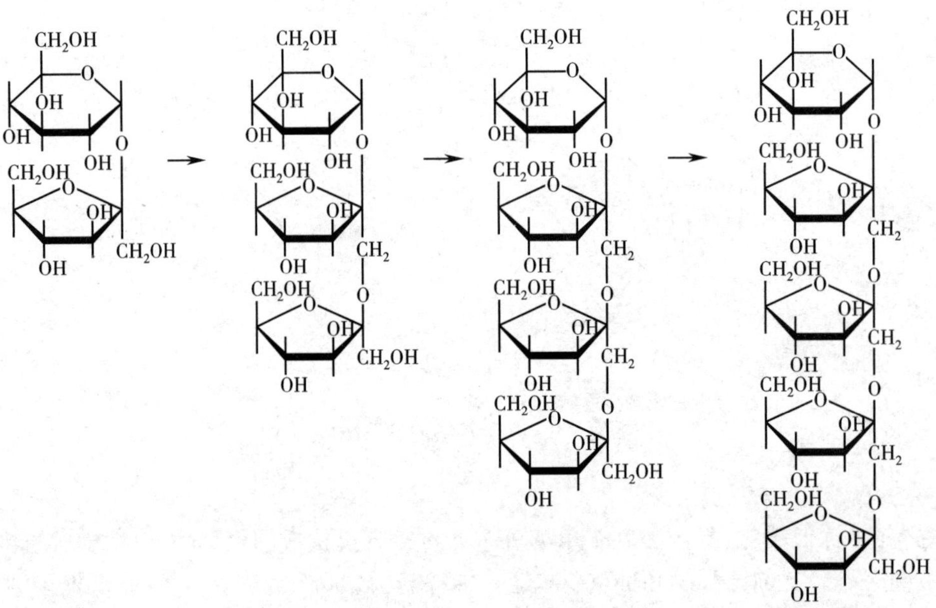

蔗糖　　　　　　1-蔗果三糖　　　蔗果四糖（耐斯糖）　　　蔗果五糖

图 3-8　不同大小的低聚果糖

甜味剂。

4. 大豆低聚糖（soybean oligosaccharide）　存在于大豆中的可溶性糖的总称，主要成分是水苏糖、棉籽糖和蔗糖。除大豆外，在豇豆、扁豆、豌豆、绿豆和花生等中均存在。其甜味特性接近于蔗糖，甜度为蔗糖的 70%，但能量仅为蔗糖的 50% 左右。大豆低聚糖也是肠道双歧杆菌的增殖因子，可作为功能性食品的基料，能部分代替蔗糖应用于清凉饮料、酸奶、乳酸菌饮料、冰激凌、面包、糕点、糖果和巧克力等食品中。

**（四）多糖**

多糖是由大于 10 个单糖分子脱水缩合连接而成的高分子聚合物。多糖在性质上与单糖和低聚糖不同，一般不溶于水，无甜味，不形成结晶，无还原性。在酶或酸的作用下，水解成大小不等的寡糖片段，最后成为单糖。根据营养学上新的分类方法，多糖可分为淀粉多糖和非淀粉多糖。

1. 淀粉（starch）　人类的主要食物,存在于谷类、根茎类等植物中。淀粉由葡萄糖聚合而成,因聚合方式不同分为直链淀粉和支链淀粉。为了增加淀粉的用途,淀粉经改性处理后获得了各种各样的变性淀粉。

（1）直链淀粉（amylose）:又称糖淀粉,由几十个至几百个葡萄糖分子残基以 α-1,4- 糖苷键相连而成的一条直链,并卷曲成螺旋状二级结构,相对分子质量为 1 万 ~10 万。直链淀粉在热水中可以溶解,与碘产生蓝色反应,一般不显还原性。天然食品中,直链淀粉含量较少,一般仅占淀粉成分的 19%~35%。

（2）支链淀粉（amilopectin）:又称胶淀粉,分子相对较大,一般由几千个葡萄糖残基组成,其中每 2 530 个葡萄糖残基以 α-1,4- 糖苷键相连而形成许多个短链,每两个短链之间又以 α-1,6- 糖苷键连接,如此则使整个支链淀粉分子形成许多分支再分支的树冠样的复杂结构（图 3-9）。支链淀粉难溶于水,其分子中有许多个非还原性末端,但却只有一个还原性末端,故不显现还原性。支链淀粉遇碘产生棕色反应。在食物淀粉中支链淀粉含量较高,一般占 65%~81%。支链淀粉含量与食物的品质有很大关系,含支链淀粉越多糯性越大。不同品种大米所含的支链和直链淀粉的比例各不相同。

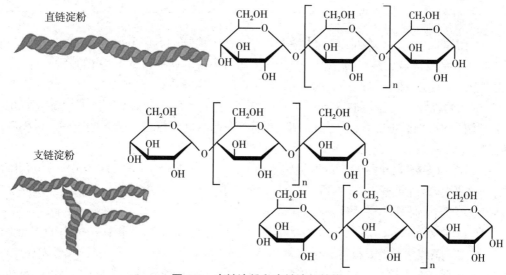

图 3-9　直链淀粉和支链淀粉结构

（3）改性淀粉（modified starch）:又称变性淀粉,指普通淀粉经过物理或化学方法处理后,使某些性质改变的淀粉。如预糊化淀粉（α- 淀粉）、高黏度淀粉、低黏度淀粉、氧化淀粉、交联淀粉、糊精、阳离子淀粉、淀粉衍生物等。这些淀粉仍保持原有颗粒结构,外观与原淀粉无差别,但其黏度、黏度的稳定性、色泽、凝沉性、胶黏性等性质发生了明显改变。这些改性淀粉在食品工业中可用于增稠、保型、稳定冷冻食品内部结构、改善食物的风味、除去异杂味等;在制药工业可用作平衡物质兼黏合剂;在化妆品行业中可用来制作爽身粉、护肤粉等。

（4）抗性淀粉（resist starch,RS）:又称抗消化淀粉,最早是由英国科学家 Englyst 提出,当时指 α- 淀粉酶作用于淀粉后剩余的未被降解的部分,而后概念扩展到包括不被肠道酶降解消化的部分。1991 年欧洲的工作会议将 RS 定义为健康人小肠内不被消化吸收的淀粉及其水解物的总称,1998 年这一概念得到 FAO/WHO 碳水化合物专家组的认可。近年来,Englyst 根据淀粉酶水解时间长短来分类,即在模拟胃肠道内环境的前提下,将 20 分钟已水解的淀粉称为快消化淀粉(readily digestible starch,RDS);20~120 分钟水解的淀粉称为慢消化淀粉(slowly digestible starch,SDS),120 分钟后仍没有水解的淀粉称为抗性淀粉(RS)。RS 也并非是一类完全相同的物质,因其天然来源或加工方法不同,其抗消化性会有很大的差别,一般将其分为 3 种(表 3-9),其消化吸收上的差别主要是由于直链和支链淀粉的比例不同所致。

表 3-9 淀粉类型及消化吸收

| 类型 | 食物形式 | 小肠中消化 |
| --- | --- | --- |
| 快消化淀粉(RDS) | 新鲜煮熟的食物 | 迅速完全吸收 |
| 慢消化淀粉(SDS) | 多数为生的谷类或高温糊化干燥粉 | 缓慢但完全吸收 |
| 抗性淀粉(RS1) | 整的或部分研磨的谷类和豆类 | 部分消化 |
| 抗性淀粉(RS2) | 未煮的土豆和青香蕉 | 部分消化 |
| 抗性淀粉(RS3) | 放冷的熟土豆、谷类 | 部分消化 |

(5)糖原(glycogen):多聚 D- 葡萄糖,主要存在于动物的肝脏和骨骼肌组织,故又称动物淀粉。糖原结构与支链淀粉相似,分子中各葡萄糖残基间通过 α-1,4- 糖苷键相连,糖链分支点是以 α-1,6- 糖苷键连接。糖原的分支多,支链比较短。每个支链平均长度相当于 12~18 个葡萄糖分子。糖原的分子很大,一般由几千个至几万个葡萄糖残基组成。每个糖原分子中间含有糖原蛋白(glycogenin)核心,葡萄糖基与糖原蛋白上酪氨酸残基通过糖苷键连接(图 3-10)。

2. 非淀粉多糖 80%~90% 的非淀粉多糖(non starch polysaccharides,NSP)由植物细胞壁成分组成,包括纤维素、半纤维素、果胶等,即以前概念中的膳食纤维。其他是非细胞壁物质,如植物胶质、海藻胶类和菊粉等。

(1)纤维素(cellulose):一般由 1 000~10 000 个葡萄糖残基借 β-1,4- 糖苷键相连(图 3-11),形成一条线状长链。相对分子质量为 20 万 ~200 万,不溶于水及一般溶剂,无还原性,遇碘不起任何颜色反应。纤维素在植物界中无处不在,是各种植物细胞壁的主要成分,也是许多木质植物的结构成分和骨架。人体和动物组织不含纤维素,但它与人类生活有极其密切的关系,人类日常膳食中必须有足够的纤维素。人体消化液及消化道中缺乏能水解纤维素的 β-1,4- 糖苷键的酶,故纤维素不能被人体消化吸收,但它可刺激和促进胃肠道的蠕动,有利于其他食物的消化吸收及粪便的排泄。

(2)半纤维素(hemicellulose):绝大多数半纤维素都是由 2~4 种不同的单糖或衍生单糖构成的杂多糖,这些杂多糖以多种形式存在,主要有 L- 阿拉伯糖 -D- 木聚糖、L- 阿拉伯糖 -D- 葡萄糖醛酸 -D- 木聚糖、4-O- 甲基 -D- 葡萄糖醛酸 -D- 木聚糖、D- 葡萄糖 -D- 甘露聚糖、D- 半乳糖 -D- 葡萄糖 -D- 甘露聚糖及 L- 阿拉伯糖 -D- 甘露聚糖等。分子中的各种多聚糖部分均为半纤维素分子的主体,都是由相应的单糖借 β-1,4- 糖苷键相连而成的线性长链,而其他的单糖或衍生单糖则是 α- 糖苷键或 β-1,2- 糖苷键、β-1,3- 糖苷键、β-1,6- 糖苷键相连而形成的分支结构。半纤维素的分子量相对较小,一般由 50~200 个单糖或衍生单糖分子聚合而

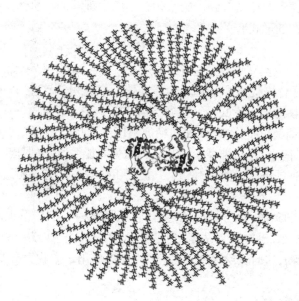

A

B

**图 3-10　糖原分子结构**

A. 糖原分子结构；B. 糖原结构模式。

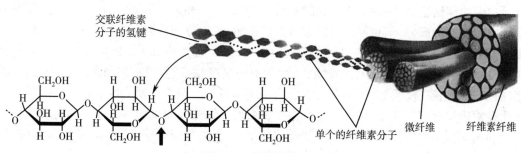

**图 3-11　纤维素的结构**

粗黑箭头指 β-1,4- 糖苷键。

成。半纤维素也是组成植物细胞壁的主要成分,一般与纤维素共存。

(3)果胶类(pectins):亦称果胶物质(pectic substance),一般指以 D- 半乳糖醛酸为主要成分的复合多糖之总称,其分子中的 D- 半乳糖醛酸残基一般都是借 α-1,4- 糖苷键相连而形成一条长链,个别残基也以 α-1,2- 糖苷键相连接。果胶物质主要有 D- 半乳糖醛酸聚糖(D-galacturonan)、D- 半乳聚糖(D-galactan)及 L- 阿拉伯聚糖(L-arabinan)。

果胶类普遍存在于陆地植物的原始细胞壁和细胞间质层。在一些植物的软组织中含量特别丰富,例如在柑橘类水果的皮中约含 30%,甜菜中约含 25%,苹果中约含 15%。果胶物质均溶于水,与糖、酸在适当的条件下能形成凝冻,一般用作果酱、果冻及果胶糖果等的凝胶剂,也可作果汁、饮料和冰激凌等食品稳定剂。

## 二、碳水化合物的生理功能

碳水化合物的主要生理功能是提供能源和碳源。机体组织细胞中存在的碳水化合物主要有 3 种:葡萄糖、糖原和含糖复合物。碳水化合物的生理功能与机体摄入食物的碳水化合物种类和在机体内存在的形式有关。

### (一)提供能源

膳食碳水化合物是人类获取能量最主要的来源。维持成年人健康所需要的能量中,一般 55%~65% 由碳水化合物提供。每克葡萄糖在体内氧化可以产生 4kcal 的能量。糖原是肌肉和肝脏碳水化合物的储存形式,肝脏约储存机体内 1/3 的糖原。一旦机体需要,肝脏中的糖原立即分解为葡萄糖以提供能量,而肌糖原只能给肌肉自身提供能量。碳水化合物在体内释放能量较快,供能也快,是神经系统和心肌的主要能源,也是肌肉活动时的主要燃料,对维持神经系统和心脏的正常供能、增强耐力、提高工作效率都有重要意义。

### (二)提供碳源

糖还是机体重要的碳源,糖分解代谢过程,包括糖酵解和三羧酸循环的代谢中间产物可转变成非糖化合物,如脂肪酸、胆固醇、氨基酸、核苷等。增殖分裂旺盛的组织细胞需要摄入更多的碳水化合物,这时候除了供应能量外,大部分用于生物大分子合成,促进细胞增殖分裂。

### (三)构成机体组成成分

碳水化合物是构成机体组织的重要物质,并参与细胞的组成和多种活动。每个细胞都有 2%~10% 碳水化合物,主要以复合糖类存在,如糖蛋白、蛋白聚糖和糖脂等。蛋白聚糖和糖蛋白构成结缔组织、软骨和骨基质,以及肌腱、韧带、角膜、皮肤、血管、脐带、关节液中含有蛋白聚糖和糖蛋白,结缔组织细胞间基质,主要是胶原和蛋白多糖所组成;糖蛋白和糖脂是细胞膜的构成成分,脑和神经组织中含大量糖脂,主要分布在髓鞘上。此外,一些具有重要生理功能的生物大分子,如血浆中的前白蛋白和 $\alpha_1$- 球蛋白、$\alpha_2$- 球蛋白、$\beta$- 球蛋白、$\gamma$- 球蛋白,凝血酶原,纤维蛋白原,运铁蛋白,激素中的甲状腺素、促甲状腺激素、促红细胞生成素,酶中的蛋白酶、核酸酶、糖苷酶、水解酶等都是糖蛋白。核糖核酸和脱氧核糖核酸两种重要生命物质均含有五碳 D- 核糖。复合糖类还在调节细胞间或细胞与其他生物物质的相互识别和相互作用中发挥着重要作用,如血型物质 A 和 B、黏附分子、整合素、免疫球蛋白、受体和凝集素等,糖作为调节细胞相互识别和作用介质的优越性在于这类物质具有丰富的结构多样性。

#### （四）能量代谢调节作用

碳水化合物供应状况可以影响其他营养物质（蛋白质和脂肪）的代谢供能。机体需要的能量，主要由碳水化合物提供，当膳食中碳水化合物供应不足时，机体为了满足自身对葡萄糖的需要，可通过肝糖原分解释放和糖异生（gluconegenesis）作用来稳定血糖。糖异生原料主要是蛋白质降解的氨基酸，脂肪动员的甘油，以及乳酸；当摄入足够量的碳水化合物时则能预防体内或膳食蛋白质消耗，不需要动用蛋白质来供能，即碳水化合物具有节约蛋白质的作用（sparing protein action）。

#### （五）增强肠道功能和改善肠道微生态

非淀粉多糖类，如纤维素、果胶、抗性淀粉和功能性低聚糖等抗消化的碳水化合物，虽不能在小肠消化吸收，但能刺激肠道蠕动，有助于正常消化和增加排便量。

不被消化的碳水化合物常被称为"益生元"（prebiotics），如低聚果糖、菊粉、非淀粉多糖、抗性淀粉等。现已证实，某些不消化的碳水化合物可有选择性地刺激肠道菌的生长，特别是某些有益菌群的增殖，如乳酸杆菌、双歧杆菌等。益生菌可增强人体消化系统功能，尤其是肠道功能。

#### （六）解毒作用

不消化的碳水化合物在肠道菌的作用下发酵所产生的 SCFA 有着广泛的解毒或者保健作用。SCFA 的生成可促进 $Na^+$-$H^+$ 交换，刺激 $Na^+$ 的吸收；丁酸还通过产能提供 ATP 增加细胞内 $CO_2$，经碳酸酐酶作用产生 $H^+$ 而促进 $Na^+$-$H^+$ 交换；$Na^+$ 的吸收又刺激了 SCFA 的吸收。结肠黏膜上皮细胞对 $Na^+$ 吸收增加，继之增加水的吸收，这正是由膳食纤维抗腹泻作用的理论依据。

### 三、碳水化合物的参考摄入量及食物来源

#### （一）碳水化合物的需要量

人体对碳水化合物的需要量常以可提供能量的百分比来表示。由于体内其他营养素可转变为碳水化合物，因此其适宜需要量尚难确定。根据 FAO 的资料，1964 年和 1994 年，发达国家碳水化合物的摄入量分别为 58.7% 和 49.8%，发展中国家分别为 73.8% 和 68.1%。2002 年我国营养与健康现状调查资料显示，按标准人计，城市居民碳水化合物占能量摄入量的 51.8%，农村居民占 61.2%，全国平均为 59%，尚在比较理想的范围，但与 1992 年相比，城乡居民碳水化合物的摄入量仍呈下降趋势。膳食中碳水化合物过少可造成膳食蛋白质浪费、组织蛋白质和脂肪分解增强、阳离子的丢失等。膳食中碳水化合物比例过高，势必引起蛋白质和脂肪的摄入减少，也能对机体造成不良后果。研究证明，膳食碳水化合物所占总能量比值 >80% 或 <40% 都是不利于健康的两个极端。因此，国外许多国家都把碳水化合物的供应量定在 50%~65%。1988 年中国营养学会曾建议我国健康人群的碳水化合物供给量为总能量的 60%~70%。根据目前我国膳食碳水化合物的实际摄入量和 FAO/WHO 的建议，于 2000 年重新修订为 55%~65%（AI）。2013 年版修订为 50%~65%。对碳水化合物的来源也作出要求，即应包括复合碳水化合物淀粉、不被消化的抗性淀粉、非淀粉多糖和低聚糖等碳水化合物；限制纯能量食物如糖的摄入量，提倡摄入营养素／能量密度高的食物，以保障人体能量和营养素的需要，改善胃肠道环境，预防龋齿。

#### （二）碳水化合物的食物来源

膳食中淀粉的来源主要是粮谷类和薯类食物。粮谷类一般含碳水化合物 60%~80%，薯

类 15%~29%，豆类 40%~60%。单糖和双糖的来源主要是蔗糖、糖果、甜食、糕点、甜味水果、含糖饮料和蜂蜜等。不同人群谷物类食物建议摄入量见表 3-10。常见食物碳水化合物含量见表 3-11。

表 3-10　不同类人群谷物类食物建议摄入量

| 食物类别 | 幼儿 / 岁 | | | 青少年 / 岁 | | 成人 / 岁 | |
|---|---|---|---|---|---|---|---|
| | 2~ | 4~ | 7~ | 11~ | 14~ | 18~ | 65~ |
| 谷类 /g·d⁻¹ | 85~100 | 100~150 | 150~200 | 225~250 | 250~300 | 200~300 | 200~250 |
| /（份 / 天） | 1.5~2 | 2~3 | 3~4 | 4.5~5 | 5~6 | 4~6 | 4~5 |
| 全谷类和杂豆类 /g·d⁻¹ | 适量 | 30~70 | 50~150 | | | 50~150 | |
| 薯类 /g·d⁻¹ | 适量 | 25~50 | 50~100 | | | 50~75 | |
| （份 / 周） | 适量 | 2~4 | 4~8 | | | 4~6 | |

注：能量需要量水平计算如下。

2 岁 ~，1 000~1 200kcal/d；

4 岁 ~，1 200~1 400kcal/d；

7 岁 ~，1 400~1 600kcal/d；

11 岁 ~，1 800~2 000kcal/d；

14 岁 ~，2 000~2 400kcal/d；

18 岁 ~，1 600~2 400kcal/d；

65 岁 ~，1 600~2 000kcal/d。

表 3-11　常见食物碳水化合物含量表

单位：g/100g

| 食物名称 | 含量 | 食物名称 | 含量 | 食物名称 | 含量 | 食物名称 | 含量 |
|---|---|---|---|---|---|---|---|
| 粉条 | 83.6 | 木耳 | 35.7 | 葡萄 | 9.9 | 番茄 | 3.5 |
| 粳米（标 2） | 77.7 | 鲜枣 | 28.6 | 酸奶 | 9.3 | 牛乳 | 3.4 |
| 籼米（标 1） | 77.3 | 甘薯 | 23.1 | 西瓜 | 7.9 | 芹菜 | 3.3 |
| 挂面（标粉） | 74.4 | 香蕉 | 20.8 | 杏 | 7.8 | 带鱼 | 3.1 |
| 小米 | 73.5 | 黄豆 | 18.6 | 梨 | 7.3 | 白菜 | 3.1 |
| 小麦粉（标粉） | 71.5 | 柿子 | 17.1 | 花生仁 | 5.5 | 鲜贝 | 2.5 |
| 莜麦面 | 67.8 | 马铃薯 | 16.5 | 南瓜 | 4.5 | 猪肉 | 2.4 |
| 玉米 | 66.7 | 苹果 | 12.3 | 萝卜 | 4.0 | 黄瓜 | 2.4 |
| 方便面 | 60.9 | 辣椒 | 11.0 | 鲫鱼 | 3.8 | 冬瓜 | 1.9 |
| 小豆 | 55.7 | 桃 | 10.9 | 豆腐 | 3.8 | 鸡蛋 | 1.5 |
| 绿豆 | 55.6 | 橙 | 10.5 | 茄子 | 3.6 | 肌肉 | 1.3 |

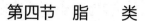

# 第四节　脂　类

### 学习目标

1. 本节重点掌握脂类的生理功能及食物来源。
2. 熟悉脂类的分类及推荐摄入量。

### 节前导言

本节内容主要介绍脂类主要类型及生理功能。通过理解脂类的分类和基本结构，掌握膳食脂类的生理功能，合理选择食物，以满足机体对脂类的需要。

脂类是不溶于水而溶于有机溶剂的一类有机化合物，包括脂肪及类脂两大类。脂肪是三分子脂肪酸和一分子甘油形成的酯，也称甘油三酯或三脂酰甘油(triacylglycerol 或 triglyceride, TG)，是机体储存能量的主要形式。脂肪主要分布在大网膜、皮下及脏器周围的脂肪细胞内。脂肪约占体重的 14%~19%，女性稍多。脂肪含量受营养状况、个体活动以及遗传因素等影响，波动很大，肥胖者脂肪可占体重的 30%，过度肥胖者可高达 60%。类脂主要由磷脂(phospholipid, PL)、糖脂(glycolipid)、胆固醇(cholesterol, Ch)及胆固醇酯(cholesteryl ester, ChE)等组成，是生物膜及脑神经组织的重要组成成分，同时还参与细胞识别及信号传递等功能。胆固醇及胆固醇酯虽然不能氧化供能，但能转化成为胆汁酸、类固醇激素和维生素 $D_3$，在调节机体物质代谢上具有重要作用。类脂的含量恒定，不受营养状况和机体活动的影响。

## 一、脂类的分类

### (一)脂肪分类

脂肪根据来源可分为动物性脂肪和植物性脂肪。动物性脂肪又可分为两大类：一类为水产动物脂肪，如鱼类、虾、海豹等，其中的脂肪酸大部分是不饱和脂肪酸，所以，这一类脂肪的熔点低、易于消化；另一类是陆生动物脂肪，其中含有大量饱和脂肪酸和少量不饱和脂肪酸。奶类脂肪中，除含有一般饱和与不饱和脂肪酸外，经常还有大量短链(4~8 个碳原子)脂肪酸，显然这些脂肪酸是婴儿发育所需要的。植物性脂肪如棉籽油、花生油、菜籽油、豆油等，其脂肪酸主要为不饱和脂肪酸，而且多不饱和脂肪酸(亚油酸)含量颇高，占脂肪总量的 40%~50%。但椰子油中的脂肪酸主要是饱和脂肪酸。

动物脂肪约占脂类的 95%，大部分分布于皮下、大网膜、肠系膜以及肾周围等脂肪组织中。人体脂肪含量常受营养状况和体力活动等因素影响而有较大变动。肝、脂肪组织及小肠是合成脂肪的主要场所。合成脂肪的基本原料甘油和脂肪酸主要来自葡萄糖。因此，长期过多摄入碳水化合物可导致脂肪增加。当机体能量消耗较多而食物供应不足时，体内脂肪组织进行大量脂肪动员，释放出脂肪酸和甘油，经血液循环运输到各组织氧化分解供能。因其含量很不恒定，故有"可变脂"或"动脂"之称。

根据脂肪组织结构和代谢特点，可将动物脂肪组织分为"棕色脂肪组织"与"白色脂肪组织"。前者血液供应丰富，含有大量的线粒体，由于线粒体中细胞色素多而呈棕色，故称之为"棕色脂肪组织"。人体和多数哺乳动物，特别是婴儿的颈、肩、腋窝和背部肩胛间存在较多的棕色脂肪组织,由于其中进行活跃的脂肪酸氧化分解而产热,因而棕色脂肪组织对于维持体温非常重要。随着年龄增加,棕色脂肪组织不断减少。成人脂肪组织大多为白色脂肪组织。

**（二）类脂分类**

1. 磷脂（phospholipids）　为各种含磷的脂类,在自然界分布很广、种类繁多,按化学组成可分为甘油磷脂和鞘磷脂两大类。

甘油磷脂（glycerophosphatides）是由甘油、脂肪酸、磷酸和含氮化合物构成。其基本结构如图 3-12 所示。

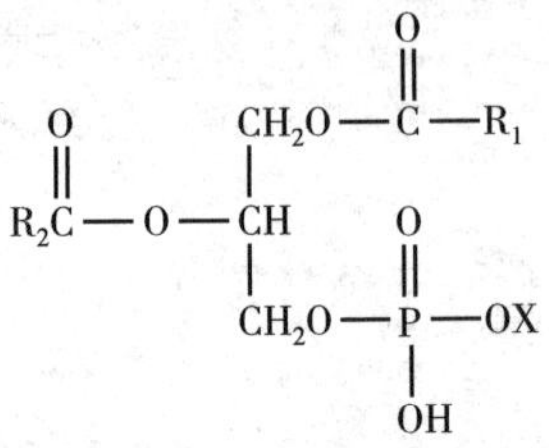

根据与磷酸相连的取代基的不同,可将甘油磷脂分为磷脂酸、磷脂酰胆碱（卵磷脂）、磷脂酰肌醇胺（脑磷脂）、磷脂酰丝氨酸、磷酸酰肌醇、磷酸酰甘油、二磷脂酰甘油（心磷脂）等（表 3-12）。各种甘油磷脂如果脱去一个脂酰基则产生相应的溶血磷脂。

图 3-12　甘油磷脂的机构

表 3-12　体内重要的甘油磷脂

| -X | 甘油磷脂名称 |
| --- | --- |
| -H | 磷脂酸 |
| - 胆碱 | 磷脂酰胆碱（卵磷脂） |
| - 乙醇胺 | 磷脂酰乙醇胺（脑磷脂） |
| - 丝氨酸 | 磷脂酰丝氨酸 |
| - 肌醇 | 磷脂酰肌醇 |
| - 甘油 | 磷脂酰甘油 |
| - 磷脂酰甘油 | 二磷脂酰甘油（心磷脂） |

2. 糖脂（glycolipids）　含有糖基的脂类,又称五糖苷脂。一般是由糖（单糖或寡糖）、脂肪酸与磷酸甘油或神经鞘氨醇结合而成。可分为甘油型和鞘氨醇型两大类,前者在分子结构中含有甘油,后者含有鞘氨醇,即鞘糖脂（glycosphingolipids）。

3. 固醇类（sterols）　固醇类化合物的共同特点是都含有一个由 4 个环组成的环戊烷多氢菲基本骨架衍生形成,因 $C_3$ 羟基是否被酯化和 $C_{17}$ 侧链不同（一般 8~10 个碳原子）而衍生出不同的类固醇（图 3-13）。人体内胆固醇有些已酯化,即形成胆固醇酯。

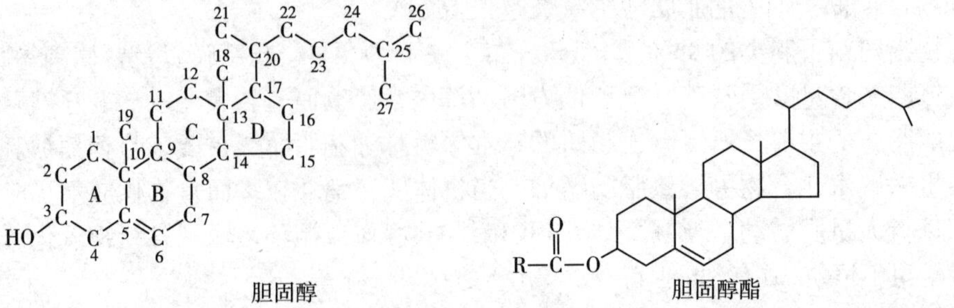

胆固醇　　　　　　　胆固醇酯

图 3-13　胆固醇和胆固醇酯分子结构

胆固醇酯中的脂肪酸通常含有 16~20 个碳原子,且多属单烯酸或多烯酸。人体组织内最常见的胆固醇酯为胆固醇的油酸酯和亚油酸酯,广泛分布于各组织,但不均匀,约 1/4 分布在脑及神经组织,约占脑组织 20%。肾上腺、卵巢等具有类固醇激素合成功能的内分泌腺组织细胞中胆固醇含量也很丰富,可达 1%~5%。肝、肾、肠等内脏,以及皮肤和脂肪组织亦含较多的胆固醇(200~500mg/100g 组织),以肝最多,肌组织含量较低(100~200mg/100g 组织)。血浆中的胆固醇主要存在于血浆脂蛋白,包括低密度脂蛋白(LDL)和高密度脂蛋白(HDL),其中 80%~90% 是胆固醇酯。在动脉粥样硬化病灶中,堆积在动脉壁的脂类以胆固醇酯最多。植物中不含胆固醇,所含有的其他固醇类物质统称为植物固醇,其固醇的环状结构和胆固醇完全一样,仅侧链有所不同。

### (三)脂肪酸分类

脂肪酸的基本结构是含有偶数碳原子的直链羧酸,仅在个别油脂中发现带有支链、脂环或羟基的脂肪酸。脂肪酸的常见分类如下。

1. **按脂肪酸碳链长度分类**　将脂肪酸可分为长链脂肪酸(含 14 碳以上)、中碳链脂肪酸(含 8~12 碳)、短链脂肪酸(含 2~6 碳)。

2. **按双键分类**　按脂肪烃链是否含有双键(脂烃基),脂肪酸可分为脂肪酸碳链中不含双键的饱和脂肪酸(saturated fatty acid,SFA)和脂肪酸碳链中含双键的不饱和脂肪酸(unsaturated fatty acid,USFA)。不饱和脂肪酸又根据含双键数分为只含一个双键的单不饱和脂肪酸(monounsaturated fatty acid,MUFA),含 2 个或多个双键的多不饱和脂肪酸(polyunsaturated fatty acid,PUFA)。

3. **按立体异构分类**　根据双键两侧基团空间分布不同,可将不饱和脂肪酸分为顺式(cis)脂肪酸和反式(trans)脂肪酸。顺式脂肪酸是指双键两端碳原子上相连的两个氢原子分布在双键同一侧;反式脂肪酸指双键两端碳原子上的氢原子在双键的不同侧(图 3-14)。

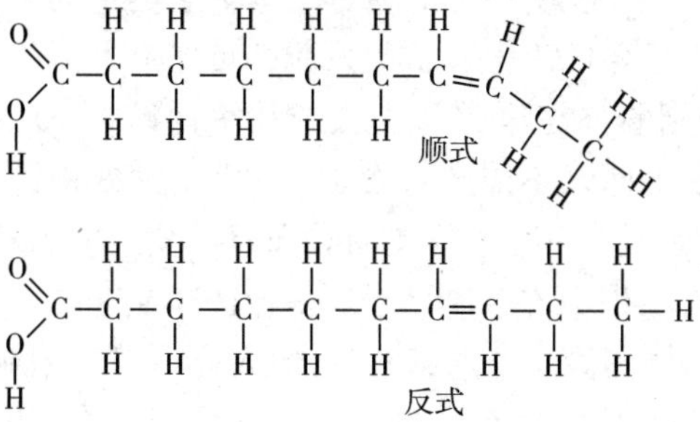

**图 3-14　顺式和反式脂肪酸**

天然食品中的油脂,其脂肪酸结构多为顺式脂肪酸。人造黄油是植物油经氢化处理后制成的,在此过程中其形态由液态变为固态,同时其结构也由顺式变为反式。研究表明,反式脂肪酸可以使血清低密度脂蛋白胆固醇(LDL-C)升高,而使高密度脂蛋白胆固醇(HDL-C)降低,有增加心血管疾病的危险性,所以目前不主张多食用人造黄油。

### (四)脂肪酸命名

脂肪酸命名分为通俗命名和系统命名两种。

1. **通俗命名**　也就是习惯名称,如软脂酸、硬脂酸、亚麻酸和花生四烯酸等。

2. **系统命名**　有机酸命名原则,包括标示脂肪酸碳原子数和双键位置。其中不饱和脂肪酸双键位置标示方法,分别由两种不同的编码体系标示。

(1)Δ 编码体系:从脂肪酸羧基碳起计算碳原子顺序。

（2）ω 或 n 编码体系：从脂肪酸甲基碳起计算碳原子顺序。

以亚麻酸为例来说明两种命名和编码体系的差别：

| 通俗名 | 系统名 | 编码体系 |
|---|---|---|
| 亚麻酸 | 十八碳三烯酸 | $(18：3，ω^{3,6,9}，\Delta^{9,12,15})$ |

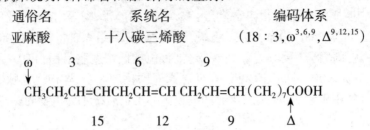

Δ 编码体系方法常用于生化反应，而 ω 编码体系常用于营养学。

按 ω 编码体系可将哺乳动物不饱和脂酸分四族（表 3-13）：ω-3 系、ω-6 系、ω-7 系和 ω-9 系，或 n-3 系、n-6 系、n-7 系和 n-9 系，如果第一个不饱和双键所在 ω 或 n 编码体系中的碳原子的序号是 3，则为 ω-3 或 n-3 系脂肪酸，依次类推。

表 3-13 不饱和脂肪酸族

| 族 | 母体脂肪酸 |
|---|---|
| ω-7（n-7） | 棕榈油酸（16:1，ω-7） |
| ω-9（n-9） | 油酸（18:1，ω-9） |
| ω-6（n-6） | 亚油酸（18:2，ω-6,9） |
| ω-3（n-3） | α-亚麻酸（18:3，ω-3,6,9） |

哺乳动物体内的多不饱和脂酸均由相应的母体脂酸衍生而来。ω-3、ω-6 及 ω-9 三族多不饱和脂酸在体内彼此不能互相转化。动物只能合成 ω-9 及 ω-7 系多不饱和脂酸，不能合成 ω-6 及 ω-3 系多不饱和脂酸。缺乏 $D^9$ 以上去饱和酶，植物含 $D^9$，$D^{12}$，$D^{15}$ 去饱和酶。因此，这些脂肪酸是人体不可缺少而又不能自身合成，必须通过食物供给的，也就是必需脂肪酸（essential fatty acid，EFA），如 ω-6 系列中的亚油酸和 ω-3 系列中的 α-亚麻酸是人体的 2 种必需脂肪酸。事实上，3 和 6 系列中许多脂肪酸，如花生四烯酸、二十碳五烯酸（EPA）、二十二碳六烯酸（DHA）等都是人体不可缺少的脂肪酸，但人体可以利用亚油酸和 α-亚麻油酸来合成。各种脂肪酸的结构不同，功能也不一样。一般来说，人体细胞中不饱和脂肪酸的含量至少是饱和脂肪酸的 2 倍，但各种组织中两者的组成有很大差异，并在一定程度上与膳食中脂肪的种类有关。

## 二、脂类的生理功能

脂类是人体必需的宏量营养素之一，主要是供给能量，也是构成人体细胞的重要成分，如细胞膜和神经髓鞘等。此外，还参与多种生理功能，如细胞信号转导、免疫炎症调节、激素合成等。

### （一）脂肪的生理功能

1. 能量贮存和供给 当人体摄入能量物质而不能及时被利用或过多时，就会转变为脂肪贮存起来。当机体需要时，脂肪组织细胞内脂肪可以及时动员，释放出甘油和脂肪酸进入血液循环，全身组织细胞摄取和氧化分解，释放出能量以满足机体需要。根据国人饮食习惯，成人碳水化合物占总能量的 55%~65%，脂肪占 20%~30%，蛋白质占 10%~15%，但在运动或长时间饥饿时，脂肪提供的能量比例可以不断增加。由于脂肪中碳、氢的含量远多于蛋白质和碳水化合物，所以可提供的能量也相对较多。

体内脂肪细胞贮存和供给能量有 2 个特点：一是脂肪细胞可以不断地贮存脂肪，至今还未发现其吸收脂肪的上限，所以人体可因不断地摄入过多的能量而不断地积累脂肪，导致肥胖；二是除了脂肪分解的甘油可以异生为葡萄糖外，脂肪酸不能转变成葡萄糖，所以，脂肪酸不能给脑和神经细胞及红细胞提供能量。

人体贮存脂肪常处于分解（供能）与合成（贮能）的动态平衡中。哺乳类动物一般含有两种脂肪组织：一种是含贮存脂肪较多的白色脂肪组织；另一种是含线粒体和细胞色素较多的褐色脂肪组织，后者较前者更容易分解供能。初生婴儿上躯和颈部含褐色脂肪组织较多，故呈褐色。由于婴儿体表面积与体脂之比值较高，体温散失较快，褐色脂肪组织即可及时分解生热以补偿体温的散失。在体脂逐渐增加后，白色脂肪组织也随之增多。

2. 保护脏器和维持体温　体内器官周围的脂肪组织对器官有支撑和衬垫作用，可保护内部器官免受外力损伤。脂肪不易散热，可维持体温恒定，还有抵御寒冷的作用。肥胖的人由于皮下贮存大量脂肪，体温散发较慢，所以冬天不怕冷，但在夏天则怕热。

3. 代谢调节作用　脂肪在体内代谢分解的产物，可以促进碳水化合物的代谢，使其更有效地释放能量。当碳水化合物不足时，脂肪供能可以避免或减少体内蛋白质（包括食物蛋白质）作为能源物质被消耗，从而节约蛋白质，更有效地利用蛋白质参与到身体组织结构和生理供能分子的合成。

4. 促进食欲和增加饱腹感　脂肪作为食品烹调重要原料，可改善食物的感官性状，能增加膳食的色香味，促进食欲。食物脂肪由胃进入十二指肠时，可刺激产生肠抑胃素（enterogastrone），使肠蠕动受到抑制，导致食物由胃进入十二指肠的速度相对缓慢，延长胃内停留时间，而增加饱腹感。膳食脂肪含量越多，胃排空时间越长。

5. 促进脂溶性维生素吸收　脂溶性维生素如维生素 A、维生素 D、维生素 E 和维生素 K 等常常存在于食物脂肪中，增加摄入食物脂肪可以补充部分脂溶性维生素，此外脂肪还能直接促进这些维生素的吸收。临床上，脂肪消化吸收障碍的患者常同时伴有脂溶性维生素吸收障碍，从而造成脂溶性维生素的缺乏。

6. 内分泌作用　近年的研究发现，脂肪组织具有重要的内分泌、旁分泌和自分泌作用，可合成和分泌多种生物活性分子，包括脂类、肽类和蛋白质分子，统称为脂肪因子（adipokines）（图 3-15）。这类分子通过信号转导与下丘脑、肝脏、心脏、骨骼肌、肾上腺、胰岛和血管内皮等组织细胞之间进行对话，构成了复杂调控网络，如调节下丘脑 - 垂体 - 肾上腺轴和性腺轴功能、胰岛素分泌、骨骼肌和脂肪组织对胰岛素敏感性、物质代谢稳态、炎症、血管内皮细胞功能和免疫防御等。许多研究证实，能量失衡导致肥胖会引起脂肪组织代谢和内分泌紊乱，而这与代谢综合征、胰岛素抵抗、糖尿病和动脉粥样硬化等疾病发生过程密切相关。

**（二）类脂的生理功能**

1. 磷脂生理功能

（1）细胞膜的主要成分：磷脂是双亲性分子，可以自然形成外亲水内疏水的脂双层细胞膜，同时，细胞膜中磷脂以界面脂的形式与相关蛋白质结合形成脂蛋白复合物，调节着膜蛋白的特定构象和功能，从而维持细胞和细胞器的正常结构和功能。磷脂内的不饱和脂肪酸

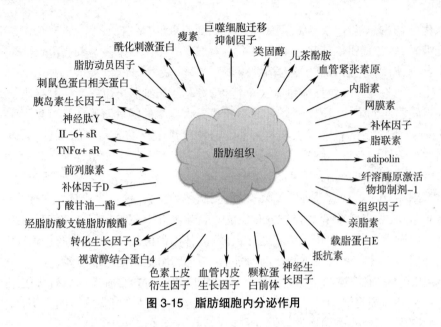

图 3-15　脂肪细胞内分泌作用

分子和胆固醇使得生物膜具有良好的流动性,这对于膜蛋白功能具有重要作用。这些膜脂特性是细胞膜生物学功能的结构基础,并在新陈代谢中起重要作用,如通过细胞膜,细胞与外界发生有选择性的物质交换、摄取营养素、排出废物等,从而保持内环境的动态稳定。

(2)维持神经兴奋性:神经组织含有大量磷脂,以中枢神经而言,其干重的 51%~54% 为脂类,其中半数以上是磷脂,并与神经兴奋性有关。当神经膜处于静止状态时,在膜上形成磷脂酰肌醇三磷酸 - 蛋白质 -$Ca^{2+}$ 的复合物,膜电阻加大,离子不能通过。当加入乙酰胆碱或给予电刺激时,则能促使磷脂酰肌醇磷酸二酯酶活性增强,此酶能水解磷脂酯肌醇三磷酸,变成磷脂酯肌醇二磷酸,$Ca^{2+}$ 被乙酰胆碱 $K^+$ 取代,膜的分子构型产生变化而改变膜的通透性,并发生去极化。此后在酶的催化下,磷脂酯肌醇二磷酸又变成磷脂酯肌醇三磷酸,后者又与 $Ca^{2+}$ 结合,使神经膜恢复到静止状态。脂酯肌醇二磷酸磷和磷脂酯肌醇三磷酸如此反复变化,便完成离子的能动输送,保持神经的兴奋性。

(3)直接参与细胞信号转导:膜磷脂及代谢物直接参与了跨膜信号转导,如一些膜磷脂衍生物二酯酰甘油(DAG),神经酰胺(Cer)三磷酸肌醇($IP_3$)等跨膜信号转导的第二信使,参与 $Ca^{2+}$- 磷脂依赖性蛋白激酶信号通路,还有 Cer 可直接激活细胞凋亡通路等。

(4)维持多种酶的活性:细胞膜上许多酶的活性与磷脂关系密切。若以丙酮除去磷脂或用特异性磷脂酶破坏磷脂,均可使此类酶活性下降或完全丧失。用磷脂酶 C 处理而失活的葡萄糖 -6- 磷酸酶,只要添加磷脂就可使酶活性恢复。这种酶称为脂类依赖性酶,包括有 β-丁酸脱氢酶、去氧皮质 -β-11- 羟化酶、NADH- 细胞色素还原酶、$Na^+$-$K^+$-ATP 酶等。

(5)其他:磷脂还是血浆脂蛋白的重要组成成分,具有稳定脂蛋白的作用。因此,组织中脂类如脂肪和胆固醇在血液中运输时,都需要有足够的磷脂才能顺利进行。在胆汁中,磷脂与胆盐、胆固醇一起形成稳定的水溶性颗粒,以利于胆固醇的溶解和排泄。

磷脂酰胆碱在消化道内被分解为胆碱后随血液流入大脑,与脑中的醋酸结合形成乙酰胆碱,而乙酰胆碱是大脑中传导信息的神经递质,对思维和记忆能力有促进作用。

肝内磷脂酰胆碱含量很高,大部分用来制造脂蛋白。如果磷脂酰胆碱不足,合成的脂蛋白受阻,肝脏脂肪就不能有效地输送出去,而在肝细胞中堆积形成脂肪肝,所以,磷脂酰胆碱具有预防脂肪肝、防治肝硬化的作用。

磷脂酰胆碱还能增强耐力、抗疲劳，因为磷脂可使肺泡保持良好的张力和弹性，明显改善肺的通气和换气能力，增加单位时间内进出肺内的氧气量。同时，磷脂酰胆碱可促使红细胞膜韧性和弹性增强，防止在长时间或剧烈运动后引起红细胞破坏。红细胞能携带氧并供应肌肉、脑等组织对氧气的需要，所以，磷脂酰胆碱可提高机体对缺氧的耐受性，使肌肉保持旺盛的活力，增加耐力和抗疲劳。

2. 糖脂的生理功能　鞘糖脂是一种常见的生物膜组分。它主要存在于质膜外层，其疏水的两条脂肪短链以不同深度贯穿在膜脂双分子层中，并与膜的疏水部分相互作用，有助于增加质膜外层的坚固性。鞘糖脂是髓鞘的重要组成成分，它保护和隔离着神经纤维。

鞘糖脂含有的寡糖链都突出于细胞质膜的外侧面，糖链的这种特殊分布和细胞的许多功能有关，它犹如天线一样去感知外界信息，参与细胞间的相互识别。研究表明，糖链与精卵结合、胚泡着床、肿瘤转移、细菌感染及细胞死亡等生命活动均有关系。

神经节苷脂在脑组织中含量特别丰富，定位于富含乙酰胆碱酯酶的神经末梢膜上，表明它可能参与神经冲动的传导。此外，还发现神经节苷脂是一些细菌毒素、神经递质及脑垂体前叶分泌的糖蛋白激素的受体。

近年还发现，神经节苷脂与肿瘤有密切关系。肿瘤细胞中含有长链糖的神经节苷脂大大减少，而短链糖的神经节苷脂却大量积存。由于肿瘤细胞生长的抑制与糖链长短有关，因此，肿瘤细胞因神经节苷脂糖链短缺，失去了抑制而无限制地增殖。

3. 必需脂肪酸的生理功能　必需脂肪酸除了供给能量外，还有其他重要的生理功能。

（1）构成磷脂的重要组成成分：磷脂是细胞膜的主要结构成分，所以，必需脂肪酸与细胞膜的结构和功能直接相关。

（2）参与生理活动：花生四烯酸可以合成前列腺素类和白三烯类等活性分子，具有多种生理功能，如使血管扩张和收缩、调节炎症和免疫功能、神经刺激的传导、影响肾脏排泄功能，如母乳中的前列腺素可以防止婴儿消化道损伤等。

（3）参与胆固醇代谢：体内大约70%的胆固醇与脂肪酸酯化成酯。在低密度脂蛋白（low density lipoprotein，LDL）和高密度脂蛋白（high density lipoprotein，HDL）中，胆固醇与亚油酸形成亚油酸胆固醇酯，然后被转运和代谢，如HDL就可将胆固醇运往肝脏而被代谢分解。

（4）保护组织：对于X线引起的一些皮肤损伤，必需脂肪酸具有保护作用。其作用机制可能是新生组织生长和受损组织修复时均需要亚油酸。因此，有充足的必需脂肪酸存在时，受损组织才能迅速修复。

必需脂肪酸缺乏会影响机体代谢，表现为上皮细胞功能异常、湿疹样皮炎、皮肤角化不全、创伤愈合不良、对疾病抵抗力减弱、心肌收缩力降低、血小板聚集能力增强、生长停滞等。不同脂肪酸缺乏的表现不同，如 ω-3 脂肪酸缺乏不影响生长，但学习能力下降、视力异常；ω-6 脂肪酸缺乏则可引起生长停滞、皮肤疾病、生育受阻以及脂肪肝等。

EPA、DHA 是海鱼中含量比较丰富的两种长链多不饱和脂肪酸。EPA 具有降血脂、预防动脉粥样硬化和防止心肌缺血的作用。DHA 对维护脑功能和视敏度有重要作用。大脑中，DHA 占总脂肪量的 24%~37%，对脑细胞的发育有重要作用。如果老年人脑组织中的 DHA 水平较高，神经细胞"网络"的功能联系会良好，不会过早出现记忆力减退或老年痴呆的症状。另外，在视网膜神经细胞中，充足的 DHA 可以提高视敏度，对幼儿弱视和青少年的近视也有预防作用，并可延迟视力老化的年龄。在日常膳食中多食用海产品，有助于提供人体所需的 EPA 和 DHA 等必需脂肪酸。

### 三、食物脂肪的营养评价

#### (一)食物脂肪消化率

食物脂肪的消化率与其熔点有密切关系。熔点在 50℃ 以上的较不容易消化吸收,而熔点接近或低于体温时则易于消化。熔点与所含不饱和脂肪酸的多少有关,不饱和脂肪酸含量多则熔点低,所以植物油一般含不饱和脂肪酸多而熔点低,易于消化。

#### (二)不饱和脂肪酸含量

动物脂肪相对饱和脂肪酸与单不饱和脂肪酸含量较多,而多不饱和脂肪酸含量较少。植物油含多不饱和脂肪酸相对较多。亚油酸普遍存在于植物油中,亚麻酸在豆油和紫苏籽油中较多,鱼贝类含 EPA 和 DHA 较为丰富。所以,就预防营养相关慢性病而言,植物油优于动物脂肪,特别是鱼油具有重要的营养价值。

#### (三)脂溶性维生素的含量

动物贮存脂肪几乎不含维生素,一般器官脂肪中含量也不多,但肝脏中的脂肪则含丰富的维生素 A 和维生素 D。乳、蛋中的脂肪也含有维生素 A 和维生素 D,奶油不仅含有维生素 A、维生素 D,而且所含脂肪酸种类齐全,多为低级脂肪酸,消化率很高,虽为动物脂肪,但其营养价值却优于猪油和牛、羊脂。植物油中含有丰富的维生素 E 且不含胆固醇,对预防高脂血症和冠心病有益。

### 四、脂肪的需要量和食物来源

#### (一)脂肪的需要量

1. 确定供给量的依据　各国在制订脂肪参考摄入量(DRIs)时,主要按脂肪供能所占总能量比例计算。过去发达国家由于食用动物性食物较多,故脂肪摄入量很高,随着对脂肪与心血管疾病和肿瘤关系的深入认识,对脂肪所占总能量的比例均限制于 30% 以下,与此同时,还要考虑不同脂肪酸的供热比例。由于各种脂肪的脂肪酸结构不同,对疾病的影响也有很大不同,故对饱和脂肪酸、单不饱和脂肪酸与多不饱和脂肪酸的摄入量也有一定的规定。例如,美国食品营养委员会(FNB)1989 年推荐脂肪总摄入量供能比不超过 30%,其中饱和脂肪酸不超过 7%。2001 年推荐脂肪总摄入量,成人 20%~25%,而且随着营养科学的发展,目前对不同结构多不饱和脂肪酸(ω-6 和 ω-3)和抗氧化物质也有很大关注,也相应地提出了相互的供给比例。例如,美国于 2001 年提出,ω-3 多不饱和脂肪酸宜占总能量 5%~10%,ω-6 多不饱和脂肪酸占 0.2%~1.2%。

我国 1988 年修订的《推荐的每日膳食中营养素供给量》中只列出了脂肪能量占总能量的百分比,成人为 20%~25%,其中未规定脂肪酸的供给量。

2. 中国居民脂肪膳食参考摄入量　随着经济的发展,生活水平的提高,我国居民的膳食结构正在发生明显的变化,膳食结构变化的一个重要特点是动物性食物摄入量日益增加,于是脂肪摄入量日渐上升。2002 年全国营养与健康状况调查结果显示,我国城乡居民脂肪摄入量已由 1992 年占总能量的 22.2% 增至 2002 年的 29.6%,城市居民 2002 年脂肪供能高达 35%,超过了 WHO 和中国营养学会提出的 30% 的上限。另外,食用油摄入量也呈明显上升趋势,这对预防非传染性慢性病十分不利。因此,目前迫切需要调整膳食结构,控制脂肪摄入量。

2013 年,中国营养学会在制订《中国居民膳食营养素参考摄入量(2013 版)》时,参考各国不同人群的脂肪供给量(RDA),结合我国膳食结构的实际,提出了中国居民膳食脂肪可接受范围(AMDR)(表 3-14)。

表 3-14　中国居民膳食脂肪可接受范围(AMDR)

| 年龄/岁 | 脂肪 /%E | 饱和脂肪酸 /%E | ω-6 多不饱和脂肪酸 /%E | ω-3 多不饱和脂肪酸 /%E | EPA+DHA/(g·d⁻¹) |
|---|---|---|---|---|---|
| 0~ | 48(AI) | — | — | — | — |
| 0.5~ | 40(AI) | — | — | — | — |
| 1~ | 35(AI) | — | — | — | — |
| 4~ | 20~30 | <8 | — | — | — |
| 7~ | 20~30 | <8 | — | — | — |
| 11~ | 20~30 | <8 | — | — | — |
| 14~ | 20~30 | <8 | — | — | — |
| 18~ | 20~30 | <10 | 2.5~9.0 | 0.5~2.0 | 0.25~2.0 |
| 50~ | 25~30 | <10 | 2.5~9.0 | 0.5~2.0 | 0.25~2.0 |
| 65~ | 20~30 | <10 | 2.5~9.0 | 0.5~2.0 | 0.25~2.0 |
| 80~ | 20~30 | <10 | 2.5~9.0 | 0.5~2.0 | 0.25~2.0 |
| 孕妇(早) | 20~30 | <10 | 2.5~9.0 | 0.5~2.0 | |
| 孕妇(中) | 20~30 | <10 | 2.5~9.0 | 0.5~2.0 | |
| 孕妇(晚) | 20~30 | <10 | 2.5~9.0 | 0.5~2.0 | |
| 乳母 | 20~30 | <10 | 2.5~9.0 | 0.5~2.0 | |

注:1. %E 为占能量百分比.

2. 未制定参考值者用"—"表示。

### (二)脂肪的食物来源

1. 食物脂肪　除食用油脂含约 100% 的脂肪外,含脂肪丰富的食物有动物性食物和坚果类。动物性食物以畜肉类含脂肪最丰富,且多为饱和脂肪酸,猪肉含脂肪量为 30%~90%,仅腿肉和瘦猪肉脂肪含量在 10% 左右;牛、羊肉含脂肪量比猪肉低很多,如牛肉脂肪含量仅为 2%~5%,羊肉多数为 2%~4%,但冻羊肉可高达 24% 以上。

一般动物内脏除大肠外,含脂肪量均较低,但蛋白质的含量较高。禽肉一般含脂肪量较低,多数在 10% 以下,但北京烤鸭和肉鸡例外,其含量分别为 38.4% 和 35.4%。鱼类脂肪含量基本在 10% 以下,多数在 5% 左右,且其脂肪含不饱和脂肪酸多,所以老年人宜多吃鱼少吃肉。蛋类以蛋黄含脂肪量高,约为 30%,但全蛋仅为 10% 左右,其组成以单不饱和脂肪酸为多。

除动物性食物外,植物性食物中以坚果类(花生、核桃、瓜子、榛子等)脂肪含量最高,最高可达 50% 以上,如葵花籽、核桃、松子、榛子脂肪含量皆很高,不过其脂肪组成多以亚油酸为主,所以是多不饱和脂肪酸的重要来源。几种日常食物脂肪含量见表 3-15。

表 3-15 日常食用食物的脂肪含量

| 食物名称 | 脂肪含量 /(g·100g⁻¹) | 食物名称 | 脂肪含量 /(g·100g⁻¹) |
|---|---|---|---|
| 猪肉（肥） | 90.4 | 鸡蛋（红皮） | 11.1 |
| 猪肉（肥瘦） | 37.0 | 鸡蛋黄 | 28.2 |
| 猪肉（瘦） | 6.2 | 鸭蛋 | 18.0 |
| 猪肝 | 3.5 | 草鱼 | 5.2 |
| 牛肉（瘦） | 2.3 | 鲤鱼 | 4.1 |
| 牛肉（肥瘦） | 13.4 | 带鱼（百鲢） | 4.9 |
| 牛肝 | 3.9 | 大黄鱼 | 2.5 |
| 羊肉（瘦） | 3.9 | 核桃（干） | 58.8 |
| 羊肉（肥瘦） | 14.1 | 花生（炒） | 48.0 |
| 鸡 | 2.3 | 葵花籽（炒） | 52.8 |
| 鸭 | 19.7 | 松子（炒） | 58.5 |

2. 食物脂肪酸 天然食物中含有各种脂肪酸，多以三酰甘油的形式存在。一般地说，动物性脂肪，如牛油、奶油和猪油等，都比植物性脂肪含饱和脂肪酸多，但也不是绝对的，如椰子油主要由含 12 碳和 14 碳的饱和脂肪酸组成，且仅含有 5% 的单不饱和脂肪酸与 1%~2% 的多不饱和脂肪酸，这种情况较少。总体来说，动物脂肪一般含 40%~60% 的饱和脂肪酸，30%~50% 的单不饱和脂肪酸，多不饱和脂肪酸含量极少；相反，植物油含 10%~20% 的饱和脂肪酸与 80%~90% 的不饱和脂肪酸，含多不饱和脂肪酸较多，也有少数含单不饱和脂肪酸较多，如茶油和橄榄油中的油酸含量达 79%~83%，红花油含亚油酸 75%，葵花籽油、豆油、玉米油中的含量也达 50% 以上。但是，一般食用油中亚麻酸的含量很少。食物脂肪含量及其脂肪酸构成见表 3-16，常用食用油脂中主要脂肪酸组成见表 3-17。

表 3-16 食物脂肪含量及其脂肪酸构成

| 食物 | 脂肪含量 /（g·100g⁻¹） | 脂肪酸 | | | |
|---|---|---|---|---|---|
| | | 饱和脂肪酸 | 单不饱和脂肪酸 | 多不饱和脂肪酸 | 其他 |
| 猪油 | 99.6 | 41.4 | 45.6 | 88.5 | |
| 牛油 | 92.0 | 54.4 | 29.9 | 44.0 | |
| 羊油 | 88.0 | 48.2 | 30.4 | 44.5 | |
| 奶油 | 97 | 42.8 | 31.3 | 117.4 | 0.1 |
| 鸭油 | 99.7 | 27.9 | 53.1 | 114.3 | |
| 黄油 | 98.0 | 52.0 | 34.0 | 55.8 | 0.7 |
| 豆油 | 99.9 | 15.2 | 23.6 | 555.8 | 1.0 |
| 茶油 | 99.9 | 9.6 | 75.3 | 110.6 | 0.1 |
| 玉米油 | 99.2 | 13.8 | 26.3 | 54.1 | 0.8 |
| 花生油 | 99.9 | 17.7 | 39.0 | 336.6 | 2.3 |

| 食物 | 脂肪含量 / (g·100g⁻¹) | 脂肪酸 | | | |
|------|------|------|------|------|------|
| | | 饱和脂肪酸 | 单不饱和脂肪酸 | 多不饱和脂肪酸 | 其他 |
| 芝麻油 | 99.7 | 13.4 | 37.6 | 444.2 | 0.1 |
| 菜籽油 | 99.9 | 12.6 | 56.2 | 223.7 | 3.1 |
| 棉籽油 | 99.8 | 23.2 | 25.8 | 442.6 | 3.8 |
| 掠摘油 | 100 | 41.5 | 42.4 | 111.6 | |
| 瘦猪肉里脊 | 7.9 | 2.7 | 3.3 | 0.9 | 0.4 |
| 猪舌 | 18.1 | 6.2 | 8.1 | 2.0 | 0.1 |
| 猪肝 | 3.5 | 1.1 | 0.7 | 0.7 | 0.1 |
| 猪肾 | 3.2 | 1.0 | 0.8 | 0.5 | 0.1 |
| 猪肚 | 5.1 | 2.4 | 1.8 | 0.4 | 0.3 |
| 瘦牛肉 | 2.3 | 1.1 | 0.9 | 0.1 | |
| 瘦羊肉里脊 | 1.6 | 0.7 | 0.6 | 0.2 | |
| 兔肉 | 2.2 | 0.8 | 0.5 | 0.7 | |
| 牛乳 | 3.2 | 1.6 | 1.1 | 0.2 | 0.1 |
| 牛乳粉全脂 | 21.2 | 11.7 | 5.9 | 1.2 | 1.3 |
| 羊乳 | 3.5 | 2.2 | 0.8 | 0.1 | 0.2 |
| 鸡肉胸脯肉 | 5.0 | 1.6 | 2.0 | 1.2 | |
| 鸡蛋粉 | 36.2 | 9.0 | 12.4 | 8.7 | |
| 乌骨鸡蛋黄 | 19.9 | 6.3 | 7.9 | 2.7 | |
| 大黄鱼 | 2.5 | 0.7 | 0.7 | 0.3 | 0.1 |
| 带鱼 | 4.9 | 1.5 | 1.3 | 0.4 | 0.2 |
| 草鱼 | 5.2 | 1.0 | 1.4 | 0.9 | 0.4 |
| 鲤鱼 | 4.1 | 0.8 | 1.3 | 0.6 | 0.2 |
| 鲫鱼 | 2.7 | 0.5 | 0.8 | 0.5 | 1.2 |
| 对虾 | 0.8 | 0.2 | 0.1 | 0.2 | |

表 3-17 常用食用油脂中主要脂肪酸的组成▲

| 食用油脂 | 脂肪酸 | 油酸 /C18：1 | 亚油酸 /C18：2 | 亚麻酸 /C18：3 | 其他脂肪酸 |
|------|------|------|------|------|------|
| 椰子油 | 92 | 0 | 6 | 2 | |
| 橄榄油 | 10 | 83 | 7 | | |
| 菜籽油 | 13 | 20 | 16 | 9 | 42* |
| 花生油 | 19 | 41 | 38 | 0.4 | 1 |
| 茶油 | 10 | 79 | 10 | 1 | 1 |
| 葵花籽油 | 14 | 19 | 63 | 5 | |

续表

| 食用油脂 | 脂肪酸 | 油酸/C18：1 | 亚油酸/C18：2 | 亚麻酸/C18：3 | 其他脂肪酸 |
|---|---|---|---|---|---|
| 豆油 | 16 | 22 | 52 | 7 | 3 |
| 棉籽油 | 24 | 25 | 44 | 0.4 | 3 |
| 芝麻油 | 15 | 38 | 46 | 0.3 | 1 |
| 玉米油 | 15 | 27 | 56 | 0.6 | 1 |
| 棕榈油 | 42 | 44 | 12 | | |
| 猪油 | 43 | 44 | 9 | | 3 |
| 牛油 | 62 | 29 | 2 | 1 | 7 |
| 羊油 | 57 | 33 | 3 | 2 | 3 |
| 黄油 | 56 | 32 | 4 | 1.3 | 4 |

注：▲食物中脂肪总量的百分数；* 主要为芥酸。

3. 食物胆固醇 胆固醇主要存在于动物性食物，以动物内脏含量较高，蛋类和鱼子、蟹子含量也高，其次为蛤贝类，鱼类和奶类含量较低。

# 第五节 维 生 素

📍**学习目标**

1. 本节重点掌握维生素的分类及特点；维生素 A、维生素 D 和维生素 $B_1$、维生素 $B_2$、维生素 $B_6$、叶酸、维生素 C 的主要生理功能、摄入过多和缺乏的危害，成年人的参考摄入量及食物来源。

2. 熟悉维生素 E、K 和维生素 $B_{12}$、烟酸的生理功能、缺乏的危害、成年人参考摄入量及食物来源。

**节前导言**

本节内容主要介绍维生素的理化特性和生理功能。通过了解维生素的分类及特点，理解维生素的理化特性，掌握几种重要维生素的生理功能、缺乏或过量的危害、适宜的摄入量，合理选择食物以满足机体对维生素需要的方式。

## 一、概述

维生素（vitamin）是维持机体生命活动过程中不可或缺的一类微量低分子有机化合物。这类物质既不是构成身体器官组织的原料，也不是能量的来源，但它们在体内物质和能量代谢过程中起着重要作用。这类物质虽然每日的需要量甚微（通常以 mg 或 μg 为单位），但大多数不能在体内合成或合成量不能满足机体的需求，所以必须由食物供给。

### （一）命名

维生素的命名有三种。一是按其被发现的前后顺序以英文字母来命名，如维生素 A、维生素 B、维生素 C、维生素 D 等（表3-18）；二是按其生理功能命名，如抗佝偻病维生素、抗不育维生素等;三是按其化学结构命名,如核黄素、硫胺素、视黄醇等。

表 3-18　维生素的命名

| 以字母命名 | 以化学结构或生理功能命名 |
| :---: | :---: |
| 维生素 A | 视黄醇 |
| 维生素 D | 钙化醇、抗佝偻病维生素 |
| 维生素 E | 生育酚、抗不育维生素 |
| 维生素 K | 凝血维生素 |
| 维生素 $B_1$ | 硫胺素、抗脚气病维生素 |
| 维生素 $B_2$ | 核黄素 |
| 维生素 PP | 尼克酸或烟酸、抗癞皮病维生素 |
| 维生素 $B_6$ | 吡哆醇、抗皮炎维生素 |
| 维生素 M | 叶酸 |
| 维生素 $B_{12}$ | 钴胺素、抗恶性贫血维生素 |
| 维生素 C | 抗坏血酸 |

### (二) 分类

维生素的种类很多,化学结构差异极大,在体内具有不同的生理功能,一种维生素不能取代另外一种维生素的作用。有些维生素具有一种以上结构类似、功能相同、活性大小不一的存在形式,如维生素 $A_1$、维生素 $A_2$,维生素 $D_2$、维生素 $D_3$ 等。通常根据维生素的溶解性质,将其分为脂溶性维生素(fat-soluble vitamins)和水溶性维生素(water-soluble vitamins)两大类。

脂溶性维生素包括维生素 A、维生素 D、维生素 E、维生素 K。在食物中它们常和脂类共同存在,其吸收也和肠道中的脂类相伴进行。脂溶性维生素可贮存在肝脏和脂肪组织中且不易排出体外(维生素 K 除外),所以摄取过量时,易在体内贮存,从而引起各种急、慢性中毒症状,但长期摄入过少也会导致体内贮存耗竭而出现缺乏症。

水溶性维生素主要包括 B 族维生素和维生素 C。B 族维生素中主要有维生素 $B_1$、维生素 $B_2$、维生素 PP、维生素 $B_6$、维生素 $B_{12}$ 和叶酸等。水溶性维生素在体内只能少量贮存,其原形物或代谢产物较易经尿排出体外(维生素 $B_{12}$ 除外,它甚至比维生素 K 更易于贮存在体内)。水溶性维生素易溶于水,在食物清洗、加工、烹调过程中处理不当易损失。膳食中水溶性维生素摄入过少容易出现相应的缺乏症状,但摄入过多也可能引起中毒,如维生素 C、维生素 $B_6$ 或烟酸摄入过多,达到正常人体所需的 15~100 倍时可出现毒性症状。

### (三) 与其他营养素的相互关系

应当注意维生素与其他营养素,以及各种维生素之间的相互关系,如维生素 $B_1$、维生素 $B_2$ 及烟酸和能量代谢关系密切,其需要量与能量需要量呈正相关。有动物实验表明,维生素 E 能促进维生素 A 在肝脏内的贮存;维生素 E 的抗氧化作用需要谷胱甘肽过氧化物酶等抗氧化物质的协同作用,而谷胱甘肽过氧化物酶又需要矿物质硒的存在。

维生素和其他营养素之间、各种维生素之间保持平衡非常重要,一种营养素的摄入不当,可能会导致或加剧其他营养素的代谢紊乱。

## 二、脂溶性维生素

### （一）维生素 A

维生素 A 又称视黄醇,是一类不饱和一元醇,包括维生素 $A_1$（视黄醇）和维生素 $A_2$（3-脱氢视黄醇）两种。维生素 A 只存在于动物性食物中,主要是哺乳动物及鱼的肝脏中。黄、红色植物体内含有的类胡萝卜素（如 β-胡萝卜素）进入人体后,可在小肠和肝脏中转变为维生素 A,故类胡萝卜素又称维生素 A 原。

1. 生理功能

（1）维持正常视觉功能:人视网膜的杆状细胞和锥状细胞都存在感光色素,即感弱光的视紫红质和感强光的视紫蓝质。视紫红质和视紫蓝质皆由视蛋白与视黄醛所构成。若维生素 A 充足,则视紫红质的再生快而完全,所以暗适应恢复时间短;若维生素 A 不足,则暗适应恢复时间延长,严重时可患夜盲症。

（2）维护上皮细胞的健康:维生素 A 能保证上皮细胞中糖蛋白的正常合成,从而促进上皮细胞的正常生长及分化,对细胞的发育和维持十分重要。维生素 A 不足或缺乏时,上皮基底层增生变厚,细胞分裂加快,纤维合成增多,呼吸道、胃肠道和泌尿生殖道内膜易角质化,削弱了防止细菌侵袭的天然屏障,易于感染,眼结膜和角膜易干燥、软化甚至穿孔。

（3）促进生长发育和维护生殖功能:维生素 A 参与 DNA、RNA 的合成,且有助于细胞增殖与生长。若维生素 A 缺乏,则会引起男性的精子减少,并影响女性的受孕,可导致胎儿畸形与死亡。

（4）其他作用:视黄醇在细胞内可被氧化成视黄醛,视黄醛又进一步被氧化成视黄酸。近年的研究发现,视黄酸类物质有延缓或阻止癌前病变的作用。β-胡萝卜素是抗氧化剂,可以防止脂质过氧化,对预防肿瘤、心血管疾病和抗衰老也有重要作用。维生素 A 可维持和促进机体的免疫功能,缺乏时可使细胞免疫功能低下。

2. 过量的危害 成人一次性摄入维生素 A 超过 $3 \times 10^5 \mu g$ 视黄醇当量（RE）、儿童一次剂量超过 $9 \times 10^4 \mu g$ RE,可引起急性中毒。表现为恶心呕吐、头晕目眩、视觉模糊等,继而会有嗜睡、乏力、厌食的表现。婴幼儿每日摄入 $(1.5 \sim 3) \times 10^4 \mu g$ RE 超过 6 个月,可引起慢性中毒,表现为皮肤干粗或薄而发亮,伴片状脱皮和严重瘙痒,唇和口角常皲裂、易出血。毛发干枯、稀少、易脱发,还有长骨和四肢骨常发生骨痛。

3. 膳食参考摄入量

（1）维生素 A 采用视黄醇当量（RE）为通用计量单位:

$$1\mu g \text{ 视黄醇当量} = 1\mu g \text{ 视黄醇或 } 6\mu g \text{ β-胡萝卜素}$$

$$1IU \text{ 维生素 } A = 0.3\mu g \text{ 视黄醇当量} = 0.3\mu g \text{ 视黄醇}$$

RE（μg）= 视黄醇（μg）+β-胡萝卜素（μg）× 0.167+ 其他维生素 A 原（μg）× 0.084

（2）参考摄入量:中国营养学会推荐成年人的维生素 A 膳食参考摄入量（RNI）为男性 800μg RE/d,女性 700μg RE/d,可耐受最高摄入量（UL）3 000μg RE/d。

4. 主要食物来源 动物性食物中含丰富的维生素 A,尤其是动物肝脏、鱼肝油、全奶、蛋黄等。植物性食物中只含 β-胡萝卜素,红、黄、绿色的蔬果中含量较为丰富,如胡萝卜、菠菜、荠菜、番茄、杏、柿子、香蕉等。

### （二）维生素 D

维生素 D 是具有钙化醇生物活性的一类物质的总称,又称抗佝偻病维生素。以维生素

$D_2$(麦角钙化醇)和维生素 $D_3$(胆钙化醇)为最常见的形式。人体内维生素 $D_3$ 是皮肤表皮和真皮中的 7- 脱氢胆固醇经紫外线照射转变而来,一般成年人只要经常接触阳光,不会引起维生素 $D_3$ 缺乏。维生素 $D_2$ 是植物体内的麦角固醇在紫外线的作用下转变而来,活性只有维生素 $D_3$ 的 1/3。7- 脱氢胆固醇和麦角固醇在紫外线的作用下可转变为维生素 D,故被称为维生素 D 原。

1. 生理功能　经口摄入和由皮肤内维生素 D 原转变而来的维生素 D,在体内羟化后形成 $1,25$-$(OH)_2$-$D_3$,为维生素 $D_3$ 的活化形式,作用于小肠、肾脏、骨骼等靶器官,发挥其生理功能。

(1)促进小肠黏膜对钙的吸收:转运至小肠的 $1,25$-$(OH)_2$-$D_3$ 可促进小肠黏膜上皮细胞内钙结合蛋白的合成,从而促进钙的吸收。

(2)促进肾小管对钙、磷的重吸收:$1,25$-$(OH)_2$-$D_3$ 直接作用于肾脏,促进重吸收,减少钙、磷的流失。

(3)促进骨组织钙化:促进和维持血浆中适宜的钙、磷浓度,满足骨钙化过程和正常生长发育的需要。

(4)调节血钙平衡:当血钙水平降低时,甲状旁腺激素升高,$1,25$-$(OH)_2$-$D_3$ 增多,对小肠、肾、骨等靶器官发挥作用,以此来升高血钙水平;当血钙过高时,甲状旁腺激素下降,降钙素产生增加,尿中钙、磷排出增加。

2. 缺乏与过量

(1)缺乏的危害:维生素 D 缺乏可致肠道吸收钙、磷减少,肾小管对钙、磷重吸收减少,造成骨骼和牙齿的矿化异常。婴儿期缺乏维生素 D 可引起佝偻病,以钙、磷代谢障碍和骨组织钙化障碍为特征;孕妇、乳母和老人易发生骨软化症。

(2)过量的危害:过量摄入维生素 D 补充剂或强化食品,有发生过量和中毒的可能。主要中毒症状为食欲减退、体重减轻、恶心、呕吐、腹泻、头痛、多尿、烦渴、关节疼痛、血清钙磷增高,最终发展成动脉、心肌、肺、肾、气管等软组织转移性钙化和肾结石,严重维生素 D 中毒可致死亡。

3. 膳食参考摄入量　膳食维生素 D 缺乏和日光照射不足是人体维生素 D 缺乏的两大主要原因。中国营养学会建议,儿童、青少年、孕妇、乳母、中年人维生素 D 的推荐摄入量为 $10\mu g/d$,老年人推荐摄入量为 $15\mu g/d$。目前,中国营养学会提出的维生素 D 可耐受最高摄入量(UL)为 $50\mu g/d$。

4. 主要食物来源　天然维生素 D 食物来源并不多,主要存在于动物性食物,最丰富的来源为脂肪高的海鱼、动物肝脏、奶酪、奶油、蛋黄。多进行室外活动和适当的日光浴可增加维生素 D 的合成。

**(三)维生素 E**

维生素 E 又称生育酚,包括生育酚和三烯生育酚。维生素 E 共有 8 种形式:α- 生育酚、β- 生育酚、γ- 生育酚、δ- 生育酚和 α- 三烯生育酚、β- 三烯生育酚、γ- 三烯生育酚、δ- 三烯生育酚。其中 α- 生育酚的活性最高,故通常作为维生素 E 的代表。

维生素 E 为浅黄色油状液体,在酸、热环境下稳定,碱性环境下不稳定,对氧非常敏感,油脂的氧化酸败可加速对维生素 E 的破坏,而在一般烹调时食物中维生素 E 损失不大。

维生素 E 主要贮存于脂肪细胞、肝脏和肌肉中。当机体缺乏维生素 E 时,肝脏和血浆中的含量下降迅速,脂肪中的含量降低相对缓慢。

1. 生理功能

（1）抗氧化作用：维生素 E 是体内自由基的良好清除剂，能抑制生物膜中不饱和脂肪酸的过氧化反应，从而保护细胞免受自由基的危害。另外，维生素 E 能防止维生素 A、维生素 C、含硫的酶和谷胱甘肽的氧化，从而保证它们在体内发挥特定的功能。

动物实验研究和人群调查研究表明，自由基的升高与动脉粥样硬化、肿瘤等疾病的发生密切相关，维生素 E 对这些疾病可能具有一定的防治作用。

（2）保持红细胞的完整性：膳食中缺乏维生素 E，可引起红细胞数量减少及生存时间缩短，故临床上常用于治疗溶血性贫血。

（3）参与体内某些物质合成：维生素 E 通过调节嘧啶碱基进入核酸结构而参与 DNA 生物合成过程，是维生素 C、辅酶 Q 合成的辅助因子。

（4）其他：维生素 E 与精子的生成和胚胎发育有关，临床上常用于治疗习惯性流产，但与性激素分泌无关。维生素 E 可维持淋巴细胞的正常功能，能保护细胞膜、细胞核和染色体免受致癌物的作用。

2. 缺乏与过量

（1）缺乏的危害：维生素 E 缺乏在人类中较为少见，低体重的早产儿容易出现红细胞溶血性贫血，注射维生素 E 可改善症状。

（2）过量的危害：维生素 E 的毒性相对较小，但长期摄入 1 000mg/d 以上可能出现中毒症状，如视觉模糊、头痛、疲乏、凝血机制损害导致出血等。

3. 膳食参考摄入量　维生素 E 的含量常用 α- 生育酚当量（α-TE）表示，不同的生理时期对维生素 E 的需要量不同。中国营养学会建议，14 岁以上的人群每天膳食维生素 E 的适宜摄入量（AI）在 14mg α-TE，乳母的维生素 E 每天需要量为 17mg α-TE，以满足婴儿生长发育的需要。

4. 主要食物来源　维生素 E 主要存在于植物性食物中，在自然界分布广泛，一般情况下不会缺乏。维生素 E 含量丰富的食物有植物油、麦胚、坚果、豆类和绿叶蔬菜。肉类、鱼类、水果和其他蔬菜中含量很少。

**（四）维生素 K**

维生素 K 又称凝血维生素，是一类能促进血液凝固的萘醌化合物。维生素 K 在自然界有两种：维生素 $K_1$（由绿色植物分离所得）、维生素 $K_2$（由细菌合成，具有多种化学结构）。维生素 $K_3$ 为人工合成，溶于水，常被用作动物饲料。天然维生素 K 溶于脂类，对光、碱环境较敏感，但在热和氧化剂环境下相对稳定。

1. 生理功能

（1）血液凝固作用：维生素 K 是许多凝血因子进行自身生物合成的依赖物，如凝血因子 Ⅱ（凝血酶原）和凝血因子 Ⅵ、Ⅶ、Ⅸ 等。另外，血浆蛋白 S（protein S，Ps）等四种有抑制或刺激血液凝固作用的蛋白质必须依赖维生素 K。

（2）参与骨代谢：维生素 $K_2$ 可促进钙代谢，防治骨质疏松。维生素 K 作用于骨组织钙化的同时，也能抑制与破骨细胞相关的骨吸收，进而达到增加骨密度、防治骨质疏松的目的。维生素 K 作为辅酶参与骨钙素和 γ- 羧基谷氨酸蛋白质（MGP）的形成。MGP 可将体内钙结合到骨的有机成分和矿物质中，而骨钙素则可调节钙磷比例，将钙结合到骨组织中。另外，血清骨钙素是维生素 K 营养状况评价的灵敏指标，可预测老年妇女的骨质疏松情况。

2. 缺乏与过量

（1）缺乏的危害：维生素 K 在食物中有丰富来源，且正常成人肠道内微生物可自行合成，所以一般不会缺乏维生素 K。但平时对含维生素 K 的食物摄入较少、限制饮食或完全肠道外补给营养，又同时服用抗生素者、胆道梗阻者或经常服用香豆素等抗凝剂患者，可能会因维生素 K 缺乏而导致机体出血，如皮肤、胃肠道、胸腔内出血，最严重者甚至有颅内出血可能。新生儿肠道菌群较少，其血浆中的凝血酶原在数星期后才能达到一定水平，且新生儿不具备消化普通食物的能力，故新生儿出血症（HDN）发病率相对较高。

（2）过量的危害：维生素 $K_1$ 和 $K_2$ 的毒性较小，甚至大量服用也不会产生毒害作用，但维生素 $K_3$ 是有毒性的，可产生致命的贫血、低凝血酶原血症和黄疸。

3. 膳食参考摄入量 中国营养学会建议 18 岁以上成年人膳食维生素 K 的适宜摄入量（AI）80μg/d，但目前尚未确定维生素 K 的可耐受最高摄入量（UL）。

4. 主要食物来源 作为叶绿体的组成成分，维生素 $K_1$ 在绿色蔬菜中含量丰富。少量存在于奶类及奶制品、肉类、蛋类、谷类及水果中。

### 三、水溶性维生素

#### （一）维生素 $B_1$

维生素 $B_1$ 又称为硫胺素、抗脚气病维生素、抗神经炎因子等，易溶于水。维生素 $B_1$ 在酸性环境中比较稳定，在碱性环境中不稳定，极易被氧化失活，不耐热。

1. 生理功能

（1）构成辅酶：维生素 $B_1$ 在硫胺素焦磷酸激酶的作用下，与三磷酸腺苷（ATP）结合形成硫胺素焦磷酸（TPP），TPP 是维生素 $B_1$ 的活性形式，在体内构成 α- 酮酸脱氢酶体系和转酮醇酶的辅酶，以维持体内正常代谢。

（2）促进胃肠道蠕动：维生素 $B_1$ 可抑制胆碱酯酶对乙酰胆碱的水解，乙酰胆碱有促进胃肠蠕动作用。故维生素 $B_1$ 可促进食欲，维护胃肠道功能。

（3）对神经组织的影响：TPP 在神经元细胞内浓集，大部分位于线粒体，10% 在细胞膜。当维生素 $B_1$ 缺乏时，可能通过改变大脑神经元细胞膜的通透性，引起神经病变和功能异常。

2. 缺乏的危害 维生素 $B_1$ 摄取不足会出现恶心、食欲差、下肢软弱无力、沮丧、心电图异常等症状。维生素 $B_1$ 长期缺乏引起脚气病，可分为干性脚气病、湿气脚气病和婴儿脚气病。

3. 膳食参考摄入量 我国居民膳食维生素 $B_1$ 的参考摄入量为成年男子 1.4mg/d，成年女子 1.2mg/d，孕中期 1.4mg/d，孕晚期 1.5mg/d，乳母 1.5mg/d。

4. 主要食物来源 维生素 $B_1$ 广泛存在于天然食物中，谷类、豆类、干果类食物中含量最为丰富，动物内脏、瘦肉、禽蛋中含量也较高。其中，谷类的胚芽和外皮（糠、麦麸）是日常膳食中维生素 $B_1$ 的主要来源，因此不建议食用加工太过精细的谷物。

#### （二）维生素 $B_2$

维生素 $B_2$ 又称核黄素，在酸性、中性环境中对热稳定，但在碱性环境中加热易被破坏。食物中的核黄素分别以结合和游离两种方式存在，游离状态的核黄素易可被紫外线破坏，如将牛奶日光照射，2 小时内核黄素可破坏一半以上，而结合状态则较为稳定。

1. 生理功能

（1）构成黄素酶辅酶参加物质代谢：核黄素与 ATP 在体内作用形成黄素单核苷酸（FMN）和黄素腺嘌呤二核苷酸（FAD），是多种氧化酶系统不可缺少的构成部分，即黄素酶的辅酶,在生物氧化中起传递氢的作用,参与氨基酸、脂肪酸和碳水化合物的代谢。

(2) 参与细胞正常生长:在皮肤黏膜,尤其是经常处于活动的弯曲部位,损伤后细胞的再生需要核黄素。若核黄素缺乏,小损伤也不易愈合,可视作核黄素缺乏的特殊表现。

(3) 其他:核黄素与肾上腺皮质激素的产生,骨髓中红细胞生成以及铁的吸收、储存和动员有关。补充核黄素对防治缺铁性贫血有一定作用,核黄素与视网膜的光感应有关,可激活维生素 $B_6$ 参与色氨酸形成烟酸的过程。

2. 缺乏的危害　单纯的核黄素缺乏,呈现出特殊的上皮损害、脂溢性皮炎、轻度弥漫性上皮角化,并伴随脂溢性脱发和神经紊乱,同时还有黄素酶活性异常降低,其中最明显的是红细胞内谷胱甘肽还原酶,此酶为体内核黄素营养状况的标志。

3. 膳食参考摄入量　中国营养学会推荐的膳食维生素 $B_2$ 参考摄入量(RNI)为成年男子 1.4mg/d,成年女子 1.2mg/d。

4. 主要食物来源　天然食物中维生素 $B_2$ 含量差异较大,以动物内脏如肝、肾、心肌等含量最高,其次为蛋类和奶类,大豆和各种绿叶蔬菜也含有一定数量,其他植物性食物含量较低。

**(三) 维生素 $B_6$**

维生素 $B_6$ 是吡啶的衍生物,有三种天然存在形式,即吡哆醇、吡哆醛和吡哆胺,这三种形式性质相近且均具有生物活性,通过酶可相互转换。维生素 $B_6$ 在酸性环境下较为稳定,在碱性溶液中易被破坏,在空气中稳定,对光较为敏感。

1. 生理功能　维生素 $B_6$ 进入人体后,通过被动扩散形式在空肠和回肠吸收。在体内被磷酸化为磷酸吡哆醇、磷酸吡哆醛、磷酸吡哆胺三种活性辅酶形式。已知有 100 多种的酶依赖磷酸吡哆醛,参与体内氨基酸、糖原和脂肪酸的代谢。

(1) 参与氨基酸代谢:维生素 $B_6$ 作为辅酶在氨基酸代谢中有重要作用,如转氨基作用、脱羧基作用、色氨酸代谢为烟酸等。

(2) 参与糖原代谢:磷酸酯形式的维生素 $B_6$ 为磷酸化酶的一个基本成分,而磷酸化酶可催化肌肉与肝糖原转化为 1- 磷酸葡萄糖。

(3) 参与脂肪酸代谢:可与维生素 C 共同作用,参与不饱和脂肪酸的代谢。

(4) 维生素 $B_6$ 可促进体内烟酸的合成。

(5) 促进体内抗体的合成,若维生素 $B_6$ 缺乏,抗体合成减少,则机体抵抗力下降。

(6) 促进维生素 $B_{12}$、锌、铁的吸收。

(7) 其他:近年的研究发现,维生素 $B_6$ 可降低血浆同型半胱氨酸的水平,而血浆中同型半胱氨酸水平升高已被认为是心血管疾病的一种可能的危险因素。维生素 $B_6$ 参与造血过程,同时还参与神经系统中的多种酶促反应,使得神经递质水平升高。

2. 缺乏的危害　维生素 $B_6$ 缺乏通常与其他 B 族维生素的缺乏共同存在。典型临床症状为脂溢性皮炎、小细胞性贫血,个别有易受刺激、忧郁和精神错乱等表现。

3. 膳食参考摄入量　我国居民膳食维生素 $B_6$ 的推荐摄入量(RNI)成人为 1.4mg/d。

4. 主要食物来源　维生素 $B_6$ 广泛存在于各种食物中,肝脏、豆类、畜肉、鱼类等含量较为丰富,其次为蛋类、水果、蔬菜,奶类和油脂类食物中含量较少。

**(四) 维生素 $B_{12}$**

维生素 $B_{12}$ 又称钴胺素,是一组含钴的咕啉环化合物。

1. 生理功能　维生素 $B_{12}$ 在体内以两种辅酶的形式发挥生理作用,即甲基 $B_{12}$(甲基钴胺素)和辅酶 $B_{12}$(腺苷基钴胺素),参与体内一碳单位代谢。

(1)促进红细胞的发育和成熟,维持机体正常造血功能:维生素 $B_{12}$ 能提高叶酸的利用率,增加核酸与蛋白的合成,从而促血细胞成熟。若缺乏维生素 $B_{12}$,则会使蛋氨酸合成受阻,造成半胱氨酸堆积,形成高同型半胱氨酸血症,从而导致嘌呤和嘧啶的合成受影响,最终导致核酸合成障碍,影响细胞分裂,产生恶性贫血。

(2)参与甲基丙二酸-琥珀酸的异构化反应:维生素 $B_{12}$ 作为甲基丙二酰辅酶 A 异构酶的辅酶,参与甲基丙二酸-琥珀酸的异构化反应。缺乏维生素 $B_{12}$ 时,甲基丙二酰辅酶 A 大量堆积,影响脂肪酸的正常合成。

2. 缺乏的危害　膳食维生素 $B_{12}$ 缺乏常因吸收不良引起,多见于素食者、老年人和胃切除、胃酸过少者。缺乏维生素 $B_{12}$ 可表现为巨幼红细胞贫血、同型半胱氨酸转变为蛋氨酸受阻、高同型半胱氨酸血症,易患心血管疾病。

3. 膳食参考摄入量及食物来源　维生素 $B_{12}$ 的需要量极微,中国营养学会建议成年人维生素 $B_{12}$ 的 AI 为 2.4μg/d。维生素 $B_{12}$ 的主要来源是动物性食品,如肝、肾、肉、鱼虾、贝壳类、禽、蛋类等。乳及乳制品中的含量较少,而植物性食品则基本不含维生素 $B_{12}$。

(五)叶酸

叶酸又称抗贫血因子,经还原酶作用,叶酸可还原成具有生理活性的四氢叶酸。

1. 生理功能　四氢叶酸是机体生化反应一碳单位转移酶的辅酶,起着一碳单位传递体的作用。所谓一碳单位,是指在代谢过程中某些化合物在分解代谢中生成的含一个碳原子的化合物,包括甲基(—CH₃)、亚甲基(—CH₂—)、次甲基(=CH—)、甲酰基(—CHO)、亚胺甲基(—CH=NH)等。这些一碳单位以四氢叶酸作为载体,参与其他化合物的生成和代谢,主要包括:参与嘌呤和胸腺嘧啶的合成,进一步合成 DNA 和 RNA;参与氨基酸之间的相互转化;参与血红蛋白及重要的甲基化合物合成,如肾上腺素、胆碱、肌酸等。

2. 缺乏的危害　孕妇摄入不足时,可导致胎儿先天性神经畸形。成年人叶酸缺乏也会引起血浆同型半胱氨酸升高和巨幼红细胞贫血症。

3. 膳食参考摄入量　以膳食叶酸当量(DFE)表示。天然食物中叶酸的生物利用率仅为 50%,而叶酸补充剂与膳食混合时的生物利用率高达 85%,较单纯食物来源的叶酸利用度高 1.7 倍(85/50),故 DFE(μg)= 膳食叶酸(μg)+1.7 × 叶酸补充剂(μg)。

中国营养学会建议叶酸膳食参考摄入量(RNI),成年人 400μg DFE/d,可耐受最高摄入量(UL)1 000μg DFE/d。

4. 主要食物来源　叶酸广泛存在于各种动、植物食品中。富含叶酸的食物为动物肝、肾、鸡蛋、豆类、酵母、绿叶蔬菜、水果及坚果类。

(六)烟酸

烟酸又名尼克酸、维生素 PP、抗癞皮病因子等,其氨基化合物为烟酰胺或尼克酰胺。

1. 生理功能

(1)参与体内能量与物质代谢:烟酸在体内转化成辅酶Ⅰ(CoⅠ)或烟酰胺腺嘌呤二核苷酸(NAD⁺)及辅酶Ⅱ(CoⅡ)或烟酰胺腺嘌呤二核苷酸磷酸(NADP⁺),这两种辅酶作为氢的受体或供体参与细胞生物氧化还原反应。

(2)葡萄糖耐量因子的组成成分:由 $Cr^{3+}$、烟酸和谷胱甘肽组成的葡萄糖耐量因子(GTF)是胰岛素的辅助因子,增加葡萄糖的氧化利用及促进葡萄糖转变为脂肪。

(3)保护心血管:有研究指出,每天摄入适量烟酸,能降低血胆固醇水平。

2. **缺乏与过量** 烟酸除了直接从食物中获取外,还能在体内由色氨酸转化而来,平均60mg 色氨酸可转变为 1mg 烟酸。烟酸缺乏会引起癞皮病,其典型症状是皮炎(dermatitis)、腹泻(diarrhea)和痴呆(depression),故又称为癞皮病"3D"症状。以玉米为主食地区的居民易发生癞皮病,原因是玉米中的烟酸为结合型,不易被人体所吸收利用,色氨酸含量低。

烟酸过量会导致皮肤发红、眼部不适、呕吐、恶心、高尿酸血症等。

3. **膳食参考摄入量** 膳食中的烟酸用烟酸当量(niacin equivalent, NE)表示。NE(mg)=烟酸(mg)+1/60 色氨酸(mg)。我国居民膳食烟酸参考摄入量,成年男性 RNI 为 15mg NE/d,成年女性为 14mg NE/d,UL 为 35mg NE/d。

4. **主要食物来源** 烟酸广泛存在于各种动、植物性食物中。植物性食物中主要的存在方式是烟酸,而动物性食物则以烟酰胺为主。烟酸在肝、肾、瘦畜肉、鱼以及坚果类中其含量丰富,乳和蛋中的烟酸含量虽低,但色氨酸的含量较高,在体内可以转化成烟酸。

**(七)维生素 C**

维生素 C 又称抗坏血酸,是含 6 个碳原子的多羟基化合物,虽然不含有羧基,但具有有机酸的性质。维生素 C 易溶于水,在酸性环境中稳定,在氧、热、光和碱性环境下不稳定,特别是在氧化酶及痕量铜、铁等金属离子存在时,可被加速氧化破坏。

1. **生理功能**

(1)参与羟化反应:羟化反应是体内许多主要物质合成和分解的必要步骤,维生素 C 是羟化反应过程中的必需物质。如维生素 C 可促进胶原蛋白合成,其多肽链中的脯氨酸及赖氨酸在羟化酶催化下可被羟化为羟脯氨酸和羟赖氨酸等残基,进而起到维持毛细血管壁正常结构、功能,促进伤口愈合等作用。维生素 C 是这些羟化酶维持活性必需的辅助因子之一。另外,在大脑神经递质去甲肾上腺素和 5- 羟色胺的合成,胆固醇转化为胆汁酸而降低胆固醇水平,以及有机物或毒物的解毒过程中,也必须要经过羟化作用,维生素 C 会影响此种羟化过程。

(2)还原作用:维生素 C 可作为供氢体,又可作为受氢体,在体内氧化还原过程中发挥重要作用。维生素 C 有助于将摄入蛋白质中的胱氨酸还原为半胱氨酸,为抗体分子中由 2 个半胱氨酸组成的二硫键制造原料,从而促进抗体形成。维生素 C 能将食物中的 $Fe^{3+}$ 还原为 $Fe^{2+}$,促进铁的吸收利用,是治疗缺铁性贫血的重要辅助药物。维生素 C 也可促进叶酸还原为具有生理活性的四氢叶酸,参与一碳单位代谢,故对巨幼红细胞性贫血也有一定疗效。维生素 C 可维持巯基酶的活性。此外,维生素 C 作为一种很强的抗氧化剂,还可直接与氧化物作用,在体内发挥还原多种活性氧化剂、清除自由基、抑制多种营养素被氧化的作用。

(3)其他功能:维生素 C 可使体内氧化型谷胱甘肽还原为还原型谷胱甘肽,并与重金属离子(如铅、汞、镉、砷)结合成复合物排出体外而解毒;可阻断致癌物 N- 亚硝基化合物合成而预防癌症;可通过逐级供给电子而在转变为半脱氢抗坏血酸和脱氢抗坏血酸的过程中清除体内自由基。

2. **缺乏的危害** 维生素 C 缺乏可引起坏血病,患者多有体重减轻、食欲减退、四肢无力、衰弱、肌肉关节疼痛、牙龈肿胀出血、牙床溃烂、牙齿松动、全身任何部位大小不等和程度不同的出血或瘀斑等表现。维生素 C 缺乏还会因胶原合成障碍而影响骨有机质的形成而导致骨质疏松,伤口难愈合、严重内出血,甚至死亡。

3. **膳食参考摄入量** 中国营养学会建议成人维生素推荐摄入量(RNI)为 100mg/d,可耐受最高摄入量（UL）为 2 000mg/d。

4. 主要食物来源　维生素 C 主要来源于新鲜蔬菜与水果。其中，在辣椒、茼蒿、菠菜、白菜、苦瓜、豆角、韭菜、土豆等蔬菜中维生素 C 的含量丰富，而在红枣、酸枣、猕猴桃、柑橘、草莓、柠檬等水果中维生素 C 的含量最多。一般来说，维生素 C 含量在叶菜类蔬菜 > 根茎类蔬菜，酸味水果 > 无酸味水果。

# 第六节　矿　物　质

🔵 **学习目标**

1. 本节重点掌握常量元素与微量元素的生理功能及食物来源。
2. 熟悉常见的常量元素与微量元素的分类及其需要量。
3. 了解矿物质的基本概述。

🔵 **节前导言**

本节内容主要介绍矿物质的基本概述及生理功能。通过了解常见的常量元素及微量元素的分类及其需要量，掌握矿物质的生理功能及其食物来源，合理选择食物，以满足机体对矿物质的需要。

矿物质（mineral），亦称无机盐或灰分，是除碳、氢、氧、氮以外的元素。其中，含量大于体重 0.01% 者称为宏量元素或者常量元素（macroelement），有钙、磷、钠、钾、氯、镁、硫 7 种；含量小于体重 0.01% 者称为微量元素（microelement 或 trace element），有铁、锌、碘、硒、铬、氟、铜、钼、锰、镍、钒、锡、硅、钴 14 种。

1990 年，FAO/IAEA/WHO 人体营养专家委员会界定了人体必需微量元素的定义，并按其生物学作用将微量元素分为以下三类：①人体必需微量元素，有铁、碘、锌、硒、铜、钼、铬、钴 8 种；②人体可能必需的微量元素，有锰、硅、镍、硼、钒 5 种；③具有潜在的毒性，但低剂量时人体必需的微量元素，包括氟、铅、镉、汞、砷、铝、锡 7 种。

矿物质的主要生理功能：①构成人体组织的重要成分，如骨骼和牙齿中的钙、磷、镁；②在细胞内外液中，调节细胞膜的通透性，控制水分，维持正常渗透压和酸碱平衡（酸性元素有氯、硫、磷等，碱性元素有钠、钾、镁等），维持神经肌肉的正常兴奋性；③构成酶的成分或激活酶的活性等。

由于矿物质在不同食物的含量差异较大，加之其生物利用的影响因素较多，钙、锌、铁、碘、硒等矿物质在我国人群中较易缺乏。导致矿物质缺乏的主要因素有：

1. 地球环境中元素的分布不平衡。人群因长期摄入在缺乏某种或几种矿物质的土壤上生长的食物而导致。

2. 食物中天然存在矿物质的拮抗物。某些植物因含较多草酸盐和植酸盐可影响人体对某些矿物质的吸收，如菠菜中含较多草酸盐可与钙或铁结合成难溶的螯合物。

3. 食物加工烹调不当。食物在加工烹调过程中可造成矿物质的损失，如精细碾磨使粮谷粒表层的丰富矿物质丢失；蔬菜浸泡于水中或水煮后可损失大量水溶性矿物质。

4. 食物摄入量不足或不良饮食习惯。食物摄入不足或挑食导致矿物质摄入不足，如肉、禽、鱼类的摄入不足会引起锌和铁的缺乏，乳制品和海产品摄入不足可引起钙的缺乏。

5. 生理需求增加。儿童、青少年、孕妇、乳母、老年人对矿物质有特殊营养需求,较易出现钙、锌、铁等元素的缺乏。

矿物质在体内不能合成,必须从饮食中摄取。矿物质缺乏和过量都会对人体产生损害,导致某些疾病。某些微量元素的生理剂量与中毒剂量范围较窄,摄入过多易产生毒性作用,因此,在食品中强化微量元素时应慎重。此外,矿物质之间还存在着协同或拮抗作用,一种元素可影响另一种元素的吸收或改变另一种元素在体内的分布。

## 一、常量元素

### (一)钙(calcium,Ca)

钙是人体内含量最多的无机元素,大约相当于体重的 1.5%~2.0%,血液中总钙浓度为 2.25~2.75mmol/L。人体内 99% 的钙集中在骨骼和牙齿中,主要以羟磷灰石 $[Ca(PO_4)_6(OH)_2]$ 形式存在,少量为无定形磷酸钙 $[Ca_3(PO_4)_2]$。其余 1% 的钙,一部分与柠檬酸螯合或与蛋白质结合,另一部分则以离子状态分布于软组织、细胞外液和血液中,统称为混溶钙池(miscible calcium pool)。混溶钙池的钙与骨骼钙保持着动态平衡,维持体内细胞正常生理状态。同时,机体具有调控钙浓度恒定的机制,当钙摄入严重缺乏或机体钙发生异常丢失时,可通过骨脱矿化以保持人体血钙的相对稳定。

1. 生理功能

(1)构成骨骼和牙齿的主要成分:骨骼和牙齿中无机物的主要成分是钙的磷酸盐。骨骼中的钙不断从破骨细胞中释放进入混溶钙池,混溶钙池中的钙不断沉积于成骨细胞中,形成新骨。随着年龄增长,骨骼更新速度减慢,成年后每年更新 2%~4%,而中老年后骨吸收大于骨生成,骨钙含量逐渐下降,女性早于男性,妇女绝经后骨钙明显降低,易引起更年期骨质疏松症。

(2)维持神经与肌肉的兴奋性:钙离子可与细胞膜的蛋白和各种阴离子基团结合,以维持神经肌肉的兴奋性、神经冲动传导、肌肉收缩、心脏搏动等。当血钙浓度明显下降时,引起抽搐和惊厥,而血钙浓度过高则可引起心脏和呼吸衰竭。

(3)影响酶的活性:钙离子是多种酶的激活剂,如腺苷酸环化酶、鸟苷酸环化酶、酪氨酸羟化酶等。

(4)血液凝固:钙是血液凝固过程中必需的凝血因子,催化凝血酶原转变为凝血酶。

(5)其他:钙具有维持细胞膜的稳定性、调节激素分泌、维持体液酸碱平衡及细胞内胶质稳定性等功能。

2. 缺乏与过量

(1)钙缺乏:钙的吸收率随年龄增长而降低,成年人为 20%,老年人仅 15% 左右。我国钙缺乏比较普遍,主要表现为骨骼的病变。儿童常伴随蛋白质和维生素 D 缺乏,导致生长发育迟缓,骨软化、骨骼变形,严重缺乏可导致佝偻病。成年人及中老年人可发生骨质软化症和骨质疏松症,绝经妇女因雌激素分泌减少而导致骨钙丢失加快。骨质疏松的主要危害是骨折,骨折是严重影响老年人生活质量和死亡的主要原因之一。另外,钙缺乏者因牙齿质量低下,容易患龋齿。

(2)钙过量:钙摄入过量会增加肾结石的患病风险,严重者可导致乳碱综合征;高钙膳食还可明显抑制铁、镁、磷的吸收及降低锌的生物利用率。

3. 膳食需要量及食物来源  我国居民膳食以谷类食物为主,植物性食物含有草酸、植酸、膳食纤维影响钙的吸收。我国居民根据不同年龄段及生理条件调整钙的参考摄入量见表 3-19。

表 3-19 中国居民膳食钙参考摄入量（DRIs）[1]

单位：mg/d

| 年龄/岁 | RNI | UL | 年龄/岁 | RNI | UL |
|---|---|---|---|---|---|
| 0~ | 200（AI） | 1 000 | 50~ | 1 000 | 2 000 |
| 0.5~ | 250（AI） | 1 500 | 65~ | 1 000 | 2 000 |
| 1~ | 600 | 1 500 | 80~ | 1 000 | 2 000 |
| 4~ | 800 | 2 000 | 孕妇 | | |
| 7~ | 1 000 | 2 000 | 早期 | 800 | 2 000 |
| 11~ | 1 200 | 2 000 | 中期 | 1 000 | 2 000 |
| 14~ | 1 000 | 2 000 | 晚期 | 1 000 | 2 000 |
| 18~ | 800 | 2 000 | 乳母 | 1 000 | 2 000 |

注：RNI，推荐摄入量；UL，最高摄入量；AI，适宜摄入量。

不同食物钙的含量差异较大，乳类及其制品含钙丰富，吸收率也高，是钙的理想来源。含钙较多的食物见表 3-20。

表 3-20 含钙丰富的食物[4]

单位：mg/100g

| 食物 | 含量 | 食物 | 含量 | 食物 | 含量 |
|---|---|---|---|---|---|
| 虾皮 | 991 | 苜蓿 | 713 | 酸枣棘 | 435 |
| 虾米 | 555 | 荠菜 | 294 | 花生仁 | 284 |
| 河虾 | 325 | 雪里蕻 | 230 | 紫菜 | 264 |
| 泥鳅 | 299 | 苋菜 | 187 | 海带（湿） | 241 |
| 红螺 | 539 | 乌塌菜 | 186 | 黑木耳 | 247 |
| 河蚌 | 306 | 油菜薹 | 156 | 全脂牛乳粉 | 676 |
| 鲜海参 | 285 | 黑芝麻 | 780 | 酸奶 | 118 |

**（二）镁**（magnesium，Mg）

镁是人体细胞内的主要阳离子，主要分布在细胞内，细胞外液的镁不超过 1%。正常成人体内镁 60%~65% 存在于骨骼，27% 存在于肌肉、肝、心、胰等软组织。

1. 生理功能

（1）激活酶的活性：镁集中在线粒体内，能与细胞内 ATP 等形成复合物或直接作为酶的激活剂激活酶系。

（2）维持骨骼和神经肌肉的结构与功能：镁是骨细胞结构和功能必需元素，与钙磷构成骨盐，镁与钙具有协同及拮抗作用。镁调节神经肌肉的作用与钙相同，低镁使兴奋性增高，反之则有镇静作用。

（3）调节激素水平：镁直接影响甲状旁腺激素的分泌，当血浆镁水平升高时，可抑制甲状旁腺激素的分泌；血浆镁水平下降时，可兴奋甲状旁腺，促使镁自骨骼、肾脏、肠道转移到血中。

（4）维持胃肠道功能：低浓度硫酸镁有利胆作用，碱性镁盐可中和胃酸；镁离子在肠道中吸收缓慢可导泻；低浓度镁具有肠道解痉作用。

2. 缺乏与过量

（1）镁缺乏：多与饥饿、疾病、肠外营养不当、药物治疗或特殊治疗等因素有关。镁缺乏对机体的影响类似于钙，引起血清钙浓度降低、神经肌肉兴奋性亢进、胰岛素敏感性降低，老年人还可能导致骨质疏松症及心血管疾病，如卒中、痴呆等退行性病变。

（2）镁过量：正常情况下不易发生镁中毒。肾功能不全尤其是少尿者，在接受镁剂治疗时，或糖尿病多尿症状明显者，由于脱水引起镁从细胞内逸出到细胞外。过量的镁可引起腹泻、恶心、胃肠痉挛等胃肠道反应，重者可出现嗜睡、肌无力、膝腱反射弱、肌麻痹等症状。

3. 膳食需要量及食物来源

我国居民不同年龄段及生理条件下的镁的参考摄入量见表 3-21。

表 3-21 中国居民膳食镁参考摄入量（DRIs）[1]

单位：mg/d

| 年龄/岁 | RNI | 年龄/岁 | RNI |
|---|---|---|---|
| 0~ | 20（AI） | 50~ | 330 |
| 0.5~ | 65（AI） | 65~ | 320 |
| 1~ | 140 | 80~ | 310 |
| 4~ | 160 | 孕妇 | |
| 7~ | 220 | 早期 | 370 |
| 11~ | 300 | 中期 | 370 |
| 14~ | 320 | 晚期 | 370 |
| 18~ | 330 | 乳母 | 330 |

镁存在于各类食物。绿叶蔬菜、大麦、黑米、荞麦、麸皮、苋菜、口蘑、木耳、香菇等食物含镁较丰富，糙粮、坚果也含丰富的镁。肉类、淀粉类、奶类食物镁含量属中等。而精制食物中镁的含量较低。另外，饮水中也可获得少量镁，硬水中含有较高镁盐。

（三）磷（phosphorous，P）

磷是人体内含量仅次于钙的矿物质，约占体重的 1%。85%~90% 的磷以羟磷灰石和无定形磷酸钙形式存在于骨骼和牙齿中。其余 10%~15% 与蛋白质、脂肪、糖及其他有机物结合，分布于软组织和体液，约一半存在于肌肉。软组织和细胞膜中多为有机磷，骨磷主要为无机磷酸盐形式。磷广泛存在于动、植物食物中，通常情况下，蛋白质摄入量充足，机体就能获得足够的磷，故不易出现缺乏。

1. 生理功能

（1）构成骨骼和牙齿的重要成分：磷是骨骼、牙齿钙化及生长发育所必需的矿物质，起支撑和保护人体的作用。

（2）参与物质能量代谢：葡萄糖-6-磷酸酯和丙糖磷酸酯是葡萄糖能量代谢的重要中间产物，磷酸化合物如 ATP 等是代谢过程中储存、转移、释放能量的物质。

（3）构成组织和细胞中的生命物质成分：磷是许多维持生命的重要化合物成分，如核糖核酸（RNA）和脱氧核糖核酸（DNA）、磷脂、磷蛋白、核酸、激素的第二信使环腺苷单磷酸（cAMP）、环鸟苷单磷酸和多磷酸肌醇及调节血红蛋白释放氧的 2,3-二磷酸甘油等。

（4）参与酶的构成：磷酸基团参与构成许多酶，如焦磷酸硫胺素、磷酸吡哆醛、辅酶Ⅰ、辅酶Ⅱ等辅酶或辅基。

（5）调节酸碱平衡：磷酸盐可与氢离子结合为磷酸氢二钠和磷酸二氢钠，后随尿液排出，调节体液的酸碱度。

2. 缺乏与过量

（1）磷缺乏：动、植物性食物中均含丰富的磷，故食源性缺乏少见。膳食中能量与蛋白质供给充足，不会出现磷缺乏情况。临床上，长期使用大量抗酸药的患者、禁食者、早产儿和肠外营养治疗不当的患者可出现低磷血症，表现为厌食、贫血、肌无力、骨痛、佝偻病、骨软化，严重者出现感觉异常、共济失调、精神错乱等。老年人磷缺乏，感染性疾病的易感性增加，基础疾病的预后较磷正常者差。

（2）磷过量：高磷血症可干扰钙的吸收，导致神经兴奋性增强，手足抽搐和惊厥。

3. 膳食需要量及食物来源磷在食物中分布广泛。理论上膳食钙磷比例维持在（1~1.5）∶1 之间较好。我国居民不同年龄段及生理条件下的磷的参考摄入量见表 3-22。

表 3-22　中国居民膳食磷参考摄入量（DRIs）[1]

单位：mg/d

| 年龄/岁 | RNI | UL | 年龄/岁 | RNI | UL |
|---|---|---|---|---|---|
| 0~ | 100（AI） | — | 50~ | 720 | 3 500 |
| 0.5~ | 180（AI） | — | 65~ | 700 | 3 000 |
| 1~ | 300 | — | 80~ | 670 | 3 000 |
| 4~ | 350 | — | 孕妇 | | |
| 7~ | 470 | — | 早期 | 720 | 3 500 |
| 11~ | 640 | — | 中期 | 720 | 3 500 |
| 14~ | 710 | — | 晚期 | 720 | 3 500 |
| 18~ | 720 | — | 乳母 | 720 | 3 500 |

瘦肉、禽、蛋、鱼、坚果、海带、紫菜、油料种子、豆类等均是磷的良好来源。粮谷类食物的磷主要以植酸盐形式存在，吸收利用率较低。

**（四）钾**（kalium，K）

钾是人体内重要的阳离子之一。正常成人血浆钾浓度为 3.5~5.5mmol/L。体内钾约 98% 存在于细胞内，其余存在于细胞外。

1. 生理功能

（1）维持碳水化合物、蛋白质的正常代谢：葡萄糖和氨基酸经细胞膜进入细胞合成糖原和蛋白质时,需适量的钾离子参与。此外,ATP 的生成也需一定量的钾。

(2)维持细胞内正常渗透压:钾主要存在于细胞内,对维持细胞内液渗透压起重要作用。

(3)维持神经肌肉的应激性和正常功能:细胞内的钾离子和细胞外的钠离子联合作用,可激活 $Na^+-K^+-ATP$ 酶,维持细胞内外液浓度梯度,从而发生膜电位。

(4)维持心肌的正常功能:钾离子浓度与心肌的自律性、传导性和兴奋性有密切关系。钾缺乏时,兴奋性增高;钾过高时,自律性、传导性和兴奋性受抑制,但二者均可导致心律失常。

(5)维持细胞内外酸碱平衡和电解质平衡:细胞失钾时,细胞外液中钠离子与氢离子进入细胞内,引起细胞内酸中毒和细胞外碱中毒。反之,高钾时细胞外钾离子内移,细胞内氢离子外移,可引起细胞内碱中毒与细胞外酸中毒。

2. 缺乏与过量

(1)钾缺乏:正常进食一般不会发生钾缺乏。临床上,缺钾常由疾病或医源性原因所致,如丢失过多(频繁呕吐、腹泻、大量出汗、服用排钾作用药物等)、静脉补液中少钾或无钾。血钾浓度低于 3.5mmol/L 时即为低钾血症,具有抑制神经肌肉和兴奋心肌的作用。此外,钾缺乏还可造成消化、泌尿、中枢神经等系统的功能性或病理性改变。

(2)钾过量:当血钾浓度高于 5.5mmol/L 时,机体发生高钾血症,主要表现为心肌抑制、极度疲乏软弱、四肢无力、下肢为重。常见原因是大量或快速输入含钾药物或口服钾制剂、严重肾功能衰竭。此外,酸中毒、缺氧、大量溶血、严重创伤、中毒等也可使细胞内钾外移,出现高钾血症。

3. 膳食需要量及食物来源 钾在食物中分布广泛。我国居民不同年龄段及生理条件下钾的适宜摄入量(AI)及预防非传染性慢性病的建议摄入量(PI)见表 3-23。

表 3-23 中国居民膳食钾参考摄入量(DRIs)[1]

单位:mg/d

| 年龄/岁 | AI | PI | 年龄/岁 | AI | PI |
|---|---|---|---|---|---|
| 0~ | 350 | — | 50~ | 2 000 | 3 600 |
| 0.5~ | 550 | — | 65~ | 2 000 | 3 600 |
| 1~ | 900 | — | 80~ | 2 000 | 3 600 |
| 4~ | 1 200 | 2 100 | 孕妇 | | |
| 7~ | 1 500 | 2 800 | 早期 | 2 000 | 3 600 |
| 11~ | 1 900 | 3 400 | 中期 | 2 000 | 3 600 |
| 14~ | 2 200 | 3 900 | 晚期 | 2 000 | 3 600 |
| 18~ | 2 000 | 3 600 | 乳母 | 2 400 | 3 600 |

注:AI,适宜摄入量;PI,建议摄入量。

多种食物均含有钾,豆类、蔬菜和水果是钾的最好食物来源,如赤豆、杏干、蚕豆、扁豆、冬菇、黄豆、竹笋、紫菜等。

**(五)钠**(natrium,Na)

钠是人体必需的常量元素之一。通常成年人体内钠含量占体重的 0.15%。正常人血浆钠浓度为 135~140mmol/L,体内钠主要存在于细胞外液,占总钠的 44%~50%。

1. 生理功能

(1)维持渗透压及机体水平衡:钠是细胞外液中主要的阳离子,在 $Na^+-K^+-ATP$ 酶驱动下,从细胞内排出,维持细胞内外渗透压平衡及体内水的恒定。钠量升高时,水量也增加;反之,水量减少。

(2)维持酸碱平衡:钠在肾小管重吸收时,与 $H^+$ 交换,清除体内酸性代谢产物(如 $CO_2$),保持体液的酸碱平衡。

(3)维持血压正常:膳食钠摄入与血压有关。血压随年龄增高而增高,其中20% 可能归因于膳食中食盐摄入量。WHO 建议,减少中老年人膳食钠的摄入量可降低高血压患病率。

(4)增强神经肌肉兴奋性:钠和钾、钙、镁等离子的平衡对于维持神经肌肉的应激性,增强神经肌肉的兴奋性都是必需的。

此外,糖代谢、氧的利用、ATP 的生成和利用都需要钠的参与。

2. 缺乏与过量

(1)钠缺乏:血浆钠低于 135mmol/L 即为低钠血症。人体钠缺乏多由疾病导致,如禁食、少食、膳食钠限制过严、补充液体时未补钠等,或过量出汗、反复呕吐、严重腹泻、使用排钠利尿剂等。早期症状不明显,血钠持续过低,渗透压下降,可出现恶心、呕吐、视力模糊、心率加速、脉搏细弱、血压下降、肌肉痉挛、疼痛反射消失,以至淡漠、木僵、昏迷、外周循环衰竭、休克、急性肾功能衰竭甚至死亡。

(2)钠过量:血浆钠高于 150mmol/L 即为高钠血症。过量钠对肾功能不全患者产生毒性作用,可出现口渴、面部潮红、软弱无力、烦躁不安、精神恍惚、谵妄、昏迷,甚至死亡。

长期摄入过量食盐会导致高血压,也可能是胃癌的危险因素。

3. 膳食需要量及食物来源 一般动物性食物的钠含量高于植物性食物。我国食盐摄入量普遍较高,不利于身体健康,故我国膳食指南建议每日食盐摄入量低于 6g。我国居民不同年龄段及生理条件下的钠的适宜摄入量(AI)及预防非传染性慢性病的建议摄入量(PI)见表 3-24。

表 3-24 中国居民膳食钠参考摄入量(DRIs)[1]

单位:mg/d

| 年龄 / 岁 | AI | PI | 年龄 / 岁 | AI | PI |
|---|---|---|---|---|---|
| 0~ | 170 | — | 50~ | 1 400 | 1 900 |
| 0.5~ | 350 | — | 65~ | 1 400 | 1 800 |
| 1~ | 700 | — | 80~ | 1 300 | 1 700 |
| 4~ | 900 | 1 200 | 孕妇 | | |
| 7~ | 1 200 | 1 500 | 早期 | 1 500 | 2 000 |
| 11~ | 1 400 | 1 900 | 中期 | 1 500 | 2 000 |
| 14~ | 1 600 | 2 200 | 晚期 | 1 500 | 2 000 |
| 18~ | 1 500 | 2 000 | 乳母 | 1 500 | 2 000 |

注:AI,适宜摄入量;PI,建议摄入量。

人体钠的食物来源主要为食盐及加工食物中加入钠或含钠化合物等,如酱油、盐渍或腌制、烟熏食品,咸菜类,咸味零食等。

## 二、微量元素

### (一) 铁(ferrum,Fe)

铁是人体内含量最多的,也是最易缺乏的必需微量元素,一般成年人体内铁总量为3~5g。含铁化合物分为两类,大部分铁以血红素蛋白质的形式存在于血红蛋白(60%~75%)和肌红蛋白(3%)中,1%为含铁酶的成分,称为功能性铁,其余为贮存铁,以铁蛋白和含铁血黄素形式存在于肝、脾、骨髓中,占体内总铁的25%~30%。铁在体内的含量随年龄、性别、营养和健康状况而变化。

1. 生理功能

(1) 维持正常造血功能:铁通过受体进入幼红细胞,与原卟啉结合生成血红素,后者再与珠蛋白结合生成血红蛋白。作为血红蛋白和肌红蛋白的成分,参与体内氧与二氧化碳的转运、交换和储存。

(2) 参与氧的转运及组织呼吸:铁参与细胞色素、细胞色素氧化酶、过氧化氢酶和过氧化物酶等酶的构成,在组织呼吸和能量代谢方面具有非常重要的作用。

(3) 维持正常免疫功能:缺铁可引起淋巴细胞减少和自然杀伤细胞活性降低。而当发生感染时,过量铁往往促进细菌的生长,对抵御感染不利。

(4) 其他:铁促进 β- 胡萝卜素转化成维生素 A、参与嘌呤和胶原的合成、参与抗体的产生、参与脂类的转运及药物在肝脏的解毒过程等。

2. 缺乏与过量

(1) 铁缺乏:缺铁性贫血是世界范围内最常见的营养性疾病之一,多见于婴幼儿、孕妇及哺乳期妇女。老年人由于消化道疾病的多发,也常导致铁缺乏。

缺铁性贫血患者常有头晕、气短、心悸、乏力、注意力不集中、脸色苍白等临床表现。铁缺乏也会造成儿童心理活动和智力发育的损害、行为改变、免疫力低下、体温调节能力差等。孕早期可导致早产、低出生体重儿及胎儿死亡。

(2) 铁过量:铁摄入过量主要由于大量服用铁制剂或输血造成。由于机体无主动排铁功能,所以铁能在体内长期蓄积,储存铁过多会损伤各种器官,是促发动脉粥样硬化、肝纤维化/肝硬化、糖尿病以及多种器官肿瘤的危险因素。

3. 膳食需要量及食物来源不同年龄段对铁的吸收利用率不同,女性由于月经铁损失,故供给量高于男性。我国居民不同年龄段及生理条件下的铁的参考摄入量见表 3-25。

表 3-25　中国居民膳食铁参考摄入量(DRIs)[1]

单位:mg/d

| 年龄/岁 | RNI | | UL | 年龄/岁 | RNI | | UL |
|---|---|---|---|---|---|---|---|
| | 男 | 女 | | | 男 | 女 | |
| 0~ | 0.3(AI) | | — | 4~ | 10 | | 30 |
| 0.5~ | 10 | | — | 7~ | 13 | | 35 |
| 1~ | 9 | | 25 | 11~ | 15 | 18 | 40 |

续表

| 年龄/岁 | RNI | | UL | 年龄/岁 | RNI | | UL |
| --- | --- | --- | --- | --- | --- | --- | --- |
| | 男 | 女 | | | 男 | 女 | |
| 14~ | 16 | 18 | 40 | 孕妇 | | | |
| 18~ | 12 | 20 | 42 | 孕早期 | | 20 | 42 |
| 50~ | 12 | 12 | 42 | 孕中期 | | 24 | 42 |
| 65~ | 12 | 12 | 42 | 孕晚期 | | 29 | 42 |
| 80~ | 12 | 12 | 42 | 乳母 | | 24 | 42 |

注:RNI,推荐摄入量;UL,最高摄入量。

动物性食物是铁的良好来源,如瘦肉、内脏、动物全血、禽类,蔬菜、牛奶及奶制品中含铁量不高且生物利用率低。含铁较多的食物见表 3-26。

表 3-26 含铁丰富的食物[4]

单位:mg/d

| 食物 | 含量 | 食物 | 含量 | 食物 | 含量 |
| --- | --- | --- | --- | --- | --- |
| 荞麦面 | 7.0 | 松蘑 | 156.5 | 草鱼 | 25.7 |
| 黄豆 | 35.8 | 螺旋藻 | 88.0 | 海苔 | 14.3 |
| 豆腐皮 | 11.7 | 虾酱 | 11.6 | 芝麻酱 | 9.4 |
| 猪肝 | 23.2 | 南瓜子 | 9.1 | 腰果 | 7.4 |
| 黄蘑 | 51.3 | 蜂蜜 | 15.9 | 苦苣菜 | 6.5 |

**(二)碘**(iodine,I)

碘在人体内约为 15~20mg,其中 70%~80% 存在甲状腺组织内。其余分布在骨骼肌、肺、卵巢、肾、淋巴结、肝、睾丸和脑组织中。

1. 生理功能 碘在体内主要参加甲状腺激素的合成,其生理功能也通过甲状腺素的生理作用而显示出来。

(1)参与三大营养素的能量代谢:碘促进氧化磷酸化过程,调节能量代谢。

(2)促进生长发育:发育期儿童的生长及性发育都需要甲状腺素参与。

(3)促进神经系统的发育:在胚胎发育期和出生后早期,特别是智力发育尤为重要。

(4)促进 DNA 及蛋白质合成、维生素的吸收利用及酶的活化。

(5)参与生物氧化和物质代谢过程。

2. 缺乏与过量

(1)碘缺乏:一种生物地球化学性疾病,多由环境和食物造成的缺碘有地区性分布特征,故称为地方性甲状腺肿。碘缺乏易造成甲状腺激素合成不足,导致垂体促甲状腺激素分泌增加,引起甲状腺代偿性增生、肥大。

孕妇缺碘可影响胎儿神经肌肉的发育,认知能力低下。严重者发生呆小症(克汀病),患儿表现为生长迟缓,智力低下。

（2）碘过量：摄入含碘量高的食物或过量的碘剂能导致高碘性甲状腺肿。此外，还可引起碘性甲亢、甲状腺功能减退、桥本甲状腺炎等。

3. 膳食需要量及食物来源　我国居民不同年龄段及生理条件下的锌的参考摄入量见表3-27。

表3-27　中国居民膳食碘参考摄入量（DRIs）[1]

单位：mg/d

| 年龄/岁 | RNI | UL | 年龄/岁 | RNI | UL |
|---|---|---|---|---|---|
| 0~ | 85（AI） | — | 50~ | 120 | 600 |
| 0.5~ | 115（AI） | — | 65~ | 120 | 600 |
| 1~ | 90 | — | 80~ | 120 | 600 |
| 4~ | 90 | 200 | 孕妇 | | |
| 7~ | 90 | 300 | 早期 | 230 | 600 |
| 11~ | 110 | 400 | 中期 | 230 | 600 |
| 14~ | 120 | 500 | 晚期 | 230 | 600 |
| 18~ | 120 | 600 | 乳母 | 240 | 600 |

注：RNI，推荐摄入量；UL，最高摄入量。

食物碘含量受地球环境影响较大，海产品含碘较丰富，如海带、紫菜、蛤干、蚶干、干贝、淡菜、海参、海蜇等是碘的良好食物来源，我国采取食盐加碘的措施改善人群碘缺乏状况。碘盐是体内碘的重要或主要来源。

**（三）锌**（zinc，Zn）

锌在体内分布广泛，但不均匀。60%存在于肌肉，30%存在于骨骼，血液中含锌量低于0.5%。锌在体内主要以酶的形式存在。

1. 生理功能

（1）酶的组成成分或激活剂：体内主要的含锌酶有超氧化物歧化酶、苹果酸脱氢酶、碱性磷酸酶、乳酸脱氢酶等，参与广泛的物质代谢反应。

（2）促进生长发育：锌参与蛋白质合成、细胞生长、分裂和分化等过程。对胎儿生长发育、性器官和性功能发育均具有重要调节作用。

（3）促进食欲：锌参与构成味觉素，影响味觉与食欲。

（4）维持生物膜的结构和功能：锌可维持细胞膜稳定，影响膜的屏障功能、转运功能及膜受体结合。

（5）参与免疫功能：锌能直接影响胸腺细胞的增殖。缺锌可引起胸腺萎缩、胸腺激素减少、T细胞功能受损及细胞介导免疫功能改变。

2. 缺乏与过量

（1）锌缺乏：锌缺乏可影响细胞核酸蛋白的合成、味蕾细胞更新、黏膜增生。典型锌缺乏主要表现为生长发育停滞、性成熟延迟及第二性征发育不良、异食癖、皮肤干燥、创伤愈合不良、免疫力低下等症状。

（2）锌过量：人体有锌平衡机制，一般不易发生锌过量，盲目过量补锌、食用因镀锌罐头污染锌的食物和饮料可引起锌过量或锌中毒。锌过量可干扰铜、铁和其他微量元素的吸收和利用,影响中性粒细胞和巨噬细胞活力,损害免疫功能。

3. 膳食需要量及食物来源我国居民不同年龄段及生理条件下的锌的参考摄入量见表 3-28。

表 3-28 中国居民膳食锌参考摄入量(DRIs)[1]

单位:mg/d

| 年龄/岁 | RNI | | UL | 年龄/岁 | RNI | | UL |
|---|---|---|---|---|---|---|---|
| | 男 | 女 | | | 男 | 女 | |
| 0~ | 2.0(AI) | | — | 50~ | 12.5 | 7.5 | 40 |
| 0.5~ | 3.5 | | — | 65~ | 12.5 | 7.5 | 40 |
| 1~ | 4.0 | | 8 | 80~ | 12.5 | 7.5 | 40 |
| 4~ | 5.5 | | 12 | 孕妇 | | | |
| 7~ | 7.0 | | 19 | 早期 | | 9.5 | 40 |
| 11~ | 10.0 | 9.0 | 28 | 中期 | | 9.5 | 40 |
| 14~ | 11.5 | 8.5 | 35 | 晚期 | | 9.5 | 40 |
| 18~ | 12.5 | 7.5 | 40 | 乳母 | | 12.0 | 40 |

注:RNI,推荐摄入量;UL,最高摄入量;AI,适宜摄入量。

贝壳类海产品(如牡蛎、海蛎肉、蛏干、扇贝)、红色肉类及其内脏均为锌的良好来源。蛋类、豆类、谷类胚芽、燕麦、花生等也富含锌。蔬菜及水果类锌含量较低。加工过程能导致锌损失。含锌较多的食物见表 3-29。

表 3-29 含锌丰富的食物[4]

单位:mg/100g

| 食物 | 含量 | 食物 | 含量 | 食物 | 含量 |
|---|---|---|---|---|---|
| 小麦胚粉 | 23.40 | 山羊肉 | 10.42 | 鲜赤贝 | 11.58 |
| 花生油 | 8.48 | 猪肝 | 5.78 | 红螺 | 10.27 |
| 黑芝麻 | 6.13 | 生蚝 | 71.20 | 牡蛎 | 9.39 |
| 口蘑白菇 | 9.04 | 蛏干 | 13.63 | 蚌肉 | 8.50 |
| 鸡蛋黄粉 | 6.66 | 鲜扇贝 | 11.69 | 章鱼 | 5.18 |

**(四)硒**(selenium,Se)

硒是人体内必需的微量元素之一,广泛分布于所有组织器官中,肝、胰、肾、心、脾、牙釉质及指甲中浓度较高,肌肉中总量最多,脂肪组织最低。

1. 生理功能

(1)抗氧化作用:硒组成谷胱甘肽过氧化物酶(glutathione peroxidase,GSH-Px),体内催化还原型谷胱甘肽与过氧化物的氧化还原反应,保护生物膜免受损伤。

(2)解除重金属毒性作用:硒可与汞、甲基汞、镉及铅等金属结合,形成金属硒蛋白复合物而解毒。

（3）维护心血管健康：硒的抗氧化作用能防止脂质过氧化物对心肌细胞的损害，或促进损伤心肌修复、再生。

（4）其他：硒还有维持正常免疫功能、保护视觉器官及抗癌等作用。

2. 缺乏与过量

（1）硒缺乏：硒缺乏可导致生物地球化学性疾病，是克山病发生的重要原因。克山病是一种以多发性灶状坏死为主要病变的心肌病，易感人群为2~6岁的儿童和育龄妇女，主要症状为心脏扩大、心功能失代偿、心力衰竭或心源性休克、心律失常、心动过速或过缓。生化检查可见血浆硒浓度下降，红细胞GSH-Px活力下降。另外，缺硒也可引起大骨节病，主要发生在青少年期，硒具有保护软骨细胞的作用。

（2）硒过量：生活在高硒地区或摄入大剂量的硒可导致硒中毒，主要表现为毛发变干、易断裂及脱落，甚至有肢端麻木、指甲变形、偏瘫，严重时可致死亡。

3. 膳食需要量及食物来源 我国居民不同年龄段及生理条件下的硒的参考摄入量见表3-30。

表3-30 中国居民膳食硒参考摄入量（DRIs）[1]

单位：μg/d

| 年龄/岁 | RNI | UL | 年龄/岁 | RNI | UL |
|---|---|---|---|---|---|
| 0~ | 15（AI） | 55 | 50~ | 60 | 400 |
| 0.5~ | 20（AI） | 80 | 65~ | 60 | 400 |
| 1~ | 25 | 100 | 80~ | 60 | 400 |
| 4~ | 30 | 150 | 孕妇 | | |
| 7~ | 40 | 200 | 早期 | 65 | 400 |
| 11~ | 55 | 300 | 中期 | 65 | 400 |
| 14~ | 60 | 350 | 晚期 | 65 | 400 |
| 18~ | 60 | 400 | 乳母 | 78 | 400 |

注：RNI，推荐摄入量；UL，最高摄入量；AI，适宜摄入量。

食物含硒量随地域不同而异。海产品和动物内脏是硒的良好食物来源，如鱼子酱、海参、牡蛎、蛤蜊和猪肾等。植物性食物的硒含量与地表土壤中硒的水平有关。含硒较多的食物见表3-31。

表3-31 含硒丰富的食物[4]

单位：μg/d

| 食物 | 含量 | 食物 | 含量 | 食物 | 含量 |
|---|---|---|---|---|---|
| 鱼子酱 | 203.09 | 青鱼 | 37.69 | 瘦牛肉 | 10.55 |
| 海参 | 150.00 | 泥鳅 | 35.30 | 干蘑菇 | 39.18 |
| 牡蛎 | 86.64 | 黄鳝 | 34.56 | 小麦胚粉 | 65.20 |
| 蛤蜊 | 77.10 | 鳕鱼 | 24.80 | 花豆（紫） | 74.06 |

续表

| 食物 | 含量 | 食物 | 含量 | 食物 | 含量 |
|---|---|---|---|---|---|
| 鲜淡菜 | 57.77 | 猪肾 | 111.77 | 白果 | 14.50 |
| 鲜赤贝 | 57.35 | 猪肝(卤煮) | 28.70 | 豌豆 | 41.80 |
| 蛏子 | 55.14 | 羊肉 | 32.20 | 扁豆 | 32.00 |
| 章鱼 | 41.68 | 猪肉 | 11.97 | 甘肃软梨 | 8.43 |

**(五)铬**(chromium,Cr)

铬在机体内以三价形式存在,主要分布于骨骼、皮肤、肌肉、大脑和肾上腺中。人体组织铬含量随年龄增长而降低,老年人易发生缺铬现象。

1. 生理功能

(1)维持胰岛素的作用:铬是葡萄糖耐量因子(glucose tolerance factor,GTF)的组成成分,作为辅助因子具有启动胰岛素的作用。

(2)影响脂类代谢:铬可提高 HDL 和降低血清胆固醇的水平,预防动脉粥样硬化的发生和发展。

(3)促进蛋白质代谢和生长发育:铬可增强 RNA 和 DNA 的合成。

2. 缺乏与过量

(1)铬缺乏:多见于老年人、完全肠外营养患者。铬缺乏可导致生长停滞、高脂血症和葡萄糖耐量异常。

(2)铬过量:由于铬吸收利用率低及安全范围宽,三价铬引起中毒少见。

3. 膳食需要量及食物来源　我国居民不同年龄段及生理条件下的硒的参考摄入量见表 3-32。

表 3-32　中国居民膳食铬参考摄入量(DRIs)[1]

单位:μg/d

| 年龄/岁 | AI | 年龄/岁 | AI |
|---|---|---|---|
| 0~ | 0.2 | 50~ | 30 |
| 0.5~ | 4.0 | 65~ | 30 |
| 1~ | 15 | 80~ | 30 |
| 4~ | 20 | 孕妇 | |
| 7~ | 25 | 早期 | 31 |
| 11~ | 30 | 中期 | 34 |
| 14~ | 35 | 晚期 | 36 |
| 18~ | 30 | 乳母 | 37 |

注:AI,适宜摄入量。

铬分布广泛。牡蛎、啤酒酵母、干酵母、蛋黄、动物肝脏是铬的良好来源;其次为肉类、海产品、谷物、豆类、坚果类、黑木耳、紫菜。蔬菜水果含铬量较低。

# 第七节　膳　食　纤　维

## 学习目标

1. 本节重点掌握膳食纤维的生理功能及食物来源。
2. 熟悉膳食纤维的分类及推荐摄入量。
3. 了解膳食纤维的理化特性。

## 节前导言

本节内容主要介绍膳食纤维的理化特性及生理功能。通过了解膳食纤维的分类,理解膳食纤维的理化特性,掌握膳食纤维的生理功能,合理选择食物,以满足机体对膳食纤维的需要。

中国营养学会对膳食纤维的定义:膳食纤维一般指不易被消化酶消化的多糖类食物成分,主要来自于植物的细胞壁,包含纤维素、半纤维素、树脂、果胶及木质素等。

## 一、膳食纤维分类

膳食纤维(dietary fiber,DF)是一种复杂的混合物,根据水溶性的不同可以分为水溶性膳食纤维(soluble dietary fiber,SDF)和不溶性膳食纤维(insoluble dietary fiber,IDF)。根据来源不同可以分为植物性来源膳食纤维、动物性来源膳食纤维、微生物性来源膳食纤维、海藻多糖类膳食纤维和人工合成膳食纤维。根据在大肠内的发酵程度可以分为部分发酵类纤维和完全发酵类纤维。根据在植物体内的功能可以分为结构性多糖类、结构性非多糖类膳食纤维和非结构性多糖类膳食纤维。具体分类见表3-33。

表 3-33　膳食纤维的分类[5]

| 分类依据 | 分类 | 包括的种类 |
| --- | --- | --- |
| 溶解性 | 水溶性膳食纤维 | 果胶、植物胶、半乳甘露聚糖、葡聚糖等 |
| | 不溶性膳食纤维 | 纤维素、半纤维素、壳聚糖、木质素、植物蜡等 |
| 来源 | 植物性来源膳食纤维 | 纤维素、半纤维素、木质素、甘露聚糖、果胶、阿拉伯胶等 |
| | 动物性来源膳食纤维 | 甲壳质、壳聚糖、胶原等 |
| | 微生物性来源纤维素 | 黄原胶等 |
| | 海藻多糖类膳食纤维 | 海藻酸盐、卡拉胶、琼脂等 |
| | 人工合成膳食纤维 | 羧甲基纤维素、甲基纤维素等 |
| 在大肠内的发酵程度 | 部分发酵类纤维 | 纤维素、半纤维素、木质素、角质和植物蜡等 |
| | 完全发酵类纤维 | β-葡聚糖、果胶、瓜尔豆胶、阿拉伯胶、海藻胶等 |
| 植物体内的功能 | 结构性多糖类 | 纤维素、半纤维素及果胶等 |
| | 结构性非多糖类 | 木质素 |
| | 非结构性多糖类 | 树胶、胶浆等[3] |

### （一）水溶性膳食纤维

主要是植物细胞壁内的储存物质和分泌物、部分半纤维素和合成类多糖,如果胶、魔芋多糖等。

1. 果胶（pectin）　果胶是被甲酯化至一定程度的半乳糖醛酸多聚体（β-1,4-D-galacturonic acid polyrners）。果胶通常存在于水果和蔬菜之中,尤其是柑橘类和苹果中含量较多。果胶分解后产生甲醇和果胶酸,这就是过熟或腐烂的水果及各类果酒中甲醇含量较多的原因。在食品加工中常用果胶作为增稠剂制作果冻、色拉调料、冰激凌和果酱等。

2. 树胶（gum）和黏胶（mucilage）　树胶和黏胶是由不同的单糖及其衍生物组成,存在于海藻、植物渗出液和种子中。阿拉伯胶（arabic gum）、瓜拉胶（guar gum）属于这类物质,在食品加工中可作为稳定剂。

### （二）不溶性膳食纤维

主要由植物细胞壁组成,包括纤维素、不溶性半纤维素和木质素,还包括抗性淀粉等。

1. 纤维素（cellulose）　纤维素是植物细胞壁的主要成分,一般不能被肠道微生物分解。

2. 半纤维素（hemicellulose）　半纤维素是谷类纤维的主要成分,包括戊聚糖（pentosan）、木聚糖（xyian）、阿拉伯木聚糖（araboxylan）和半乳聚（galactosan）,以及一类酸性半纤维素,如半乳糖醛酸（galacturonic acid）、葡萄糖醛酸（glucuronic acid）等。纤维素和半纤维素在麸皮中含量较多,有些半纤维素也是可溶的。

3. 木质素（xylogen）　木质素是植物木质化过程中形成的非碳水化合物,由苯丙烷单体聚合而成,不能被人体消化吸收。食物中木质素含量较少,主要存在于蔬菜的本质化部分和种子中,如草莓籽、老化的胡萝卜和花茎甘蓝中。

4. 抗性淀粉（resistant starch）　不能在小肠中被消化吸收,但2小时后可到达结肠并被结肠中的微生物菌群发酵,继而发挥有益的生理作用,因此被看作膳食纤维的组成成分之一。抗性淀粉主要存在于种子、谷物和冷却的淀粉类食物中,生马铃薯的抗性淀粉含量最高,占总淀粉含量的75%,绿香蕉也是富含抗性淀粉的天然食品,抗性淀粉含量约17.5%。

## 二、膳食纤维理化特性

### （一）持水性

膳食纤维结构中含有大量的亲水基团,因此有很强的吸水能力或与水结合的能力,可以在人体肠道中吸收大量的水分,此作用可增强饱腹感,也可增大肠道中粪便的体积,加快其转运速度,减少其中有害物质接触肠壁的时间。

### （二）阳离子交换作用

该作用与其结构中羧基、醛酸基及羟基类侧链基团有关,这些基团可与阳离子进行可逆交换。膳食纤维离子交换作用不仅以结合的方式减少机体对离子的吸收,还可以改变离子的瞬间浓度,通过稀释离子浓度延长离子的转换时间,在缓冲的环境进行更有益的消化吸收。膳食纤维可在胃肠内结合无机盐,如钙、铁、镁等阳离子结合形成膳食纤维复合物,而影响其吸收。

### （三）结合有机化合物作用

膳食纤维具有结合胆酸和胆固醇的作用。膳食纤维吸附肠道中胆酸可达到以下目的。

1. 胆酸是胆固醇合成的前体物质,吸附胆酸可加速体内胆固醇的分解,有效降低人体血清和肝中胆固醇的含量。

2. 胆酸是肠道中脂肪的乳化剂,促进脂类水解和吸收,吸附胆酸,可有效地抑制膳食中脂肪的吸收和利用。

3. 胆酸随胆汁进入肠道后,在肠道细菌作用下,生成有害物质次生级胆汁酸,膳食纤维将胆酸吸附并排出体外,可减少次生胆汁酸的产生,有利于肠道的保健。

膳食纤维结合胆固醇的作用可以预防心血管疾病的发生,随着人类膳食中高脂食物比例的增加,食物中过多的胆固醇与血液中的低密度脂蛋白结合,形成低密度胆固醇脂蛋白,当胆固醇以此种形式在血液中流动时,容易沉积在心血管壁上,造成血管阻塞,引起多种心血管疾病。

### (四)细菌发酵作用

膳食纤维可被细菌不同程度的酵解,酵解后产生的短链脂肪酸如乙酯酸、丙酯酸和丁酯酸均可作为肠道细胞和细菌的能量来源,改变肠道中益生菌群的组成。

## 三、膳食纤维的生理功能

### (一)预防糖尿病

膳食纤维可能通过以下方式抑制餐后血糖升高,减缓小肠对葡萄糖的吸收:增加肠液黏度,阻碍葡萄糖的扩散;可逆地吸附葡萄糖,降低肠液中葡萄糖的有效浓度;影响 α- 淀粉酶对淀粉的降解作用,延长酶解时间,降低葡萄糖的释放速率。它还可以增加组织细胞对胰岛素的敏感性,起到预防糖尿病的作用。

### (二)降血脂

膳食纤维可以减少小肠对糖的吸收,使血糖不致因进食而快速升高,也可减少体内胰岛素的释放,而胰岛素可刺激肝脏合成胆固醇,所以胰岛素释放的减少可使血浆胆固醇水平受到影响。高胆固醇是诱发各类心血管疾病的重要因素,各种纤维因可吸附胆汁酸,使脂肪、胆固醇等吸收率下降,具有降血脂的作用,从而达到防治心血管疾病的目的。

### (三)改善肠道菌群

进入大肠的可发酵性膳食纤维被肠道内的细菌分解与发酵,改变肠内微生物菌群的构成与代谢,在促进肠道有益菌增殖的同时抑制有害菌,使人体肠道菌群的种类和数量维持在正常水平,避免因肠道菌群比例的破坏而导致胃肠蠕动缓慢,引起便秘及有害菌产生。

### (四)增强肠道功能,有利粪便排出

大多数纤维素具有促进肠道蠕动和吸水膨胀的特性。一方面可使肠道平滑肌保持健康和张力,另一方面粪便因含水分较多而体积增加和变软,有利于粪便的排出。反之,肠道蠕动缓慢,粪便少而硬,造成便秘。排便时间增加会使肠压增加,肠道会产生许多小的憩室而患肠憩室病(diverticulosis)和痔疮。

### (五)增加饱腹感

膳食纤维进入消化道内,在胃中吸水膨胀,增加胃蠕动,延缓胃中内容物进入小肠的速度,降低小肠对营养素的吸收速度,使人产生饱腹感,减少进食量,对肥胖症患者减肥有利。

### (六)预防结肠癌和直肠癌

肠道厌氧菌大量繁殖会使中性或酸性粪胆固醇,特别是胆酸、胆固醇及其代谢产物降解,产生的代谢产物可能是致癌物。膳食纤维可抑制厌氧菌,促进嗜氧菌的生长,使具有致癌性的代谢产物减少;同时膳食纤维能促进粪便排出体外,减少致癌物与肠黏膜的接触时间,从而减少癌变的可能性。短链脂肪酸可预防结肠癌,而可发酵性膳食纤维促进生成结肠

菌,利于短链脂肪酸的产生。膳食纤维在大肠中被肠道细菌代谢分解产生丁酸,结肠细胞对丁酸吸收快且存在特异性,丁酸作为结肠细胞代谢的能量,促进正常细胞的增生,丁酸还可以抑制肿瘤细胞的生长增殖,并控制致癌基因的表达。

### (七)抗氧化性和清除自由基

脂质氧化所产生的自由基在原癌基因表达和肿瘤形成的起始和促成阶段起着重要作用。机体在代谢过程中产生的自由基有超氧离子自由基、羟自由基等,而膳食纤维中的黄酮、多糖类物质具有清除超氧离子自由基和羟自由基的能力。

### (八)预防胆结石

膳食纤维在大肠中被肠道细菌代谢分解产生一些短链脂肪酸,如乙酸、丁酸、丙酸等,这些短链脂肪酸一旦进入肝脏,可减弱肝内胆固醇合成,并能预防胆结石的发生。

## 四、膳食纤维的参考摄入量与食物来源

### (一)膳食纤维的参考摄入量

基于膳食纤维可降低肥胖、2 型糖尿病、心血管疾病的可能风险,世界卫生组织(WHO)在 2006 年的膳食目标中推荐:每天至少要在水果、蔬菜和全谷食物中摄入 25g DF。英国食品标准安全局(DOH,1991)的 DF(非淀粉多糖)建议值是 18g/d,最高摄入量为 32g/d,儿童应适当减少。美国食物营养委员会(FNB)医学研究院(IOM,2005)制定总膳食纤维的推荐摄入量为 3.49mg/kJ(14g/4 184kJ)相当于 19~50 岁的女性 25g/d,男性 38g/d。该值适用于 4 岁以上的各类人群。欧洲儿科胃肠病学、肝病学与营养学会(ESPGHAN)认为学龄儿童在平衡膳食的基础上,每天需摄入 10g 膳食纤维,青少年的摄入量应该逐步增加至成人的推荐水平。另外,血脂异常者或 2 型糖尿病患者可增加膳食纤维摄入量。德 - 奥 - 瑞士(D-A-CH,2008)基于相关研究表明增加 DF 摄入量可以减少患便秘、结肠癌、高胆固醇血症、2 型糖尿病和动脉粥样硬化的风险,膳食纤维的推荐摄入量是每天至少 30g,相当于男性 2.9g/MJ,女性 3.8g/MJ。各国膳食纤维的每日推荐摄入量见表 3-34。

表 3-34　各国膳食纤维的每日推荐摄入量[6]

| 序号 | 地区 | 推荐量 |
|:---:|:---:|:---:|
| 1 | FAO/WHO | >20g(NSP);>25g(AOAC) |
| 2 | 欧洲 | 25g |
| 3 | 丹麦 | 25~30g(AOAC) |
| 4 | 芬兰 / 瑞典 / 挪威 | 25~35g(AOAC) |
| 5 | 法国 | 25~30g |
| 6 | 德国 | 30g |
| 7 | 爱尔兰 | 18g(NSP) |
| 8 | 荷兰 | 30~40g |
| 9 | 西班牙 | 30g(AOAC) |
| 10 | 瑞典 | 25~35g |
| 11 | 英国 | 18g(NSP) |

续表

| 序号 | 地区 | 推荐量 |
|---|---|---|
| 12 | 美国/加拿大 | 38g(男:19~50岁);30g(男:50岁以上,AOAC)<br>25g(女:19~50岁);21g(女50岁以上,AOAC) |
| 13 | 澳大利亚/新西兰 | 30g(男);25g(女) |
| 14 | 日本 | 20~30g(AOAC) |
| 15 | 南非 | 30~40g(AOAC) |
| 16 | 中国 | 25g(CNS) |

注:AOAC,公职分析化学家协会;NSP,非淀粉多糖;FAO/WHO,粮农组织/世界卫生组织;CNS,中国营养学会。

　　需要注意的是,膳食纤维的摄入并不是越多越好。过量摄入膳食纤维会有一些副作用,如腹泻、腹胀、腹痛,严重的可以在肠道内形成纤维粪石,引起肠梗阻。摄入过多的膳食纤维会影响维生素和微量元素的吸收,患有急性慢性肠炎、伤寒、痢疾、结肠憩室炎、肠道肿瘤、消化道出血、肠道手术前后、肠道狭窄、食管静脉曲张等疾病的患者应控制膳食纤维的摄入量。应提倡逐步增加膳食纤维的摄入量至需要量。

**(二)膳食纤维的食物来源**

　　植物性食物是膳食纤维的天然食物来源,如糙米和胚芽精米,以及玉米、小米、大麦、小麦皮(米糠)和麦粉(黑面包的材料)等杂粮,此外,根菜类和海藻类食物纤维较多,如牛蒡、胡萝卜、四季豆、红豆、豌豆、薯类和裙带菜等。常见食物中膳食纤维含量见表3-35。

表 3-35　常见食物中膳食纤维的含量(可食部分)[7]

单位:g/100g

| 食物名称 | 水分/% | 总膳食纤维 | 水溶性膳食纤维 | 不溶性膳食纤维 |
|---|---|---|---|---|
| 大麦 | 3.5 | 70.0 | 67.0 | 3.0 |
| 玉米(去胚) | 10.3 | 5.3 | | |
| 燕麦 | 10.0 | 22.2 | 11.7 | 10.5 |
| 大米 | 8.7 | 1.3 | 1.0 | 0.3 |
| 苹果 | 83.6 | 2.0 | 1.8 | 0.2 |
| 香蕉 | 75.7 | 1.7 | 1.2 | 0.5 |
| 葡萄 | 80.6 | 1.2 | 0.7 | 0.5 |
| 猕猴桃 | 83.0 | 3.4 | | |
| 橙子 | 86.0 | 1.8 | 0.7 | 1.1 |
| 桃子 | 87.1 | 1.9 | 1.0 | 0.9 |
| 梨子 | 84.5 | 3.0 | 2.0 | 1.0 |
| 草莓 | 90.5 | 2.2 | 1.3 | 0.9 |
| 西瓜 | 90.1 | 0.4 | 0.3 | 0.1 |
| 大豆 | 8.0 | 15.0 | | |

续表

| 食物名称 | 水分/% | 总膳食纤维 | 水溶性膳食纤维 | 不溶性膳食纤维 |
|---|---|---|---|---|
| 杏仁 | 3.3 | 11.2 | | |
| 腰果 | 5.4 | 6.0 | | |
| 榛子 | 1.2 | 6.4 | | |
| 花生 | 1.6 | 8.0 | 7.5 | 0.5 |
| 芝麻 | 24.6 | 15.4 | | |
| 核桃 | 3.5 | 3.8 | 3.7 | 0.1 |
| 龙须菜 | 90.5 | 2.1 | 1.6 | 0.5 |
| 竹笋 | 97.4 | 1.5 | 1.4 | 0.1 |
| 绿豆芽 | 96.2 | 1.2 | 1.1 | 0.1 |
| 圆白菜 | 90.9 | 1.8 | 1.1 | 0.7 |
| 胡萝卜 | 88.5 | 2.4 | 1.1 | 1.3 |
| 菜花 | 92.6 | 1.8 | 1.1 | 0.7 |
| 芹菜 | 94.6 | 1.5 | 1.0 | 0.5 |
| 香葱 | 92 | 3.2 | | |
| 茄子 | 93 | 2.9 | 2.0 | 0.9 |
| 韭菜 | 90.3 | 2.9 | 2.0 | 0.9 |
| 玉米（甜） | 76 | 3.2 | 3.0 | 0.2 |
| 黄瓜 | 95.8 | 0.9 | 0.8 | 0.1 |
| 生菜 | 96 | 0.7 | 0.5 | 0.2 |
| 洋葱 | 90.3 | 1.7 | 1.6 | 0.1 |
| 辣椒 | 93.5 | 1.9 | 1.2 | 0.7 |
| 土豆 | 79.5 | 1.3 | 1.0 | 0.3 |
| 南瓜 | 94.2 | 1.4 | 1.3 | 0.1 |
| 菠菜 | 91.6 | 2.6 | 2.1 | 0.5 |
| 西葫芦 | 93.7 | 1.2 | | |
| 白薯 | 72.8 | 3.0 | 2.5 | 0.5 |
| 西红柿 | 94.5 | 1.2 | 0.8 | 0.4 |
| 萝卜 | 94.7 | 2.0 | 1.5 | 0.5 |

# 第八节　益　生　菌

**学习目标**

1. 本节重点掌握益生菌的生理功能。
2. 熟悉益生菌的选择原则。
3. 了解益生菌常用菌种分类。

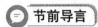 **节前导言**

本节内容主要介绍益生菌的生理功能及菌种分类。通过熟悉益生菌选择原则，了解益生菌的安全性，指导合理使用益生菌。

### （一）益生菌定义

益生菌"probiotics"一词来源于希腊文，意思是"为了生命(for life)"，由 Lilly 和 Stillwel 于 1965 年在 *Science* 上发表论文时所创造。与抗生素相反，益生菌被定义为由微生物衍生出来能刺激其他有益菌增殖的因子。随着对益生菌科学的了解认识，益生菌的定义也在不断完善更正，目前被大多数科学工作者认可的益生菌定义为，能够以活菌形式进入消化道，并能够耐受胃中的酸性环境和肠道中的胆盐而定植下来，从而对人体健康发挥有益的作用的活性有益微生物的总称。更具体地说，益生菌其益生作用主要是通过直接或者间接的调整宿主肠道微生物的组成，激活宿主内源性微生物群或者免疫系统的活性来实现。一般益生菌都选择肠道里的共生菌作为候选菌（如乳杆菌和双歧杆菌等）（表 3-36）。

表 3-36　目前常用于益生菌制品的菌株

| 乳杆菌属 | 双歧杆菌属 | 其他菌属 |
| --- | --- | --- |
| 嗜酸乳杆菌 | 动物双歧杆菌 | 丁酸梭菌 |
| 植物乳杆菌 | 长双歧杆菌 | 凝结芽孢杆菌 |
| 干酪乳杆菌 | 短双歧杆菌 | 布拉氏酵母 |
| 鼠李糖乳杆菌 | 婴儿双歧杆菌 | |
| 罗伊氏乳杆菌 | 青春双歧杆菌 | |
| 约氏乳杆菌 | 两歧双歧杆菌 | |
| 发酵乳杆菌 | | |
| 瑞士乳杆菌 | | |

### （二）益生菌的功能

1. 缓解腹泻　抗生素相关性腹泻(antibiotic associated diarrhea，AAD)是一种常见疾病，可由细菌及其毒素、病毒和真菌等引起，同时，抗生素的使用可导致肠道菌群失调，引起以腹泻为主的一系列症状。其不仅会增加患者的死亡风险，而且会使住院时间延长，住院费用增加，老年人使用抗生素后发生 AAD 的概率更大。

腹泻患者肠道菌群紊乱，益生菌能够增加肠道内有益菌的数量和活性，抑制病原菌的生长，从而调节肠道内"有益"与"无益"细菌比例，以预防或改善肠道内菌群失调，缓解腹泻症状，减少腹泻的发生率。已获临床试验证实的对急性腹泻有确切治疗效果的益生菌包括干酪乳杆菌、植物乳杆菌、鼠李糖乳杆菌、罗伊乳杆菌、嗜酸乳杆菌和双歧杆菌等。均能在服用 1~2 天显著降低腹泻严重程度。研究表明，布拉酵母益生菌、双歧杆菌乳杆菌三联活菌片可预防和减少老年人抗生素相关腹泻的发生，减轻腹泻症状。尚未出现联合使用抗生素和益生菌发生严重不良反应（如中毒、严重感染、死亡等）的病例，证明服用益生菌预防 AAD 是安全的。同时，对于难辨梭菌相关性腹泻、辐射诱发腹泻及旅行者腹泻等，益生菌也能起到肯定的疗效。

2. 治疗便秘　便秘是消化系统疾病的常见症状,一般通过调整饮食、增加运动、改变生活方式等措施可缓解。常用的措施,如从肛门使用润滑通便剂或泻药等,虽然能很快缓解便秘,但却不能从根本上解决问题,长期使用还可能会损伤肠道神经,导致肠道菌群失调,反而加重便秘。

研究表明,益生菌在繁殖过程中会产生有机酸,可改善肠道微环境,使肠腔 pH 下降,调节肠道正常的蠕动,同时使肠管的渗透压增高,水分增加,软化粪便,从而缓解便秘。Martinez 等通过分析 4 项随机对照试验与 5 项观察性研究表明,益生菌可使老年人便秘发生率降低 10%~40%,长双歧杆菌效果最为明显;Ouwehand 等研究表明,费氏丙酸杆菌与鼠李糖乳杆菌联合使用也可显著缓解便秘。

故在治疗老年人便秘时,除了调整生活方式、饮食、运动及情绪外,可辅以使用相应的益生菌制剂。

3. 防治口腔念珠菌病　随着年龄增长,细胞介导的免疫力和唾液质量水平逐渐下降,导致老年人经常发生口腔念珠菌感染。2017 年,对严格纳入符合标准的 3 项研究进行系统评价,发现益生菌对老年人口腔念珠菌病有预防作用;一项针对 276 名老年人的随机安慰剂双盲对照研究证实益生菌可有效控制老年人口腔念珠菌感染;大量研究表明,鼠李糖乳杆菌和干酪乳杆菌可能是预防和治疗口腔念珠菌病的理想菌株。

4. 预防糖尿病　越来越多的研究证明,肠道菌群参与了糖尿病的发生与发展,菌群失调会导致胰岛 β 细胞被自身免疫系统被破坏,出现 1 型糖尿病,或增加全身炎症细胞因子的表达,导致胰岛素抵抗并发展为 2 型糖尿病。

益生菌可以帮助机体维持健康的肠道微生态,减少炎症及氧化应激反应,增加肠道上皮细胞中黏附蛋白的表达,降低肠道通透性,从而增加胰岛素的敏感性和降低自身免疫反应,在预防和治疗糖尿病方面有着重要的作用。

5. 预防癌症　癌症是由于机体细胞失去正常调控,过度增殖而引起的疾病。益生菌抗癌作用主要体现在优化肠道菌群组合,阻断潜在致癌物的致癌作用,提高机体的免疫力,抑制癌症细胞的生长。益生菌在肠道内的繁殖可改善肠道菌群的组成,促进肠道蠕动,从而减少致癌物在肠道内的停留时间。同时,抑制腐败菌生长定植(腐败菌可以促进肿瘤形成和致癌物前体的产生)。此外,一些肠道细菌也会调控一些酶的产生,这些酶包括 β- 葡萄糖醛酸酶,偶氮还原酶和硝基还原酶,它们可以将致癌前体转化为致癌物,从而导致结肠癌。已有研究报道,嗜酸乳杆菌和双歧杆菌能够通过降低 β- 葡萄糖醛酸酶,偶氮还原酶和硝基还原酶的活性来降低肿瘤的发生率。

**(三) 益生菌的选择**

我们在选择益生菌的时候要遵循以下几个原则。

1. 验明正身,菌株编号很重要　例如植物乳杆菌后面的 P-8 代表菌株编号。有菌株编号的益生菌一般是一个大学或者专业公司多年科学研究的积累,有大量科学研究数据证实了该菌株的益生功效,并且拥有相关的知识产权保护(可以根据菌株编号查到原始研究数据和相关专利)。在没有专利拥有者授权的情况下其他企业是不能随便使用的。

目前,市场上很多益生菌产品只有菌种名称却没有菌株编号,一般这样的益生菌菌株来源不清,还有一些益生菌的健康作用并没有通过科学验证,是否能改善肠道菌群连生产者自己也不清楚。

2. 最好要选择本土的益生菌　"一方水土养一方人",从生物学角度来看这句话的真正含义是"一方水土养一方肠道菌群"。肠道菌群中的微生物种类以及各种菌的数量,对于生活在不同国家和地区的个体而言,因为其遗传背景各异、生活方式不同、气候环境有别而存在较大的差异,不同地域居民肠道内所栖居的益生菌种类具有一定的地域特异性。大量研究表明,中国人肠道菌群的构成和欧美及其他国家人群肠道有很大差异,因此,一种益生菌即使适用于当地(国家)的居民,但不一定适用于其他国家和地区的居民,没有一种益生菌适用于全世界各族民众。因此,益生菌产品的开发一定要以当地居民肠道菌群的数据为基础,结合当地居民肠道菌群特点,研发出适合当地居民的益生菌。

3. 活菌量大 一个好的益生菌菌株,如果在产品中的含量太低,或是到达人体内不能以活菌形式在体内定植,也不足以发挥其健康功效。在选择益生菌产品时,不仅要看菌株来源,也要看数量是否充足、是否为活菌,一般来讲,即使好的益生菌菌株,每人每天也必须摄取至少 30 亿~50 亿个活菌才能充分发挥作用。我们在摄入益生菌的时候也要遵循这个原则,益生菌在保质期内应保持一定数量级,才能起到活菌应有的作用。从饮用效果来说,益生菌要想到达肠胃产生作用,首先在销售过程中要保持存活,所以,一般超市将酸奶放在 0~4℃环境下,常温放置时,益生菌存活有限。一般益生菌酸奶的保质期在 15~20 天,所以,应该选择生产日期最近的酸奶。酸奶不能烧煮加热,也不能用微波炉加热,否则会结块,其中的乳酸杆菌也会被杀灭,失去原有的健康功效。因此,酸奶只可冷饮或放在温水中温热后饮用。

4. 以身试菌 不要盲目相信宣传材料,微生物制剂大多数为细菌和蛋白,在服用时有可能出现过敏反应,也可能会因不同疾病或与其他药物的不合理联用出现副作用,个体差异较大。最可靠的做法是自己买一个星期的产品试用一下。

**(四)安全性**

筛选鉴定新型益生菌时,需将安全性作为首要考察指标,并保证以下几点。

1. 微生物安全的先决条件是明确菌株。对待评价的益生菌菌株进行生物学分类,利用生化和遗传学等方法明确菌株的属、种、株。

2. 菌株有安全应用的历史,无致病性和毒副作用。

3. 筛选的益生菌源于宿主或是来源于健康食品中,对宿主健康有促进作用。

4. 益生菌的基因中不可携带致病基因或可转移的抗生素耐药基因。研究深入的菌株可进行基因组测序以明确其安全性。

5. 能够耐酸和耐碱,保证顺利通过胃肠道的酸碱环境。

考虑到安全性,即使是使用普遍认为安全的菌种,对益生菌株也应进行以下特性的试验:①抗生素耐药谱;②某些代谢特征(如 D- 乳酸盐产生、胆汁解离);③人体试验中副作用的评估;④进入市场后副作用发生率的流行病学监测;⑤如果评估的益生菌菌株属于已知的能产生针对哺乳动物毒素的种属,必须检测其生产毒素的能力;⑥如果评估的益生菌株属于已知的能产生溶血的种属,必须检测其溶血活性。为确保安全,还应进行试验以证实益生菌株在免疫受损伤动物中不具有感染的能力。

(缪明永 尤祥妹 许红霞 江 华

杨 敏 柳 园 洪晶安 石 磊)

# 第四章 食物营养价值及卫生安全

## 第一节 谷类及薯类食物的营养价值及卫生安全

**⊙ 学习目标**

1. 本节重点掌握谷类及薯类食物的食物来源和营养价值。
2. 熟悉谷类及薯类食物的卫生安全。

**⊜ 节前导言**

本节内容主要介绍谷类及薯类食物的营养价值及卫生安全。通过了解谷类及薯类食物的来源和分类,掌握谷类和全谷类食物及薯类食物的不同营养价值,并掌握其相关的卫生安全知识,合理安排膳食中的谷薯类食物的摄入,满足机体对谷薯类食物的营养需求。

食物营养(food nutrition)是食物所含各种营养素的统称。食物中含有人体所需的能量和所有营养素,包括碳水化合物、蛋白质、脂肪、矿物质、维生素等。不同的食物含有的营养素种类及量不同,可以通过合理选择食物及相应的量,满足健康人及患者的能量及营养需求。摄入食物营养需要平衡,根据人体需要摄入食物,过少和过多的摄入都可能引起各种营养不良或相关疾病。

食物的营养价值(nutritional value)是指食物中各种营养素含量多少及其被机体消化、吸收和利用程度高低的能力。它是一个相对概念,具有相对性。

营养素密度(nutrient density)是评价加工食物营养价值的一种指标。其含义是某种食物中该营养素含量与其提供能量相比,能满足人体营养素供给量的程度。它的表示方法是提供每1 000kcal能量时的营养素质量单位数。如小麦粉的蛋白质密度为32g/1 000kcal,即小麦粉在提供1 000kcal能量的同时提供32g蛋白质。

营养质量指数(index of nutrition quality,INQ)常用来评价食物营养价值,指某种食物中营养素满足人体营养需要的程度(营养素密度)与该食物能满足人体能量需要的程度(能量密度)的比值。

$$INQ = 营养素密度 / 能量密度$$
$$营养素密度 = 一份食物某种营养素 / 该营养素推荐摄入量$$
$$能量密度 = 该食物能量 / 能量推荐摄入量$$

INQ=1表示该食物营养素与能量的供给能力平衡;INQ<1表示该食物中该营养素的供给能力低于其能量的供给能力;INQ>1表示该食物营养素的供给能力高于能量。如鸡蛋是蛋白质INQ>1的食物,而面包是蛋白质INQ<1的食物。需要根据健康及不同疾病状况选择不同INQ的食物,如肥胖的成年人可选择INQ>1或者INQ=1的食物,有助于在满足其营养素需求的同时减少能量的摄入。

## 一、谷类及薯类的营养价值

### (一) 谷类

谷类是我国的主要粮食作物,广义上的谷类包括稻米、小麦、小米、大麦、玉米、青稞、高粱、薏米、荞麦、莜麦、糜子等,又可分为小麦、稻米、玉米、大麦、小米、黄米和其他几个大类。在我国居民日常膳食中,把作为主要膳食构成部分的谷类称之为主食,而其他的谷类称之为杂粮,主食消费最多的是大米和小麦粉。谷类是提供机体所需能量最经济和最重要的来源,约占整个膳食总能量的一半以上。不同的国家和地区的居民其谷类摄入的种类及数量不同。

1. 谷类的结构和营养素分布　谷类通常由谷皮、糊粉层、胚乳和胚四个部分组成(图 4-1,以稻米为例)。

(1) 谷皮(silver skin):谷粒表面的被壳,约占谷粒总重量的 6%,由内稃、外稃、护稃、芒和小麦轴组成。主要营养成分为纤维素、半纤维素、B 族维生素、矿物质和植物化学物。精加工的谷物往往完全去掉了这一层,因而丢失了大部分纤维素、B 族维生素和部分矿物质。

(2) 糊粉层(aleurone layer):介于谷皮与胚乳之间,占谷

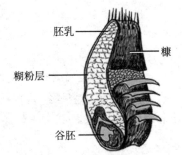

图 4-1　谷粒的结构图

粒总重量的 6%~7%,富含蛋白质、脂肪、矿物质和 B 族维生素。在谷粒碾磨和加工过程中易与谷皮同时混入糠麸中而丢失,从而使谷粒的营养价值降低。

(3) 胚乳(endosperm):谷粒的主要组成部分,占谷粒总重量的 83%~87%,含有大量的淀粉和一定量的蛋白质,还含有少量的脂肪、维生素和矿物质。

(4) 谷胚(embryo):位于谷粒的一端,由盾片、胚芽、胚轴和胚根四部分组成。其中以胚芽的营养价值最高,含丰富的脂肪、蛋白质、矿物质和维生素 E,且胚芽质地柔软不易粉碎,故在加工过程中易与胚乳脱离,与糊粉层一起混入糠麸,引起谷粒的营养价值降低。所以未经强化的精加工谷类其营养价值通常低于全谷物类。

2. 谷类的营养成分及特点　谷类食物中的营养素种类及含量因其品种、产地、种植方式、加工方式甚至烹调方式的不同而不同。

(1) 碳水化合物:谷类食物的主要营养成分,其主要为淀粉(starch),存在于胚乳中。其他为糊精、戊聚糖、葡萄糖和果糖等。谷类淀粉是经济、广泛的供能食物之一。

谷类中的淀粉根据其化学结构的不同分为直链淀粉和支链淀粉。直链淀粉由 D- 吡喃葡萄糖通过 $\alpha$-1,4- 糖苷键连接而成,呈螺旋状。直链淀粉黏性差,不溶于冷水,较易溶于热水形成溶胶,遇冷则发生"老化"现象,形成难以消化的抗性淀粉,遇碘显蓝色。支链淀粉的主链由 D- 吡喃葡萄糖通过 $\alpha$-1,4- 糖苷键连接,支链与主链由 24~30 个葡萄糖残基以 $\alpha$-1,6- 糖苷键连接,呈树枝状。支链淀粉黏性大,遇碘发生棕色反应,高温下易"糊化",血糖生成指数较直链淀粉大。不同品种的谷类中两种结构的淀粉比例不同。

另外,谷皮如米糠、麦麸、燕麦麸皮等中含有大量的膳食纤维,全谷物食物是膳食纤维的重要来源。

(2) 蛋白质:谷类蛋白质存在于糊粉层、胚乳及胚中,根据其溶解度不同(表 4-1)可分为四类,即清蛋白、球蛋白、醇蛋白、谷蛋白。其中醇蛋白和谷蛋白是谷类所特有的蛋白质。小麦的谷蛋白和醇蛋白含量相近,统称为面筋蛋白。面筋蛋白富含谷氨酰胺、脯氨酸、丝氨酸

和苏氨酸,可吸水膨胀,形成具有延展性和可塑性的面筋质网状结构,适于制成各种面点。

表 4-1　不同谷类蛋白质的溶解特点

| 蛋白种类 | 溶解特点 |
| --- | --- |
| 清蛋白 | 溶于水或稀盐缓冲液 |
| 球蛋白 | 溶于稀盐溶液 |
| 醇蛋白 | 溶于 70%~80% 的乙醇中 |
| 谷蛋白 | 溶于稀酸和稀碱溶液 |

谷类所含赖氨酸普遍较少,故其必需氨基酸构成不合理,通常与大豆或动物性食物搭配食用,从而改善氨基酸模式,起到蛋白质互补作用。

(3)脂肪:谷类的脂肪主要集中于谷胚和糊粉层,其中以玉米胚芽和小麦胚芽脂肪含量更高。谷类脂肪的主要成分为不饱和脂肪酸,占其总脂肪的 80% 以上。

(4)维生素:谷类是 B 族维生素的重要来源,其中含量丰富的是维生素 $B_1$、烟酸、泛酸等,主要存在于糊粉层和胚芽中。另外,谷类胚芽中也含有丰富的维生素 E,如小麦胚芽、玉米胚芽等都是维生素 E 的重要来源。精加工的谷类,其 B 族维生素及维生素 E 的损失非常严重。玉米中的烟酸不易被人体吸收利用,故长期以未发酵玉米为主食的人群易因烟酸缺乏而罹患"癞皮病"。

(5)矿物质:谷类中的矿物质主要有磷、钙、钾、钠、镁等,多以植酸盐的形式分布于谷皮和糊粉层中,精加工后易损失。

(6)植物化学物:谷类的谷皮中含有多种植物化学物,包括黄酮类化合物、酚酸类化合物、植物固醇、类胡萝卜素、植酸、蛋白酶抑制剂等,含量因谷类品种不同而存在差异。槐米、荞麦的谷皮中富含芦丁,黑米、黑玉米的谷皮中富含花色苷,黄玉米的谷皮中富含玉米黄素,燕麦、玉米、小麦、荞麦等的麸皮中富含酚酸。各类植物化学物的生物学作用主要包括抗氧化、抗肿瘤、保护心血管、抑制炎性反应、抗微生物作用及抗突变、抗辐射、增强免疫、雌激素作用等。

3. 谷类食物的分类

(1)前述根据谷类的品种不同,可将谷类食物分为大米、大麦、小麦、玉米、小米、高粱、荞麦、燕麦、青稞、薏米等。

(2)根据谷类加工的方式不同可将谷类分为精加工类和全谷物类。

1)精加工类谷物:指经过精细加工或碾压、粉碎、压片、抛光等处理后,其谷皮、糊粉层和胚被分离到糠麸中,只保留胚乳或仅残留部分胚的谷类。如精加工的米、面粉及用精加工的米面制作的米饭、馒头、大饼等。

2)全谷物(whole grains):谷物谷粒是完整的、未经精加工或虽经研磨、碎裂或压制等处理,仍保留了完整谷粒所具备的胚乳、胚、麸皮、糊粉层及其天然营养成分的谷物。

3)全谷物食物:在食物中全谷物重量不低于 51% 的食物,其全谷物原料为 100% 全谷物,如全谷物面包、全谷物燕麦片、全谷麦粉等。

**(二)薯类**

薯类属于根茎类蔬菜,主要包括山药、马铃薯、木薯、甘薯、芋头等。淀粉含量在 8%~

30%,蛋白质和脂肪含量较低,含有一定量的维生素和矿物质,膳食纤维含量非常丰富。例如,马铃薯中钾和酚类化合物的含量丰富;甘薯中胡萝卜素、膳食纤维、维生素C的含量丰富;山药块茎中含有丰富的山药多糖、胆甾醇、麦角甾醇、β- 谷甾醇、多酚氧化酶、植酸、皂苷等活性植物化合物。

### (三)全谷物类及薯类食物对健康的意义

全谷物类食物保留了谷物原有的 B 族维生素、E 族维生素、矿物质(磷、钙、镁、钾等)、膳食纤维及植物化学物(植物甾醇、植酸及酚类等)等营养成分,薯类食物因含有丰富的膳食纤维和植物化学物,故在日常膳食中建议摄入一定的全谷类及薯类食物,或用全谷物类及薯类食物替代精加工谷类食物,对降低和预防 2 型糖尿病、心血管疾病、直肠癌、血脂异常、肥胖等相关疾病有重要作用,具体表现如下。

1. 可降低血糖生成指数,控制血糖,预防 2 型糖尿病的发生。血糖生成指数(glycemic index,GI)指碳水化合物使血糖升高的相对能力,表示一定时间内,含 50g 碳水化合物的食物餐后血糖反映曲线下的面积,与含等量碳水化合物的标准食物餐后血糖反应曲线下的面积之比,再乘以 100 所得数值。不同食物来源的碳水化合物进入机体后,因其消化吸收的速率不同,对血糖水平的影响也不同,可用血糖生成指数(GI)来评价食物碳水化合物对血糖的影响,从而反映食物营养价值的高低(常见食物的 GI 见表 4-2)。2 型糖尿病、肥胖、心血管疾病患者建议全天食物中增加低 GI 食物的比例。

表 4-2　常见谷类及薯类食物的血糖生成指数(GI)[8]

| 食物名称 | GI | 食物名称 | GI |
| --- | --- | --- | --- |
| 白面包 | 106 | 馒头(富强粉) | 88 |
| 大米饭 | 83 | 面条(小麦粉,湿) | 82 |
| 烙饼 | 80 | 油条 | 79 |
| 甘薯(红,煮) | 77 | 马铃薯泥 | 73 |
| 苏打饼干 | 72 | 小米饭 | 71 |
| 面包(全麦粉) | 69 | 大麦粉 | 66 |
| 土豆(煮) | 66 | 荞麦面条 | 59 |
| 玉米(甜、煮) | 55 | 燕麦麸 | 55 |
| 发芽糙米 | 54 | 山药 | 51 |
| 芋头(蒸)毛芋 | 48 | | |

2. 降低血脂,抗氧化,保护心血管系统。

3. 促进肠道蠕动,增加排便量,改善肠道微生物环境,预防结、直肠癌的发生。

4. 增加饱腹感,控制体重。

### (四)谷类及薯类的推荐摄入量

《中国居民膳食指南(2016)》推荐每天摄入谷薯类食物 250~400g,其中全谷物类食物占整个谷类食物的 1/3,薯类 50~100g。在轻体力活动水平,针对各年龄段人群建议每天谷薯类摄入量见表 4-3。

表 4-3　不同人群每天谷薯类食物建议摄入量

| 食物类别 | 幼儿 / 岁 | | 儿童青少年 / 岁 | | 成人 / 岁 | | |
| --- | --- | --- | --- | --- | --- | --- | --- |
| | 2~ | 4~ | 7~ | 11~ | 14~ | 18~ | 65~ |
| 谷类 /（g·d⁻¹） | 85~100 | 100~150 | 150~200 | 225~250 | 250~300 | 200~300 | 200~250 |
| 全谷物和杂豆 /（g·d⁻¹） | 适量 | | 30~70 | | 50~100 | 50~150 | 50~150 |
| 薯类 /（g·d⁻¹） | 适量 | | 25~50 | | 50~100 | 50~100 | 50~75 |

注：能量需要量为 2 岁 1 000~1 200kcal/d,4 岁 1 200~1 400kcal/d,7 岁 1 400~1 600kcal/d,11 岁 1 800~2 000kcal/d,14 岁 2 000~2 400kcal/d,18 岁 1 600~2 400kcal/d,65 岁 1 600~2 000kcal/d。

## 二、谷类及薯类食物的卫生安全

谷、薯类食物在生产、加工、运输、贮藏、销售和食用的过程中,都有可能受到生物、化学、物理等物质的污染,了解和掌握谷类及薯类食物的卫生问题和卫生管理要求,可以帮助我们适当采取防范措施,确保食物安全。

**（一）谷类及薯类食物的卫生问题**

1. 微生物污染　主要是真菌及其毒素的污染。谷物及薯类在生长、收获及贮存的各个环节均易受到真菌的污染。常见的污染菌为曲霉、镰刀菌、毛霉、青霉和根霉等。这些霉菌主要存在于谷、薯类食物的表面,当温度和环境适宜时,它们便能迅速生长繁殖,使粮食"霉变"。有一部分霉菌可产生毒素,如黄曲霉素、青霉菌素、镰刀菌毒素、玉米赤霉烯酮、丁烯酸内酯、伏马菌素等。

影响真菌繁殖和产毒的条件包括：

（1）基质：一般而言,真菌喜欢在营养丰富的食物上繁殖生长。

（2）水分：含水量高的食物其被真菌污染并繁殖生长的概率越大。当粮食的水分活度（Aw）降至 0.7 以下,真菌便不能生长。

（3）湿度：环境相对湿度对食物 Aw 和食物表面微生物生长有较大影响。在不同的相对湿度中,真菌的繁殖速度和种类不同。

（4）温度：大多数真菌繁殖的适宜温度为 25~30℃,在 0℃以下和 30℃以上时,真菌的产毒及繁殖能力减弱。但也有例外,如梨孢镰刀菌、尖孢镰刀菌等适宜的产毒温度为 0℃或 −7~2℃;而毛霉、根霉、黑曲霉、烟曲霉繁殖的适宜温度为 25~40℃。

2. 化学污染　主要是残留农药及重金属的污染,可黏附在农作物的表面,也可通过渗透或农作物根部吸收,进入农作物表皮的蜡质层或组织内部,从而造成污染。也有些是在粮食的贮藏、运输、加工过程中,由于存放粮食的仓库、运输车辆或加工粮食的机械工具、包装材料等受到了有毒有害化学物质的污染,从而间接导致粮食被污染,称为二次污染（secondary contamination）。

3. 仓储虫害　发生虫害的昆虫主要有甲虫类（大谷盗、米象和黑粉虫等）、螨虫类（粉螨）及蛾类（螟蛾）等。当仓库温度适宜（一般在 18~21℃）、相对湿度 65% 以上时,昆虫易在粮食表面繁殖产卵,使粮食发生变质损毁,降低食用价值。

4. 物理污染　主要分为辐射污染和杂物污染两种。前者主要因事故引发,人工辐射源经泄漏广泛存在于土壤、水域中,半衰期长,对地表农作物影响长久,如日本福岛核电站泄漏事件。后者主要是在产、储、运、销的过程中混入杂物,如草籽、毛发、皮屑、昆虫尸体、烟头、衣物碎片、装饰物等。

5. 其他

（1）自然陈化:即粮食在储存过程中,由于自身酶的作用,营养素发生分解,从而导致其风味和品质发生改变的现象。

（2）有毒植物种子的混入:毒麦、麦仙翁籽、毛果洋茉莉籽、曼陀罗种子等在谷物的收割中被混入,误食后对机体可能产生一定的毒性。

（3）掺杂、掺假:新米中掺入霉变大米、陈米,米粉和粉丝中加入明矾等。

**（二）谷类及薯类食物的卫生管理**

1. 控制含水量粮谷的安全水分为 12%~14%,可采用扬晒、干燥、风干等方法使其含水量降低。

2. 仓储的卫生管理

（1）加强谷薯类入库前的质量检查,筛选出残缺、虫蛀、霉变的粮食和掺杂其中的杂质。

（2）仓库建筑应坚固、干燥、密封性好。

（3）保持仓库的卫生清洁,定期消毒清扫。

（4）严格控制仓库内温度、湿度,按时通风、翻仓、调节仓库门窗启闭。

（5）监测仓内粮食的温度和湿度,同时观察所储存粮食的气味、色泽和颗粒完整性。

3. 控制农药残留

（1）根据法律、法规明确农药的最高用药量、合适的施药方式、最多使用次数和安全间隔期,以确保粮食中的农药残留量不超过最大残留限量标准。

（2）推荐选用生物或物理的方法防治虫害,少用或不使用农药,或者选用低毒易降解的新型农药。

4. 运、销过程中的卫生管理

（1）需使用专用运输交通工具。

（2）需使用专用包装袋并标明"食物包装用"字样。

（3）包装袋材质及包装袋上使用的印刷油墨应符合食物卫生安全标准,对人体无毒害,对环境无污染。

（4）销售单位应按食物经营企业的食物安全管理要求设置各种经营房舍,搞好环境卫生。

5. 防止无机有害物质及有毒种子的污染

（1）灌溉用水的安全管理,定期检测水质。

（2）农田土壤及农作物的化学成分检测、重金属含量检测。

（3）粮食生产过程中使用的工具、器械、容器等卫生质量的管控。

（4）对异物、杂质的筛选,如有毒种子、毛发、金属碎屑等。

## 第二节　豆类及其制品的营养价值及卫生安全

📍 **学习目标**

1. 本节重点掌握豆类及豆制品的营养学价值

2. 了解豆类及其制品的卫生安全

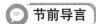 **节前导言**

　　本节内容主要介绍豆类及豆制品的营养学价值。通过了解豆类及其制品的卫生安全、熟悉豆类影响营养的因素及合理利用、掌握豆类及其制品的营养学价值,合理健康地选择豆类及其制品。

　　豆类是一种较为特殊的植物,在它的根部共生着根瘤菌,可以直接将空气中的氮捕获并转变为蛋白质。豆类按形态特点及营养成分的不同大致分为大豆(黄豆、黑豆与青豆)及其他杂豆(绿豆、芸豆、蚕豆、豌豆、豇豆等),是我国居民重要的传统食品和优质蛋白质的重要来源之一。

## 一、豆类及其制品的营养学价值

### (一)大豆的营养价值

　　1. 蛋白质　豆类食物含 35%~40% 的蛋白质,是植物蛋白质的最好来源。从大豆蛋白的氨基酸组成来看,除蛋氨酸以及胱氨酸含量略少外,其他氨基酸的含量都较为全面合理,尤其是与儿童生长发育密切相关的赖氨酸含量远高于谷类食物。食用豆类食物时,应注意与含蛋氨酸丰富的食物搭配,如米、面等粮谷类及蛋类,可以提高其蛋白质的利用率,从而提高营养价值。

　　2. 脂肪　大豆含 15%~20% 的脂肪,是重要的油料作物,大豆油中约含 85% 的不饱和脂肪酸,亚油酸含量约占 50% 以上,是优质食用油。另外,大豆油脂中还含有较多的磷脂和维生素 E。

　　3. 碳水化合物　大豆中的碳水化合物占 20%~30%,其中约有一半为不能被人体所消化和吸收的水苏糖和棉籽糖,使大豆用来供能的碳水化合物减少一半。另外,不能被人体消化和吸收的水苏糖和棉籽糖在肠道细菌的作用下,发酵产生二氧化碳和氨,可引起腹胀。

　　4. 矿物元素与维生素　每 100g 大豆中钙的含量高达 200~300mg,含铁 6~10mg,还富含磷、锌等矿物元素,是植物性食物中矿物元素的良好来源。大豆中含硫胺素 0.3~0.8mg,核黄素 0.15~0.4mg,是谷类食物中含量的数倍。除此之外,大豆中还富含维生素 E,在体内可以起到抗氧化作用。

### (二)豆制品的营养价值

　　传统的豆制品主要指豆腐及其制品和豆芽等。豆腐及其制品是将大豆浸泡、磨浆、煮沸、加卤水或石膏点制而成。天然大豆有厚实的植物细胞壁,妨碍了人体对蛋白质的消化、吸收和利用,通过对大豆的加工,可以提高人体对大豆蛋白质的吸收利用,例如干炒大豆蛋白质消化率只有 50% 左右,整粒煮食大豆也仅为 65%,而制成各种豆制品的消化率可达 92%~94%,这是因为大豆蛋白被包围在植物细胞壁里,消化液难以与之充分接触,加之又存在胰蛋白酶抑制剂,影响蛋白质消化。在豆腐制作过程中,大豆细胞结构被破坏,细胞内的蛋白质充分释放,通过加热等工序又使大豆中原有的抗营养因子失去活性,这样就大大提高了机体对豆制品的消化吸收率。

　　大豆浸泡和保温孵芽后制成豆芽,在发芽的过程中经各种水解酶的作用使大分子营养物质或以复合物形式存在的各种营养素分解成可溶性小分子有机物,有利于人体吸收。特别是维生素 C 从 0 增至每 100g 豆芽中含 5~10mg。近期还发现每 100g 黄豆芽中维生素 $B_{12}$ 的含量达 20μg 左右。在发芽的过程中由于酶的作用还促使大豆中的植酸降解,更多的钙、磷、铁等矿物元素被释放出来,增加了大豆中矿物元素的利用率。更重要的是豆粒发芽还能使棉籽糖等不利于人体消化吸收的物质分解。

### (三)影响豆类营养因素及合理利用

大豆中存在着一些抗营养因子。所谓抗营养因子是指存在于天然食物中,影响某些营养素的吸收和利用,对人体健康和食物质量产生不良影响的因素,在食用豆类食物时,应注意合理加工,减少抗营养因子对人体及食物质量的影响,最大限度地发挥豆类的营养作用。

1. 蛋白酶抑制剂(protease inhibitor,PI)　蛋白酶抑制剂存在于菜豆、芸豆、扁豆、四季豆和黄豆等豆类食物,以及棉籽、花生、油菜籽等中,能抑制胰蛋白酶、糜蛋白酶、胃蛋白酶等的活性,影响人体对蛋白质的消化和吸收,从而影响动物的生长发育。生食大豆会抑制蛋白酶活性,引起胰腺肿大,通过加热处理可破坏蛋白酶抑制剂的活性。如果生食上述食物,由于胰蛋白酶抑制剂没有遭到破坏,不仅吸收利用率会明显下降,而且会引起胰腺肿大,因此,食用前必须使之钝化。钝化胰蛋白酶抑制剂的有效方法是常压蒸汽加热 30 分钟,或 1kg 压力蒸汽加热 15~20 分钟。大豆用水浸泡至含水量 60% 时,水蒸 5 分钟即可。

2. 豆腥味　构成豆腥味的物质达 40 多种,主要是大豆蛋白中含有 1%~2% 的脂氧化酶(lipoxygenase),能促使不饱和脂肪酸氧化分解,形成小分子的醛、醇、酮等挥发性物质,产生豆腥味和苦涩味。因此,在加工过程中要尽可能先采用下列方法脱去豆腥味:95℃以上加热 10~15min;乙醇处理后减压蒸发;钝化大豆中的脂肪氧化酶;用酶或微生物进行脱臭等。

3. 植物红细胞凝血素　植物红细胞凝血素是能使人及动物红细胞发生凝集反应的一种蛋白质,食用数小时后能引起头晕、头痛、恶心、呕吐、腹痛、腹泻等症状。所以食用豆类食物时必须煮熟烧透,在常压下蒸汽处理 1 小时或高压蒸汽($1kg/cm^2$)处理 15 分钟可使植物红细胞凝血素得以破坏。

4. 植酸(phytic acid)　植酸即肌醇六磷酸,是植物性食物中的一种非营养素成分,大豆中含 1%~3% 的植酸,是很强的金属离子螯合剂,在肠道内可同锌、铁、钙、镁和铜等矿物元素结合,成为不能被人体所利用的不溶性复合物而排出体外,从而影响这些矿物元素的营养价值。如果把大豆适当发芽,如在 19~25℃下室温中用水浸湿,经过 3 天,促使其发芽,这时豆芽中植酸酶活性大大升高,植酸被分解,游离氨基酸、维生素 C 则有所增加,这些变化使原来被植酸螯合的元素释放出来,变成可被人体利用的状态。

把大豆制成豆浆或豆腐,由于磨浆前要经过长时间的浸泡,据测定,经 6 小时浸泡就能使大豆里的植酸酶活性上升,植酸被分解,提高了钙、锌、铁、镁等无机盐元素的利用率。大豆之所以经浸泡、发芽导致植酸酶活性增强,是因为大豆解除植酸对这些营养成分的束缚,把原来牢固结合的营养物质,完全释放出来。人们就利用大豆这一微妙的生化现象和生物学原理,除掉植酸,获取大豆的营养素。

5. 其他　烧煮豆类食物不宜用食碱。在烧煮豆类食物时放些食碱,可使食物酥软,但却会大量破坏食物中的 B 族维生素、维生素 C 而导致其流失,降低了营养价值。豆腐不宜与某些蔬菜配伍,如菠菜、大葱等,因为豆腐中的钙与蔬菜的草酸结合会产生白色沉淀物——草酸钙,影响人体对钙的吸收。

### (四)豆类中主要的天然活性成分与健康

1. 大豆异黄酮(isoflavones)　大豆异黄酮是多酚类混合物,其组成和存在形式主要包括染料木素(金雀异黄素,genicstcin)、大豆黄素(daidzein)和黄豆黄素(glycitein),天然状态下多以 β- 葡萄糖苷形式存在。Adrian 通过有关分析表明,大豆和黑豆及其制品中含有较多的大豆黄素和染料木素,约占干重的 0.3%~1.4%,大豆黄素与染料木素、黄豆黄素在豆类组成中约为 1∶1∶0.2。蒸、煮等加工方式不易使大豆异黄酮破坏,烘烤则会使染料木素和大豆黄素分别丢失 21% 和 15%。

（1）降脂作用:动物实验研究证实,大豆异黄酮可显著降低总胆固醇、低密度脂蛋白（LDL）、极低密度脂蛋白（VLDL）、载脂蛋白 B（apo B）,促进高密度脂蛋白（HDL）、载脂蛋白 A（apoA）等抗动脉硬化因子的提高,同时可部分修复因冠状动脉硬化、外周血管动脉脂质氧化所造成的损伤。大豆异黄酮还可抑制凝血酶和血小板活化因子诱导的血小板聚集,并能通过抑制毛细血管内皮细胞增生、动脉平滑肌 NO 的生成、细胞间黏附分子（ICAM-1）及血管黏附分子（VCAM-1）的生成等,使受损伤动脉壁渗出及炎症程度减轻,抑制动脉粥样硬化形成。

（2）雌激素样作用:对大豆异黄酮作为植物雌激素样物质的作用研究是当前研究的热门课题之一,给去卵巢鼠喂饲添加合成或天然异黄酮的饲料,可有效防止因雌激素缺乏引起的相关疾病。研究发现,大豆异黄酮作为植物雌激素样物质具有双重作用,对于高激素水平的动物呈现抗激素活性,低雌激素水平的动物呈现雌激素活性。大豆异黄酮对更年期妇女出现的许多与激素减退相关的疾病有一定的预防和治疗作用,如骨质疏松、动脉粥样硬化、血脂升高。

（3）提高免疫作用:大豆异黄酮具有提高非特异性免疫的作用。动物实验中可增强大鼠巨噬细胞功能,使脾脏生成 IgM 作用增强,促使外周血淋巴细胞数量增多,提高由 ConA 激活的淋巴细胞分泌 IL-2 和 IL-3。

（4）抗肿瘤作用:大豆异黄酮有明显的抗肿瘤作用,特别是与激素相关的肿瘤,如乳腺癌和前列腺癌,大豆异黄酮可以抑制前列腺细胞增殖,减少前列腺肿瘤的发生。

2. 大豆皂苷（soyasaponins,SS）  是一种具有广泛应用价值的天然生物活性物质,是由萜类同系物（称为皂苷原）与糖缩合形成的一类化合物。

（1）溶血作用:大豆皂苷具有溶血作用,可有效预防血栓的形成。大豆皂苷可激活纤溶系统,增加纤维蛋白原降解产物,强烈地抑制血小板聚集。大豆皂苷还可抑制纤维蛋白原向纤维蛋白的转化,使抗凝作用加强。

（2）降脂和抗氧化作用:大豆皂苷可以抑制血清中脂类物质的氧化,减少脂质过氧化物的生成,防止脂质过氧化物对肝细胞的损伤。大豆皂苷还可阻断胆固醇吸收,从而降低血清中胆固醇的含量。

（3）抑制肿瘤生长:大豆皂苷的抑癌机制可能是直接的细胞毒作用、免疫调节作用、胆汁结合作用和促使致癌物引起的细胞扩增转为正常等综合作用。

（4）对心血管系统的影响:研究发现,大豆皂苷可以抑制自由基对细胞膜的损伤,此外,还可减少冠状动脉和脑血管阻力,增加冠状动脉和脑的血流量并减慢心率。研究还证明,大豆皂苷具有钙通道阻滞作用。

（5）免疫调节作用:大豆皂苷可以促进 T 细胞,特别是 TH 细胞功能增强,IL-2 分泌升高,促进 T 细胞产生淋巴因子,同时大豆皂苷可以提高 B 细胞转化增生,促进机体的体液免疫功能。

（6）抗病毒作用:国外学者曾报道大豆皂苷对人类艾滋病病毒的感染和细胞生物学活性都有一定的抑制作用,对单纯疱疹病毒Ⅰ型（HSV-Ⅰ）、柯萨奇病毒 B3（CoxB3）的复制有明显的抑制作用,同时还表现出对病毒感染细胞很强的保护作用,其作用机制与大豆皂苷对病毒的直接杀伤作用有关。

**（五）黄豆的营养保健及合理利用**

豆类食品中以黄豆的营养最为丰富，黄豆是大豆的主要品种，兼有粮食、油料、蔬菜之长，是一种营养丰富、用途广阔的农产品，所以黄豆有"豆中之王""植物蛋白肉"的美誉。

1. 营养成分　每100g黄豆含碳水化合物18.6g、蛋白质35.1g、脂肪16g、维生素$B_1$ 0.41mg、维生素$B_2$ 0.2mg、尼克酸2.1mg、维生素E 18.9mg、钙191mg、磷465mg、铁8.2mg、钾1 503mg。

2. 食疗特点　黄豆味甘性平、无毒、入脾、胃经。煮汤饮，清热利小便、解毒。制成豆浆性寒，肠胃易于消化吸收，能清利大小便，解热润肺，宽中下气。患有严重肝病、肾病、痛风、消化性溃疡、低碘饮食者应禁食或少食。

3. 合理利用　夹生黄豆不能食用。食方举例，黄豆猪肝汤：黄豆100g煮至皮裂豆熟时，加入猪肝100g（切片）煮熟分三次服食，连服三周，可治贫血，面色萎黄，夜盲，营养不良等症。

## 二、豆类及其制品的卫生安全

**（一）豆类可能存在的卫生问题**

影响豆类质量变化的主要因素有温度、水分、氧气、地理位置、仓库结构、粮堆的物理化学和生物特性，还有微生物、农药、有害物质、仓虫及其他因素等。

1. 微生物污染　豆类表面常有真菌或细菌的污染。常见真菌有曲霉菌、青霉菌、分枝孢子菌、毛霉菌和镰刀菌等，常见的细菌有马铃薯杆菌、枯草杆菌、乳酸杆菌、大肠杆菌等。

2. 农药残留　豆类中的农药残留来自用于控制病虫害及杀菌、除草的直接农药污染和环境中空气、水、土壤的间接农药污染等。

3. 有害毒物　豆类的有害毒物污染主要是化学性的汞、镉、砷、铅、酚和氰化物等，主要来自工业废水和生活污水。

4. 仓虫及其他　仓库害虫种类很多，我国发现有50多种，常见的有甲虫（大谷盗、米象、黑粉虫等），螨虫（粉螨）及蛾类（螟蛾）等。豆类还易受有毒种子及无机夹杂物，如麦角、毒麦、麦仙翁子、槐子、毛果洋茉莉子、曼陀罗子等毒种子，以及泥沙、金属、无机夹杂物的污染等。

**（二）豆类卫生管理**

1. 控制豆类水分和储藏条件　将豆类水分控制在安全水分线以下0~13%，应尽量降低温度和湿度。

2. 搞好仓库卫生　搞好粮仓的清洁卫生管理工作，防潮、防鼠、防雀，但要控制熏蒸剂、杀虫剂、杀菌剂的使用量和残留量。

3. 防止农药和有害金属污染　应合理使用农药，确定用药品种和剂量，施药方式，残留量标准。

4. 防止无机夹杂物和有毒种子污染，搞好运输卫生　在粮豆加工过程中安装过筛、吸铁、风旋等设备可有效去除无机夹杂物，加强选种，田间管理及收获后的清理可减少有毒种子污染。豆类运输须用清洁卫生的专用车，并对运输工具进行经常消毒。

**（三）豆类的卫生标准及检测**

1. 卫生标准　非发酵性豆制品卫生标准为感官指标要求：具有本品种的正常色、香、味，不酸，不黏，无异味无杂质、无霉变；理化指标为砷、铅含量；微生物指标有细菌总数、大肠菌群、致病菌等。

2. 卫生检测　粮食的卫生检测主要包括重金属、添加剂、生物毒素、农药残留和植酸等指标的检测。非发酵性豆制品卫生标准的分析按GB/T 5009,51-1996。

# 第三节　蔬菜、水果的营养价值及卫生安全

**学习目标**

1. 本节重点掌握蔬菜、水果的营养价值
2. 了解蔬菜、水果的卫生安全

**节前导言**

本节内容主要介绍蔬菜、水果的营养价值。通过了解蔬菜、水果的卫生安全，掌握蔬菜、水果的营养学价值，合理健康地选择蔬菜、水果。

蔬菜和水果是我国居民膳食的重要组成部分，分别占食物构成的 33.7% 和 8.4%，我国居民膳食中蔬菜的消费从 70 年代末到 80 年代末处于增长的趋势，进入 90 年代以后稳中有降。1992 年全国营养调查结果表明，全国城乡人群平均每人每天蔬菜消费量为 320g，城市和乡村之间无显著差异；水果消费量为 49.2g，城市高于农村，城市平均标准每人每天水果为 80.1g，农村为 32.0g。

## 一、蔬菜、水果的营养价值

### （一）蔬菜和水果的营养特点

蔬菜和水果中含有丰富的维生素、矿物质、膳食纤维和一些生物活性物质，经常食用含丰富蔬菜、水果的膳食，对保持心血管健康、增强抗病能力、减少儿童发生干眼病的危险及预防某些癌症等起到十分重要的作用。膳食纤维主要来自于蔬菜、水果中，可以预防肠道憩室、便秘等消化道疾病。蔬菜和水果含的能量低，经常食用可以预防肥胖症的发生。世界卫生组织建议每天至少摄取 400g 蔬菜和水果。美国国家科学院建议，每天食用 5 份不同品种的蔬菜和水果，特别要有绿色和黄色蔬菜、柑橘类水果。《中国居民膳食指南（2016）》中也明确提出多吃蔬菜、水果和薯类。

### （二）蔬菜和水果的分类、化学组成与营养价值

蔬菜的种类繁多，包括叶菜类：大白菜、圆白菜等；根茎类：萝卜、土豆、莲藕等；鲜豆类：豌豆、豇豆等；茄果类：西红柿、茄子、辣椒、葫芦等；瓜果类，冬瓜、黄瓜、丝瓜等。

蔬菜还有深色和浅色之分，深色蔬菜中的维生素含量超过浅色蔬菜和一般水果，它们是胡萝素、维生素 $B_2$、维生素 C 和叶酸、矿物元素（钙、磷、钾、镁、铁）、膳食纤维和天然抗氧化物的重要来源。

1. 蛋白质及脂类　蔬菜中蛋白质含量一般都很少，仅 1%~3%，但鲜豆类中（毛豆、蚕豆、发芽豆、豌豆）可达 12% 左右。蔬菜中脂肪含量有限，有的仅 0.5%，有的甚至不及 0.1%，尤其是根茎类与瓜茄类，但毛豆可达 5.1%。一般情况下，除鲜豆类及部分蔬菜蛋白质含量略高一些外，多数蔬菜和水果的蛋白质含量均不超过 2%，且水果中蛋白质含量略低于蔬菜中的蛋白质含量。蔬菜和水果中脂肪含量极低，一般不超过 0.5%。

2. 碳水化合物　蔬菜中碳水化合物包括淀粉、糖、纤维素、半纤维素和果胶及木质素等，不同蔬菜中所含种类及数量有很大不同。根茎类含量较高，如土豆、山药、芋芳、马蹄、慈菇等含量在 15% 以上，红皮甘薯高达近 30%，南瓜、胡萝卜、西红柿有较高的果胶，其中甘薯、

南瓜、西红柿、胡萝卜含糖量较高。

水果未成熟时,碳水化合物多以淀粉为主,随其成熟才逐渐转化为糖,随着糖含量上升,水果中糖与酸(有机酸)比例也发生改变。因此,成熟的水果,其酸度常较低,而甜度较高。水果中膳食纤维成分一般以果胶为主。由于果胶具有很强的凝胶力,此类水果常可制成果酱、果冻,如山楂、苹果和柑橘等。

蔬菜中含有较多的纤维素、半纤维素、木质素等不可溶性膳食纤维,而水果中除含有不可溶性膳食纤维外,还含有较多果胶。这些膳食纤维虽然不参与体内代谢,但具有特殊的生理作用,对维护人体的健康有着十分重要的意义。

3. 维生素  新鲜蔬菜和水果是胡萝卜素、维生素 C、维生素 $B_2$ 及叶酸的重要来源,维生素 A 的前体物是 β- 胡萝卜素和一些其他类胡萝卜素,在各种绿色、红色、橘黄色蔬菜中含量都很高,每 100g 含 2mg 以上的有西兰花、胡萝卜、芥蓝、鸡毛菜、芹菜叶、菠菜、草头、荠菜、苋菜、马兰头等。根茎类、瓜茄类、淡色叶菜等,一般含量较低。

维生素 C 一般在蔬菜与叶绿素平行分布,在代谢较旺盛的花、叶、茎等部位含量丰富。蔬菜代谢旺盛的叶、花等部分,每 100g 含量多数在 30mg 以上,个别可达 100mg 以上,如青椒、草头、菜花、苦瓜、油菜等。根茎类与瓜类含量一般相对较低。一般深色蔬菜维生素 C 的含量较浅色蔬菜中的含量高,叶菜中的含量较瓜果类蔬菜高。

新鲜水果以鲜枣、草莓、橘、猕猴桃中维生素 C 含量较丰富。按鲜水果计算,每 100g 中鲜枣中维生素 C 含量居首位,达 300~600mg;山楂 90mg,鲜荔枝 41mg,柑橘 40mg 左右;苹果、梨等的维生素 C 含量不足 5mg;杏、枇杷小于 2mg。

胡萝卜素在一些水果中含量较高,如芒果含胡萝卜素 8 050μg/100g,柑橘类 800~5 140μg/100g,枇杷 700μg/100g,杏 450μg/100g,柿子 440μg/100g。有些水果则很低,如苹果、梨、桃子、葡萄与荔枝等。

对于蔬菜水果核黄素含量不高,但绿叶等深色菜中多数有一定含量。如油菜、苋菜、青蒜、四季豆、毛豆等,每 100g 绿叶蔬菜中核黄素的含量在 0.10~0.16mg。

4. 矿物质  蔬菜和水果中富含有钙、磷、铁、钾、钠、镁、铜等多种矿物元素,是人类膳食中矿物元素的主要来源。每 100g 绿叶蔬菜含钙大多在 100mg 以上,雪里蕻、荠菜、苋菜、芥蓝与油菜等钙含量较多。菠菜、蕹菜、洋葱等含钙量虽也较多,但由于这些蔬菜同时还含有一定量的草酸,对钙吸收不利。

5. 其他成分  水果含有各种有机酸,如苹果酸、柠檬酸、酒石酸和琥珀酸、延胡索酸等,后两者多存在于未成熟水果中。有机酸的存在是水果具有酸味的原因,同时也有利于水果维生素 C 的稳定性。

此外,水果中存在的油状挥发性化合物,含有醇、酯、醛、酮等构成了其独特的香气。其中包含有二巯基硫酮、异硫氰酸酯、吲哚、多酚类、萜类、葱属化合物、植物固醇、植物雌激素、类黄酮等。

**(三)常见蔬菜的营养保健及合理利用**

1. 马铃薯  又称土豆、山药、洋芋等,马铃薯原产南美洲,17 世纪初传入我国,与稻、麦、玉米、高粱一起称为全球五大作物,因其茎形似马铃而得名。马铃薯中所含钾及丰富的维生素 C,对于高血压或哮喘病等过敏性反应的患者,也是重要的食物。

(1)食疗特点:马铃薯有补气、健脾、和胃、调中、补血和强肾的功用。由于马铃薯含有丰富的钾,因此被视为钾食物中的王牌。此外,马铃薯所含的淀粉可将维生素 C 包住,而保护其不受到热的破坏。现代医学研究认为,马铃薯对消化不良的治疗有特效,特别适宜于胃及十二指肠溃疡患者食用,其高钾低钠的结构特点还可以预防高血压、心脏病和中风。

（2）合理利用:如果想从马铃薯中摄取丰富的钾,但是由于糖质的含量较多而担心热量过剩,因而可利用钾及维生素 C 溶于水的性质,做成浓汤,把马铃薯过滤只喝汤汁,可避免摄取过多的热量。因为马铃薯中的维生素 C 及钾的 80% 会溶于汤汁中,因而可利用的价值非常高。

2. 莲藕　原产于我国和印度,已有 3 000 多年的栽培史。质量以藕节肥大,色鲜、黄白而无黑斑,清香味甜,肉质嫩且多汁,无干缩断裂,无损伤,无淤泥者为佳。

（1）食疗特点:莲藕有生津止渴、清热除烦、养胃消食、养心生血、调气舒郁、止泻充饥、补心补虚之功能。

（2）合理利用:常使用在炖菜中,但应避免将莲藕煮得过久,因为莲藕中所含的黏质淀粉会糊化,而失去脆劲会丧失大量的维生素 C。切开后应立即泡水,否则一旦与空气接触便会变为褐色。滴上几滴醋可防止其产生褐色的酶作用,同时也可去涩。又因为莲藕含有丰富的丹宁酸,具有收缩血管和止血作用,故对瘀血、吐血、尿血以及血友病患者极为适宜。

3. 萝卜　又名莱菔、萝欠、芦菔、萝臼、萝葡、菜头子,性凉味甘辛,属于十字花科植物的一种,原产我国,是最古老的栽培蔬菜之一,现产于全国各地。在我国有"多吃萝卜少患癌""十月萝卜小人参"之说,国外则有"萝卜不是水果,但胜于水果"之说。

（1）食疗特点:萝卜能助消化、生津开胃、润肺化痰、祛风清热、平喘止咳、顺气消食、御风寒、养血润肤、百病皆宜,特适宜于气管炎、多痰、胃脘腹胀、肠炎腹泻、痢疾、便秘、小儿百日咳。忌与水果同食,在服用人参、西洋参、地黄和首乌时也应忌食萝卜。但在服用人参、西洋参后出现腹胀时则可以吃萝卜以消除腹胀。

（2）合理利用:萝卜缨又叫萝卜叶、莱菔叶,性平味辛苦,青绿色,有消食、理气、通乳的功能。莱菔子即白萝卜子,是一味极为重要的中药,除了具有消食、化痰、解毒、散瘀、利尿、止渴的功效外,近年来又发现它是治疗高血压的一味主药,且效果相当好。萝卜的老根也是中药,名"地骷髅",善治水肿。

**（四）常见水果的营养保健及合理利用**

1. 西瓜　又称夏瓜、寒瓜,堪称瓜中之王,因在汉代时从西域引入,故称西瓜。西瓜亦属葫芦科一年生草本植物,原产非洲,目前除少数边远寒冷地区外,国内各地均有种植,果味甘甜而性寒。

（1）食疗特点:西瓜中含有的糖、盐、酸等物质,有治疗肾炎和降血压的作用。这是因为有适量的糖能利尿,有适量的钾盐能消除肾脏的炎症,其中的酶能把不溶性蛋白质转化为可溶性蛋白质,以增加肾炎患者的营养,瓜中的配糖体则有降低血压的作用。

西瓜有生津、除烦、止渴、解暑热、清肺胃、利小便、助消化、促代谢的功能,是一种可以滋身补体的食物和饮料,适宜于高血压、肝炎、肾炎、肾盂肾炎、黄疸、胆囊炎、水肿及中暑发热,汗多口渴之人食用。

（2）合理利用:把西瓜皮沾着盐吃,可使甘味更突出,但也会使西瓜中含量丰富的钾丧失,因此如果要使用盐,最好是少量。吃完红色果肉之后,剩余的皮不要丢弃,可用醋做凉拌,如此便可防止抗坏血酸酶对维生素 C 的破坏作用。也可使用西瓜皮按摩脸或手脚,这是因为皮的白色部分含有光泽皮肤的胃朊酶的一种,其刺激性远比蜜柑或柠檬少,因此对皮肤敏感的人,也可安心使用。

2. 苹果　国外有句俗话叫"每天吃苹果,医生远离我",我国北方民间也有"饭后吃苹果,老头赛小伙"之说,可见苹果是国内外群众公认的保健果品之一。

（1）食疗特点:苹果之所以对下痢或便秘具有效果,是因为其含有极丰富的果胶,而果胶是可溶于水的纤维,患有便秘时,不被消化的果胶会在肠内仍然含有水分,使粪便变得柔软且容易排泄出。遇有下痢的情况时,柔软的果胶可以保护肠壁。此外,果胶也可以促进排泄,防止动脉硬化。带有酸味的苹果酸,能促进能量代谢,缓解疲劳,且可增进食欲。

（2）合理利用:胃肠变弱时,可把苹果磨成泥状,磨细之后的果胶容易与胃液混合,从而能增进润肠的效果。削去果皮之后会呈现褐色是由于氧化酶的作用。此酶会破坏维生素 C,因而最好是单独食用或用醋、盐水、柠檬汁来抑制酶的作用,或与其他水果、蔬菜一起食用。

## 二、蔬菜、水果的卫生安全

### （一）蔬菜水果可能存在的主要卫生问题

1. 微生物和寄生虫卵污染　蔬菜水果易受肠道致病菌及酵母菌、乳酸菌、醋酸菌等污染,引起新鲜果蔬变质的微生物一部分是其本身的病原微生物,还有一部分是采收后运输储藏过程中侵入的腐生微生物。施用人畜粪便和生物污水灌溉菜地,使得蔬菜中肠道致病菌和寄生虫污染较为严重。

2. 农药污染　蔬菜、水果使用农药较多,农药在蔬菜水果上的残留也较多,农药的污染成为化学性污染最严重的方面,检出率在 95% 以上。

3. 工业废水污染　工业废水中往往含有毒化学物质,如酚、氰化物、重金属、有机农药等,直接灌溉菜地,毒物可通过蔬菜进入人体造成危害。

4. 亚硝酸盐污染　蔬菜水果生长时碰到干旱,收获后不合理或长期存放,土壤长期过量施用氮肥,硝酸盐及亚硝酸盐含量有所增加,尤其是储存蔬菜及蔬菜腌制品,亚硝酸的盐含量增加,都会对人体产生不良影响。

### （二）蔬菜、水果的卫生管理

1. 防止蔬菜水果腐败变质　蔬菜水果含水分较多,组织脆弱,易受损伤而腐败变质。新鲜的蔬菜水果都是活体,采收后生命仍在进行,低温储藏、延缓衰老是保持新鲜度的关键。一般可采用冷藏、速冻、结合保鲜剂、辐照等办法延长保藏期,并改善商品质量。

2. 防止致病菌及寄生虫污染　人畜粪便应进行无害化处理;推行蔬菜摘净残叶,去除烂根,清洗干净后包装上市,生食蔬菜应清洗烫漂或用化学法消毒净化;工业或生活污水应先沉淀驱除寄生虫或采用地下灌溉的方式,避免污水与蔬菜直接接触。

3. 控制农药残留　应限制使用残效期长的农药,甲胺磷、对硫磷等高毒农药不允许使用;选用高效低毒低残留农药,并选用杀虫效果好的最低剂量;根据农药的毒性和残效期,确定使用次数、剂量和安全间隔期(最后一次使用距收获的天数)。

4. 控制有害化学物质污染　利用含有汞、镉、砷、有机氯等有毒物质的工业废水时应慎重,应进行无害化处理并尽量采用地下灌溉。减少硝酸盐和亚硝酸盐的主要办法是合理的田间管理及采后低温储藏,吃蔬菜腌制品时要避开硝酸盐和亚硝酸盐的高峰期。

## 第四节　畜禽水产品的营养价值及卫生安全

🔖 **学习目标**

1. 本节重点掌握畜禽水产品的营养构成。

2. 熟悉畜禽水产品的卫生安全。

🔘 **节前导言**

本节内容主要介绍畜禽水产品的营养特点,通过了解畜禽水产品的蛋白质、脂肪、碳水化合物等营养成分的组成,合理选择食物,保证机体营养的均衡;同时了解畜禽水产品的卫生安全,保障肉类质量安全。

## 一、畜肉类的营养价值

畜肉类指猪、牛、羊等牲畜的肌肉、内脏、头、蹄、骨、血及其制品,因畜肉类肌色较深,呈暗红色,所以有"红肉"之称。总体而言,畜肉类富含蛋白质、脂肪、矿物质和维生素,但营养素的分布因动物种类、年龄、肥瘦程度及部位不同而异。在肥瘦不同的畜肉中,脂肪和蛋白质差异大。相对而言,内脏脂肪含量少,蛋白质、维生素、矿物质和胆固醇含量较高。畜肉类食品经过加工烹调,味道鲜美,饱腹作用强。肉食对于人类的营养、生存及发展起着极为重要的作用。

**(一)蛋白质**

畜肉类的蛋白质大部分存在于肌肉组织中,占 10%~20%。按照蛋白质在肌肉中存在的部位不同,又分为肌浆中的蛋白质(占 20%~30%),肌原纤维中的蛋白质(占 40%~60%)和间质蛋白质(占 10%~20%)。其中,牛羊肉的蛋白质含量高于猪肉。同一家畜不同部位的蛋白质含量也有所不同。以猪肉为例,猪里脊肉的蛋白质含量大约是 21%,猪后臀尖约为 15%,猪肋条肉约 10%,而猪奶脯肉含量很低,只有 8%。不同内脏的蛋白质含量也存在差异,心、肝、肾等内脏的蛋白质含量较高,而脂肪含量较少。肝脏含蛋白质较高,为 18%~20%,心、肾含蛋白质为 14%~17%。

畜肉类的蛋白质为完全蛋白质,含人体必需的氨基酸,含量十分充足,且种类和比例接近人体需要,易被人体消化吸收,充分利用,营养价值很高,且为优质蛋白质。然而,在结缔组织中,如猪皮和筋腱,虽然蛋白质含量也较高,可达 35%~40%,但缺乏色氨酸和蛋氨酸等人体必需氨基酸,利用率低,为不完全蛋白质。因此,以猪皮和筋腱为主要原料的食物,常常需要搭配其他食物来补充必需氨基酸。此外,畜肉中含有能溶于水的含氮浸出物,包括肌凝蛋白原、肌肽、肌酸、嘌呤碱、尿素和氨基酸等非蛋白含氮浸出物,使肉汤具有鲜味,成年动物含量较幼年高。

**(二)脂肪**

畜肉类的脂肪含量因家畜的种类、年龄不同而有较大的差异。总体而言,猪肉中的脂肪含量最高,平均约为 18%,羊肉次之,牛肉的脂肪含量最低。脂肪含量也因家畜的肥瘦程度和部位不同有较大的差异,以猪肉为例,猪里脊肉的脂肪含量仅 7.9%,远远低于猪前肘(31.5%)和猪五花肉(35.3%),而猪肥肉的脂肪含量最高,达 90%。畜肉中的脂肪以饱和脂肪酸为主,90% 为中性脂肪,即甘油三酯,还有少量卵磷脂、胆固醇和游离脂肪酸。此外需注意的是,家畜内脏中的胆固醇含量远远高于畜肉,其中脑中胆固醇含量最高,一般每 100g 动物脑中含 2 400mg 以上,高于蛋黄;其他脏器每 100g 含有 300mg 左右,是肌肉含量的 2~3 倍。如瘦猪肉胆固醇含量为 81mg/100g,猪脑为 2 571mg/100g,猪肝为 288mg/100g,猪肾为 354mg/100g,牛瘦肉为 58mg/100g,牛肝为 297mg/100g,牛脑为 2 447mg/100g。因此,对于血脂异常,胆固醇、血胆固醇比较高的人群,在日常膳食摄入中要尽量减少动物内脏的摄入量。膳食中动物脂肪的主要作用是提供人体所需能量,所以应合理控制,防止能量过多摄入,引起肥胖和其他慢性疾病。

### (三)碳水化合物

畜肉中的碳水化合物主要以糖原形式存在于肌肉和肝脏中,含量极少,而且在动物屠宰后,含量逐渐降低。

### (四)矿物质

畜肉中的矿物质含量在 0.8%~1.2%,其中钾含量最高,磷次之。畜肉是铁和锌的重要来源,肉类中的铁含量较高,以血红素铁形式存在,生物利用率很高,而且吸收率不受食物中各种干扰物质的影响,如植酸、鞣酸等,以肝脏含铁量最高。

此外,畜血也是膳食铁的优质来源。畜肉中锌、硒、铜等微量元素较为丰富,且吸收利用率远远高于植物性食物,但畜肉中的钙含量比较低。

### (五)维生素

畜肉富含维生素,包括维生素 $B_1$、维生素 $B_2$、维生素 A、维生素 E、维生素 $B_6$、维生素 $B_{12}$、叶酸、烟酸等,其中脂溶性维生素含量较低,而水溶性维生素含量较高,但维生素 C 的含量极微。一般而言,畜肉的 B 族维生素含量丰富,尤其是猪肉,其硫胺素(维生素 $B_1$)含量较高,分别是羊、牛肉中的 4 倍和 8 倍。家畜内脏含有多种维生素,不同程度高于畜肉,特别是维生素 A、维生素 D 和维生素 E。羊肝中的维生素 A 明显高于猪肝和牛肝,我国中医很早就采用羊肝来治疗因维生素 A 缺乏引起的夜盲症。

## 二、禽肉类的营养价值

禽肉类包括鸡、鸭、鹅、鸽、鹌鹑等的肌肉、内脏及其制品,由于禽肉类和水产品的肉色较浅,呈白色,又有"白肉"之称。禽肉类的营养价值与畜肉类相似,但质地较畜肉细嫩,含氮浸出物多,故禽肉炖汤较畜肉鲜美。

### (一)蛋白质

禽肉中的蛋白质含量一般为 16%~20%,鸡肉的蛋白质含量约 20%,鸭肉约 16%,鹅肉约 18%,鹌鹑的蛋白质含量也高达 20%。禽类的内脏中,胗的蛋白质较高,为 18%~20%,肝和心含蛋白质 13%~17%。

### (二)脂肪

较畜肉而言,禽类的脂肪含量相对较低,以鸭、鹅最高,大约在 20%,鸡和鸽子的脂肪含量为 14%~17%,火鸡和鹌鹑的脂肪含量最低,在 3% 以下,家禽内脏脂肪含量不高。禽肉类含不饱和脂肪酸比例较高,以单不饱和脂肪酸为主,含有 20% 的亚油酸,而且熔点低(23~40℃),易于消化吸收。禽类内脏的脂肪含量虽然不高,但亚油酸和花生四烯酸等必须脂肪酸的含量高于肌肉。脑、心、肝含有丰富的磷脂,然而胆固醇含量较高,且明显高于肌肉。

### (三)维生素

禽肉提供多种维生素,以维生素 A 和 B 族维生素为主,内脏含量高于肌肉,肝脏中含量最多,其中,核黄素、生物素、叶酸、维生素 $B_{12}$ 及脂溶性维生素都不同程度的高于畜肉。

### (四)矿物质

禽类中含钾、钠、钙、镁等多种矿物质,总含量为 1%~2%,其中钾的含量最高,其次是磷。

禽肉含钙量不高,但铁、硒的含量较高,硒的含量高于畜肉。家禽内脏的矿物质含量高于肌肉,内脏和血中铁含量十分丰富,铁消化利用率高,是铁的最佳食物来源。其中鸭肝中铁含量最丰富,对缺铁性人群是补充铁的非常好的食物来源。禽类的心脏和胗也是含矿物质非常丰富的食物。

### 三、鱼类的营养价值

地球上鱼类资源非常丰富,海产品鱼类超过 1.6 万种,按鱼类生活的区域可以分为淡水鱼和海水鱼。鱼的肌纤维短,间质蛋白质少,肉质软而细嫩,富含各种营养素,较畜禽类肉更易消化和吸收。

#### (一)蛋白质

鱼类是人类使用最多的水产品,其蛋白质含量约为 15%~25%。氨基酸组成比例优于畜禽类,色氨酸含量偏低。存在于鱼类结缔组织和软骨中的含氮浸出物主要是胶原和黏蛋白,是鱼类汤冷却后形成凝胶的主要物质。

#### (二)脂肪

鱼类中的脂肪含量很少,不同种类的含量差别较大,在 1%~10% 之间,而且受鱼龄、季节、食物摄取度、摄食习惯的影响。鱼类的脂肪主要分布于皮下和内脏周围,肌肉中含量很低。鱼类中的胆固醇含量一般为 100mg/100g,但鱼子含量较高,如鲳鱼卵胆固醇含量为 1 070mg/100g,虾卵胆固醇含量达896mg/100g。因此,对于血脂异常、胆固醇含量较高的人群,在食用鱼子时要尤其注意。

鱼类中的脂肪多为不饱和脂肪酸,占 80% 左右,这是其显著的营养学特点。多不饱和脂肪酸具有特殊的生物活性,在生物系统中有着广泛的功能,在稳定细胞膜功能、调控基因表达、维持细胞因子和脂蛋白平衡、抗心血管疾病及促进生长发育等方面起着重要的作用。多不饱和脂肪酸主要存在于鱼油中,主要是二十碳五烯酸(EPA)和二十二碳六烯酸(DHA),熔点较低,常温下为液态,消化吸收率较高,可达 95%。在许多婴幼儿辅食或婴幼儿奶粉、代乳品中都添加了 EPA 和 DHA,可以促进大脑神经系统和视觉系统的发育。此外,EPA 和 DHA 可以降低血中低密度脂蛋白,升高高密度脂蛋白,从而防治动脉粥样硬化,预防冠心病的发生。同时,EPA 和 DHA 也可以降低癌症发生的危险。因此常吃鱼,尤其是深海鱼,可降低心血管疾病和肿瘤的发生率。

#### (三)碳水化合物

糖原是鱼体中的主要碳水化合物,一般低于 0.3%,主要贮藏在肌肉和肝脏中,其含量总体低于哺乳动物。鱼类肌肉中的糖原含量与其致死方式有关,即捕即杀的糖原含量最高;挣扎疲劳后死去的鱼类,体内糖原消耗严重,含量降低。此外,鱼体中还含有各种黏多糖,如透明质酸、硫酸软骨素、硫酸乙酰肝素等。

#### (四)矿物质

鱼类的矿物质含量为 1%~2%,其中锌和硒含量很丰富,钙、钠、钾、镁等的含量也较多。海产鱼类富含碘,一般可达 50μg/100g~100μg/100g,而淡水鱼含量相对较低,仅为 5μg/100g~40μg/100g。

#### (五)维生素

鱼肉含有一定量的维生素 A、维生素 D、维生素 E,维生素 $B_2$ 含量较高,如黄鳝鱼含维生素 $B_2$ 为 2.08mg/100g,河蟹为 0.28mg/100g,海蟹为 0.39mg/100g。其中,鱼油和鱼肝油是维生素 A 和维生素 D 的重要来源,也含有一定量的维生素 E 和维生素 $B_1$。一些生鱼中含有硫胺素酶,在生鱼存放或生吃时,可破坏维生素 $B_1$,因此,大量食用生鱼可能造成硫胺素的缺乏,但硫胺素酶经加热可致破坏。

## 四、畜禽水产品的卫生安全

肉食品是人类食物结构的重要组成部分,其卫生安全与人们的身体健康息息相关。随着社会发展程度和国际化程度的不断提高,肉食品安全问题日渐成为国际国内关心的焦点话题。而中国的肉食品安全管理普遍采用终端检验,缺乏对饲养、屠宰、加工等过程的有效监控与管理,无法快速、准确地实现其产品质量的追踪,增加了企业和社会的风险。

### (一)影响我国肉类食品营养与卫生问题的主要因素

1. 饲养过程中的主要影响因素　首先,畜禽饲养环境受到污染,空气和水源等污染较为严重,尤其是工业废水的排放等使动物产生各种病变,给人体健康造成严重威胁。其次,喂养的草料中添加了过多的激素和违禁药品,一些养殖户为了片面追求自身利益,过分使用添加剂,导致某些激素和微量元素超标,产生严重的肉质问题。人体食入肉品后,由于添加剂含量高于正常人体水平,就会破坏人体正常的生理平衡,而呈现不良结果,如内分泌失调等症状。最后,养殖的设施不够完善,并且对疾病的预防措施欠缺,容易发生交叉感染的恶性循环。此外,不规范的用药会致使动物体内残留的药物过多,这些都给肉类卫生埋下隐患。

2. 加工环节的主要影响因素　加工肉类的水准较低,各项加工指标都未达到相关的标准,加工环境较恶劣且加工的设备简陋,这些存在卫生问题的加工厂加工出来的肉类制品都没有相应的卫生安全保障。另外,很多厂家进行加工时,为了使加工出来的产品味道更加鲜美,违规添加过多的食品添加剂,对人们的身体健康造成严重的影响。近年来所发生的注水猪肉、瘦肉精等事件主要就是在加工环节出了问题。

3. 运输销售环节的主要影响因素　目前的肉类食品的运输大部分都没有专业的团队,对肉类食品的冷藏和保护做得不到位,导致细菌、霉菌、病毒、寄生虫及其虫卵等大量繁殖,使部分食品发生了变质。销售环节同样冷藏设施不到位,另外,一些商贩存在更改食品生产日期的嫌疑,将过期和变质的肉类食品继续销售,还有一部分肉类食品卫生问题是由消费者自己引起的,如对肉类食品的烹饪和杀菌不到位,使病菌进入体内,埋下健康隐患,某些生物毒素的污染是目前极为严重的食品安全问题。

### (二)加强我国肉类食品卫生安全的重要举措

面对日益突出的食品安全问题,必须引起食品质量监管部门的高度重视,建立健全食品安全法律法规体系,对肉类食品的生产、运输和销售环节进行严格检查,保证肉类食品质量安全。为此,我们应该从以下几方面入手。

1. 加强监督　对肉类食品实施规范化管理,对肉类制品的生产、运输、销售等环节加强质量监测,消除各个环节中造成肉类质量问题的隐患;加强物流运输、销售环节的监管,消除肉类产品各个环节安全隐患。

2. 为动物提供良好的生长环境,采用规范的方式进行动物饲养　作为肉制品生产的原料,用于肉类产品加工的动物是肉类食品加工质量安全的重要保证,我们要深刻认识到做好动物饲养工作对于保障肉类食品安全的重要性。在饲养过程中,要坚决按照相关规定执行,不能在饲料中添加违禁药物,杜绝使用"瘦肉精""三聚氰胺"等违禁物品。同时,要在动物饲养基地建立监管体制,形成对动物饲养环境和方式的有效监控,把好肉制品生产安全的源头关。

3. 做好肉类产品的运输工作,做到实时监测　肉类产品的运输是肉类产品容易出现质量安全事故的薄弱环节,一些不具备运输、保管条件的运输团队承载着肉类产品的运输任务,在运输过程中不注重对肉类产品的冷藏、保鲜,致使质量安全问题产生。对此,我国应该建立完善的监管体系,对肉类产品运输团队进行严格的资质审核,同时要加强监测,做到万无一失。

4. 加强肉类产品销售环节的监管　在销售环节中,相关部门要具有高度的责任意识,加大监管力度,着力对销售环节中是否具备完善的冷藏、保鲜设备和措施,是否存在着售卖过期肉类产品等做好监督工作,维护好肉类产品市场的经营秩序,保证肉类产品质量安全。

5. 加强宣传教育,提高消费者食品安全意识　应该加强肉类产品质量安全的宣传力度,使消费者深刻认识到质量安全的重要性。同时,要提高消费者的维权意识,发现销售三无产品或存在质量问题肉质品的行为,消费者要及时向有关监管部门举报,只有充分发挥群众的力量,才能使制假、售假的肉类产品商家无所遁形,保证我国肉类食品安全。

肉类食品已经成为我们生活不可少的食品,其营养价值与卫生的重要性不言而喻,纵观国内外的各类肉类食品安全事件,总结出影响肉类食品卫生的主要因素。只有从这些影响因素具体入手,才能真正提高肉类食品卫生安全系数,使我国的肉类食品营养与卫生步入一个新台阶。面对突出的食品安全问题,必须加快食品安全法规立法,建立完善的质量安全监管体系,对肉类食品安全进行规范化。

## 第五节　乳及乳制品的营养价值及卫生安全

### 学习目标

1. 本节重点掌握乳类的营养价值。
2. 熟悉乳制品的分类及营养价值。
3. 了解乳及乳制品的卫生安全。

### 节前导言

本节内容主要介绍乳类及常见乳制品的营养价值和卫生安全。通过分析乳类的营养成分及各类乳制品的营养特点,理解乳类的高营养价值和各类乳制品的营养差异,选择适合个体营养需求的食品。了解乳类产品的卫生安全问题,减少食品卫生安全不良事件的发生。

乳及乳制品是平衡膳食中不可缺少的一类营养价值很高的食物,对于哺乳动物来说,生命最初的几个月几乎全靠乳汁提供身体所需的养分。随着我国乳制品行业的发展和人民生活水平的提高,乳制品已成为人们日常生活中重要的营养食品。

### 一、奶的营养价值

乳类是一种营养成分齐全、组成比例适宜、易消化吸收的天然食物,主要由水、蛋白质、脂肪、乳糖、矿物质、维生素等成分组成。人们普遍食用的乳类有牛乳、羊乳和马乳等,以牛乳最多。乳类主要为膳食提供优质蛋白质、钙、维生素 A、维生素 $B_2$ 和维生素 D。各种乳汁成分中,乳脂肪变化幅度最大,蛋白质次之,乳糖和矿物质的含量变化较小。

**（一）蛋白质**

牛乳中蛋白质的含量平均为 3.0%，大致由 80% 的酪蛋白和 20% 的乳清蛋白组成。酪蛋白属于结合蛋白，与钙、磷等结合形成酪蛋白胶粒，以胶体悬浮液的状态存在于牛奶中。羊乳的酪蛋白含量较牛奶略低，但其所含的 α-2S 酪蛋白在胃中形成的凝乳块更小而细软，更容易消化。乳清蛋白包括 β- 乳球蛋白和 α- 乳清蛋白，以及少量免疫球蛋白等。牛乳蛋白质为优质蛋白，消化吸收率为 87%~89%，生物价为 85，易被人体消化吸收。牛乳蛋白质含量虽高于人乳，但酪蛋白与乳清蛋白的构成与人乳的构成恰好相反，因此，以天然乳作为原料生产的婴幼儿乳类食品，需人为调整构成，使之更接近母乳。

**（二）脂肪**

天然牛乳含脂肪 2.8%~4.0%，以微细的脂肪球分散于牛乳中，主要由甘油三酯组成，还含有少量的磷脂、固醇类、类胡萝卜素。牛乳的短链脂肪酸含量较高，形成了柔润的质地和特有的香气。牛乳的香气成分还有丙酮、乙醛、二甲硫、内酯等低分子化合物。乳脂是脂溶性维生素的载体。

**（三）碳水化合物**

牛乳中天然存在的碳水化合物是乳糖，味微甜，含量约占 4.6%，占牛奶碳水化合物的99.8%，人乳乳糖含量高于牛羊乳。乳糖能促进消化液分泌；增加钙、磷、镁等矿物质的吸收；降低肠道 pH，有利于肠道有益菌的繁殖，抑制腐败菌生长，调节肠道健康。部分人群由于体内乳糖酶分泌减少、缺乏或活性过低，食用乳类可能会引起乳糖不耐症的发生，表现为腹痛、腹泻。

**（四）矿物质**

牛乳中的矿物质主要以钙、磷、钾含量较多，大多数与有机酸结合形成盐类，因而牛乳为弱碱性食品。每 100g 牛乳含钙约 104mg，且吸收率高，是膳食中最好的天然钙来源。

**（五）维生素**

乳中主要的维生素有维生素 A、B 族维生素、维生素 D、维生素 K 和微量的维生素 C。牛乳是 B 族维生素的良好来源，尤其是维生素 $B_2$，且其含量受饲料影响小。维生素 D 含量与牛的光照时间有关，维生素 A、维生素 C 则与乳牛的饲料密切相关，即放牧乳牛所产奶的维生素含量高于舍饲乳牛所产奶。

**（六）其他**

牛乳中有少量水解酶帮助消化营养物质，溶菌酶和乳过氧化物酶有抗菌作用，还有生理活性物质，如乳铁蛋白、免疫球蛋白、生物活性肽、生长因子等。

## 二、奶制品的营养价值

乳制品是指以乳为主要原料加工制作的产品，包括液态奶类、酸奶、奶粉、奶油、炼乳、干酪等。

**（一）液态乳类**

1. 按照杀菌程度可划分为巴氏杀菌乳和超高温灭菌乳。巴氏杀菌乳是采用巴氏杀菌法，在 72~85℃的温度下杀灭乳中可能导致疾病、变质的病原微生物或不需要的发酵微生物，除维生素 $B_1$ 和维生素 C 有部分损失外，其他营养物质得到完好的保留，但细菌芽孢未失活，需要在 0~4℃下运输和保存。超高温灭菌乳则是经过超高温（135℃以上）在数秒内瞬时灭菌，完全破坏其中可生长的微生物和芽孢，因此不需冷藏，常温下保质期 6 个月以上，但一些不耐热的营养成分如维生素的损失大于巴氏杀菌乳。

2. 按照脱脂程度划分为全脂乳和脱脂乳,营养成分标准见表 4-4。

表 4-4　一些液态乳产品的蛋白质和脂肪含量标准[9]

单位:%

| 品种 | 消毒乳和灭菌乳 | 调味乳 |
| --- | --- | --- |
| 全脂型 | 蛋白质≥2.9,脂肪≥3.2 | 蛋白质≥2.3,脂肪≥2.5 |
| 半脱脂型 | 蛋白质≥2.9,脂肪 1.0~2.0 | 蛋白质≥2.3,脂肪 0.8~1.6 |
| 全脱脂型 | 蛋白质≥2.0,脂肪≤0.5 | 蛋白质≥2.3,脂肪≤0.4 |

注:脱脂奶的脂溶性维生素显著下降,需要进行营养强化。

### (二)酸奶

酸奶是在乳中接种乳酸菌(保加利亚乳杆菌和嗜热链球菌)后经特定工艺制成的液态或凝乳状酸味乳制品,是最普遍的一种发酵乳,通常应含有活乳酸菌 108cfu/ml 左右,不得低于 106cfu/ml。牛奶经乳酸菌发酵后乳糖变成乳酸,蛋白质发生凝固,脂肪不同程度水解,钙的含量有所提高,营养物质较牛奶更易消化吸收。乳酸菌能抑制肠道腐败菌的生长繁殖和腐败产物的产生,清除肠道垃圾,有利于调节肠道菌群、维持肠道微生态平衡;乳酸菌还具有降低胆固醇和免疫调节的作用。另外,一些酸奶添加了双歧杆菌、嗜酸乳杆菌等有益菌,具有更强的保健作用。酸奶适用于消化不良的人群,同时由于乳糖被分解,解决了我国人群中普遍存在的乳糖不耐受的问题。

### (三)奶粉

奶粉是以新鲜奶为原料,经浓缩和喷雾干燥,除去乳中超过 95% 的自由水分制成的粉状产品,对奶的色香味和其他营养成分影响较小,蛋白质凝块细小柔软而更易消化,但热敏感的维生素有部分损失。

1. 全脂奶粉　每 1g 全脂奶粉大约相当于 7g 原料乳所含的固体物质,全脂奶粉保存了原料乳中所有的脂肪成分,脂肪含量不应低于 26.0%。

2. 脱脂奶粉　在全脂奶粉的生产工艺中加上脱脂过程,全脱脂奶粉脂肪含量不高于 2.0%,半脱脂奶粉脂肪含量在 2.0%~20.0%。脱脂的同时脂溶性维生素损失较大。此类奶粉适用于腹泻或要求少油膳食的人群。

3. 配方奶粉　原料乳在加工过程中,蛋白质、无机盐和脂肪损失不大,维生素 $B_1$ 和维生素 $B_6$ 损失达 10%~30%,维生素 C 损失较大。为了弥补这种加工造成的损失或调整原料乳本身的营养构成,向奶粉中添加各种维生素、矿物质或生理活性物质,达到调整营养成分和营养强化的目的,更好地适应各类人群的营养需求。

婴幼儿配方乳(infant formula)即按照国家标准,添加营养素或调整牛乳成分,使其营养组成接近母乳,以适应婴儿时期特殊的营养需求而制成。

### (四)乳脂

乳脂是指原料乳分离出来的脂肪成分,包括稀奶油、奶油和无水奶油。稀奶油的脂肪含量在 25%~45% 之间,呈奶白色。奶油也称黄油(butter),脂肪含量达 80%~85%,以饱和脂肪为主,室温呈固态,由于含类胡萝卜素而呈现淡黄色。无水奶油的脂肪含量高达 98%,质地较硬,保藏性好。乳脂的脂肪含量高,是能量和脂溶性维生素(维生素 A 和维生素 D)的良好来源,而 B 族维生素被大部分除去。值得注意的是,人造奶油并非乳制品,其原料植物油在氢化过程中产生反式脂肪酸,危害人体健康。

### （五）炼乳

炼乳是一种浓缩乳,种类有淡炼乳、甜炼乳、全脂炼乳、脱脂炼乳、调味炼乳、配方炼乳之分。

### （六）干酪

也称奶酪,属于发酵乳制品。奶酪的蛋白质大部分为酪蛋白,被凝乳酶水解而凝固,脂肪发酵分解产生独特风味,乳糖则大部分流失,少量发酵成乳酸起到抑菌作用。奶酪种类繁多,超过2 000种,其能量、蛋白质、脂肪含量为同等重量牛乳的3~9倍不等。

## 三、乳及乳制品的卫生安全

### （一）乳及乳制品存在的卫生安全问题

乳类虽然营养价值高,但在原料生产、加工、储藏、流通等各个环节还存在诸多卫生安全问题,影响乳类的品质和人体健康。

1. 原料乳的污染　母体患病、乳房及其周围被污染或有炎症,抗生素或其他药物的不合理使用造成乳汁药物残留;饲草饲料发霉变质或农药残留;地表、褥草等环境卫生污染等。未经卫生处理的鲜奶可能被伤寒、副伤寒、痢疾志贺菌和溶血性链球菌等污染。

2. 乳制品加工贮存过程中的污染　加工设备的清洗与消毒不过关,使用违禁添加剂;包装材料释放有害成分;贮存环境的温度湿度控制不当容易造成腐败变质,营养物质被分解产生恶臭和有害产物。乳制品存放冰箱过久易造成单核细胞增生李斯特菌污染。

3. 人为掺假、掺杂　如掺入水、米汤、豆浆、碱、含氮化合物等,不但起不到奶的作用,某些物质甚至具有毒副作用,危害人体健康。轰动全国的"三聚氰胺"婴幼儿奶粉事件,即掺入三聚氰胺,虚假提高奶粉的蛋白质含量。

### （二）乳及乳制品的卫生安全管理

为了提高乳及乳制品的卫生安全,相关部门应完善有关法律法规,规范乳类生产、运输、销售等各个环节的卫生管理。

1. 乳品厂应有健全配套的卫生设施,奶牛定期预防接种和检疫,乳品加工人员保持个人良好卫生,遵守有关卫生制度和操作规范,乳品经卫生质量检验合格方能出厂。

2. 乳品的贮运应保持低温,容器要清洗消毒并有专用冷藏设备和车辆运送。

3. 对各类病畜乳,必须按照相关标准分别进行卫生处理。

4. 乳制品的加工应符合相应的卫生标准,如合理使用添加剂、不得掺杂、酸乳的菌种应纯良无毒、包装严密完整等。

5. 提高消费者食品营养和卫生知识水平,及时发现和举报影响食品卫生安全的不良行为。

# 第六节　蛋及其制品的营养价值及卫生安全

### 📍 学习目标

1. 本节重点掌握蛋类的主要营养成分及组成特点。

2. 熟悉蛋及其制品的卫生安全问题。

3. 了解蛋制品的营养价值。

本节内容主要介绍蛋及其制品的营养价值及卫生安全。通过掌握蛋类的主要营养成分及组成特点，理解蛋及其制品的营养价值。通过学习蛋及其制品的卫生问题，避免蛋及其制品的污染，达到蛋及其制品卫生安全的目的。

## 一、蛋及其制品的营养

### （一）蛋的营养价值

蛋类的营养成分大致相同，可供食用的蛋类有鸡蛋、鸭蛋、鹅蛋、鹌鹑蛋、鸽子蛋等，食用最普遍、销量最大的是鸡蛋。

### （二）蛋类的结构

蛋主要由蛋黄、蛋清和蛋壳组成。卵黄两极有韧带，成为蛋白带。在新鲜鸡蛋中，蛋白带能使卵黄固定于蛋的中央位置，表面包有透明的"卵黄膜"。包围在卵黄外面的是蛋清，包围在蛋清外层的是由石灰质形成的蛋壳，壳上有毛细孔。在产卵过程最后，壳外被一层很薄的黏膜液包围，黏液干燥之后，形成一层半透明膜。

### （三）蛋类主要营养成分及组成特点

蛋类的宏量营养素含量稳定，微量营养素含量受品种、饲料、季节等多方面的影响。蛋类各部分的主要营养素含量见表4-5。

表 4-5　蛋类各部分的主要营养素含量[10]

| 营养成分 | 全蛋 | 蛋清 | 蛋黄 |
|---|---|---|---|
| 水分 /(g·100g⁻¹) | 74.1 | 84.4 | 51.5 |
| 蛋白质 /(g·100g⁻¹) | 13.3 | 11.6 | 15.2 |
| 脂类 /(g·100g⁻¹) | 8.8 | 0.1 | 28.2 |
| 碳水化合物 /(g·100g⁻¹) | 2.8 | 3.1 | 3.4 |
| 钙 /(mg·100g⁻¹) | 56 | 9 | 112 |
| 铁 /(mg·100g⁻¹) | 2.0 | 1.6 | 6.5 |
| 锌 /(mg·100g⁻¹) | 1.10 | 0.02 | 3.79 |
| 硒 /(μg·100g⁻¹) | 14.34 | 6.97 | 27.01 |
| 视黄醇当量 /(μg·100g⁻¹) | 234 | — | 438 |
| 硫胺素 /(mg·100g⁻¹) | 0.11 | 0.04 | 0.33 |
| 核黄素 /(mg·100g⁻¹) | 0.27 | 0.31 | 0.29 |
| 尼克酸 /(mg/100g) | 0.2 | 0.2 | 0.1 |

1. 蛋白质　蛋类蛋白质的营养价值很高，优于其他动物性蛋白质。蛋类所含蛋白质一般10%以上，蛋清中含量较低，蛋黄中含量较高。蛋清中主要含有卵清蛋白、卵伴清蛋白、卵黏蛋白、卵类黏蛋白、卵胶黏蛋白、卵球蛋白等，蛋黄中所含的蛋白质主要是卵黄磷蛋白和卵黄球蛋白。

鸡蛋蛋白因其含有的必需氨基酸组成与人体接近,常被用作参考蛋白。每100g鸡蛋含12.7g蛋白质,两只鸡蛋所含蛋白质大致相当于150g鱼肉或瘦肉的蛋白质。鸡蛋蛋白质的消化率在牛奶、猪肉、牛肉和大米中也是最高的。蛋类蛋白质中赖氨酸和蛋氨酸含量较高,与谷类食物、豆类食物混合食用可弥补赖氨酸或蛋氨酸的不足。

2. 脂肪　蛋类约98%的脂肪集中在蛋黄,脂肪呈乳融状,易被人体吸收,而蛋清脂肪含量极少。甘油三酯占蛋黄脂肪的62%~65%,磷脂占30%~33%,固醇占4%~5%,还有微量脑苷脂类。蛋黄是磷脂的良好食物来源,富含不饱和脂肪酸,例如花生四烯酸和二十二碳六烯酸(DHA),这些成分对于维护人类神经系统的健康很重要,是新生儿大脑、眼睛和心脏发育的必需营养。蛋黄中的磷脂主要是卵磷脂、含量达80%以上。卵磷脂具有降低血胆固醇的作用,并能促进脂溶性维生素的吸收。

蛋类胆固醇含量较高,主要集中在蛋黄,其中鹅蛋黄含量最高,每100g达1 696mg。鸡蛋中胆固醇含量为585mg/100g,而100g鸡蛋黄中的胆固醇含量可达1 510mg。尽管胆固醇含量高,但适量摄入也不会明显影响血清胆固醇水平和成为引起心血管等疾病的危险因素。鸡蛋黄中虽含有大量胆固醇,但也含有丰富的卵磷脂,卵磷脂可使血液中胆固醇和脂肪颗粒变小,并保持悬浮状态,妨碍了胆固醇和脂肪在血管壁的沉积。至于鸡蛋黄中胆固醇对人体的影响,一般认为胆固醇浓度在正常范围的老年人,每天吃两个鸡蛋,其血胆固醇最多增加2mg,不会造成动脉粥样硬化。

3. 碳水化合物　蛋类所含碳水化合物较少,约占1.5%。蛋黄中主要是葡萄糖,多与蛋白质以结合的形式存在,而蛋清中主要是甘露糖和半乳糖。

4. 矿物质　蛋类中,矿物质含量为1.0%~1.5%,主要存在于蛋黄内,蛋清中含量极低。其中以磷、钙、钾、钠含量较高,磷为240mg/100g,钙为112mg/100g。蛋中还含有丰富的铁、镁、锌、硒等矿物质。蛋黄中铁的含量虽高,但可以与卵黄高磷蛋白结合,干扰铁的吸收,故蛋黄中铁的生物利用率较低,仅为3%左右。

5. 维生素　蛋类中的维生素含量丰富,种类较为齐全,包括所有的B族维生素、维生素A、维生素D、维生素E、维生素K及微量的维生素C。其主要集中在蛋黄,蛋清中的维生素含量较少。此外,蛋中的维生素含量受到禽类品种的影响。

6. 其他　在生鸡蛋蛋清中,还含有一些特别的物质,如抗生物素蛋白和抗胰蛋白酶因子。这两种物质会在肠道内结合,并影响生物素的吸收,可引起食欲缺乏、全身无力、毛发脱色、肌肉酸痛等一些严重的症状。而抗胰蛋白酶能抑制胰蛋白酶的活力,阻碍人体对蛋白质的消化吸收与利用。当鸡蛋煮熟之后,这两种有害物质被破坏,蛋白质的致密结构变得松散,易于人体消化吸收,故要将鸡蛋煮熟后再食用。

**(四) 红皮鸡蛋与白皮鸡蛋的营养价值比较**

选购鸡蛋时,无须注重蛋壳的颜色。蛋壳的颜色主要是由卵壳卟啉决定。有些鸡血液中的血红蛋白代谢可产生卵壳卟啉,故而蛋壳呈浅红色,而有些鸡,如来航鸡、白洛克鸡等不能产生卵壳卟啉,因而蛋壳呈白色。蛋壳的颜色完全由遗传基因决定。红皮鸡蛋与白皮鸡蛋蛋白质含量均为12%左右,脂肪含量红皮略高,碳水化合物两者差别不明显,白皮鸡蛋维生素A含量较高,维生素E红皮较高。总体而言,两种蛋的营养素含量相差不是很大。白皮鸡蛋与红皮鸡蛋营养素含量见表4-6。

表 4-6　白皮鸡蛋与红皮鸡蛋营养素含量比较（每 100g 可食部）[10]

| 食物名称 | 白皮鸡蛋 | 红皮鸡蛋 |
|---|---|---|
| 蛋白质 /g | 12.7 | 12.8 |
| 脂肪 /g | 9 | 11.1 |
| 碳水化合物 /g | 1.5 | 1.3 |
| 胆固醇 /mg | 585 | 585 |
| 维生素 A/μgRE | 310 | 194 |
| 维生素 E/mg | 1.23 | 2.29 |
| 维生素 B₁/mg | 0.09 | 0.13 |
| 维生素 B₂/mg | 0.31 | 0.32 |
| 烟酸 /mg | 0.2 | 0.2 |
| 钙 /mg | 48 | 44 |
| 镁 /mg | 14 | 11 |
| 铁 /mg | 2 | 2.3 |
| 锌 /mg | 1 | 1.01 |
| 硒 /μg | 16.55 | 14.98 |
| 铜 /mg | 0.06 | 0.07 |
| 锰 /mg | 0.03 | 0.04 |

**（五）蛋制品的营养价值**

蛋制品是以新鲜蛋类为原料加工制成的产品,如市面看到的皮蛋、咸蛋、糟蛋、干蛋白质、干蛋黄粉等。蛋及其制品的营养成分相差不大,但不同的加工方法会对某些微量营养素的含量产生影响。例如,蛋类加工成皮蛋时会加入碱和盐,使矿物质含量增加,但会较大损失 B 族维生素,且增加铅含量。咸蛋在加工过程中钠含量增加;糟蛋的钙含量比鲜蛋高 10 倍左右。加工后的鸡蛋粉因水分少,蛋白质含量可高达 32%~42%。

## 二、蛋及其制品的卫生安全

**（一）蛋类卫生问题**

1. 微生物污染　微生物可通过不健康的母禽附着在蛋壳上,造成微生物污染禽蛋。患病母禽生殖器的杀菌能力减弱,当食用过含有病菌的饲料后,病原菌可通过血液循环侵入卵巢,在蛋黄形成过程中造成污染常见的致病菌是沙门氏菌,如鸡白痢沙门氏菌、鸡伤寒沙门氏菌等。鸡、鸭、鹅都易受到病菌感染,特别是鸭、鹅等水禽的感染率更高。为了防止由细菌引起的食物中毒,一般不允许用水禽蛋作为糕点原料。水禽蛋必须煮沸 10 分钟以上方可食用。

蛋壳在泄殖腔、不洁的产蛋场所及运输、贮藏过程中受到细菌污染,在适宜条件下,微生物通过蛋壳气孔进入蛋内并迅速生长繁殖,使禽蛋腐败变质。在贮存过程中,由于酶和微生物的作用,蛋白质分解导致蛋黄移位、黄膜破裂,形成"散黄蛋"。蛋黄与蛋清混在一起,如果条件继续恶化,蛋黄与蛋清混在一起,称为"浑汤蛋",蛋白质分解形成的硫化氢、胺类、粪臭素等产物使蛋具有恶臭气味。外界真菌进入蛋内可形成黑斑,称"黑斑蛋"。腐败变质的蛋不得食用,应予销毁。

2. 化学性污染　鲜蛋的化学性污染物主要是汞。蛋内汞的来源可由空气、水和饲料等摄入禽体内,致使所产的蛋中含汞。此外,农药、激素、抗生素以及其他化学污染物均可通过禽饲料及饮水进入母禽体内,残留于所产的蛋中。

3. 其他卫生问题　鲜蛋是一种有生命的物质,通过气孔进行呼吸,因此可以吸收异味。若在收购、运输、储存过程中与农药、化肥、煤油等化学物品及蒜、葱、鱼、香烟等有异味或腐烂变质的动植物放在一起,就会使鲜蛋产生异味,影响食用。

为了防止微生物对禽蛋的污染,提高鲜蛋的卫生质量,应加强禽类饲养条件的卫生管理,保持禽体及产蛋场所的卫生。鲜蛋应贮存在 1~5℃、相对湿度 87%~97% 的条件下,一般可保存 4~5 个月。自冷库取出时,应先在预暖室内放置一段时间,防止因产生冷凝水而造成微生物对禽蛋的污染。

**(二)蛋类加工制品的卫生问题**

1. 冰蛋和蛋粉　由于冰蛋与蛋粉在制作过程中均需要经过打蛋搅匀的工艺,而蛋的外壳表面与蛋液内均可能有微生物存在,所以要特别注意,在打蛋前,蛋壳必须彻底洗净消毒,不能采用变质蛋作为原料,以防止沙门氏菌对蛋品的污染。若食用冰蛋,临用前再解冻,否则等冰蛋融化后,细菌将迅速的污染、繁殖。

2. 咸蛋和皮蛋　皮蛋中铅的含量是值得注意的卫生问题。由国家质量监督检验检疫总局、国家标准化管理委员会发布的 GB/T 9694-2014 规定,皮蛋中铅含量不得超过 0.5mg/kg。可采用氧化锌代替氧化铅,以降低皮蛋内铅含量。用来加工咸蛋或皮蛋的禽蛋必须卫生质量良好,不能用变质蛋。成品皮蛋不宜在室温下长期贮存,有人曾从 20℃室温下保存两个月的皮蛋中检查出枯草杆菌及其他细菌、霉菌。有些破损或变质的皮蛋食用后引起食物中毒,严重者可引发生命危险。

# 第七节　其他食品的卫生安全

## 学习目标

1. 本节重点掌握油脂及酒类常见的卫生学问题。
2. 熟悉油脂及酒类的卫生要求。
3. 了解茶、咖啡饮料及调味品的卫生问题及卫生安全要求。

## 节前导言

本节内容主要介绍其他食品(油脂、酒类、调味品及茶、咖啡)的卫生安全,通过学习油脂、酒类、调味品及茶、咖啡的主要卫生问题,根据其卫生问题介绍相应的卫生要求,达到保证食品安全的目的。

## 一、油脂

油脂赋予食品美好的滋味和香味,是食品加工、餐饮烹调不可缺少的原料。食用油脂包括植物油、动物脂及油脂的深加工品。食用油脂在生产、加工、贮存、运输、销售过程中的各个环节均有可能受到有毒有害物质的污染,以致其卫生质量降低。

**（一）食用油脂卫生问题**

1. 油脂酸败　油脂由于含有杂质或在不适宜条件下久藏而发生一系列化学变化和感光性状恶化，称为油脂酸败。它除了引起感官性状变化外，还导致不饱和脂肪酸、脂溶性维生素的氧化破坏，降低油脂的食用和营养价值。

2. 污染和天然存在的有害物质

（1）真菌毒素：最常见的真菌毒素是黄曲霉毒素。在各类油料种子中，花生最容易受到污染，其次为棉籽和油菜籽。碱炼法和吸附法均为有效的去毒方法。

（2）多环芳烃类化合物：油脂在生产和使用过程中可受到多环芳烃类化合物的污染。其污染主要来源于油料种子的污染、油脂加工过程中受到的污染及使用过程中油脂的热聚。

（3）天然存在的有害物质：植物油料中除含有脂肪等营养物质外，还含有对人体有毒害的天然物质，如棉酚，可在榨油时进入毛棉油中，游离棉酚是一种原浆毒，可损害心肝肾，一次性大量食用冷榨法生产的棉籽油可引起急性中毒。其他的天然有毒有害成分还有油菜籽中的硫甙和芥酸等。油料加工后，这些有害物质会残存在油品中，如不经处理会影响食用植物油的安全性。

3. 油脂掺假　废弃食用油脂（如潲水油、反复煎炸后变质油等），甚至是有毒的工业用油等经过处理，掺杂作为食用油脂。经过高温煎炸和简单的加工提炼，中间发生水解、氧化和酸败等反应，成分发生了变化，产生许多有毒有害物质，对人群健康造成极大危害。

**（二）食用油脂生产卫生要求**

1. 原辅材料生产食用油脂的各种原辅材料和所用的溶剂必须符合国家的有关规定，食品添加剂及生产用水必须符合相关标准的规定。

2. 生产过程生产食用油脂的车间一般不宜加工非食用油脂。应在加工食用油脂的投料初期抽样检验，符合食用油脂的质量、安全标准后方能视为食用油。生产过程应防止润滑油和矿物油对食用油脂的污染。

3. 成品检验及包装　成品经严格检验达到国家有关质量、卫生或安全标准后才能进行包装。包装容器与材料应符合相应的标准和有关的规定，食用油脂的销售包装和标志应符合有关的规定。

4. 贮存、运输及销售　产品应贮存在干燥、通风良好的场所，贮存成品油的专用容器应定期清洗。

## 二、酒类

饮料酒是指酒精度在 0.5%Vol 以上的酒精饮料，包括各类发酵酒（如啤酒、葡萄酒、果酒和黄酒）、蒸馏酒（白酒和白兰地、威士忌等其他蒸馏酒）和配制酒。在酒类生产过程中从原料选择到加工工艺等环节若达不到卫生要求就有可能产生或带入有毒物质。

**（一）饮料酒卫生问题**

1. 蒸馏酒与配制酒

（1）乙醇：酒类的主要成分，主要在肝脏代谢，长期过量饮酒与脂肪肝、酒精性肝炎及肝硬化等密切相关。

（2）甲醇：酒中甲醇主要来自制酒原辅料中的果胶。糖化发酵温度过高，时间过长会增加甲醇含量。甲醇具有剧烈的神经毒性。

（3）醛类：醛类中以甲醛的毒性最大，可以使蛋白质变性和酶失活。只要在蒸馏过程采用低温排醛,就可以去除大部分醛类。

(4) 氰化物:以木薯或果核为原料制酒时,原料中的氰甙经水解产生氢氰酸,能使呼吸中枢及血管运动中枢麻痹。因氢氰酸分子量低,有挥发性,能够随水蒸气一同进入酒中。

(5) 铅:酒中的铅主要来自蒸馏器、冷凝导管和储酒容器。蒸馏酒在发酵过程产生有机酸,含有机酸的高温酒蒸汽可使蒸馏器及冷凝导管中的铅溶出。

(6) 锰:发生铁浑浊的酒及采用非粮食原料制酒时产生的不良气味,常使用高锰酸钾 - 活性炭进行脱臭处理。方法不当或不经过复蒸馏,可使酒中残留较高的锰。

2. 发酵酒

(1) 展青霉素:在果酒生产过程中,原料水果腐烂、生霉、变质,易使展青霉素转移到成品酒中。

(2) 二氧化硫:在果酒和葡萄酒生产过程中加入适量二氧化硫,可对酒的澄清、净化及发酵具有作用,但使用量超标或发酵时间过短就会造成二氧化硫的残留。

(3) 微生物污染:从原料到成品的整个生产过程均可能受到微生物的污染。啤酒中常见的污染菌是野生酵母,它会影响发酵、改变口味,导致啤酒浑浊沉淀。

**(二)饮料酒卫生要求**

1. 原辅料均应具有正常的色泽和良好的感观性状,无霉变、无异味、无腐烂。不得使用工业酒精和医用酒精作为配制酒的原料。生产用水必须符合规定。

2. 饮料酒的容器材料必须符合国家的有关规定,严禁使用被有毒物质或异味污染过的回收旧瓶灌。

3. 制曲、蒸煮、发酵、蒸馏等工艺是影响白酒质量的关键环节。各种酒曲的培养必须定期进行筛选和纯化,防止菌种退化、变异和污染。清蒸可减少酒中甲醇的含量,还可使氰苷类物质提前分解挥散。采用"截头去尾"的蒸馏工艺,选择中段酒可大大减少成品中甲醇和杂醇油的含量。对使用高锰酸钾处理的白酒,要复蒸后才能使用,以去除锰离子的影响。蒸馏设备和贮酒容器应采用无锡材料,减少铅污染。

4. 饮料酒成品标志必须符合相关规定。成品仓库应干燥通风良好,库内不得堆放杂物,运输工具应清洁干燥,装卸时应轻拿轻放,严禁与有腐蚀性、有毒的物品一起混运。

5. 饮料酒生产企业应该建立产品追溯系统及产品撤回程序。


## 三、茶、咖啡

饮料是人们生活不可缺少的食品之一,茶饮料、咖啡饮料因具有消暑、解渴、补充水分、提神等功能而受到大众的喜爱。

**(一)茶、咖啡饮料卫生问题**

目前,我国茶、咖啡饮料产品质量安全存在的主要问题是特征指标不符合标准要求、滥用添加剂、微生物指标不合格。饮料生产中容易出现质量安全问题的环节是设备、环境、原辅材料包装材料、水处理工序、人员等管理控制不到位,易造成化学和生物污染,而使产品的卫生指标不合格。

**(二)茶、咖啡饮料卫生要求**

饮料生产过程一般包括水处理、容器处理、原辅料处理和混料后的均质、杀菌、罐装等工序。

1. 水处理是除去水中固体物质、降低硬度和含盐量,杀灭微生物及排除所含的空气,为饮料生产提供优良的水质。采用混凝剂明矾、硫酸铝、聚合氯化铝等和一般采用活性炭和砂棒过滤,可去除水中悬浮物和胶体物质。饮料用水含盐量高会直接影响产品的质量,因此,必须对其进行脱盐软化处理。

2. 应根据原辅料、工艺的不同采用不同的杀菌技术。常用的杀菌方法有巴氏消毒、超高温瞬间杀菌、紫外线杀菌等。

3. 空气净化是防止微生物污染的重要环节,应将灌装工序设在单独房间或用铝合金隔成独立的灌装间,避免空气交叉污染。对灌装间消毒可采用紫外线照射、过氧乙酸熏蒸、安装空气净化器等方法。灌装前,空瓶/罐必须经过严格的清洗和消毒,洗消后的空瓶、罐及盖必须抽样作细菌检验,菌落总数不得超过 50cfu/ 瓶(罐或盖),大肠菌群不得检出。灌装设备管道、冷却器等材质应符合相关的卫生要求。

4. 产品包装应严密整齐无破损。产品应贮存在干燥通风良好的场所,不得与有毒有害、有异味、易挥发、易腐蚀的物品同处贮存。运输产品时应避免日晒雨淋,不得与有毒有害、有异味或影响产品质量的物品混装运输。

5. 出厂前应检验饮料,生产企业应与卫生质量检验室做到成品批批检验确保合格产品出厂。企业应建立产品的可追溯系统。

## 四、调味品

调味品是指在食品加工及烹调过程中广泛使用的,用以去腥、除膻、解腻增香、调配滋味和气体的一类辅助食品,如酱油、食醋、食盐等。在调味品的生产加工过程中所涉及的原辅料种类繁多,工艺复杂,容易混入或产生有毒有害物质。

### (一)酱油

酱油是以富含蛋白质的豆类和富含淀粉的谷类及其制品为主要原料,在微生物酶的催化作用下分解并经浸渍提取制成的调味汁液。按生产工艺可分为酿造酱油和配制酱油,按食用方法可分为烹调酱油和餐桌酱油。

酱油安全性问题主要体现在五花八门的假冒酱油中。如勾兑型酱油,这类酱油没有发酵过程,主要原料来源于色素、盐、自来水等。更有甚者用工业盐作为食用盐制作酱油,并加入自来水混合,装入回收的旧酱油瓶中,送到市场出售。

酱油生产的卫生要求:

(1)原辅料:用于酱油生产的粮食类原料必须干燥、无杂质、无污染。农药残留、重金属、黄曲霉毒素等有毒有害物质的残留应符合规定。酿造用水应符合我国饮用水的卫生标准。化学法生产酱油时,盐酸水解大豆蛋白产品中会残留 3- 氯丙醇,是一种致癌物,应严格控制蛋白水解液的质量和 3- 氯丙醇的含量。为防止铅、砷及有害物质对产品的污染,不得使用非食用性原料生产的蛋白水解液和生产氨基酸的废液。

(2)发酵菌种:应定期筛选、纯化和鉴定,防止杂菌污染,菌种退化和变异产毒。利用花生饼酿造酱油时也应防止黄曲霉毒素污染。

(3)酿造过程:应控制盐水的浓度、温度和拌曲水量,发酵制品应控制发酵时的温度和通风量,以防止杂菌的污染。

(4)包装容器和材料,成品的贮藏和运输条件等应符合相关标准的规定。此外,生产企业应建立并实施可追溯性系统及产品的撤回程序。

### (二)食醋

食醋是以粮食、果实、酒类等含有淀粉、糖类、酒精的原料,经微生物酿造而成的一种液体酸性调味品。按原料及加工工艺的不同可分为酿造食醋和配制食醋。

市场上醋的安全性问题主要是制假者将"冰乙酸""酱色素""陈醋精"和自来水等勾兑到一起,然后贴上名牌醋的商标销售。

食醋的卫生要求:

(1)原辅材料应无霉变,无杂质,无污染;选用的菌种必须经常进行纯化和鉴定,防止变异产毒。食品添加剂和生产用水应符合卫生标准。

(2)生产配制醋时,配制食醋中的酿造食醋比例不得少于50%,使用冰醋酸应符合《食品添加剂 冰醋酸》(GB 1903-2008)的要求。

(3)装容器和材料应符合相应的卫生标准,回收的包装容器须严格检验后方能使用。产品包装应醒目标出"酿造食醋"或"配制食醋"。

(4)成品的贮藏与运输条件应符合相关标准的规定。企业应建立并实施可追溯性系统及产品的撤回程序。

**(三)食盐**

食盐是指直接食用和制作食品所用的盐,主要成分是氯化钠。食盐按资源分类分为海盐、湖盐、井矿盐;按加工方法分为精制盐(氯化钠含量达99%以上)、日晒盐(氯化钠含量93%以上)、粉碎洗涤盐(氯化钠含量达95%以上);按用途分为加碘盐和多品种盐。

食盐易出现的主要卫生问题是造假分子购进渔业用盐海水晶和工业盐,冒充加碘盐。更为严重是,食用含有亚硝酸的工业用盐,不仅损害人体脏器,严重的还会直接导致食用者死亡。

食盐的卫生要求:

(1)井矿盐是生产精制盐的原料之一,生产中必须将硫酸钙、硫酸钠等杂质分离除去:井矿盐中的硫酸钠影响食物消化吸收。井矿盐中还含有钡盐,具有肌肉毒性,长期食用可引起慢性中毒。

(2)食盐生产过程中常在盐中加入微量抗凝剂以防结块,我国规定亚铁氰化钾在盐和代盐制品中最大使用量为0.01g/kg。生产营养强化食盐时,营养强化剂的使用应符合食品强化的原则。

(3)严禁利用井矿盐卤水晒制、熬制食盐。

(4)包装容器和材料应符合相应的卫生标准,成品的贮藏与运输条件应符合相关标准的规定。企业应建立并实施可追溯性系统及产品的撤回程序。

## 第八节 家庭各类食品安全与采购

**学习目标**

1. 本节重点掌握功家庭各类食品安全的分类。

2. 了解家庭各类食品安全与采购方法。

**节前导言**

本节从保障家庭食品安全的选购、贮存及远离食品安全事故环节入手,详细阐述了保障家庭食品安全的各个细节。从选购食品时的认真鉴别,到家庭食品的妥善保存和安全储藏作了详细的介绍,指导人们擦亮眼睛,从各个环节把好家庭食品安全关,切实保障家庭食品安全。

## 一、家庭食品安全要点

食品安全,关系到国计民生,关系到千家万户,关系到每一个人的健康和安全,但当前的食品安全问题却极为严重。

什么食品是安全的? 还有什么东西是可以放心吃的? 该怎样保护我们的家庭食品安全,守卫家人的健康? 如何鉴别食品的优劣,摆脱食品安全陷阱,维护家庭食品安全? 这是当前所有的家庭都最为关注的问题。

### (一)精挑细选,保证食品采购安全

五谷杂粮、蔬菜水果、油盐酱醋、鸡鸭鱼肉、水产干货等是我们一日三餐的原料,也是家庭食品安全的第一道关口。只有把好这一关,才能真正把有毒有害、不利于健康的食品挡在家门之外,全面保证家庭餐桌的安全。这就需要我们有一双鉴证辨伪的火眼金睛,买到真正安全、卫生、健康、放心的食品材料,为现代家庭食品安全把好第一关。

1. 查看食品的标示或标签　食品标签就是食品的身份证明,是指附于食品包装容器上的印签、标牌、文字、图形、符号说明物。它是对食品本质属性、质量特性、安全特性、食用说明的描述。消费者通过食品标签了解食品名称、配料、成分、厂名、批号、生产日期、保质期等信息。经检验合格的产品,应当有产品质量检验合格证图,质量等级代表食品的品质特性,要按产品标准(国家安全标准、行业标准)中的规定标注,此外还必须标注该产品的标 2D 代号和顺序号。

2. 保证肉类的食品卫生　肉类食品味道鲜美,营养丰富,食用价值较高。但肉品可能传播人畜共患传染病及寄生虫病,容易腐败变质,引起食物中毒,危害人体健康,应引起我们的重视。

(1)正确选购:一般经卫生检疫部门检疫后的合格肉,盖有圆形印章,是已排除了传染病和寄生虫病的畜肉,可以放心购买,其他盖有非圆形,如椭圆形、三角形、长方形图章的肉,均不能购买。肉的新鲜程度可用肉眼来观察。新鲜畜肉的表皮微微干燥,有光泽;肉的断面为淡红色,稍湿润,但不黏;肉质紧密,有弹性,指压后可迅速恢复原状;脂肪分布均匀,没有"哈拉味"及腐臭味。经冷冻后的肉保持原有颜色,表面有光泽,结构坚硬,敲击后发出清脆的声音,且没有异味,则可证明肉质良好,可以购买。一般最好选购超市的放心肉,质量可靠。如发现肉已有发黏、失去弹性、颜色不正或变色、异味等情况,就不能购买。

(2)正确贮存:现代家庭中一般采用冰箱来贮存肉类,但低温下许多微生物仍然有存活的可能,因此保存时间也不宜过长,一般家畜肉在 $-4\sim0℃$ 可保存 $3\sim7$ 天,$-18℃$ 以下可保存时间较长,一般 $8\sim12$ 个月。购买后,可将肉分装成若干份保存在冷冻室内,每次取出一份食用,这样可避免冰箱门反复开启及肉的反复解冻和冻结。建议冷藏室温度不低于 $4℃$,冷冻室不低于 $-18℃$。

(3)注意肉类正确烹调:由于未煮熟的肉中可能含有寄生虫和细菌,因此肉应彻底煮熟煮透方可食用,特别是在吃火锅时。肉制品类熟食最好当天购买当天吃完,一顿吃剩的肉类菜肴,如红烧肉、咖喱鸡等必须放入冰箱,吃前重新加热。肉制品罐头在贮存中如发生胖听或破裂,则说明肉已变质,不能食用。腌制的肉制品在食用前,也应注意加热至少半小时以上,因为有些细菌如沙门氏菌,能在含盐量 10%~15% 的肉类中存活好几个月,且只有用沸水煮 30min 方能将其全部杀死。千万要注意的是,肉类有轻度异味或发生变质后,不能加热后食用,因为有些细菌是耐高温的,且细菌产生的毒素也并不能被高温所破坏。要注意生熟分

开,避免交叉感染。此外,家禽和鱼都以选购鲜活为好,其贮存和烹调方法与肉类食品相仿。总之,我们要从肉类的选购、贮存和烹调这三方面把关,防止病从口入。

**（二）保证蔬菜水果的食品卫生**

蔬菜水果是我们每天必不可少的健康食品,能提供丰富的矿物质和维生素。但蔬菜水果往往会被有毒有害的化学物质、细菌和寄生虫污染,如挑选或处理不当,会危害人体健康。尤其是夏天,新鲜瓜果蔬菜常被生吃,而且夏季蔬菜生长期短,农药残留问题更为突出,应引起我们重视。

1. 挑选　不要挑选农药味特别浓的蔬菜水果、腐烂的蔬菜和表皮破损的水果。应注意带虫眼的蔬菜并不一定未受过农药污染,因为农药大量的施用已使一些害虫的抗药性大大增加。对一些洗净后能直接食用的水果,如草莓、杨梅、李子等,购买时更要谨慎。一般情况下不要购买已削皮的或切开的水果。

2. 清洗与去皮　对于新鲜水果蔬菜,食用前应仔细用水冲洗,为了减少表皮的细小脏物、细菌和农药,可以去除蔬菜或水果的外皮。带叶蔬菜最外层的叶片应摘除,水果和瓜果类蔬菜可用肥皂擦洗;根茎类和瓜果类蔬菜如胡萝卜、土豆、番茄、莴笋、冬瓜、西葫芦等,去皮后应再用清水冲洗,水果也应洗净后削皮再吃。

3. 浸泡　将清洗过的蔬菜用水浸泡 30 分钟 ~1 小时,再用清水洗净,流水冲洗最好。

4. 水烫　有些蔬菜,如青椒、芹菜、花菜、生菜、菠菜、刀豆等,洗净后可先用开水烫一下,再下锅煸炒。

## 二、科学加工,保证厨房烹调安全

家庭成员因饮食不当而致使痢疾、胃肠炎等疾病不断增多,这些提示我们,家庭厨房的安全不容忽视。只有把好厨房加工关,消除烹饪环节的不安因素,才能把好家庭食品安全的第二个关口,使家庭的健康更有保障!

## 三、家庭厨房烹饪的加工原则

食品安全是指在食物种植、养殖、加工、包装、贮藏、运输、销售、消费等活动中,符合国家强制标准和要求,不存在可能损害或威胁人体健康的有毒有害物质,使消费者病亡或者危及消费者及其后代的隐患。现代社会分工的细化已经把这些环节分散到各个行业和部门去,所以,家庭食品安全最主要的是消费环节的安全,也就是家庭食品的购进、制作、食用和贮存的安全。

厨房作为家庭饮食安全的重要场所和环节,是家庭食品安全的关键所在。有许多不安全的因素和隐患都在厨房中,所以,每一个家庭都不可小视厨房安全,应高度重视。为避免各类食物中毒的发生和饮食不安全因素的存在,让我们的家人免受由此带来的伤害,厨房制作烹调食物要注意以下几点。

**（一）食物多样化**

食物多样化可以保障食品安全,降低不安全风险危害。因为不合格的食品毕竟是少数,大部分是合格的。食物多样化把可能存在的微生物风险、化学风险大大化解。多样化的食品种类,自然会减少单种食物的摄入量,在安全剂量下,身体的安全防线就不会被突破。总之,什么都吃、什么都不要多吃,不但可以做到营养均衡,也能有效避免"危险"食品带来的侵害。所以,每天做不同的饭菜、变换不同的花样是维护家庭饮食安全营养的有效方法。

**（二）到正规市场购买食品**

选择有品牌、有信誉、取得相关认证的食品企业的产品。购买时查看食品的包装、标签和认证标志，看有无注册和条形码，查看生产日期的保质期。对怀疑有问题的食品，宁可不吃也不买。

**（三）慎重选购食品**

不买腐败霉烂变质或过保质期的食品，慎重购买接近保质期的食品，不买比正常价格过于便宜的食品，以防上当受害；不买不吃有毒有害的食品，如河豚、毒蘑菇等；不买来历不明的死物；不买畸形的和与正常食品有明显色彩差异的鱼、蛋、瓜、果、禽、畜等；不买来源可疑的反季节瓜果蔬菜等。

## 四、保证家庭厨房食品安全的五字诀

为了保证家人的健康，一定要注意食品安全。为了做到这一点，家庭营养师提出了食品安全健康自助法，即在为家人准备食物时要做到"净、透、分、消、密"这 5 字诀。

**（一）净**

从市场买回的蔬菜，先要浸泡一段时间（一般为 20~30 分钟），然后冲洗干净，去除蔬菜中的一部分残留农药。其中，果菜和根菜浸泡和冲洗的时间可以短一些，叶菜浸泡和冲洗的时间应当长一些。需要削皮的蔬菜一定要将皮削去。另外，为了减少维生素的流失，蔬菜应当先洗后切。

**（二）透**

食物的加热一定要到火候，也就是一定要把食物做熟，不能盲目追求鲜嫩。只要食物做熟了，食物中的病原菌、寄生虫与卵等就会死去。尽量不吃生海鲜，不吃涮得不透的肉以及未洗干净的生菜等，避免将附着在上面的病原菌和寄生虫与卵等吃进体内。

**（三）分**

做菜时，一定要生熟分开。切熟食时要用专用的、清洁的刀和砧板。冰箱不是保险箱，熟食不能存放过久。患者的餐具应严格消毒，患者和健康人的餐具应当分开放置。

**（四）消**

消就是消毒。开水煮沸是最简单、最经济的消毒方法。餐具经过清洗可以去除大部分微生物，如果煮沸几分钟则效果会更好。

**（五）密**

密就是封闭存放。由于室内温度高，即使冬天的室温一般也都在 10℃以上，由于细菌大量繁殖，暴露在外的剩饭、剩菜很容易腐败变质。因此，剩饭、剩菜一定要及时放到冰箱或冷凉的地方，并且不宜存放过久。

## 五、妥善存放，保障食品贮存安全

食品变质的因素往往十分复杂，贮存不当则是导致食品腐败变质的主要原因之一。食品贮存不仅是简单的存放食物，更重要是是防止食品腐败变质，保证食品卫生质量。对于家庭食品，一般是指生鲜食品或熟食生菜，若不能妥善贮存，极易腐败变质，形成安全隐患，威胁家庭安全。因此，科学妥善地保存食品，是保障家庭食品安全的又一重大内容。

**（一）食品的贮存方法和原则**

贮存方法分为 2 种，低温贮存和常温贮存。

1. 低温贮存　主要适用于易腐烂(如动物性食物)的贮存。按照低温贮存温度不同,分冷藏贮存和冷冻贮存。冷藏贮存是指冰箱温度在 0~10℃条件下贮存的食物(如蔬菜、水果、熟食、乳制品等);冷冻贮存指温度在 -20~0℃条件下贮存的食品(如水产品、畜禽制品、速冻食品等)。

2. 常温贮存　主要适用于粮食、食用油、调味品、糖果、瓶装饮料等不易腐败的食品。常温贮存的基本要求:①贮存场所清洁卫生;②贮存场所阴凉干燥;③无蟑螂、老鼠等虫害。

在购买定型包装食品的时候,应注意产品外包装上的产品标签(或产品说明书)中所标识的产品贮存方法、保质期限等内容,根据产品标签(或说明书)标识的贮存方法进行贮存。散装食品和各类食用农产品应根据各类食品的特点进行贮存。

### (二)食品的贮存时间

生鲜肉营养丰富,但微生物生长繁殖快,加上本身酶的作用,常温下非常容易腐败变质,因此需要低温冷冻贮存,贮存温度一般以 -18~10℃为宜。但肉品在家用冰箱中冷冻也会发生一些缓慢变化,使肉品变劣,呈现所谓的"橡皮肉",因此,生鲜肉的冷冻上存期一般不应超过 3 个月。通常,常温下熟食品的存放时间应控制在 2 小时内;冷藏的食品食用前应彻底加热。另外还要注意冷冻室的食品一般不要超过 3 个月,冷藏室的食品则不要超过 3 天,即使保鲜性能较高的冰箱,也不宜超过 7 天。

## 六、剩余食品的处置方法

随着物质生活的提高和生活节奏的不断加快,人们在外吃饭的时候越来越多。而且随着节俭意识的增强,"打包"这一良好的习惯越来越流行了。但打包回去的食品在储存和食用时要注意哪些事项呢。

### (一)剩菜一定分开储存,最好用干净密闭的容器

因为在不同食品中,微生物的生长速度不一样,将它们分开储存可以避免交叉污染。另外,打包的食物需凉透后再放入冰箱,因为热食物突然进入低温环境当中,食物中心容易发生质变,而且食物带入的热气会引起水蒸气的凝结,促使霉菌生长,从而导致整个冰箱内食物的霉变。

### (二)打包食物必须回锅

冰箱中存放的食物取出后必须回锅。这是因为冰箱的温度只能抑制细菌繁殖,不能彻底杀灭它们。如果食用前没加热的话,食用后就会造成不适,如痢疾或者腹泻。在回锅加热以前可以通过感官判断食品是否变质,如果感觉有异常,千万不要再食用。加热时要使食物的中心温度至少达到 70℃。

### (三)剩菜保存时间不宜过长

剩菜的存放时间以不隔餐为宜,早上剩的菜中午吃,中午剩的菜晚上吃,最好能在 5~6 小时内吃掉。因为在一般情况下,通过 100℃的高温加热,几分钟内是可以杀灭大部分致病菌的,但如果食物存放时间过长,食物中的细菌就会释放出化学性毒素,加热对这些毒素就无能为力了。

### (四)凉菜不宜打包

因为凉菜在制作过程中没有经过加热,很容易染上细菌,保存不当很容易造成食物中毒,因此凉菜尽量当餐吃完。

### 七、提高食品安全认识能力，走出食品安全认识误区

#### （一）要有正确的食品安全观念

食品安全问题包括"食品安全性"和"对食品的安全感"两个方面，前者是客观的，可以科学测定和评价，后者是主观的，往往由心理因素决定。如在公众的饮食习惯中，过分强调色香味俱全，重视视觉、味觉、口感，使得一些非法食品添加剂有了用武之地，如"染色馒头"、催熟剂、非法膨松剂等。因此，在日常饮食购物中，消费者应当转变观念，把营养、健康作为标准，提高辨别食品优劣的能力，不为食品的色泽、形状所惑，不人云亦云，追随潮流，盲目追求食品的精、细、美观。对有机食品、绿色食品以及一些打着各种理念的新兴食品，也应当仔细鉴别，不要盲目追捧，给不法商贩胡作非为以可乘之机。

当然，正确的食品安全观念不是让我们怀疑一切，陷入一种"什么食品都有毒有害""什么东西都不敢吃"的怪圈之中，特别是没有必要对于种消费心理，大打100%纯天然的招牌，相反，一些纯天然的有毒食物经过加工后会变成对人体有利的、无毒的美味食品，如野生的蕨菜含有较强的致癌成分，生木耳、鲜黄花菜本身也含有毒素，但加工后就安全了。现代生活中纯天然的食品很少，正是依靠先进的加工技术，使许多不可食用的纯天然特质转变成了优质安全的食品，我们要杜绝的只是危及食品安全的错误加工方法和有害的添加剂，而不是反对加工。其实食品添加剂，尤其是化学食品添加剂大都经过了严格的实验和审批，其安全性得到了有效的保障。而许多所谓的纯天然食品往往未经过严密的安全评价，只是传统上被使用或心理认可，其潜在的危险却不得而知。

#### （二）含有不等于超标更不等于不安全

一种食物的安全性、一种成分的毒性大小取决于剂量，这是食品安全科学和毒理学上经典的"剂量决定毒性"的概念。任何东西只有达到一定的剂量才会产生毒性，发生作用。此外，与食用或接触该物质的时间长短有关。只有达到一定的危害含量和持续一定的时间，才会对人体健康产生危害。反之，即使是人体必需的营养素，过量食用同样会危害健康，如蛋白质、盐、堆生素，甚至水。所以，只要食品中添加剂是合适的、是不足以造成人体危害的，那么这种食品就是安全的。

### 八、树立正确的食品消费观，提高自我防范能力

食品安全是一个涉及社会多方面的严峻的社会问题。作为消费者，我们要对自己的健康负责，就必须要明白食品安全的主要危害方面，提高自我的防范能力。要做到以下方面。

（1）不购买"裸露"或散装的食物。裸露和散装的食物容易受到流通环节的二次污染，并且没有食品安全的相关信息，消费者的权益无法保证。尤其一些直接食用的熟食制品，潜在的危害性更大。

（2）选择原形、原色的食品。对一些色泽不正常的食品，如特别鲜红的辣椒酱，雪白的面粉或面条、馒头，光泽透亮的大米，特别大的水果等，要注意识别和防范。这些东西有可能会是添加了一些非法添加物或生长激素的。

（3）不吃或少吃生鲜水产品或其他动物性食品。在生鲜水产品和动物性肉类中难免会带有食源性寄生虫和人畜共患的致病源。

（4）最好食用带皮的水果或蔬菜，否则就需要充分漂洗。果蔬的农药残留是现阶段食品安全的重大危害因素。病虫害的抗药性越来越高，农药的毒性越来越大，使用面越来越广，

并且所以要加强自我防护,多选购带皮的水果蔬菜,食用前可以将外皮去掉,否则需要多次漂洗,最大限度地减少农药的残留对身体的伤害。

（5）选购大型食品工业企业生产的品牌食品。

（6）注意查看食品标签。标签上一般注有食品名称、配料表、净含量及固形物质含量、制造者、经销者的名称和地址、生产日期、产品标准号等方面的信息。一些特殊标志,如质量标志、无公害食品、绿色食品、有机食品都会在食品标签上标明。

树立科学的食品安全观,懂得食品安全知识,走出认知误区,弄清一些模糊的概念,提高食品安全的认知能力,对于保障家庭的食品安全无疑是很有作用的。

## 第九节　特殊医用食品的介绍和应用

**学习目标**

1. 本节重点掌握特殊医学用途配方食品的概念。
2. 熟悉特殊医学用途配方食品的特点及与保健品的区别。
3. 了解特殊医学用途配方食品的管理和法规。

**节前导言**

本节内容主要介绍特殊医学用途配方食品的概念,理解特殊医学用途配方食品的功效,掌握特殊医学用途配方食品的特点及与保健食品的区别,合理应用特殊医学用途配方食品满足特定人群对营养素或膳食的特殊需要。

### 一、特殊医用食品概念、功效和特点

**（一）概念**

特殊医学用途配方食品（foods for special medical purposes,FSMP）是指为了满足进食受限、消化、吸收障碍、代谢紊乱或特定疾病状态人群对营养素或膳食的特殊需要,专门加工配制而成的一类配方食品。该类产品必须在医生或者临床营养师指导下,单独食用或与其他食品配合食用。

**（二）功效**

特殊医学用途配方食品是一类食品,属于特殊膳食用食品。当目标人群无法正常膳食或日常膳食无法满足其营养需求时,特殊医学用途配方食品可以作为一种营养补充途径,为患者的疾病治疗、康复及机体功能维持起到重要的营养支持作用。针对不同年龄、不同疾病的特异性代谢状态,特殊医学用途配方食品对相应的营养素含量提出了特别规定,能更好地适应目标人群的需要,为患者提供有针对性的营养支持。

特殊医学用途配方食品是一类定型包装的食品,其产品形态与普通食品相似,食用方便,可接受程度高,是进行临床营养支持的一种有效途径。但此类食品不是药品,不能替代药物的治疗作用,产品也不得声称对疾病的预防和治疗功能。

**（三）特点**

特殊医学用途配方食品和保健食品作为食品中的特殊种类,在食用目的、产品配方、适用人群等方面都存在明显不同。

1. 食用目的　特殊医学用途配方食品以提供能量和营养支持为目的,为了满足特定人群对于营养素和膳食的需求,可以单独食用或与其他食品配合食用;而保健食品以调节机体功能为目的,具有保健功能而非提供营养成分。

2. 目标人群　特殊医学用途配方食品适用于有特殊医学状况,对营养素有特别需求的人群,所以其形态更接近于普通食品,充分考虑了饮食依从性;而保健食品根据原料和保健功能的不同具有特定的适宜人群,如免疫力低下者、中老年人、需要补充维生素的人群等,这类人群能够正常进食,故保健食品多为小剂量浓缩形态,不提供额外的能量。

3. 产品配方　特殊医学用途配方食品应当包括蛋白质、脂肪、碳水化合物及各种维生素、矿物质等,且对各营养素的含量有严格要求,用以满足目标人群全部或部分的营养需求;而保健食品原则上不提供热量,原料种类较多,可以基于我国传统的中医保健理论设计或结合现代化社会亚健康人群对保健食品的需求进行研究。

## 二、特殊医用食品的管理和法规

在我国,特殊医学用途配方食品也就是常说的"肠内营养制剂"(enteral nutrition,EN)一直作为药品管理,但就其实质来说,还属于食品类,主要为患者提供营养支持作用,基本不具有治疗功能,因此,按照药物注册的许多要求无法满足,致使国外已经有很长使用历史并且使用效果良好的产品无法服务于我国消费者。而国内产品也面临着没有标准、无法监管和生产的问题,极大地影响了该类产品的发展。各方均呼吁从产品实际和临床需求出发,改变既往管理模式,参考国际和发达国家经验,出台特殊医学用途配方食品相关标准,为这类产品的生产、销售、监管提供相应的法律依据。

在有关专家的大力呼吁下,为解决我国医用食品缺乏的情况,保障医用食品的安全,国家卫生和计划生育委员会(原卫生部)制定了 GB 29922-2013《食品安全国家标准　特殊医学用途配方食品通则》(以下简称《特殊医学用途配方食品通则》)、GB 29923-2013《食品安全国家标准　特殊医学配方食品良好生产规范》(以下简称《特殊医学用途配方食品良好生产规范》)。

GB 29922-2013《特殊医学用途配方食品通则》)于 2013 年 12 月发布,2014 年 7 月 1 日正式实施。该标准主要针对 1 岁以上人群使用。标准主要参考了欧盟指令中对于特殊医学用途配方食品的分类,将其分为三类,即全营养配方食品(可作为单一营养来源满足目标人群营养需求)、特定全营养配方食品(可作为单一营养来源满足目标人群在特定疾病或者医学状况下营养需求)和非全营养配方食品(可满足目标人群部分营养需求)。根据国内外的科学依据、我国疾病现状和临床需求、国外产品使用经验,标准中列出了 13 类常见的特定全营养配方食品的类型,如糖尿病全营养配方食品、呼吸系统疾病全营养配方食品、肾病全营养配方食品等;非全营养配方食品按照其产品组成特征,主要包括了营养组件、电解质配方、增稠组件、流质配方、氨基酸代谢障碍配方。

GB 29923-2013《特殊医学用途配方食品良好生产规范》也于 2013 年 12 月发布,2015 年 1 月 1 日实施。该标准对特殊医学用途配方食品的生产过程提出了要求,规定了原材料采购、加工、包装、贮存和运输等环节的场所、设施、人员的基本要求和管理准则,并重点关注了整个生产过程中的微生物控制。该标准的出台为特殊医学用途食品的生产设定了一定的准入门槛,以进一步保证产品质量。

(刘英华　李　莉　张勇胜　许红霞　蒋志雄　李　可)

# 第二篇　居家老人营养筛查评价及营养照护

## 第五章　居家老人营养筛查与状况评定

### 学习目标

1. 本章重点掌握营养风险筛查和营养状况评价的概念和基本工作路线。
2. 掌握常用的筛查和营养状况评价工具。
3. 熟悉营养风险筛查和营养状况评价的作用和意义。

### 章前导言

本章内容主要介绍营养风险筛查和营养状况评价。通过理解相关基础概念，了解研究进展，掌握基本的筛查和评价方法，为有效开展临床营养支持提供可靠依据。

## 第一节　概　　述

随着营养支持在临床疾病治疗中的广泛应用，如何对患者的营养状态进行正确判断成为当下临床工作中越来越受到重视的问题。一方面，严重的营养不良在临床上常常显而易见，可能不需要借助任何特殊的方法或者工具即可辨识，传统的治疗方法也容易取得满意的效果；另一方面，如果不存在营养不足或营养风险，营养支持可能不能改善临床结局，盲目开展营养支持将造成浪费。实际工作中，潜在的隐性营养不良、营养不良前期、营养不良风险等逐渐受到越来越多的关注，相应的评价工具的发展和应用成为必然。

### 一、基本概念

#### （一）营养风险（nutritional risk）

2003 年，欧洲肠外肠内营养学会（European Society of Parenteral and Enteral Nutrition，ESPEN）提出了营养风险的明确定义：现存的或潜在的与营养因素相关的导致患者出现不利临床结局的风险。这个概念与临床结局密切相关，是通过及时发现患者的营养风险来预测患者可能的临床结局，并监测临床营养支持的效果，与营养不良的风险（risk of malnutrition）不同。

#### （二）营养风险筛查（nutritional risk screening）

营养风险筛查也称营养筛查。ESPEN 认为，营养筛查是一个快速、简单的过程，利用一些经济便利的方法收集患者体重和 BMI 变化、进食数量改变、所患疾病严重程度等信息后进行筛查，方便医务人员发现需要进行临床营养支持的患者。美国肠外肠内营养学会（American Society for Parenteral and Enteral Nutrition，ASPEN）的定义："营养风险筛查是识别与营养问题相关特点的过程,目的是发现个体是否存在营养不足及营养不足的危险。"由此可见,关于营养风险筛查的定义存在不同的认识:ESPEN 认为是发现营养风险的过程,ASPEN 认为是发现营养不足的过程。

### (三)营养状况评价(nutritional assessment)

营养评估也称营养状况评价。如果营养风险筛查发现患者存在营养风险但不能实施营养计划,或不能确定患者是否存在营养风险时,需进一步进行营养评估。临床营养专业人员通过膳食调查、人体测量、人体组成测定、生化检查、临床检查及综合营养评定等,对患者的营养代谢和机体功能等进行检查和评估,将患者分为营养良好或营养不良,并评估患者营养不良的程度,从而开展营养支持并监测营养支持的疗效。

## 二、营养风险筛查和营养状况评价的异同点

营养风险筛查和营养状况评价有明显的差异:营养筛查针对全部入院患者开展,快速识别需要营养支持的患者,这一任务可由营养医师、营养师或经过培训的医生或护士承担。营养状况评价是对少数有代谢或者营养问题,可能需要特殊喂养技术的患者制定个性化营养治疗方案,并监测营养支持效果的过程,应由临床营养专业人员完成。一般情况下,发现患者存在营养风险后,需进行进一步的评价。

营养风险筛查和营养状况评价的目的是一致的:发现具有营养风险和/或营养不良的患者,确定营养治疗的对象,进而开展营养治疗,以预防临床并发症、减少治疗失败率、降低医疗保健费用,从而达到改善临床结局的总效应。营养风险筛查和营养状况评价作为营养治疗的重要根据,要在营养治疗的全过程中不断进行再评价,及时了解营养治疗的效果,及时调整治疗方案。

## 三、营养风险筛查和营养状况评价的意义

多项调查显示,住院患者中营养风险的发生率为 30%~35%。鉴于营养风险在住院患者人群中的普遍性和营养不良的严重后果,营养治疗应成为贯穿临床治疗全程的基础、常规手段。发现营养风险和营养不良是进行营养治疗的先决条件和前提。

### (一)指导临床治疗

通过营养风险筛查及评价,可以指导临床治疗有的放矢,既使需要营养支持的患者得到足够的营养支持,也避免对不需要营养支持的患者过度使用营养支持。这也要求对患者的诊断既包括原发疾病的诊断,也要包括营养诊断。

### (二)改善临床结局

定期进行营养风险筛查及评价可以尽早发现营养风险、营养不良及其程度,尽早开始干预,从而减少营养(不良)相关的发病率和病死率,提高治疗的反应性、耐受性和生活质量。

### (三)节省医疗费用

开展营养风险筛查和评价有助于尽快发现并处理营养风险及营养不良,有助于早期诊断,并对有需要的患者开展干预,既可以避免营养不良(营养问题)导致的医疗费用增加,客观上也可以缩短病程、缩短住院时间,从而节省总体的住院费用。

# 第二节　膳食调查与评估

## 一、膳食调查

膳食调查是通过对患者每天进餐次数、摄入食物的种类和数量等进行调查,并根据食物成分表计算出每人每日摄入的能量和其他营养素,与患者需要量进行比较,评价患者的供给是否满足需要,并了解食物分配和烹调加工过程中存在的问题,提出改进措施。膳食调查是了解患者饮食摄入情况的一种最直接方法。

调查所得到的数据信息可进行个体化分析、了解膳食摄入量是否充足、发生营养不良的原因、患者的饮食习惯、为制定临床营养干预计划提供依据。调查内容包括:饮食习惯(包括地域特点、餐次、食物禁忌、软烂程度、口味、烹制方法)、膳食结构、食物频率、膳食摄入量(包括每日三餐及加餐的食物品种和摄入量),也可计算出每天能量和营养素的摄入量,以及各种营养素之间的相互比例关系等。采用记录法、回忆法和化学分析法(除外昏迷、智力障碍者),临床上最常用的方法是回忆法。

### (一)膳食调查的内容

膳食调查主要对膳食史进行评价,包括膳食种类和摄入量,同时还应了解饮食相关的问题:患者是否存在厌食、味觉改变、嗅觉改变、嗜酒、口腔疾病、饮食结构单调、吞咽困难、经常外出就餐、饮食和药物不利作用、宗教方面的饮食限制、个人和地区饮食限制、超过7~10天以上的禁食、5天以上的流质饮食、口味改变等。老人无法自己进食、牙齿有问题、味觉嗅觉改变、长期不良饮食习惯、食物变质、缺乏营养知识是普遍存在的问题。在对平常或近期食物摄入量和食物种类进行调查后,需要进行膳食(营养)评价。膳食评价主要集中在调查期间能量和营养素摄入量情况。

### (二)膳食调查的方法

膳食摄入量可通过收集回顾性或前瞻性摄入量资料获得,每种方法都有其优点和缺点,需根据评价的目的和对象来选择调查方法,以了解营养素摄入量和确定合适的临床营养支持治疗方法。

1. 7天食物登记法(7-day food record)　记录患者7天内进食的食物种类和数量,该法常用于门诊患者。7天结束时计算平均营养素摄入量,然后与DRIs或计算的需要量及膳食指南进行比较,确定其满足营养需要的程度。由于该方法主要由患者或其家人填写,主要难点是准确记录每餐的食物和量。通过称量的方式可以准确确定食物的量。

2. 食物频率法(food frequency)　估计被调查者在指定的一段时期内进食某些食物频率的一种方法。以问卷形式进行,以调查个体经常性的食物摄入种类,主要用于膳食与健康关系的流行病学研究调查。该方法可记录每天、每周、每月,甚至每年食物摄入的频率,注重一般的营养素而不是特殊的营养素。在患病期间,食物种类可能会变化,因此,完成一份住院前或患病前的食物频率调查,对于掌握患者膳食情况非常重要。食物频率调查表可由调查员填写,也可由有一定文化水平的被调查者填写。

3. 24小时回顾法(24-hour recall)　目前获得个人膳食摄入量最常见的一种调查方法。该法要求患者或家属回顾过去24小时内(而非过去1天内)进食的所有食物的种类及数量,并进行记录和分析。此方法的主要优点是所用时间短、调查对象不需要具备较高文化水平,但该方法有也有缺陷,比如调查对象的短期记忆,准确性差,需要被调查者回顾过去 24 小时食物的摄入。为了弥补这个缺点,可以与食物频率法联合使用,也可将常用食物或本地区常见食物列举在表格中。有时,为了更为准确地了解患者饮食摄入情况,可进行连续 3 天的24 小时回顾。

4. 记账法　通过账目的记录得到调查对象的膳食情况来进行营养评价的一种膳食调查方法,是最早、最常用的膳食调查方法,是其他膳食调查方法的发展基础,常和称重法一起应用。该法是由调查对象或研究者称量记录一定时期内的食物消费总量,研究者通过这些记录并根据同一时期进餐人数,就能计算出每人每天各种食物的平均摄入量。该法适用于机体就餐的单位,可以在不称量每人每天摄入的情况下,算出平均每人每天的食物摄入量。

另外,称量法、化学分析法也可用于食物营养素摄入量分析,但在临床中很少使用。

## 二、膳食调查结果的评价

通过膳食调查,搜集调查对象的膳食摄入食物名称及摄入量状况等信息。得到这些信息后,我们可以对调查对象的膳食结果进行计算和评价,评价后可与相对应的膳食指南做对比,得出膳食摄入的种类和摄入量等是否能达到其营养需求,以及是否符合其营养结构标准。膳食调查结果与评价包括膳食结构分析、营养摄入量分析、能量和营养素来源分析等。

2000 年 10 月,中国营养学会制定了《中国居民膳食营养素参考摄入量(2013 版)》。它是在推荐的每日膳食营养摄入量(RDAs)的基础上发展起来的一系列评价膳食质量的参考值,包括平均需要量(ERA)、推荐摄入量(RNI)、适宜摄入量(AI)和可耐受最高摄入量(UL)四项内容。膳食营养素的参考摄入量是为正常人群设计的,可以用来计划和评价健康个体或群体的膳食。

### (一)膳食中各类食物摄入量的计算

人体所需要的营养素包括三大宏量营养素:碳水化合物、蛋白质、脂肪,以及其他各种维生素和矿物质。三大宏量营养素除了各自独特的生理功能之外,都是产能营养素,与各种维生素及矿物质一起,共同维持人体的健康。在调查完膳食摄入后,可通过查询《食物成分表2002》的方式计算膳食能量及各种营养素的含量。将膳食中的各项食材的营养成分在食物成分表中找到并记录,然后再将所有食物的营养素相加起来,得到全天所有营养素的摄入。

三大宏量营养素供能可结合食物成分表计算出各类摄入食物中碳水化合物、蛋白质和脂肪的含量,然后乘以能量折算系数得出,如表 5-1。

表 5-1　各功能营养素的能量折算系数

| 营养素名称 | 能量折算系数 /(kcal·g$^{-1}$) |
| --- | --- |
| 蛋白质 | 4 |
| 脂肪 | 9 |
| 碳水化合物 | 4 |
| 酒精 | 7 |
| 膳食纤维 | 2 |

此法因查表过程烦琐,可将食物按照膳食宝塔先分类,如表5-2。按此归类后,再根据食物交换分计算出三大宏量营养素的能量。此方法的基础是食物交换分,熟记后则可快捷的计算出全天能量及三大宏量营养素所提供的能量。

表 5-2　食物交换份

| 类别 | 每份重量 /g | 能量 /kcal | 蛋白质 /g | 脂肪 /g | 碳水化合物 /g |
| --- | --- | --- | --- | --- | --- |
| 谷薯类 | 25 | 90 | 2.0 | - | 20.0 |
| 蔬菜类 | 500 | 90 | 5.0 | - | 17.0 |
| 水果类 | 200 | 90 | 1.0 | - | 21.0 |
| 大豆类 | 25 | 90 | 9.0 | 4.0 | 4.0 |
| 奶类 | 160 | 90 | 5.0 | 5.0 | 6.0 |
| 蛋类 | 50 | 90 | 9.0 | 6.0 | - |
| 瘦肉类 | 50 | 90 | 9.0 | 6.0 | - |
| 油脂类 | 10 | 90 | - | 10.0 | - |
| 硬果 | 15 | 90 | 4.0 | 7.0 | 2.0 |

三餐供能量比例的计算方法可以分别把早、中、晚餐摄入的食物所提供的能量除以一天总摄入的能量再乘以 100%,就可以得到三餐提供的能量比例。

**(二)膳食结构分析与评价**

膳食结构是指各类食物的品种和数量在膳食中所占的比重。根据各类食物所能提供能量及各种营养素的数量和比例,可以衡量膳食结构的组成是否合理。根据膳食中动物性、植物性食物所占的不同比重,以及能量、蛋白质、脂肪和碳水化合物的供能比,可以将世界不同地区的膳食结构分为动植物性食物平衡的膳食结构、以植物性食物为主的膳食结构、以动物性食物为主的膳食结构和地中海膳食结构。我国居民的传统膳食以植物性食物为主,谷薯、薯类和蔬菜的摄入量较高,肉类的摄入量较低,豆类制品摄入总量不高且地区而不同,奶类摄入量在大多数地区都不高。这种膳食结构的特点是高碳水化合物、高膳食纤维和低动物蛋白和脂肪。

在前面提到的食物分类主要针对健康人,评价这类人群的膳食可以将每类食物分类后计算出重量,然后再与中国居民平衡膳食宝塔或《中国居民膳食营养素参考摄入量(2013版)》进行对比,评价食物种类是否齐全、数量分布是否合理,大致估计能量是否足够,并给出合理建议。当然,对于特殊疾病下的营养需求,可参照不同疾病的营养素比例进行评价,如慢性肾脏病、重度烧伤患者等。

本小节学习了膳食调查以及结果的计算和分析,均为手工计算,借助的工具有食物成分表、食物交换分以及能量折算系数表。手工计算比较烦琐,需要多个表格及较长时间。近年来,计算机软件的应用广泛依赖于程序和数据库,可节约人力物力,也能提高膳食调查的准确性,有条件的机构可以依情况选择。但是手工计算的基本程序是需要学习和理解的,因为这是社区营养师的基本技能,掌握后在不同的环境下仍可继续开展基础工作。

## 第三节　营养风险筛查方法

可用于营养风险筛查的方法有许多种,临床常用的包括:营养风险筛查 2002(nutritional risk screening 2002,NRS 2002)、营养不良通用筛查工具(malnutrition universal screening tools,MUST)、营养不良筛查工具(malnutrition screening tool,MST)、MNA-SF 等。中华人民共和国卫生行业标准《临床营养筛查(WS/T 427-2013)》中,选择 NRS 2002 作为我国成年住院患者营养风险筛查的工具。MNA 和 MUST 兼备筛查和评估功能,MUST 和 MST 适用于不同医疗机构不同专业人员,如护士、医师、营养师、社会工作者和学生使用,MNA-SF 适于老年人使用。

### 一、营养风险筛查 2002

NRS 2002 由 ESPEN 特别工作组、丹麦学者(Kondrup J 等)、英国学者(Allison S 等)、德国学者(Plauth M)等提出。该工具的开发设想:营养支持的指征是严重疾病合并营养需求增加的患者、严重营养不良的患者、或较轻程度的严重疾病合并较轻程度的营养不良的患者,同时应包括目前没有营养不良,但是具有由于疾病和 / 或治疗(如创伤、手术、化疗等)而出现营养不良的风险的患者。NRS 2002 建立在 128 个随机临床研究之上,有充分的循证医学基础,且具有简便易行的特点,适用于住院患者的营养风险筛查。通过综合分析患者的营养状况、疾病严重程度及年龄因素,减少主观因素带来的偏倚,可以较客观地反映患者的营养风险,被包括我国在内的许多国家推荐为营养风险筛查的首选工具。

#### (一)筛查对象、时机与实施人员

2013 年 4 月 18 日发布的中华人民共和国卫生行业标准《临床营养风险筛查(WS/T 427-2013)》中,将 NRS 2002 选为首选工具,并规定符合以下条件者作为筛查对象:年龄 18~90 岁、住院过夜、入院次日 8:00 前未进行急诊手术、神志清楚、愿意接受筛查的成年住院患者。在筛查前要向对象简要介绍筛查目的和内容,获得知情同意。

对于适用对象,应在入院后 24 小时内进行临床风险筛查,首次筛查不存在营养风险的患者,若住院时间较长,应每周进行营养风险复筛。

NRS 2002 的实施人员包括受过培训的主管医师、营养医师和护师。培训的内容包括筛查的程序、方法、评分内容、标准、结果判定和处理。

#### (二)操作方法与标准

NRS 2002 筛查包括两个部分:初步筛查和最终筛查。

1. 初步筛查　简称初筛,包括 4 个判断性问题:① BMI<18.5kg/m² ? ②患者在过去 3 个月有体重下降吗? ③患者在过去 1 周内摄食减少吗? ④患者有严重疾病吗(如 ICU 治疗)?

对于 BMI,国标使用的 NRS 2002 中取 18.5kg/m² 作为临界值,这是根据我国人群 BMI 正常值下限确定的,有别于欧洲版本的 BMI 临界值(20.5kg/m²)。在实际操作中,对严重腹水、胸腔积液、水肿、卧床而无法测得 BMI 指标的患者,无严重肝肾功能异常时可以考虑用白蛋白检测值替代,白蛋白 <30g/L 者评分为 3 分。

若初步筛查的 4 个问题回答全部为"否",说明患者目前没有营养风险,不进行下一步的最终筛查,但 1 周后需复查初筛;如果 4 个回答中有任意一个回答为"是"则直接进入下一步筛查,即最终筛查。值得注意的是,对于一部分患者,虽然这 4 个问题的回答都为"否",但

患者计划接受如腹部大手术等可造成营养需要量中度增加的治疗,仍可以制订预防性营养支持计划,以降低营养风险。

2. 最终筛查　简称终筛,评分内容包括三部分:营养状况受损评分(0~3分)、疾病严重程度评分(0~3分)、年龄评分(0~1分)。总评分计算方法为这三项评分相加,即:总评分 = 营养状况受损评分 + 疾病严重程度评分 + 年龄评分。

APACHE-II 为急性生理与慢性健康评分(acute physiology and chronic health evaluation),是目前应用最为广泛且较权威的危重病患者病情评价系统。可以评定各类危重病患者病情严重程度及预后。

其中,营养状况受损评分和年龄评分按照表 5-3 内容可以明确判断,对疾病严重程度 1~3 分的分值划分思路作如下补充说明。

1 分:慢性疾病因出现急性发作或并发症而住院治疗。患者虚弱但不需要卧床,蛋白质需要量略有增加,但可以通过口服和补充来弥补;

2 分:患者需要卧床休息,蛋白质需要量增加,但仍可以通过人工营养得到恢复。

3 分:患者在重症病房中依靠机械通气支持,蛋白质需要量增加,人工营养支持可以缓解负氮平衡但无法停止或逆转。

表 5-3　NRS 2002 最终筛查评分细则[11]

| 评分项目 | 0分 | 1分 | 2分 | 3分 |
|---|---|---|---|---|
| 营养状况受损评分 | 正常营养:BMI≥18.5kg/m²,近1~3个月体重无明显变化,近一周摄食量无变化 | 轻度营养受损:近3个月内体重丢失 >5%,或近1周食物摄入比正常需要量低 25%~50% | 中度营养受损:近2个月内体重丢失 >5%,或近1周食物摄入比正常需要量低 50%~75% | 重度营养受损:BMI<18.5kg/m²伴一般情况差,或近1个月内体重丢失 >5%(或近3个月体重下降 >15%),或近1周食物摄入比正常需要量低 75% 以上 |
| 疾病严重程度评分 | 正常营养需要量 | 需要量轻度增加:髋关节骨折,慢性疾病急性发作或有并发症、慢性阻塞性肺疾病、血液透析、肝硬化、一般恶性肿瘤、糖尿病 | 需要量中度增加:腹部大手术、卒中、重度肺炎、血液恶性肿瘤 | 需要量显著增加:颅脑损伤、骨髓移植、APACHE-II>10 分的 ICU 患者 |
| 年龄评分 | 18~69 岁 | ≥8 岁 | | |

（三）结果判定及处理

临床营养筛查总分≥3分,表明有营养风险,应结合患者的临床状况,制定营养支持治疗计划。

临床营养筛查总分 <3分,表明目前没有营养风险,应每周重复进行筛查。

（四）记录表

使用《中华人民共和国卫生行业标准——临床营养风险筛查(WS/T 427-2013)》规定的临床营养筛查记录表,见表5-4。

**表 5-4　WS/T 427-2013 规定的临床营养筛查记录表[12]**

1. 患者基本信息

患者知情同意参加:是[　];否[　　]

患者编号:_____

经伦理委员会批准,批准号:_____

单位名称:_____科室名称:_____病历号:_____

适用对象:18~90 岁,住院 1 日以上,次日 8 时前未行手术,神志清者。是[　];否[　　]

不适用对象:18 岁以下,90 岁以上,住院不过夜,次日 8 时前行手术,神志不清。是[　];否[　　]

入院日期:_____

病房_____,病床_____,姓名_____,性别_____,年龄_____岁,联系电话_____

2. 临床营养风险筛查

主要诊断:_____

(1) 疾病评分

若患有以下疾病请在[　　]处打"√",并参照标准进行评分。

注:未列入下述疾病者须"挂靠",如"急性胆囊炎""老年痴呆"等可挂靠于"慢性疾病急性发作或有并发症者"计 1 分(复核者有权决定挂靠的位置)。

髋骨折、慢性疾病急性发作或有并发症、慢性阻塞性肺疾病、血液透析、肝硬化、一般恶性肿瘤(1 分)[　　];

腹部大手术、卒中、重度肺炎、血液恶性肿瘤(2 分)[　　];

颅脑损伤、骨髓移植、APACHE-II 评分 >10 分 ICU 患者(3 分)[　　];

疾病评分:0 分[　　],1 分[　　],2 分[　　],3 分[　　]

(2) 营养状况受损评分

1) 人体测量

身高(经过校正的标尺,校正至 0.1cm)_____m(免鞋);

体重(经过校正的体重计,校正至 0.1kg)_____kg(空腹、病房衣服、免鞋)

体质指数(BMI)_____kg/m$^2$(若 BMI<18.5 且一般状况差,3 分,若 BMI 状况差,5.0 分);

小计:_____分。

2) 体重状况

近期(1~3 个月)体重是否下降?(是[　　],否[　　]);若是体重下降_____kg;

体重下降 >5% 是在:3 个月内(1 分)[　　],2 个月内(2 分)[　　],1 个月内(3 分)[　　];

小计:_____分。

3) 进食状况

一周内进食量是否减少?(是[　　],否[　　]);

如果减少,较从前减少:25%~50%(1 分)[　　],51%~75%(2 分)[　　],76%~100%(3 分)[　　];

小计:_____分;

营养状况受损评分:0 分[　　],1 分[　　],2 分[　　],3 分[　　]。

注:取上述三个小结评分中的最高值。

4) 年龄评分

若年龄≥年龄岁为 1 分,否则为 0 分;

年龄评分:0 分[　　],1 分[　　]。

临床营养筛查总分 =_____分;

注:临床营养筛查总分 = 疾病评分 + 营养状况受损评分 + 年龄评分。

3. 调查者及复合者签名

调查者签名:_____

复核者签名:_____

4. 筛查日期

筛查日期:_____年_____月_____日

## 二、营养不良通用筛查工具

营养不良通用筛查工具(malnutrition universal screening tools,MUST)由英国肠外肠内营养学会(British association for parenteral and enteral nutrition,BAPEN)多学科营养不良咨询组(the malnutrition advisory group,MAG)开发,正式发表于 2004 年。最初是为社区应用设计的,后来应用范围逐渐扩大,现在认为其在不同的使用者间也具有较高的一致性,适合不同专业人员使用,也适合不同的医疗结构用于临床营养风险筛查。该工具得到英国营养师协会、英国皇家护理学院、注册护士协会、肠外肠内营养协会的支持,主要用于蛋白质能量营养不良及其发生风险的筛查。

### (一)筛查对象与实施人员

MUST 用于营养风险筛查,对以下方面的多样性具有良好的兼容。①不同的健康服务场景:住院或门诊医疗结构、疗养机构等;②不同的患者类型:老年患者、手术患者、药物治疗患者、整形外科患者、其他需要精细的护理或精神健康护理的患者,还包括妊娠期、哺乳期妇女等;③不同的营养风险来源:社会心理疾病、生理疾病、精神疾患、学习障碍等;④不同专业人员:医师、护士、营养师、健康管理人员、社会工作者、学生等;⑤体重无法直接测量的患者;⑥可根据当地实际情况因地制宜。

### (二)操作方法与标准

MUST 包括三个方面的内容:体质指数(body mass index,BMI)、体重变化、疾病所致进食量减少。

BMI 分为三级:>20kg/m$^2$、18.5~20kg/m$^2$、<18.5kg/m$^2$,依次评分为 0、1、2 分。

体重变化分为三级:按照过去 3~6 个月体重下降程度分为 <5%、5%~10%、>10%,依次评分为 0、1、2 分。

按照疾病所致进食量减少分为两级:<5 天、≥5 天,依次评分为 0、2 分。

BMI 评分所需要的身高、体重应精确把握(入院后次日晨起,患者空腹、赤足、着轻质病员服装,且所用仪器在使用前应经过工作人员归零校正),不能采用电子病历记录的数据。身高、体重无法获得的卧床患者,可以根据临床观察对相应项目给出评分,在这一点上 MUST 比 NRS 2002 更灵活。患者近期饮食及体重变化均由患者本人叙述,患者家属的意见仅作为参考。表 5-5 为 MUST 评分标准。

表 5-5　MUST 评分标准[11]

| 评分项目 | 0 分 | 1 分 | 2 分 |
| --- | --- | --- | --- |
| BMI(kg/m$^2$) | >20 | 18.5~20 | <18.5 |
| 过去 3~6 个月体重下降程度 | <5% | 5%~10% | >10% |
| 疾病导致近期禁食天数 | <5 | ≥5 | |
| 总分 | | | |

询问过程中也应注意问诊技巧及提问顺序。例如,在询问体重下降的情况时,先问患者近期内体重是否有变化,若所答有下降情况,再询问下降程度;若所答下降程度大于 5%,再仔细询问是在最近几个月内出现此情况,这样可最大程度上减少问诊对患者的言语暗示,减

少偏倚。

### （三）结果判定及处理

将表 5-5 中三个项目评分相加得出总分,分为低风险、中风险、高风险三级。

0 分:低营养风险状态,常规管理。

1 分:中营养风险状态,观察——对医院和疗养机构的患者应记录接下来 3 天的膳食摄入,若摄入恢复或符合需求则无妨,若摄入不足不见改善则应按相应规范给予干预。

≥2 分:高营养风险状态。治疗——需要由专业营养医师制定营养治疗方案以改善摄入情况,并规律复查、调整方案。

MUST 工具要求对住院或住在疗养机构的患者分别每周、每月进行一次复查,社区居住的患者视实际情况每年或每季复查。评分≥2 的居住在疗养机构或社区的患者至少应每月复查一次。

## 三、营养不良筛查工具

营养不良筛查工具(malnutrition screening tools,MST)是澳大利亚昆士兰大学 Ferguson M 1999 年研发的,在澳大利亚和新西兰是比较常用的营养风险筛查工具,也被美国膳食协会推荐使用,基于近期非自主体重下降及食欲降低两方面内容进行评分,具有简单、便捷、灵敏、可靠的特点。

### （一）筛查对象与实施人员

MST 可用于成人住院患者的营养风险筛查,不包括 18 岁以下、精神病患者、产妇及无法沟通的患者。筛查人员可以为医师、护士、营养医师或管理人员,患者家属也可以操作。

### （二）操作方法与标准

MST 主要涉及两方面内容:体重改变和饮食摄入量改变。操作过程主要询问两个问题,并根据答案依照表 5-6 中列出的标准进行评分:①近半年体重是否有非自主的降低? 如果有,降低了多少? ②近期是否因食欲降低导致膳食摄入减少?

表 5-6　MST 评分标准[11]

| 筛查内容 | 分值 |
| --- | --- |
| 近半年有无非自主的体重下降? | |
| 无 | 0 |
| 不确定 | 2 |
| 有 | 跳转至下面的问题 |
| 如果有,体重下降了多少(kg)? | |
| 1~5 | 1 |
| 6~10 | 2 |
| 11~15 | 3 |
| >15 | 4 |
| 不确定 | 2 |

| 筛查内容 | 分值 |
|---|---|
| 是否因为食欲下降导致饮食减少？ | |
| 否 | 0 |
| 是 | 1 |
| 总分 | |

**（三）结果判定及处理**

MST 总分最低 0 分、最高 5 分，评分≥2 分，提示患者存在营养不良的风险，可能需要给予营养支持，应立即开展营养状况评价以决定是否给予支持。且在 2~5 分范围内，应优先处理评分高的患者。

**（四）MST 使用局限**

由于 MST 在操作中需要与患者沟通，故不适合用于昏迷、精神异常等不能正常沟通的患者。

### 四、简洁版微型营养风险筛查工具

老年时期是人生所有阶段中最容易发生营养不良的一个阶段，营养不良的严重程度也常高于其他年龄段，但是其诊断率低，误诊、漏诊的情况也非常多。普通的营养筛查和评估工具不能很好地适应老年人的特点，适用性不佳，Rubenstein LZ 等人在改造传统 MNA 并简化的过程中，形成了 MNA-SF 和 MNA®。简洁版 MNA（MNA short form，MNA-SF）也分为新旧两个版本。

传统 MNA 是后续三个版本共同的来源，由瑞士雀巢公司营养部的 Guigoz Y 等于 1994 年创建，并于 1996 年完善形成，是专为老年患者的营养风险筛查和评估设计的，包括四个方面的内容：人体学测量、整体评价、饮食评价、自身评价，共含 18 个问题。

后来 MNA® 中将内容分划成两个部分：第一个部分为营养筛查，条目设计与旧版 MNA-SF 完全相同，总分也是 14 分，并且沿用旧版 MNA-SF 的临界分值；第二个部分为营养评估，在第一步得分≤11 分时才进行第二步，两部分评分合计作为营养评估的分值。MNA-SF 从 MNA 量表中提取了 6 条与 MNA 结果相关性很强的项目，进一步节省了调查时间，简化了操作过程，加强了工具的可操作性。

在实际工作中发现，老年患者无法测量身高和体重时 BMI 的数据无法获取，故国际 MNA 小组（MNA international group）Kaiser 等人对旧版 MNA-SF 进行改进时加入了 1 个可选的项目用以弥补这一缺陷，即增加了小腿围（calf circumference，CC）项目，在 BMI 不可得时用以替代，而可获得 BMI 的情况下则不测量 CC。在新版中 MNF-SF，评分分为三个类别：0~7 分为营养不良，8~11 分为有营养不良的风险，12~14 分为营养状况正常。其中评分为 0~11 分的都需要进行进一步的营养评估。经过这次的修改，新版的 MNA-SF 发展为可以独立进行老年人营养风险筛查的工具，并且由于使用 CC 作为 BMI 的替代指标，使其操作更加简便，也拓宽了适用人群，实用性进一步提高。

**（一）筛查对象**

社区、疗养院和医院的老年患者，对卧床而无法测量身高体重的老年人也可使用。国际

MNA 小组在发布新版 MNA-SF 时规定,信息的获取可询问患者本人、护理人员或查询相关医疗记录。

营养风险筛查原则上应在患者入院后早期进行,但是由于老年人的特殊性,智力及体力状况可能由于急性疾病或慢性疾病的急性发作而暂时性减退,此时,进行筛查应该结合实际情况选择询问护理人员、查询相关记录,或者适当推迟进行。

### (二)操作方法与标准

新版 MNA-SF 主要涉及 6 方面内容:食量变化、体重下降情况、活动能力、心理创伤或急性疾病史、精神心理问题、体质指数(不可测量时测小腿围替代),具体评分方法见表5-7。

小腿围的具体测量方法:卷起裤腿,露出左侧小腿,取仰卧位,左膝弯曲 90°,测量最宽的部位,记录值精确至 0.1cm,测量三次取平均值,误差应在 0.5cm 以内。

**表 5-7　新版 MNA-SF[11]**

A. 过去三个月内有没有因为食欲不振、消化不良、咀嚼或吞咽困难而减少食量

| | | |
|---|---|---|
| 0= 严重减少 | 1= 中度减少 | 2= 没有减少 |

B. 过去三个月内体重下降情况

| | | | |
|---|---|---|---|
| 0= 下降大于 3kg | 1= 不知道 | 2= 下降 1~3kg | 3= 没有下降 |

C. 活动能力

| | | |
|---|---|---|
| 0= 长期卧床或坐轮椅 | 1= 可以下床或离开轮椅,但不能外出 | 2= 可以外出 |

D. 过去三个月内有没有收到心理创伤或患急性疾病

| | |
|---|---|
| 0= 有 | 2= 没有 |

E. 精神心理问题

| | | |
|---|---|---|
| 0= 严重痴呆或抑郁 | 1= 轻度痴呆 | 2= 没有精神心理问题 |

F1. 体质指数 BMI(kg/m²)

| | | | |
|---|---|---|---|
| 0=BMI<19 | 1=BMI 19~21 | 2=BMI 21~23 | 3=BMI≤23 |

F2. 小腿围 CC(cm)

| | |
|---|---|
| 0=CC<31 | 3=CC≥31 |

总分:

### (三)结果判定及处理

总分为 12~14 分为正常营养状况,8~11 分为有营养不良风险,0~7 分为营养不良。其中,分数为 0~11 分的判断为有营养风险,需要做进一步的营养评估。

## 第四节　营养状况评价

### 一、营养状况评价概况

#### (一)营养状况评价的概念

营养状况评价(nutrition status assessment)由接受过培训的营养师、护师及临床医师对患者的临床病史、营养摄入史、营养代谢情况、机体各项功能等所进行的全面评定。2002 年,

ASPEN 在其指南中对营养状况评价作了定义:用医学的、营养的方法进行全面的评价,包括病史、体格检查、人体测量和实验室检查等数据,还包括营养状况的综合评价工具。营养状况评价应该包括两个方面的内容:营养评估和代谢评估。

**（二）营养状况评价的意义**

营养状况评价的目的是为了制定临床营养支持治疗计划,进一步研讨营养支持的适应证和营养支持可能的副作用,监测临床营养支持治疗的效果。按中国、欧洲和美国的专业学会指南,先对患者进行营养风险筛查,有疑问时加营养状况评价,然后制定营养干预计划。"筛查—评价—干预—再评价"是临床营养治疗的基本步骤。如果营养风险筛查结果明确,可以直接制定营养干预计划,适时开展营养支持,并监测不良反应及核查其临床效果。

**（三）营养不良分类**

早期营养不良（malnutrition）定义完全等同于营养不足（undernutrition 或 undernourishment）,就是特指营养不足,没有营养过剩（overnutrition）的内涵。随着社会经济的发展及饮食、生活方式的变化,营养过剩逐渐增加,肥胖问题日趋严重。为了应对这一变化,学者赋予营养不良新的内涵,将营养不良分为营养不足及营养过剩两种。2006 年,ESPEN 在其指南的名词及定义中指出:营养不良是能量、蛋白质及其他营养素不足或过多（或不平衡）引起的,可以检测到的组织 / 身体组成（体型、体态及成分）变化、功能下降及不良临床结局的一种营养状态。

2015 年 ESPEN 发表了专家共识,提出了营养紊乱（nutrition disorder）的概念及其诊断体系,将营养紊乱分为 3 类:营养不良（malnutrition）、微量营养素异常（micronutrients abnormalities）及营养过剩（overnutrition）。实际上是将微量营养素异常、营养过剩从以前的营养不良内涵中剥离出来,并将营养不良分为饥饿相关性低体重（starvation-related underweight）、恶病质 / 疾病相关性营养不良（cachexia/disease-related malnutrition）、肌肉减少症（sarcopenia）及虚弱症（frailty）4 类,将营养不良局限为能量及宏量营养素摄入不足、吸收或利用障碍导致的一种状态。

## 二、营养状况评价的方法

**（一）人体测量**

人体测量（anthropometry）主要是用测量和观察的方法来描述人体的体质特征的方法和过程。人体测量的内容主要包括身高 / 长、体重、围度、皮褶厚度、握力等。其中,身高和体重是人体测量的最为重要的内容,准确测量和记录对营养状况评价有重要的价值。人体测量可反映当前患者的营养状况,种族、父母遗传、出生体重和环境因素可影响生长和发育,在进行人体测量时需考虑这些因素。

1. 身高 / 长（height, stature）（三岁以下儿童需要测量身长）增长与种族、遗传、营养、内分泌、运动和疾病等因素有关,一般急性或短期疾病与营养波动不会明显影响身高。身高 / 长测量通常应用于正常人群营养状况评价。临床住院患者可以通过测量身高,间接计算体表面积或体质指数（body mass index, BMI）等,从而计算 BMR,或判断体型。

测量方法有两种:直接测量法和间接测量法。直接测量时,被测量者赤脚,"立正"姿势站在身高计的底板上,脚跟、骶骨部及两肩胛间紧靠身高计的立柱上,所谓的"三点一线"。测量者站在被测量人的左右均可,将其头部调整到耳屏上缘与眼眶下缘的最低点齐平,再移动身高计的水平板至被测量人的头顶,使其松紧度适当,即可测量出身高。测量注意事项:

每次测量身高均应赤脚，并在同一时间（早晨更准确，更高），用同一身高计，身体姿势前后应一致，身高计应摆放在地面平坦并靠墙根处。每次测量身高最好连续测两次，间隔30秒；两次测量的结果应大致相同，身高计的误差不得超过0.5cm。

间接测量法适用于不能站立者，如临床上的危重症患者（昏迷、类风湿关节炎、脊柱侧凸、脑瘫、肌营养障碍等）。可采用下列三种方式：①上臂距：上臂向外侧伸出与身体呈90°，测量一侧至另一侧最长指间距离。因上臂距与成熟期身高有关，年龄对上臂影响较少，可作个体因年龄身高变化的评价指标；②身体各部累积长度：用软尺测定腿、足跟、骨盆、脊柱和头颅的长度，各部分长度之和为身高估计值；③膝高：曲膝90°，测量从足跟底至膝部大腿表面的距离，用下述公式计算出身高。

国外成人参考公式如下：

男性：身高（cm）=64.19+2.02×膝高（cm）-0.04×年龄（岁）

女性：身高（cm）=84.88+1.83×膝高（cm）-0.24×年龄（岁）

另外，对昏迷或不能活动的患者可测卧位身高，对不能站立的婴儿可以测坐高。

2. 体重（body weight，BW）是营养状况评价中最简单、直接而又可靠的指标，使用最久且目前仍是最主要的营养状况评价指标。体重是脂肪组织、瘦体组织之和，可从总体上反映人体营养状况。孕妇、婴幼儿、儿童和青少年期，体重可反映生长发育与营养状况的变化。疾病情况下可反映机体合成代谢与分解代谢的状况，同时受机体水分多少的影响。对于水肿患者，体重常不能反映真实体重和营养状况。为减少测量误差，应注意时间、衣着、姿势等方面的一致，对住院患者应选择晨起空腹，排空大小便，穿着最少衣裤测定。体重丢失在营养状况评价中是十分重要的指标，通常反映能量不足，后者可引起细胞蛋白质丢失的增加。对于儿童，体重是较敏感的指标，比身长或身高更能反映近期的营养状况变化，可以较早提示营养不足。

标准体重（standard body weight），也称理想体重（ideal body weight，IBW），是反映和衡量一个人健康状况的重要标志之一。过胖和过瘦都不利于健康，也不会给人以健美感。我国常用标准体重计算公式有Broca改良公式和平田公式，尤其是Broca改良公式使用最多。

Broca改良公式：标准体重（kg）= 身高（cm）-105

平田公式：标准体重（kg）= 身高（cm）-100×0.9

体重的评价指标如下：

（1）实际体重（actual body weight，ABW）占标准体重的百分比。

评价标准：测量值<0%为消瘦，80%~90%为偏轻，90%~110%、为正常，110%~120%为超重，>120%为肥胖。

（2）肥胖度（obesity degree）评价标准：测量值介于±10%为营养正常；介于10%~20%为过重；大于20%为肥胖；介于10%~20%为偏轻；小于20%为消瘦。

实际上，以上两个体重比算法不一样，但得到的结果和临床意义一样。

（3）实际体重与平时体重比：可提示能量营养状况的改变。

实际体重与平时体重比（%）= 实际体重 ÷ 平时体重 ×100%

评价标准：测量值介于85%~95%为轻度蛋白质-能量营养不良，75%~85%为中度蛋白质-能量营养不良，小于75%为严重蛋白质-能量营养不良。

（4）体重改变：体重改变可反映能量与蛋白质代谢情况，提示是否存在蛋白质能量营养不良。评价时将体重变化的幅度与速度结合起来考虑。评价标准见表5-8。

表 5-8 体重改变的评价标准

| 时间 | 中度体重丢失 | 重度体重丢失 |
|---|---|---|
| 1 周 | 1%~2% | >2% |
| 1 个月 | 5% | >5% |
| 3 个月 | 7.5% | >7.5% |
| 6 个月 | 10% | >10% |

（5）体质指数：又称体重指数，是目前最常用的体重 - 身高指数，是评价肥胖和消瘦的良好指标。BMI 是反映蛋白质 - 能量营养不良以及肥胖症的可靠指标。在判断肥胖程度时，使用这个指标的目的在于消除不同身高对 BMI 的影响，以便于人群或个体间比较。研究表明，大多数个体的 BMI 与身体脂肪的百分含量有明显的相关性，能较好地反映机体的肥胖程度。但在具体应用时还应考虑到其局限性，如对肌肉很发达的运动员或有水肿的患者，BMI 值可能过高估计其肥胖程度。老年人群的肌肉组织与其脂肪组织相比，肌肉组织的减少较多，计算的 BMI 值可能过低估计其肥胖程度。相等 BMI 值的女性体脂百分含量一般大于男性。可以结合人体成分分析测定体脂百分比，判断肥胖程度。临床上 BMI 的改变常提示疾病的预后，男性 BMI<10、女性 BMI<12 者很少能够存活。BMI 的计算公式如下：

$$BMI(kg/m^2) = \frac{体重(kg)}{[身高(m)]^2}$$

WHO 发布了 BMI 的评价标准，考虑到亚太地区人群的体格特点，特别制定了亚洲成人的评价标准。2002 年，国际生命科学学会中国办事处中国肥胖问题工作组提出了 18 岁以上中国成人 BMI 评价标准。以上三个评价标准见表 5-9。

表 5-9 成人 BMI 评价标准

单位：kg/m²

| BMI 分类 | WHO 标准 | 亚洲标准 | 中国标准 |
|---|---|---|---|
| 肥胖Ⅲ级（极重度肥胖） | ≥40.0 | 未定义 | 未定义 |
| 肥胖Ⅱ级（重度肥胖） | 35.0~39.9 | ≥30.0 | 未定义 |
| 肥胖Ⅰ级（肥胖） | 30.0~34.9 | 25.0~29.9 | ≥28.0 |
| 超重（偏胖） | 25.0~29.9 | 23.0~24.9 | 24.0~27.9 |
| 正常范围 | 18.5~24.9 | 18.5~22.9 | 18.5~23.9 |
| 蛋白质 - 能量营养不良Ⅰ级 | 17.0~18.4 | 17.0~18.4 | 17.0~18.4 |
| 蛋白质 - 能量营养不良Ⅱ级 | 16.0~16.9 | 16.0~16.9 | 16.0~16.9 |
| 蛋白质 - 能量营养不良Ⅲ级 | <16 | <16 | <16 |

11~13 岁青少年 BMI 的参考标准：BMI<15.0 为存在蛋白质 - 能量营养不良，<13.0 为重度营养不良；14~17 岁参考标准：BMI<16.5 为存在蛋白质 - 能量营养不良，<14.5 为重度营养不良。

体重评价时应注意以下临床特殊情况。

1）患者出现水肿、腹水等，细胞外液相对增加，可掩盖化学物质及细胞内物质的丢失。

2）患者出现巨大肿瘤或器官肥大等，可掩盖脂肪和肌肉组织的丢失。

3）利尿剂的使用会造成体重丢失的假象。

4）在短时间内出现能量摄入及钠量的显著改变，可导致体内糖原及体液的明显改变，从而影响体重。

5）如果每日体重改变大于 0.5kg，往往提示是体内水分改变的结果，而非真正的体重变化。在排除脂肪和水的变化后，体重改变实际上反映了瘦体质的变化。

6）不同营养类型体内脂肪和蛋白质消耗比例不同，因而体重减少相同者，有的可能蛋白质特别是内脏蛋白质消耗少，有的蛋白质消耗多，从维持生命和修复功能而言，蛋白质的多少比体重改变更重要，所以不同类型营养不良患者，相同体重的减少对预后可产生不同影响。

（6）皮褶厚度（skinfold thickness）：皮下脂肪含量占全身脂肪总量的 50% 左右，通过皮下脂肪厚度的测定可推算体脂总量，并间接反映能量摄入的情况。

1）三头肌皮褶厚度（triceps skinfold thickness，TSF）：被测者上臂自然下垂，取左（或右）上臂背侧肩胛骨肩峰至尺骨鹰嘴连线中点，于该点上方 2cm 处，测定者以左手拇指与食指和中指（指间距约 2cm）将皮肤连同皮下脂肪捏起呈皱褶，皱褶两边的皮肤对称。在皮褶下方 2cm 处，用皮褶厚度计测量其厚度，连续测量 3 次，取平均值，单位为 mm。

注意事项：①双手自然下垂，防止肌肉紧张；②皮肤和皮下脂肪需一同夹起，但不能夹起肌肉；对于营养不良或皮肤松弛的老年人，防止夹起肌肉的方法是让肱三头肌收缩；③对于皮肤较紧或皮下脂肪较厚者，指间距可适当放宽；④需每天对皮褶厚度计进行校正。

结果判定：TSF 正常参考值男性为 8.3mm，女性为 15.3mm，实测值相当于正常值的 90% 以上为正常；介于 80%~90% 之间为轻度亏损；介于 60%~80% 之间为中度亏损；小于 60% 为重度亏损。

2）肩胛下皮褶厚度：被测者上臂自然下垂，取左（或右）肩胛骨下角约 2cm 处，皮褶方向与肩胛下角切线平行，测量方法同 TSF。

结果判定：以肩胛下皮褶厚度与 TSF 之和来判定。正常参考值男性为 10~40mm，女性为 20~50mm；男性 >40mm，女性 >50mm 者为肥胖；男性 <10mm，女性 <20mm 者为消瘦。

3）髋部与腹部皮褶厚度：髋部取左侧腋中线与髂脊交叉点；腹部取脐右侧 1cm 处，注意皮褶方向与腹直肌肌纤维方向一致。测量方法同 TSF。

3. 围度

（1）头围（head circumference）：测量头围应使用没有弹性的软尺。测量以眉间为起点经枕骨粗隆的最大周径，精确到 0.1cm。头围可间接预测大脑发育，直至大约 3 月头颅生长放缓时，尤其在 2 岁时测量最有意义，头围过大见于脑积水、佝偻病；头围过小见于小头畸形。出生时平均头围 34.0cm，前半年增长 8.0~10.0cm，后半年增长期 2.0~4.0cm。6 个月时 44.0cm，1 岁时头围 46.0cm，2 岁为 48.0cm，5 岁时 50.0cm，15 岁接近成人 54.0~58.0cm。

（2）胸围（chest circumference，bust circumference）：是胸廓的最大围度，可以表示胸廓大小和肌肉发育状况，是评价人体宽度和厚度的代表性指标，在一定程度上反映身体形态和呼吸器官的发育状况，也是评价幼儿生长发育水平的重要指标。随着年龄的增长，胸廓的横径增长迅速，1 岁左右胸围与头围大致相等，12~21 个月时胸围超过头围。胸围赶上头围的时间与小儿营养状况有密切的关系。

（3）腰围（waist circumference，WC）：是指腰部周径的长度，在一定程度上反映腹部皮下脂肪厚度和营养状态，是间接反映人体脂肪分布状态的指标。目前公认的是，腰围是衡量脂肪在腹部蓄积（即中心性肥胖）程度的最简单、实用的指标。脂肪在身体内的分布，尤其是腹部脂肪堆积的程度，与肥胖相关性疾病有更强的关联。BMI 并不太高者，腹部脂肪增加（腰围大于界值）是独立的危险性预测因素。同时使用腰围和 BMI 可以更好地估计与多种相关慢性疾病的关系。国际糖尿病联盟提出，用腰围作为诊断代谢综合征的必需危险因子，并提供了不同地域人群的不同标准。在肥胖儿童青少年中，表现为向心性肥胖的较少，男孩和女孩在成长和性成熟阶段可出现不同的脂肪堆积形式，其腰围是否能作为向心性肥胖的评价指标尚未得到证实。

腰围的测量方法是让受试者直立，两脚分开 30~40cm，用一根没有弹性、最小刻度为 0.1cm 的软尺放在右侧腋中线髂骨上缘与第十二肋骨下缘连线的中点（通常是腰部的天然最窄部位），沿水平方向围绕腹部一周，紧贴而不压迫皮肤，在正常呼气末测量腰围的长度，读数准确至 0.1cm。我国男性腰围 85cm，女性腰围 80cm 为腹部脂肪蓄积的界限。

（4）臀围（hip circumference，buttock circumference）：反映髋部骨骼和肌肉的发育情况。测量时，两腿并拢直立，两臂自然下垂，皮尺水平放在前面的耻骨联合和背后臀大肌最凸处。为了确保准确性，测量臀围时，一是要在横切面上，二是要在锻炼前进行，同时要注意每次测量的时间和部位相同，测量时不要把皮尺拉得太紧或太松，力求仔细、准确。

（5）腰臀比（waist to hip ratio，WHR）：是反映身体脂肪分布的一个简单指标，WHO 通常用它来衡量人体是肥胖还是健康，保持臀围和腰围的适当比例关系，对成年人体质和健康及其寿命有着重要意义。该比值与心血管发病率有密切关系。计算公式如下：

$$腰臀比 = \frac{腰围（cm）}{臀围（cm）}$$

男性正常 WHR<0.8，女性 <0.7。根据美国运动医学学会 1997 年推荐的标准，男性 WHR>0.95 和女性 WHR>0.86 具有心血管疾病危险性。我国建议男性 >0.9、女性 >0.8 称为中央性（或内脏型、腹内型）肥胖。

（6）上臂围（mid-arm circumference，MAC）：与体重密切相关，可反映患者的营养状况。也可通过测定上臂紧张围与上臂松弛围，计算二者的差值，反映肌肉的发育状况。一般差值越大，说明肌肉发育状况越好；反之，越小说明脂肪发育状况良好。MAC 可反映肌肉蛋白贮存和消耗程度，是快速而简便的评价指标，也能反映能量代谢的情况。

测量时，被测者上臂自然下垂，取上臂中点，用软尺测量。软尺误差不得大于 0.1cm。我国男性上臂围平均为 27.5cm，女性为 25.8cm。美国男性为 29.3cm，女性为 28.5cm；日本男性为 27.4cm，女性为 25.8cm。测量值 > 正常值的 90% 为营养正常，90%~80% 为轻度营养不良，80%~60% 为中度营养不良，<60% 为严重营养不良。

（7）上臂肌围（mid-arm muscle circumference，MAMC）：是反映肌蛋白量变化的良好指标，也反映体内蛋白储存的情况，MAMC 和血浆白蛋白含量密切相关，在血浆白蛋白低于 28.0g/L 的患者中，87% 患者 MAMC 均缩小。MAMC 可作为患者营养状况好转或恶化的指标。计算公式：

$$MAMC（cm）=MAC（cm）-\pi \times TSF（cm）$$

应该注意的是 TSF 测量单位为 mm，在本公式中需进行转化。我国男性 MAMC 平均为 25.3cm，女性为 23.2cm；美国男性为 25.3cm，女性为 23.2cm；日本男性为 24.8cm，女性为

21.0cm。测量值 > 正常值 90% 为营养正常,90%~80% 为轻度肌蛋白消耗,80%~60% 为中度肌蛋白消耗,<60% 为严重肌蛋白消耗。

(8)上臂肌肉面积(arm muscle area,AMA):常用于患者自身对照,可以用于观察患者某一段时间内肌肉蛋白质的变化。蛋白质 - 能量营养不良患者 AMA 可能在正常范围,在使用该指标的时候因考虑该因素。AMA 的国内参考值为 ≥44.9cm²,小于该值为蛋白质和 / 或能量缺乏。AMA 可以由 MAMC 计算。

$$AMA(cm^2) = \frac{MAMC^2}{4\pi}$$

$$男性的无骨 AMA(cm^2) = \frac{MAMC^2}{4\pi} - 10$$

$$女性的无骨 AMA(cm^2) = \frac{MAMC^2}{4\pi} - 6.5$$

(9)小腿围(calf circumference,CC):为人体形态指标之一,反映人体腿部肌肉发育水平及发达程度。临床上常以 CC 判断患者的营养状况变化,尤其是老年人或长期接受营养支持的患者,也可用于对老年患者和营养支持患者营养状况的监测,降低有可能会出现肌肉减少症。小于 30.5cm 提示患者存在营养不良。测量小腿围时,被测者两腿开立同肩宽,检测者在其侧面将软尺在小腿最粗壮处以水平绕其一周计量,精确到小数点后一位,测量误差不超过 0.5cm。

4. 握力(handgrip)是反映肌肉总体力量的一个指标。握力评价的是受试者肌肉静力的最大力量状况,主要反映前臂和手部肌肉的力量,因其与其他肌群的力量有关,测量握力也可反应患者上肢肌力情况,间接体现机体营养状况的变化,适用于患者肌力和营养状态变化的评价。连续监测可以评估患者骨骼肌肌力恢复情况。考虑到个体体重和身高的差异,青少年握力大小可以用握力体重指数(grip weight index)进行评价。

$$握力体重指数 = \frac{握力(kg)}{体重(kg)} \times 100$$

5. 人体成分分析 人体组成可用"五水平模式(five-level mode)"表示,即将人体分为原子水平、分子水平、细胞水平、组织 - 系统水平和整体水平。原子水平是将物质的人还原为若干元素,其中包括氧、氢、碳、氮、钙等。对元素的分析可在一定程度上评估其水平。分子水平包括水、蛋白质、脂肪、糖原、维生素和矿物质。细胞水平包括细胞、细胞外液体和细胞外固体。组织 - 系统水平包括主要的组织和器官。整体水平的评价方法包括人体测量和人体成分分析。对住院患者营养状况进行评价实际上是在以上不同的水平上进行评价。本处主要介绍用生物电阻抗法(bioelectrical impedance analysis,BIA)进行人体成分分析。

生物阻抗分析法是一种便携、价格低廉的人体成分分析法。该方法原理是电流在体内通过水和电解质传导,而脂肪组织导电性能低,阻抗值高的特点。最早的设备使用 4 个电极单频(<5kHz)的仪器,两个在手上,两个放在脚上,目前较多使用 8 个电极的多频装置。由于 5kHz 这个频率无法穿透细胞膜,测量的水分为细胞外水。而较高频率时细胞膜不再充当电容,细胞内的水也可以导电,根据阻抗值来估算细胞内和细胞外水分含量。也有比较简单的仪器,如足 - 足分析仪、手 - 手分析仪及两者相结合的分析仪。除了了解水分含量、测定透析或水肿患者干体重以外,多频生物电阻抗仪还能测定脂肪含量和去脂体质含量,同时还能进行节段(躯干、左右上肢和左右下肢)成分和水分分析,还能测定内脏脂肪面积。该方法

能客观、准确地测定人体组成,是目前最常用的人体成分分析方法。常用于人群调查型研究,在运动项目的研究中也变得越来越流行。应用于少数特殊人群或患者的精确诊断仍然有待进一步研究和观察。

**(二) 临床检查**

通过病史采集及体格检查来发现是否存在营养不良的。

1. 病史采集

膳食史:包括有无厌食、饮食禁忌、吸收不良、消化障碍及能量与营养素摄入量等。

疾病史:已存在的影响能量和营养素摄入、消化、吸收和代谢的疾病因素,以及本身就发生代谢改变的疾病和生理或病理状态,如传染病、内分泌系统疾病、慢性疾病(如肝硬化、肺病及肾功能衰竭等)、消化系统疾病等。

用药史及治疗手段:包括代谢药物、类固醇、免疫抑制剂、放疗与化疗、利尿剂、泻药等。

过敏史:对食物的过敏或不耐受等。

2. 体格检查(physical examination)　重点在于发现下述情况(表 5-10),判定其程度并与其他疾病鉴别:①恶病质和肌肉萎缩;②肝肿大;③水肿或腹水;④皮肤改变;⑤毛发脱落;⑥维生素缺乏体征;⑦必需脂肪酸缺乏体征;⑧常量和微量元素缺乏体征;⑨恶病质等。WHO 专家委员会建议特别注意下列 13 个方面,即头发、面色、眼、唇、舌、齿、龈、面(水肿)、皮肤、指甲、心血管系统、消化系统和神经系统等。

表 5-10　能量和营养素缺乏表现及其可能因素

| 部位 | 临床表现 | 可能的营养素缺乏 |
|---|---|---|
| 头发 | 干燥、变细、易断、脱发 | 蛋白质 - 能量、必需脂肪酸、锌 |
| 鼻部 | 皮脂溢 | 烟酸、核黄素、维生素 E |
| 眼 | 干眼病、夜盲症、毕脱氏斑、睑角炎 | 维生素 A |
| 舌 | 舌炎、舌裂、舌水肿 | 维生素 $B_2$、维生素 $B_6$ |
| 牙 | 龋齿 | 氟 |
| | 牙龈出血、肿大 | 核黄素、叶酸、烟酸维生素 C |
| 口腔 | 味觉减退、改变 | 锌 |
| | 口角炎、干裂 | 核黄素、烟酸 |
| 甲状腺 | 肿大 | 碘 |
| 指甲 | 舟状指、指甲变薄 | 铁 |
| 皮肤 | 干燥、粗糙、过度角化 | 维生素 A、必需脂肪酸 |
| | 淤斑 | 维生素 C、维生素 K |
| | 伤口不愈合 | 锌、蛋白质、维生素 C |
| | 阴囊及外阴湿疹 | 维生素 $B_2$、锌 |
| | 癞皮病皮疹 | 烟酸 |
| 骨骼 | 佝偻病体征、骨质疏松 | 维生素 D、钙 |
| 神经 | 肢体感觉异常或丧失、运动无力 | 维生素 $B_1$、维生素 $B_{12}$ |

| 部位 | 临床表现 | 可能的营养素缺乏 |
|---|---|---|
| 肌肉 | 腓肠肌触痛 | 维生素 $B_{12}$ |
| | 腓肠肌萎缩 | 蛋白质 - 能量 |
| 心血管 | 脚气病心脏体征 | 维生素 $B_1$ |
| | 克山病体征 | 硒 |
| 生长发育 | 营养性矮小 | 蛋白质 - 能量 |
| | 性腺功能减退或发育不良 | 锌 |

### （三）实验室检查

实验室检查可提供客观的营养评价结果,并且可确定存在哪一种营养素的缺乏或过量,以指导临床营养支持治疗。

1. 血浆蛋白　血浆蛋白水平可反映机体蛋白质营养状况(表 5-11)。常用的指标包括白蛋白、前白蛋白、转铁蛋白、纤维素连接蛋白和视黄醇结合蛋白。

（1）白蛋白(albumin):在应激状态下,血浆白蛋白的水平降低,如这种低水平维持一周以上,可表示有急性营养缺乏。血浆白蛋白低于 35.0mg/L,临床上常出现蛋白质营养不良。在手术后或感染中,维持内脏蛋白的水平对患者的存活是非常重要的。白蛋白能有效预测手术风险程度,它只反映疾病的严重程度,而不是营养不良的程度。能量与蛋白质摄入不足,不利于急性期患者血浆白蛋白水平恢复。白蛋白的合成受很多因素的影响,在甲状腺功能减退、血浆皮质醇水平过高、出现肝实质性病变及生理上的应激状态下,白蛋白的合成速率下降。由于白蛋白的半衰期约为 18~20 天,在能量和蛋白质供给充足的情况下,急性疾病患者血浆白蛋白恢复到正常需要一定的时间。在静脉输注人血白蛋白时,由于其分布和血液稀释的影响,血浆白蛋白浓度的恢复常常低于理论值。

白蛋白的正常参考值为 40~55g/L,28~39g/L 为轻度不足,21~27g/L 为中度不足,<21g/L 为重度不足。

（2）前白蛋白(prealbumin,PA):是由肝脏合成的一种糖蛋白,在电泳分离时,常显示在白蛋白的前方,故而得名。前白蛋白可与甲状腺素结合球蛋白及视黄醇结合蛋白结合,而转运甲状腺素及维生素 A,故又称甲状腺素结合前白蛋白(transthyretin)。

前白蛋白参与机体维生素 A 和甲状腺素的转运及调节,具有免疫增强活性和潜在的抗肿瘤效应。由于前白蛋白半衰期很短,仅约 1.9 天,使得它能更加及时的反映营养状况的变化。在临床上常作为评价蛋白 - 能量营养不良和反映近期膳食摄入状况的敏感指标。从营养评价的角度讲,前白蛋白的优于白蛋白。

前白蛋白的正常值 200~400mg/L,160~200mg/L 为轻度不足,100~159mg/L 为中度不足,<100mg/L 为重度不足。

（3）转铁蛋白(transferrin,TFN):又名运铁蛋白(siderophilin),为血浆中结合并转运铁的 β 球蛋白,主要在肝脏合成,半衰期为 8~9 天。在高蛋白摄入后,TFN 的血浆浓度上升较快。能反映营养治疗后营养状态与免疫功能的恢复率,该蛋白的改变增加或减少较其他参数(血浆白蛋白、体重、TSF)要快。

TFN 对血红蛋白的生成和铁的代谢有重要作用,可反映缺铁性贫血等多种疾病。增多见于缺铁性贫血、急性肝炎、急性炎症、口服避孕药、妊娠后期;减少见于肾病综合征、肝硬化、恶性肿瘤、溶血性贫血、营养不良时。正常情况下,30%~40% 的 TFN 用于铁的转运(即铁的结合力),因此该指标可由总铁结合力来计算,1982 年 Strombery 提出的参考公式:

$$TFN(g/L) = [(0.76 \times 总铁结合力) + 18] \div 100$$

TFN 正常参考值为 2.0~4.0g/L,1.5~2.0g/L 为轻度不足,1.0~1.5g/L 为中度不足,<1.0g/L 为重度不足。

（4）视黄醇结合蛋白(retinol binding protein,RBP):一种低分子量的亲脂载体蛋白,属 Lipocalin 蛋白超家族成员。其功能是从肝脏转运维生素 A 至上皮组织,并能特异性地与视网膜上皮细胞结合,为视网膜提供维生素 A。RBP 可特异地反映机体的营养状况,而且其半衰期短(10~12 小时),是一项诊断早期营养不良的敏感指标。RBP 与血浆总胆红素、白蛋白、凝血酶原时间相关,故较前白蛋白有更高的敏感性,正是由于敏感性太高,其准确性降低,而且,由于其主要在肾脏代谢,患肾脏疾病时,可造成血浆 RBP 浓度升高的假象。正常值为 70mg/L。

（5）纤维连接蛋白(fibronectin,FN):一种高分子量糖蛋白,主要功能是介导细胞黏着。FN 可以通过细胞信号转导途径调节细胞的形状和细胞骨架的组织,促进细胞铺展。FN 在创伤修复中也很重要的。在血凝块形成过程中,FN 促进血小板附着于血管受损部位。饥饿时降低,恢复营养支持后可逐渐升高。血浆 FN 持续降低多见于比较严重的疾病,如多器官功能衰竭、严重营养不良、广泛创伤、烧伤、手术及脓毒血症、严重感染、重症肝炎、失代偿期肝硬化和肝癌转移等。

表 5-11　血浆蛋白的基本特征

| 血浆蛋白 | 分子量 /D | 合成部位 | 血浆正常范围 /(g·L⁻¹) | 生物半衰期 |
|---|---|---|---|---|
| 白蛋白 | 66 460 | 肝细胞 | 40~55 | 18~20d |
| 前白蛋白 | 54 980 | 肝细胞 | 0.2~0.4 | 1.9d |
| 转铁蛋白 | 79 550 | 肝细胞 | 2.0~4.0 | 8~9d |
| 视黄醇结合蛋白 | 20 960 | 肝细胞 | 0.372 ± 0.007 3 | 10~12h |
| 纤维连接蛋白 | 440 000 | 肝细胞及其他组织 | 1.82 ± 0.16 | 4~24h |

2. 血浆氨基酸谱　在重度蛋白质 - 能量营养不良时,血浆总氨基酸水平明显下降。不同种类的氨基酸浓度下降并不一致。一般来说,必需氨基酸(essential amino acid,EAA)下降较非必需氨基酸(non-essential amino acid,NEAA)更为明显。在 EAA 中,缬氨酸、亮氨酸、异亮氨酸和甲硫氨酸的下降最多,而赖氨酸与苯丙氨酸下降相对较少。在 NEAA 中,大多数浓度不变,而谷氨酰胺和精氨酸出现明显下降,个别氨基酸(如胱氨酸等)浓度还可升高。不同疾病营养代谢的改变氨基酸谱也随之改变。

3. 免疫功能　细胞免疫功能在人体抗感染中起重要作用。蛋白质 - 能量营养不良常伴有细胞免疫功能损害,这将增加患者术后感染率和死亡率。通常采用总淋巴细胞计数和皮肤迟发性超敏反应来评定细胞免疫功能。

（1）总淋巴细胞计数(total lymphocyte count,TLC):是评定细胞免疫功能的简易方法。但一些原发性疾病,如心功能衰竭、尿毒症、霍奇金病及使用免疫抑制剂肾上腺皮质激素等,均可使 TLC 降低，且 TLC 与预后相关性较差；而且 TLC 还受感染等因素的影响。因此，TLC 并非作为营养评定指数的可靠指标。临床上应结合其他指标作为参考评价。

正常参考值为 $(2.5\sim3.0)\times10^9/L$，$(1.5\sim1.8)\times10^9/L$ 为轻度营养不良，$(0.9\sim1.5)\times10^9/L$ 为中度营养不良，低于 $0.9\times10^9/L$ 为重度营养不良。

（2）皮肤迟发性超敏反应（skin delayed hypersensitivity，SDH）：细胞免疫功能与机体的营养状况密切相关，营养不良时皮肤迟发性超敏反应常呈无反应状态。自从发现营养不良的患者有反应异常，并可于接受营养治疗后恢复后，SDH 即作为营养状况，特别是细胞免疫功能判定的重要指标。常用抗原包括链激酶 / 链道酶（streptokinase-streptodomase，SK-SD）、流行性腮腺炎病毒素（mumps）、白色念珠菌提取液（candida）、植物血凝素（PHA）和结核菌素试验；需选择 3 种患者曾经接受过的抗原。将抗原于前臂表面皮内注射，待 24~48 小时后测量接种处硬结直径。呈红色硬结为阳性。判断标准：出现 2 个或 3 个硬结直径 >5mm 为正常；只有 1 个直径 >5mm 为免疫力降低；3 个硬结均 <5mm 时，为无免疫力，至少有重度蛋白质营养不良。但正是由于需要皮下注射抗原，目前临床上很少用其来评价营养状况。

4. 维生素、微量元素　维生素、微量元素是维持人体正常代谢和生理功能不可缺少的营养素。三大营养素成分的正常代谢及某些生化反应和生理功能的进行均需有维生素和微量元素的参与。处于应激状态（手术、烧伤、败血症等）的危重患者，对维生素和微量元素的需要量明显增加。多种地方病及疑难病的发生发展均与维生素和微量元素失衡有关。因此，维生素和微量元素在临床医疗治疗及营养评价中受到越来越多的关注。

5. 氮平衡（nitrogen balance，NB）　可反映摄入氮是否满足机体需要，以及体内蛋白质合成与分解代谢情况，有助于营养治疗效果判断，是评价蛋白质营养状况的常用指标。每日摄入氮经体内利用后的剩余部分及体内代谢产生的氮，90% 经尿液中排出，其中主要排出形式是尿素，其余有尿酸、肌酸酐、氨基酸及氨等称为非尿素氮，每天丢失量约 2g，每天粪便氮丢失量为 12mg/kg，汗及毛发等氮丢失量为 5mg/kg。所以 NB 的计算公式如下：

$$NB=I-(U+F+S)$$

其中，NB 为氮平衡，I 为摄入氮，U 为尿氮，F 为粪氮，S 为皮肤等氮损失。

一般认为成人每日经肾脏排出非尿素氮 2g，粪氮丢失约 1g，皮肤丢失氮约 0.5g，故上式可写作：

$$NB(g/d)=蛋白质摄入量(g/d)\div6.25-尿素氮(g/d)+3.5(g/d)$$

创伤和某些严重疾病发生时，尿中尿素氮和非尿素氮的排出量明显改变，此时应测尿总氮排出量，再计算 NB。

$$NB(g/d)=蛋白质摄入量(g/d)\div6.25-尿总氮(g/d)+1.5(g/d)$$

当患者出现消化吸收功能紊乱时应分别检测尿总氮和粪氮，再计算氮平衡。

$$NB(g/d)=蛋白质摄入量(g/d)\div6.25-尿总氮(g/d)-粪氮$$

氮平衡为摄入氮和排出氮相等，提示人体代谢平衡，又称零氮平衡；正氮平衡为摄入氮多于排出氮，常见生长期儿童和恢复期的急危重症患者；负氮平衡为摄入氮少于排出氮，通常提示饥饿或消耗性疾病。

6. 肌酐 - 身高指数（creatinine height index，CHI）　肌酐是肌肉组织中肌酸的代谢产物，因此肌酐的排出水平与肌肉组织密切相关。常用指标是肌酐 - 身高指数，即尿肌酐（urine creatinine，Ucr）含量与其身高标准体重 Ucr 的比值。CHI 是表示瘦体组织空虚程度的灵敏指标，其优点在于：①成人体内肌酸和磷酸肌酸的总含量较为恒定，每日经尿排出的肌酐量基本一致;②运动和膳食的变化对尿中肌酐含量的影响甚微。故在评定 24 小时尿肌酐时不必限制膳食蛋白质;③经 40K 计数测定,成人 24 小时尿肌酐排出量与瘦体组织量一致;④在肝病等引起水肿情况而严重影响体重测定时,显得价值更大(因为 CHI 不受影响)。

CHI>5.0% 为正常,84.9%~95.0% 表示瘦体组织轻度缺乏,70.0%~85.0% 表示中度缺乏,≤70.0% 表示重度缺乏。

身高相对应的标准肌酐对照值见表 5-12。

表 5-12　成人尿肌酐排出量

| 男性 | | | 女性 | | |
|---|---|---|---|---|---|
| 身高 /cm | 体重 /kg | 尿肌酐 /(mmol·L⁻¹) | 身高 /cm | 体重 /kg | 尿肌酐 /(mmol·L⁻¹) |
| 157.3 | 56.6 | 11.4 | 147.0 | 46.1 | 7.3 |
| 160.0 | 57.6 | 11.7 | 149.9 | 47.3 | 7.5 |
| 162.6 | 59.1 | 12.0 | 152.4 | 48.9 | 7.7 |
| 165.1 | 60.3 | 12.3 | 154.9 | 50.0 | 8.0 |
| 167.6 | 62.0 | 12.6 | 159.5 | 51.4 | 8.2 |
| 170.2 | 63.8 | 13.0 | 160.0 | 52.7 | 8.4 |
| 172.7 | 65.8 | 13.4 | 162.6 | 54.3 | 8.6 |
| 175.3 | 67.6 | 13.7 | 165.1 | 55.9 | 8.9 |
| 177.8 | 69.4 | 14.1 | 167.6 | 58.0 | 9.2 |
| 180.3 | 71.4 | 14.5 | 170.2 | 59.8 | 9.5 |
| 182.9 | 73.5 | 14.9 | 172.7 | 61.6 | 9.7 |
| 185.4 | 75.6 | 15.4 | 175.3 | 63.4 | 10.1 |
| 188.6 | 77.6 | 15.8 | 177.8 | 65.2 | 10.4 |
| 190.5 | 79.6 | 16.2 | 180.3 | 67.0 | 10.7 |
| 193.0 | 82.2 | 16.7 | 182.9 | 68.9 | 11.0 |

7. 尿羟脯氨酸指数　羟脯氨酸是胶原代谢产物。营养不良和体内蛋白质降低的儿童,尿中羟脯氨酸排出量减少。取清晨空腹尿样测定羟脯氨酸的排出量,计算羟脯氨酸指数,作为评定儿童蛋白质营养状况的重要指标。

$$尿羟脯氨酸指数 = \frac{尿羟脯氨酸浓度(\mu mol/L) \times 体重(kg)}{尿肌酐浓度(\mu mol/L)}$$

评定标准:3 个月 ~10 岁儿童,尿羟脯氨酸指数大于 2 为正常,1~2 为蛋白质不足,小于 1 为蛋白质缺乏。

8. 3- 甲基组氨酸(3-methylhistidine, 3-MH)　几乎全部存在于骨骼肌的肌动蛋白和肌球蛋白之中,从肌肉分解和释出后就不再被利用,而几乎完全以原形从尿中排出,且周转(分解和重新合成)快,是反映肌蛋白代谢的良好指标,正常 1 天排出量为 300~500μmol。严重营养不良尿中 3-MH 的排泄量降低,营养状况改善后,可恢复正常。男性尿 3-MH 正常值为 5.2μmol/(kg·24h) ± 1.2μmol/(kg·24h),女性 4.0μmol/(kg·24h) ± 1.3μmol/(kg·24h)。

**（四）营养状况综合评价**

1. 微型营养评价（mini nutritional assessment，MNA） 1994 年由瑞士 Guigoz Y 提出的一种营养评价工具。2011 年 ASPEN 指南认为属于营养评价范围，不是筛查工具，开发过程中没有应用循证医学研究报告。改版 MNA 包括营养筛查和营养评估两部分，内容包括人体测量、整体评价、饮食评价和主观评价 4 个方面，共 18 个问题（参数）组成，第一部分 14 分，第二部分 16 分，全部完成 18 个问题总分为 30 分；在完成第一部分后，若得分≥12 分，无营养不良风险，不需要进行进一步的评价，若得分≤11 分，可能存在营养不良，需要继续进行评价，完成第二部分，计算总分。Guigoz Y 等将营养状况按照 MNA 总得分值分为 3 类：MNA 得分≥24 分，营养状况正常；17~23.5 分，为潜在营养不良或存在营养不良风险；<17 分为营养不良。

MNA 适用于所有老年人群，已在欧美国家广泛使用。我国也已有许多学者使用 MNA 评价住院患者的营养状况。研究已经证实 MNA 快速、简单、易操作，尤其是分两部分评价，第一部分首先剔除了营养状况正常的患者，使他们免受评估之扰，也使评估具有针对性，从而节约了定量的时间和医疗资源；一般需要 10 分钟即可完成，与传统的营养评价方法和人体成分分析有良好的相关性。

2. 主观整体评价（subjective global assessment，SGA） 是一款应用比较早的，且有效的临床营养评价工具。由加拿大多伦多大学 Baker JP 和 Detsky AS 等人于 1982 年建立。1987 年 Detsky AS 等发表的论文中介绍了 SGA 法。

SGA 是询问了解患者体重改变与进食变化、消化功能的改变，通过主观评判来了解疾病应激情况、肌肉消耗和脂肪消耗情况及活动能力等。不做生化检查，也不做身高和体重测量。2011 年 ASPEN 指南将其归为营养评价的工具之一，适用于住院患者。

SGA 的信度和效度已经通过研究得到检验。不同研究者间一致性信度为 0.81，敏感度和特异度分别为 0.82 和 0.72。研究显示，通过 SGA 评估发现的营养不足患者并发症发生率是营养良好患者的 3~4 倍。针对不同住院患者的前瞻性研究显示，SGA 能很好预测并发症，包括透析、肝移植和 HIV 感染者。

SGA 作为营养风险筛查工具有一定局限性。SGA 不宜区分轻度营养不足，更多侧重于慢性或已经存在的营养不足，不能很好地体现急性营养状况的变化。该工具是一个主观评估工具，使用者在使用该工具前需要很好地培训才能够保证该工具的敏感性和特异性。SGA 更适合于接受过专门训练的专业人员使用，作为大医院常规营养评价工具则不实用。

3. 患者主观整体评价（patient generated subjective global assessment，PG-SGA） 简称患者主观整体评价。1994 年由美国 Ottery FD 最先提出，是专门为肿瘤患者设计的营养状况评价工具。不过，临床上也将 PG-SGA 应用于透析、急性卒中、HIV 携带者和临终关怀患者的营养状况评价。

PG-SGA 的实质与 SGA 相同，无脏器功能的生化检查，也不做身高测量和体重测量。PG-SGA 由患者自我评价部分和医务人员评价部分组成，具体内容包括体重、摄入情况、症状、活动和身体功能、疾病与营养需求的关系、代谢方面的需要、体格检查等 7 个方面，前 4 个方面由患者自评，后 3 个方面由医务人员评价，总体评估包括定性评价和定量评价两种。PG-SGA 还附带 5 个工作表以方便评价；为了规范 PG-SGA 的临床操作，美国营养与膳食学院（American College of nutrition and diet，AND）还录制了 PG-SGA 操作 DVD。

虽然 ADA 和 AND 均推荐用于肿瘤患者，但没有提出高质临床验证报告的支持。同时，美国 ASPEN、欧洲 ESPEN 及中国 CSPEN 均没有推荐用于肿瘤患者的营养状况评价。只有中国抗癌协会肿瘤营养与支持治疗专业委员会推荐该方法应用于肿瘤患者的营养状况评价。

4. 预后营养指数（prognostic nutritional index，PNI）　最初由美国宾夕法尼亚大学 Mullen JL 等人于 1979 年提出，又称 Mullen 指数。该指数是对 4 种营养状况评价参数：包括 ALB、TSF、TFN 和皮肤迟发性超敏反应（skin delayed type hypersensitivity，SDH），PNI 与外科患者预后的相关性分析后，提出的一种综合营养评价方法。可以作为评价外科患者手术前营养状况和预测手术合并症危险性的综合指标，可以直接预期手术后并发症的发生率与死亡率。计算公式如下：

$$PNI(\%)=158-16.6\times ALB(g/dl)-0.78\times TSF(mm)-0.2\times TFN(mg/dl)-5.80\times SDH$$

SDH 以皮肤硬结直径计分，硬结直径 >5mm 者，SDH=2；<5mm 者，SDH=1；无反应者，SDH=0。PNI<30%，表示发生术后并发症及死亡的可能性均很小；30%≤PNI<40%，表示存在轻度手术危险性；40%≤PNI<50%，表示存在中度手术危险性；PNI≥50%，表示发生术后并发症及死亡的可能性均较大。

由于 Mullen 指数依靠的参数较多，操作复杂，且 TFN 检查价格较贵，SDH 等待时间较长，目前临床上已很少实用。1984 年，日本学者 Onodera T 等提出了新的 PNI，只使用血浆白蛋白和淋巴细胞计数，称为 Onodera 指数。

$$PNI(\%)=10\times ALB(g/dl)+0.5\times TLC(\times10^8/L)$$

评价标准：PNI>45% 为手术安全；40%≤PNI<45%，手术有危险；PNI<40%，有手术禁忌。

5. 营养评定指数（nutritional assessment index，NAI）　由日本学者 Iwasa M 于 1983 年提出，是对食管癌患者进行营养状况评定的综合指数，临床上营养范围较窄。

$$NAI=2.64\times AMC+0.60\times PA+3.76\times RBP+0.017\times PPD-53.80$$

其中，AMC 表示上臂肌围（cm），PA 为血浆前白蛋白（mg/dl），PPD 表示用结核菌素纯蛋白质衍生物进行 SDH（硬结直径 >5mm，PPD=2；<5mm，PPD=1；无反应者，PPD=0）。NAI≥60，表示营养状况良好；40≤NAI<60，表示营养状况中等；NAI<40，表示营养不良。

6. 儿童主观整体营养评价　现在还无公认的能有效筛查和评价儿童营养状况的工作量表。2007 年加拿大多伦多大学 Secker DJ 和 Jeejeebhoy KN 首次报告了儿童主观整体评价（subjective globa nutritional assessment，SGNA）。它是在 SGA 的基础上进行适当的修改而成，是一种主观非定量的工作量表。SGNA 不但可以作为营养风险筛查工具，还可以对患儿营养不良程度进行评价。Secker DJ 等人认为，SGNA 量表可以评估患儿的基线营养状况，不适用于急性疾病的营养状况评价。在最初的研究中，对 175 名（年龄从 31 天 ~17.9 岁）患儿进行术前筛查，认为 SGNA 可以预测胸部或腹部手术的住院患儿术后营养相关性并发症和是否延长住院时间。Vermilyea S 等人使用 SGNA 量表来评价 150 名小儿 ICU 的患儿营养相关并发症，发现的该量表可信度为中度（$\kappa$=0.671），营养状况评价结果与人体测量结果有较强的相关性，但与住院时间和其他量表之间无相关性。鉴于目前应用和研究均较少，其有效性和实用性需要大家进行大量的研究来证实。

7. 营养不良炎症评分（malnutrition-inflammation score，MIS）　是专门针对终末期慢性肾脏疾病血液透析患者（maintenance hemodialysis，MHD）的营养不良 - 炎症复合体综合征（malnutrition-inflammation complex syndrome，MICS）的一种评价方法。2001 年，由美国 Kalantar-Zadeh K 等在透析营养不良评分的基础上，加入了与 MHD 患者营养状况及死亡率密切相关的体质指数、血浆白蛋白和总铁结合力(转铁蛋白)三个指标。研究显示,MIS 是 MHD 患者病死率和住院率的预测指标,能判断终末期肾脏疾病患者预后的独立危险因素,是首个可以全面定量评价 MICS 的评分系统。

MIS 包括病史、体格检查、BMI 和实验室检查 4 大项 10 个指标。具体包括:①干体重变化;②饮食情况;③胃肠道症状;④功能状态;⑤接受透析治疗的时间和合并症;⑥皮下脂肪情况;⑦肌肉消耗;⑧ BMI;⑨血浆白蛋白;⑩血清总铁结合力。10 个指标中每一项分为 0(正常)~3(严重)级 4 个等级,总分共 30 分。得分越高提示患者的营养不良及炎症程度越重。该评分系统自从 2001 年公布以来,已广泛用于血液透析、腹膜透析和肾移植术后等患者的评估。在没有透析的慢性肾脏疾病患者,其评估价值也已经得到研究证实。

(朱翠凤　饶志勇　杨大刚　张胜康　景小凡　游　倩)

# 第六章　社区营养教育与咨询

### 学习目标

1. 重点掌握 SOAP 营养咨询法和社区营养教育的流程。
2. 熟悉社区营养教育相关能力要求。
3. 了解营养教育模式。

### 章前导言

本章内容主要介绍社区营养教育的方法和营养咨询的过程。通过了解社区营养教育和营养咨询的重要性,学习社区营养教育相关能力要求,掌握营养咨询的会谈技巧,以满足社区人群对营养教育和营养咨询的需要。

## 第一节　总　　论

### 一、基本概念

社区是若干社会群体(家庭、氏族)或社会组织(机关、团体)聚集在某一地域形成的一个生活上相互关联的大集体,包括农村社区与城市社区。

健康教育是一项有目的、有计划、有组织的系统教育活动,促进人们自愿地改变不健康行为,消除或减轻影响健康的危险因素,预防疾病,促进健康和提高生活质量。

营养教育是健康教育的重要组成部分,以改善人们的营养状况为目标。《营养科学词典》将营养教育定义为一种经常性的营养干预工作。利用可能的机会和手段,向群众宣传营养知识及国家相关营养政策,提高群众对营养科学知识的兴趣,加强群众对平衡膳食、合理营养的理解,推动科学饮食和健康生活方式的实践。

营养咨询是通过营养信息的交流,帮助个体或群体获得食物与营养知识,培养健康生活方式的活动与过程,是营养师对咨询者进行营养分析、评价的过程。咨询者可以通过这个过程获得改善健康的信息,进而达到改善健康的目的。是营养教育的一种形式。

## 二、H2H 营养管理模式

### (一)定义

"H2H"营养管理模式是一种连续的、个体化的营养管理模式,由四川大学华西医院临床营养科在国内首次提出。"H2H"即"hospital to home",是把患者的营养治疗从医院扩展到出院 / 院外,将单一的治疗方式丰富为多形式的治疗方案,以患者为中心,参与人员不仅包括临床营养师、适老营养师、专科医生、社区医生和护士,患者家属也应积极参与,减少再入院的可能。

### (二)"H2H"-hospital

主张在住院期间以建立营养支持小组(nutrition support team,NST)的方式开展。国内 NST 概念是在 2006 年由 CSPEN 提出,开展多学科合作的 NST 团队工作,制定个体化的营养治疗方案,定期进行病案讨论,根据患者最新病情调整方案,具体操作和实施由临床营养师来完成,定期评价治疗效果,随访监测至患者出院。院内定期病友会也是患者营养管理的组成部分。

以华西医院营养科门诊与骨科患者为例,门诊患者应首先进行营养筛查(包括膳食调查、查体及问诊、指标收集),进行营养评估;然后,制定个体化营养治疗方案,包括计算营养素需要量、编制参考食谱、制定营养治疗方案;最后,进行营养治疗,包括一日食谱举例、饮食原则讲解、选择使用肠内营养治疗。骨科患者进行入院前联合门诊筛查,若营养状况尚可,则住院行手术治疗;若营养不良,则应入院行营养治疗后再行手术治疗。手术后再行营养筛查,若营养状况佳,则出院后随访其营养状况,若营养不良,应实施持续的营养治疗与管理。

### (三)"H2H"-home

目前国内大多数治疗措施都是在医院实施。若患者出院,营养管理和治疗随即结束,然而,持续的营养管理对患者至关重要。对经口摄入不足的患者进行家庭肠内肠外营养治疗,其生活质量、营养状况和机体状态方面都有明显改善。患者营养支持治疗的持续时间和个体化方案是影响营养支持治疗效果的重要因素,应视患者的具体情况制定个体化营养随访方案,内容包括食物摄入量是否充足、体重变化、营养支持治疗是否有效等多个方面。

H2H 管理模式不仅是对患者的全流程跟踪、营养管理时间及空间的延伸,而且应推广到社区医院和基层医院。应不断培养基层专业人才,包括基层医院及社区医院医护人员,帮助基层医院和社区医院建立肠内营养配制室和肠内营养治疗系统,建立质控中心网络平台,以实现面向基层的远程医疗及大数据传播,包括与基层对接的专用系统、个人电子档案、患者营养数据等,让更多患者获益。

## 三、营养教育模式

目前,国内外普遍存在的营养教育模式是以参与者为中心的营养教育模式,该模式代表着从口头营养说教向多元合作方式的转变,参与者在讨论、实践或其他活动的学习过程中保持活跃。参与者离开教育环境后应建立一个整体环境,以保证参与者可被随访。

以参与者为中心的营养教育模式由以下 7 部分构成。

1. 政府采取相关措施　支持以患者为中心的教育模式。

2. 资源分配环境　包括分配生活环境和与患者相关的临床措施,保证以患者为中心的营养教育模式持续存在并且得到优化。

3. 领导和指导　相关领导人员用政策去领导和支持教育模式的持续实现。

4. 成员训练与支持　持续对地方机构的员工进行培训。

5. 对营养教育者进行教育技巧的训练。

6. 根据参与人群的多样性,学习相关文化知识,以便与参与者有效沟通。

7. 准备所需要的教育材料支持整个教育活动。

## 第二节　社区营养教育的方法、流程及形式

### 一、SOAP 营养咨询法

SOAP 是最为常用的营养咨询方法,分为 4 个步骤:S(subjective)主观询问、O(objective)客观检查、A(assessment)营养评价、P(plan)营养治疗计划。

**(一)S(subjective)主观询问**

收集个人或其家属提供的一般情况、疾病史、家族史、饮食生活习惯。

1. 一般情况　了解咨询者的一般情况,包括年龄、性别、民族、职业等。

2. 了解疾病史、家族史　疾病史包括过去所患疾病、治疗过程(手术、化疗、放疗等)、所用药物等。

3. 了解饮食生活习惯　饮酒、吸烟、食物购买能力、饮食嗜好、进餐制度、食物过敏史、营养补充剂、排便情况、锻炼及体力活动情况。

4. 膳食调查　膳食调查是全面了解人群膳食模式的重要手段,是研究营养与健康关系的基础。膳食调查是营养调查中最基本的组成部分。膳食调查常见的方法包括称重法、膳食回顾法和食物频率问卷法。

(1)称重法:运用各种测量工具对某一饮食单位(机体食堂或家庭)或个人摄取的每餐各种食物分别进行称重,从而了解食物的消耗情况,调查时间为 3~7 天。称重法的优点是比其他方法更加准确,缺点是需要较多的人力物力,并要求应答者有一定的文化水平,会增加调查对象的负担,可能导致应答率下降。食物消耗记录如表 6-1 所示。

表 6-1　食物消耗记录表

| 日期 | 餐别 | 食物名 | 生重 /kg | 熟重 /kg | 生熟比 | 熟食剩余量 /kg | 人数 |
|------|------|--------|----------|----------|--------|----------------|------|
|      | 早   |        |          |          |        |                |      |
|      | 中   |        |          |          |        |                |      |
|      | 晚   |        |          |          |        |                |      |
|      | 加餐 |        |          |          |        |                |      |

(2)膳食回顾法:通过询问,被调查者提供 24 小时内膳食组成情况(表 6-2),可以采用单次调查、3 天连续调查、长期多次调查等不同形式。是获得个人食物摄入量最常用的一种方法。

表 6-2 24 小时膳食回顾询问表

| 餐别 | 食物名称 | 原料重量 | 进餐时间 | 进餐地点 |
|---|---|---|---|---|
| 早餐 | | | | |
| 午餐 | | | | |
| 晚餐 | | | | |
| 加餐 | | | | |

（3）食物频率问卷法：简称食物频率法，是估计调查者在规定时间内摄入某些类食物的次数或数量来评价膳食营养状况的一种方法。调查的长短可从即日、1 周、1 个月到 1 年以上（表 6-3）。在营养与慢性病关系时，较长时间的经常膳食摄入比短期的摄入更有意义。

表 6-3 食物频率调查表[13]

1）你一般每天吃几餐？

2）你一般每周在家吃几天饭？

3）你一般早餐的就餐地点是？①家 ②单位食堂 ③餐馆或街头 ④不吃

4）你一般午餐的就餐地点是？①家 ②单位食堂 ③餐馆或街头 ④带饭 ⑤不吃

5）你一般晚餐的就餐地点是？①家 ②单位食堂 ③餐馆或街头 ④带饭 ⑤不吃

6）你家通常在一起就餐的人数？

7）请回忆在过去一年里，你是否吃过以下食物，并估计这些食物的平均食用量和次数。

| 食物名称 | 是否吃 | 进食次数 | | | | 平均每次食用量 /g |
|---|---|---|---|---|---|---|
| | | 次 / 天 | 次 / 周 | 次 / 月 | 次 / 年 | |
| 1 大米 | | | | | | |
| 2 小麦粉 | | | | | | |
| 3 杂粮（高粱 / 小米 / 玉米等） | | | | | | |
| 4 薯类 | | | | | | |
| 5 猪肉 | | | | | | |
| 6 牛羊肉 | | | | | | |
| 7 禽肉 | | | | | | |
| 8 动物内脏 | | | | | | |

| 食物名称 | 是否吃 | 进食次数 | | | | 平均每次食用量/g |
|---|---|---|---|---|---|---|
| | | 次/天 | 次/周 | 次/月 | 次/年 | |
| 9 水产品 | | | | | | |
| 10 鲜奶 | | | | | | |
| 11 奶粉 | | | | | | |
| 12 酸奶 | | | | | | |
| 13 蛋类 | | | | | | |
| 14 豆腐 | | | | | | |
| 15 豆浆 | | | | | | |
| 16 干豆 | | | | | | |
| 17 新鲜蔬菜 | | | | | | |
| 18 新鲜水果 | | | | | | |
| 19 坚果 | | | | | | |
| 20 低度白酒（<38度） | | | | | | |
| 21 高度白酒（>38度） | | | | | | |
| 22 啤酒 | | | | | | |
| 23 果酒 | | | | | | |
| 24 泡菜 | | | | | | |
| 25 饮料 | | | | | | |
| 26 其他食物 | | | | | | |

以下以家庭为单位按月询问

| 食用油 | 全家使用量（500g/月） |
|---|---|
| 花生油 | |
| 菜籽油 | |
| 橄榄油 | |
| 芝麻油 | |
| 动物油 | |
| 其他食用油 | |

| 调味品 | 全家使用量（500g/月） |
|---|---|
| 盐 | |
| 酱油 | |
| 醋 | |
| 芝麻酱 | |
| 味精 | |
| 其他： | |

调查日期：_____年_____月_____日    调查员签字：_____

审核员签字：_____

食物频率法了解被调查对象在过去一年中膳食摄入的种类及数量,问卷中的"过去一年"是指自调查之日起的前 12 个月。调查的目的在于了解被调查者全年各种食物的食用次数及平均食用量,并计算营养素的摄入量,"食用量"部分填写个人每次平均食用量,一般以食物的生重计算。

(4)即时图像法:近年来发展起来的一种新型的膳食评估方法。该方法是在就餐之前,由用餐者将膳食置于预先提供的平盘内,并将平盘置于平铺在桌面的背景纸框线内,对食物进行图像采集。优点是避免了回忆负担,提高了准确度,缺点是汤菜及调味品难以估计,食物估量难易程度不一。

**(二)O(objective)客观检查**

主要通过人体测量、体格检查、临床生化检验等手段发现有无营养缺乏病的存在。有某种营养素缺乏症状时,不能轻易做出诊断,因其与许多疾病症状相似,特别是营养缺乏病的早期,需要结合临床生化检查,才能做出合理的诊断。

1. 体格检查 测量指标包括身高、体重、肱三头肌皮褶厚度、上臂围、腰围、臀围等。其中,身高和体重尤为重要,综合反映了蛋白质、能量以及其他营养素的摄入、利用和储备情况,反映了机体的发育情况和潜在能力。

2. 营养不良症状及体征检查 由缺铁引起的缺铁性贫血,维生素 A 缺乏引起的眼结膜干燥,维生素 $B_2$ 缺乏引起的皮炎、舌炎、唇炎,维生素 C 缺乏引起的牙龈出血及全身点状出血等,常见的营养状况与临床表现见表 6-4。

表 6-4 常见的营养状况与临床表现[14]

| 营养状况 | 临床表现 | 诊断依据 |
|---|---|---|
| 蛋白质与能量营养不良 | ①体重低于正常 15% 以上;②身高略低;③腹部皮褶厚度减少 | 参考食物摄入情况综合考虑 |
| 维生素 A 缺乏 | ①暗适应时间延长(>50 秒);②夜盲;③结膜干燥、结膜有皱褶;④角膜干燥、角膜软化、角膜穿孔;⑤毕脱氏斑;⑥皮肤干燥、鳞屑、毛囊角化 | 以①⑥或④⑤两项者 |
| 维生素 $B_1$ 缺乏 | ①食欲减退、倦怠无力;②多发性神经炎;③腓肠肌压痛;④心悸、气短;⑤心脏扩大;⑥浮肿 | 1. 有⑤⑥阳性(排除其他疾病)<br>2. ②或③一项阳性 |
| 维生素 $B_2$ 缺乏 | ①视物模糊、畏光;②结膜充血或血管形成;③口角炎;④舌炎唇炎;⑤阴囊、会阴皮炎;⑥脂溢性皮炎 | 1. ③④⑤⑥两项以上<br>2. ③或⑥一项 |
| 烟酸(尼克酸、维生素PP)缺乏 | ①暴露部位对称性皮炎;②舌炎(猩红色舌炎);③腹泻;④精神神经异常 | ①或②项者 |
| 维生素 C 缺乏 | ①齿龈炎;②皮下出血;③毛囊角化(维生素 A 治疗无效);④四肢长骨端肿胀 | ①或②项者 |
| 维生素 D 与钙缺乏 | ①兴奋不安、好哭、多汗;②肌肉松软、蛙状腹;③前囟大、方颅;④肋骨串珠、赫氏沟、鸡胸;⑤手镯征、X 型或 O 型腿;⑥脊柱弯曲;⑦牙齿发育障碍 | 一项以上者 |
| 铁缺乏 | ①疲乏无力、头晕眼花;②心慌、气短;③面色苍白、口唇和眼结膜苍白;④匙状指;⑤异食癖 | ④及其他一项 |

| 营养状况 | 临床表现 | 诊断依据 |
|---|---|---|
| 锌缺乏 | ①生长发育迟缓、性成熟迟缓;②食欲减退;③味觉异常、异食癖;④伤口不易愈合 | 有两项以上者 |

3. 临床生化检验　主要指标包括血脂、血糖、白细胞总数、淋巴细胞分类、血清总蛋白、白蛋白、球蛋白、视黄醇结合蛋白、血清脂蛋白及其分类等。

4. 人体成分测量　包括身体密度法、双能量 X 线法、全身电阻抗法、生物电阻抗分析技术、近红外技术等。前三种技术均是实用型,可以准确测量身体成分,但是由于这些技术测试成本高,并且要求专业人员经过严格培训,因而很少用于普通健康人群人体成分测试。生物电阻抗分析技术(BIA)和近红外技术适用于普通健康人体成分测定。目前国内的人体成分仪有以下样式:医院临床营养科的四电极式、健身房的双脚站立式、普通家庭使用的简易式等。社区可根据实际情况配置。

**(三) A(assessment)营养评价**

用《食物成分表》或营养咨询的计算机管理系统计算营养素的摄入量,将结果与膳食营养素推荐摄入量进行比较,以评价咨询对象的饮食是否合理。

1. 根据膳食调查的数据评价居民的膳食情况　包括能量、营养素与 DRIs 进行比较、产能营养素的比例、优质蛋白质比例、三餐能量分配等。

(1) 食品的多样性评价:我国居民的膳食推荐以植物性食物为主、动物性食物为辅,尽可能做到品种丰富、比例适当、搭配合理,以满足各类人群的需要。

(2) 能量及各种营养素满足程度评价:我国膳食中营养素推荐摄入量是衡量膳食质量的主要依据。正常能量及各种营养素的摄入量应为推荐摄入量的 90%~110%;低于标准的 80% 为供给不足,长期如此将导致营养不良;低于 60% 则是严重不足或缺乏,容易引起营养缺乏症;但高于标准的 110% 以上,表明能量及营养素摄入过多,损害健康的危险性增加。

(3) 营养素来源评价:评价时应注意营养素来源的质量,如要求优质蛋白共占总能量的 1/3 以上,同时要注意发挥蛋白质的互补作用;维生素 A 至少应有 1/3 来自动物性食物。

2. 根据获得的居民其他资料(测量指标、疾病史、饮食史等),分析居民存在的主要营养问题。

**(四) P(plan)营养治疗计划**

对咨询者存在的主要营养问题,结合经济条件和饮食习惯,根据疾病种类,在饮食原则方面给予指导并提出具体的营养改进方案(饮食治疗原则、食谱设计、饮食习惯的改变、营养补充剂的使用、食物的烹饪加工以及合理运动等方面)。

实践 1　SOAP 书写范例(表 6-5)

表 6-5　SOAP 书写格式

| 日期 | S-O-A(主观资料、客观资料、评价) | P(干预计划) |
|---|---|---|
| 年月日 | S:主观询问(一般情况、疾病史、家族疾病史、饮食行为习惯、膳食调查)<br>O:客观检查<br>A:营养治疗计划 | 1. 指导就医:相关生化指标测定<br>2. 教育计划:饮食治疗重要性,药物治疗的重要性<br>3. 心理辅导:心理压力与饮食的关系<br>4. 膳食指导:改变不合理膳食的方法 |

实践 2　社区健康与营养档案

社区个人健康档案（community health records）的建立,包括以下 4 个程序。

1. 健康与营养数据的收集　可以通过现存的健康资料、日常的工作记录、系统的社区调查、广泛的健康筛选等获取相关数据。

2. 营养资料的核查和录入　要对档案的所有内容、数据进行仔细核查,建立可靠的数据库。

3. 健康与营养资料的管理　将资料编号、归类、分档、固定位置,并指定专人管理。

4. 健康与营养资料的保存　纸类档案资料要注意防止因各种原因损毁,电子文档要注意保密和备份。个人健康与营养档案封皮见表 6-6,社区居民营养与健康调查表见表 6-7。

表 6-6　档案封皮

档案号:
**某市某社区个人健康档案**

| 姓名 | ID |
|---|---|
| 性别 | 出生年月 |
| 婚姻 | 职业 |
| 文化程度 | 社区 |
| 住址 | 建档日期 |
| 联系电话 | |

表 6-7　社区居民营养与健康调查表

一、个人基本情况

1. 姓名:

2. 身份证号:＿＿＿＿＿＿＿＿＿＿

3. 性别:□男　□女

4. 民族:□汉族　□满族　□回族　□其他(　族)

5. 婚姻状况：□已婚　□未婚

6. 家庭年收入：　元

7. 文化程度:□小学　□初中　□高中或中专　□大专　□本科　□硕士　□博士

8. 出生日期：　年　月　日(□阳历　□阴历);年龄(　周岁)

9. 家庭住址：　省　市　区(乡、镇)　街道(村)

二、体格检查

1. 身高 / 长(cm):

2. 体重(kg):

3. 舒张压(kPa/mmHg):

4. 收缩压(kPa/mmHg):

5. 腰围(cm):

6. 臀围(cm):

7. 您有以下疾病吗?

A. 肥胖症　B. 高血压　C. 高血脂　D. 心脑血管疾病　E. 脂肪肝　F. 糖尿病　G. 骨质疏松　H. 痛风　I. 胆石症　J. 贫血　K. 便秘　L. 经常感冒　M. 其他

续表

8. 您有以下疾病家族史吗?

A. 肥胖症　B. 高血压　C. 高血脂　D. 心脑血管疾病　E. 脂肪肝　F. 糖尿病　G. 骨质疏松　H. 痛风

三、饮食习惯

1. 您是否吃早餐?

A. 天天吃　B. 有时吃　C. 很少吃　D. 从来不吃

2. 您吃午餐的方式主要是:

A. 单位食堂　B. 洋快餐　C. 带饭　D. 回家吃　E. 点餐　F. 只吃蔬菜、水果　G. 不吃

3. 您吃晚餐的方式?

A. 不吃　B. 餐馆吃　C. 单位食堂　D. 回家做饭吃　E. 只吃蔬菜、水果

4. 您有吃夜宵的习惯吗?

A. 天天吃　B. 有时吃　C. 很少吃　D. 从来不吃

5. 您是否有偏食的习惯? □有　　□没有

6. 您有素食倾向吗? □有　　□没有

四、食物摄入量调查

可根据实际需要选择称重法、食物频率法、24 小时回顾法。

## 二、社区营养教育的流程

### (一) 设计

为确保某项社区营养教育活动有依据、有针对性、有目标地进行,首先必须制订一个良好的营养教育计划。

1. **确定教育对象**　根据受教育人群的特征,充分认识教育对象特别需要的营养健康信息,为制订计划提供依据。

(1) 对教育的目标人群进行简略的调查和评估:发现和分析目标人群存在的与营养有关的主要健康问题,如其发病率、患病率、死亡率以及对生活质量的影响。

(2) 分析营养问题存在的深层次原因:如是否与知识、态度、行为有关,以及该行为是否经常发生等。

(3) 资源分析:对与营养有关的人力、财力、物力、政策、信息、时间资源等进行了解和分析。

(4) 确定优先项目:根据该人群在膳食营养方面可以改变的行为、不能改变的行为或者很难改变的行为,与知识态度行为关系的密切程度、外部条件、危害性等确定优先进行营养教育的项目。

2. **确定教育目的**　通过宣传营养知识,使教育对象纠正不良的饮食行为,形成科学合理的饮食习惯。如通过宣传营养知识,使受教育的社区老年人了解吃泡菜的危害,减少老年人的泡菜食用量。

3. **确定宣传内容**　要求教育对象了解营养需要量、营养与健康、合理的膳食结构和饮食行为方面的基本知识。确定教育对象对这些知识的了解程度、正确程度,以及他们还需要了解那些信息? 如关于保健食品,他们对其保健功能了解哪些,有哪些错误认识,还需要普及哪些知识?

4. **确定营养教育的实施计划**　包括确定组织实施人员、干预策略、实施机构以及设计

活动日程等。

5. 经费预算　经费预算应与实际条件相符,并考虑实际需要与客观条件。如营养教育需要的纸质材料、新媒体、讲座场地、讲者劳务等费用,各部分的合适分配比例等。

6. 制订评价计划　包括实施评价的方法、评价指标、评价机构和人员、实施评价的时间及实施结果的使用等。

### (二)选择教育途径和资料

根据设计计划,在调查研究的基础上,明确教育目标和教育对象,选择合适的交流途径和制作有效的教育资料。

1. 社区营养教育的途径包括人际交流和大众传播两种类型,可根据营养教育目标、人群、人力资源等选择合适的营养知识教育途径。

人际交流是指人与人的一种直接的信息沟通活动。这种交流活动主要通过语言来完成,可以分为个人与个人之间、个人与群体之间、群体与群体之间三种形式。社区中个人与个人之间的营养知识交流形式有交谈、咨询等。社区个人与群体之间的营养知识传播形式有授课、演讲、讲座等。社区群体与群体之间的传播形式有会谈、座谈、讨论等。

社区中的大众传播是指社区使用电子和印刷技术,通过广播、电视、网络、报纸、期刊、书籍等媒介向社区人群进行营养知识传播活动。

2. 社区营养教育的材料丰富多样,按制作形式分为印刷材料、音像材料、实物材料等。印刷材料包括小册子、传单、海报等,如将《中国居民膳食指南(2016)》印刷为小册子分发给社区居民。音像材料包括光碟、录音带、幻灯片等,如将糖尿病治疗膳食的制作方法录制为光碟,并定期组织社区居民学习。实物材料包括带有营养教育知识的纸巾、纸杯、扑克牌等,如将营养知识编写成简易歌曲,印刷在扑克牌上,分发给社区居民。选择营养教育资料应注意根据实际情况进行选择,并了解是否有现成的、可选用的营养教育资料。对于能收集到的相关营养宣传资料可直接选用;如果收集不到,可以根据情况自行设计。

### (三)准备营养教育资料和进行预试验

根据要求准备相关营养教育材料,要求内容科学,通俗易懂、图文并茂。为了宣传资料内容准确、合适,在大多数设计工作完成后,需要将准备好的宣传资料进行预实验,主要为了得到教育对象的反馈意见,对资料进行修改和完善。需要进行下列工作:

1. 了解教育对象对这些资料的反应,有什么意见和要求?对宣教内容、形式、评价等有何修改?

2. 了解教育对象是否认可这种宣传方式?能否接受这些信息?能否记住宣传的要点?一般采用专题讨论和问卷调查的形式了解相关信息。

3. 根据教育对象的反映,需要对教育资料做出哪些修改?例如宣传材料中宣传少吃红肉,画面是猪肉等食物,引起了某些忌讳食用猪肉的宗教人士的不满,就需要将猪肉换成羊肉或者其他红肉。

4. 材料如何分发?信息如何推广、如何追踪执行?有些传播活动不做预实验,认为把传播资料分发完就可以了,这可能并不能达到较好的宣传效果。

### (四)社区营养教育实施

完成好上述准备工作后,就可以实施营养教育计划,包括制定宣传资料和活动时间表,让每个工作者都明白自己的任务,并通过传播途径把计划中要宣传的营养内容传播给教育对象。例如,可以通过举办营养培训班、散发营养教育材料及组织生动活泼的讨论会,使社区人群了解《中国居民膳食指南（2016）》和《中国居民平衡膳食宝塔》；同时在教育传播的过程中，要观察教育对象对宣传资料有何反应，他们是否愿意接受这些新知识？如果反对，原因是什么？要按照每一个步骤查找原因，以便及时纠正。

**（五）社区营养教育评价**

1. 计划目标是否达成　计划项目目标的合理性、指标恰当与否，执行人员完成该项目的能力，资料收集的可行性等。

2. 每个计划的活动进行情况　每一阶段活动是否按计划进行，包括工作内容、要求、经费使用及进度等。

3. 营养计划效果分析　是评价的主要内容，可通过近期、中期和远期的效果评价说明营养教育的效果。①近期效果评价：即目标人群的知识、态度、信息、服务的变化，如社区糖尿病人是否认识到吃杂粮的重要性，以及吃精白米面的不良影响。②中期效果评价：主要指行为和危险因素的变化，如社区糖尿病人是否已经开始杂粮饮食。③远期效果评价：指人们营养健康状况和生活质量的变化。反映营养状况的指标有身高、体重变化，影响生活质量变化的指标有劳动生产力、智力、寿命、精神面貌的改善，以及卫生保健、医疗费用的降低，如社区糖尿病人的血糖波动情况。

4. 分析营养计划有效果或者无效果的原因是什么？

5. 根据执行中存在的问题，评价是否需要对原计划进行补充和修改？如何修改？

6. 取得了哪些成功的营养教育经验？

**（六）形成营养教育评价报告**

以教育对象的营养知识、态度、信息、行为的变化为重点，写出营养教育的评价报告。总结项目是否成功，并将取得的经验总结归纳，以便进一步推广。

## 三、社区营养教育的形式

社区常见的营养教育形式包括语言教育方法、文字教育方法、形象化教育方法和电话教育方法等。

**（一）语音教育方法**

又称口头教育法，包括口头交谈、健康咨询、专题讲座、小组座谈和大会报告、演讲等。

1. 口头交谈　通过面对面谈话来传递信息、交流感情及行为指导。具有简便易行、针对性强和反馈及时的特点，是入户营养教育的基本形式。

2. 营养咨询　以单独或现场咨询的形式，解答咨询者提出的营养问题，帮助他们解除疑虑，做出行为决策，保持或促进营养均衡。此方法应由具有经验的相应营养专业人员承担。

3. 专题讲座　通过组织社区人群集体听课或办学习班的形式，由专业人员就某一营养专题进行讲课。此方法专业性、系统性、针对性强，目的明确，内容突出，是社区营养教育常用的一种群体教育方法，适用于社区重点人群的系统教育和基层营养人员的培训。

4. 小组座谈　一般人数在 6~20 人。由营养教育者组织、引导与协调，小组成员集体讨论，互帮互学。具有精力集中、针对性强的特点，便于及时反馈、信息交流和指导。特别适用于技能训练和行为改变，如家庭营养与技能培训班等。

**（二）文字教育方法**

包括营养标语、传单、营养知识小册子、营养知识墙报等。

1. 营养知识标语　有大幅横额、招牌标语和条幅标语等。具有形式简单，制作方便，语言精练,易于记忆,号召力、鼓励性强等特点,对创造大众舆论有突出作用。

2. 营养知识传单 针对社区某个急需解决的营养问题,一事一议,应急性强。内容详细,可以大量印刷,广泛散发。

3. 营养知识小册子 由专业人员编写,内容系统、针对性和知识性强,便于保存,可反复使用,是营养知识科普教育的好教材。

4. 营养知识墙报 包括黑板报和卫生墙报,是设在街头、单位等显眼处的相对固定的健康教育阵地。其制作简便、内容更新,可结合时令和营养宣教中心工作编排内容,能起到传播知识、宣传和普及营养知识的作用。

### (三)形象化教育

常有图片、照片、标本、模型、示范、演示等。其特点是直观性、真实性强,给人以深刻印象,可获得加强营养教育的作用。

### (四)电化教育

利用职业性信息传播机构的广播、电视、电影等传媒手段,以及投影、幻灯、录音带、录像带等电化教材。

1. 广播 广播网络不受时空限制,传播迅速、覆盖面广,听众广泛,也不受文化程度限制,易于普及。不少社区在电台开设的"空中医生"很受社区群众欢迎,农村地区特有的有线广播网和村广播喇叭是农村社区营养教育的有效渠道。

2. 投影、幻灯片 此类教材可以自行制作、成本低廉,并可根据需要随意增减、灵活运用,画面色彩丰富,直观生动。群众乐于接受,教学效果好。

3. 录像带 内容丰富,知识系统,生动性、娱乐性及表现性强,是群众喜闻乐见的形式。特别适合于传播操作技巧。

## 第三节 社区营养教育相关能力要求

社区营养工作的范围涉及面很广,服务对象也较为复杂,包括街道、居委会、餐馆、食品店、社区保健等各种职能机构。因此,为了胜任工作,社区营养师需要掌握营养与食品卫生学、食品科学、预防医学、卫生经济学等方面的专业理论知识。

### 一、专业理论知识

社区适老营养师应具备以下理论知识:

1. 掌握一定的人体解剖生理、食物消化吸收和不同人群生理特点等医学基础知识。

2. 掌握营养与健康、能量及各种营养素的相关营养学基础知识。

3. 掌握不同人群营养特点及营养需求等相关知识。

4. 掌握各类食物的营养价值及常用食品加工方法。

5. 掌握食品污染、食物中毒及食品卫生相关理论与方法。

6. 掌握膳食指导的相关基础理论与方法。

7. 掌握营养教育与社区营养管理的相关基础理论与方法。

### 二、疾病营养干预知识

《中国居民营养与慢性病状况报告(2015年)》显示:目前居民膳食能量供给充足,体格发育与营养状况总体改善。膳食结构有所变化,超重肥胖问题凸显。2012 年全国 18 岁及以上成人高血压患病率为 25.2%,糖尿病患病率为 9.7%,与 2002 年相比,患病率呈上升趋势。40 岁及以上人群慢性阻塞性肺疾病患病率为 9.9%。根据 2013 年全国肿瘤登记结果分析,我国肿瘤发病率为 235/10 万,肺癌和乳腺癌分别位居男、女性发病首位,十年来我国肿瘤发病率呈上升趋势。我国现有吸烟人数超过 3 亿,15 岁以上人群吸烟率为 28.1%,其中男性吸烟率高达 52.9%,非吸烟者中暴露于二手烟的比例为 72.4%。2012 年全国 18 岁及以上成人的人均年酒精摄入量为 3L,饮酒者中有害饮酒率为 9.3%,其中男性为 11.1%。成人经常锻炼率为 18.7%。吸烟、过量饮酒、身体活动不足和高盐、高脂等不健康饮食是慢性病发生、发展的主要行为危险因素。

我国居民的膳食结构及疾病谱已然改变。为了更好地响应"三级预防"及"分级医疗"的号召,社区营养师有必要掌握社区常见疾病的营养干预知识,以便尽可能帮助社区患者控制疾病状态并延缓疾病的进展。其主要要求如下:

1. 能进行人体营养状况评价、管理和指导。

2. 能进行膳食营养评价、管理和指导。

3. 能对食品和配方进行营养评价。

4. 能进行营养知识的咨询和宣教。

5. 能进行社区人群营养与健康教育信息收集,建立营养与健康档案并进行社区营养管理。

### 三、传播营养知识的能力

传播营养知识是社区营养师工作中的一项重要内容。社区营养师要为社区居民提供营养咨询服务,通过传播营养知识,教人们如何通过合理营养防治疾病,使其对疾病能防患于未然,增强自我保健能力,不断提高健康水平。其主要要求如下:

1. 掌握国家有关食品与营养政策。

2. 具有较强的语言表达能力,以及理解、分析、归纳和判断的能力,具有正常的色、味、嗅辨别能力。

3. 具有社会心理学、认知、教育以及行为科学的基础。

4. 了解社会、经济、有关政策以及文化因素对膳食营养状况的影响。

### 四、组织协调和研究能力

#### (一)组织协调能力

在社区营养服务的具体工作中,仅仅依靠社区自身服务机构和人员是远远不够的,需要各级各类相关机构的支持和保障,还需要大批社区骨干分子的积极参与。因此,社区营养师在社区营养服务中,不仅是营养内容的直接提供者,还应该协调各机构和成员的之间的管理,使居民享受到最广泛的卫生资源。因此,社区营养师必须扮演好下列角色。

1. 照顾者 向社区居民提供各种照顾服务,包括生活方面的营养照顾及特殊情况下的营养照顾。

2. 教导者 向社区居民提供各种营养方面的健康教育和健康指导服务,包括个人教育、人群教育、单位指导。

3. 咨询者 向社区居民提供有关公共卫生、营养保健及营养疾病防治方面的咨询服务,解答社区居民有关营养的疑难问题。

4. 管理者　根据社区的具体情况及居民的需求,设计、组织各种促进和维护社区居民营养健康的运动。

5. 协调者　协调区内各类人群关系,加强社区人员之间、家庭之间和机构之间的协调与配合,调动全体居民的积极性,共同促进和维护社区居民的营养健康。

### (二)研究能力

社区营养师不仅担负着向社区居民提供社区营养服务的职责,同时也肩负着发展社区营养、完善营养学科的重任。社区营养研究的范围也很广,常按地域划分为城市区域与农村区域。城市社区还可按功能划分为企业、事业单位、机关、学校、居民生活区等。

因此,社区营养师应具备科研的基本知识,能独立或与他人共同进行社区营养科研活动。在社区营养实践中,善于总结经验,提出新的观点,注意观察、探讨、研究和营养相关的问题,探索适合我国国情的社区营养模式,促进我国社区营养模式的转变,推动我国社区营养事业的发展。

## 五、社区适老营养师职业能力要求总结

社区适老营养师职业能力要求见表6-8。

表 6-8　社区适老营养师职业能力要求[15]

| 职业功能 | 工作内容 | 技能要求 | 相关知识 |
| --- | --- | --- | --- |
| 一、膳食调查和评价 | 食物摄入量调查 | 1. 能设计称重法记录表<br>2. 能用称重法进行食物摄入量称重和记录 | 1. 食物科学名和俗名相关知识<br>2. 称重法记录表设计<br>3. 称重技术要点 |
| | 膳食营养素摄入量计算 | 1. 能按照食物类别和重量进行生熟换算<br>2. 能正确使用食物成分表<br>3. 能对数据进行分类计算和核对 | 1. 食物成分表使用<br>2. 生熟食物比值换算 |
| | 膳食营养分析和评价 | 能正确判定膳食营养素摄入量是否满足需要 | 膳食营养素参考摄入量 |
| 二、人体营养状况测定和评价 | 身体测量 | 1. 能测量老人身高、体重<br>2. 能测量胸围 | 1. 体格测量常用指标<br>2. 常用测量工具使用和校准<br>3. 测定方法和注意事项 |
| | 实验室指标收集和判断 | 能收集人体头发、尿液、体液测定样品 | 生物样品的收集 |
| | 营养缺乏病的症状和体征判别 | 1. 能判别消瘦<br>2. 能判别超重和肥胖 | 1. 老人的体格测量评价参考标准<br>2. BMI 计算 |
| 三、膳食指导和评估 | 确定营养和食物需要量 | 1. 能确定成人营养需要和选择食物<br>2. 能确定成人每日食物供应 | 1. 食物能量和营养素密度知识<br>2. 平衡膳食基本要求 |
| | 编制食谱 | 1. 能选择主、副食类别 | 1. 含蛋白质、脂肪、碳水化合物的食物应用 |

| 职业功能 | 工作内容 | 技能要求 | 相关知识 |
|---|---|---|---|
| 三、膳食指导和评估 | 编制食谱 | 2. 能确定成人主、副食供给量 | 2. 成人食谱编制和营养配餐基本原则、要求<br>3. 成人餐次及各餐的营养分配 |
| | 调整食谱 | 能根据食谱能量和营养素含量,用食物交换法调整食物类别 | 食物交换法原则 |
| 四、营养咨询和教育 | 营养与食品安全咨询 | 1. 能进行食品选购指导<br>2. 能进行食物烹饪指导<br>3. 对膳食构成进行测定与评估<br>4. 对健康生活方式进行测定与评估<br>5. 能进行食物中毒的处理 | 1. 各类食品应注意的卫生问题<br>2. 常用烹饪方法对营养素的影响、减少营养素损失的措施<br>3. 平衡膳食宝塔<br>4. 健康生活方式的概念、常见不良生活方式和行为<br>5. 家庭食物中毒的预防 |
| | 营养教育 | 1. 进行厨房食品安全指导<br>2. 进行体重控制的营养教育<br>3. 进行营养相关慢性病的营养教育<br>4. 进行特殊人群的营养教育 | 1. 家庭食品污染与腐败变质<br>2. 食品卫生检验指标<br>3. 中国居民膳食指南<br>4. 科普文章的撰写 |
| 五、食品营养评价 | 食品营养标签制作 | 1. 能解读食品原料与辅料配方<br>2. 能解读营养标签 | 1. 食品标签标准<br>2. 各类食品的制作<br>3. 食品添加剂功能 |
| | 营养评价 | 1. 能根据食物感官性状判断质量<br>2. 能根据食物成分分析结果评定食物的营养价值 | 1. 食物感官性状的判断<br>2. 食品营养成分数据解析<br>3. 常见食品的营养素 |
| 六、社区营养干预和管理 | 营养与健康信息收集 | 1. 能进行访谈和填写资料表<br>2. 能进行入户动员 | 1. 人员登记和访谈技巧<br>2. 填表注意事项<br>3. 入户动员工作常识 |
| | 营养与健康档案建立和管理 | 1. 能录入相关数据资料<br>2. 能进行数据验证和核对 | 1. 常见数据库格式及转换<br>2. 数据验证和核对方法 |

# 第四节　个体营养咨询

## 一、营养咨询

### (一)营养咨询的目的

营养咨询的目的在于使咨询对象在营养知识、态度、行为及营养状况等方面收益,解决因生理、心理等方面引起的营养问题,从而使其营养食疗特点更加全面。

### (二)营养咨询的范围

社区营养咨询的研究范围涉及面很广,常按地域划分为城市区域和农村区域。城市区域还可按功能划分为企业、事业单位、机关、学校、居民生活区等。

1. 城市社区　经济较发达,随着工业发展和商品经济的繁荣,城市社区居民的平均收入水平高于农村居民,生活条件相对优越。其主要营养问题包括膳食结构不合理,营养过剩导致高血压、糖尿病等慢性病的发病率高于农村;另外,城市人口密度远远高于农村,人口老龄化问题也较农村突出。

2. 农村社区 人口相对分散,在经济不发达地区,大部分农民经济收入偏低,因营养摄入不足导致蛋白质营养不良、缺铁性贫血、佝偻病等,营养缺乏病发病率高于城市。

### (三)营养咨询的形式

营养咨询的形式多种多样,依据不同的分类方法可分为不同类型,包括个别咨询、门诊咨询、街头咨询、信函咨询、电话咨询及广播电视咨询等。

1. 个别咨询 社区营养师深入家庭、病室或在其他一切自然场合下,展开咨询工作。这种方式简便易行,机动灵活,比较亲切,针对性强,为群众所欢迎。但若广泛开展个别咨询活动,尚需对基层医疗保健人员进行人际技能方面的培训。

2. 门诊咨询 门诊咨询形式在我国已经得到广泛开展。各级医院根据实际需要设有不同服务内容的营养咨询门诊,如慢性病患者、孕妇、乳母等营养咨询。门诊咨询的任务是接受群众的询问,宣传普及营养健康知识,指导营养健康实践。这种方式的优点是有专业和经验较多的医务人员专门负责,正规化、专业性强,不利之处是被动等待咨询对象就诊不利于深入基层群众。

3. 街头咨询 配合"世界糖尿病日""世界高血压日"等重大卫生宣传日活动,医务人员走上街头或深入集市,结合展览、广播、分发传单、义务体检等,开展咨询活动。其特点是主题鲜明,颇有声势,且方便群众,是与社会性宣传教育相结合的一种常用方式。

4. 信函咨询 多见于卫生报刊读者与卫生报刊编辑之间的交流往来。据统计,卫生报刊读者来信中绝大多数是求医问药或针对报刊所载内容进一步了解新的信息。

5. 电话咨询 这种咨询在国内外早已展开,其做法是把人们关心的一些卫生保健问题录制成磁带,按问题编号,有人询问时值班人员通过电话播放录音,答复询问者。此方法工作效率高,但易受时间和通信条件限制。

6. 广播电视咨询 通过广播电台和电视台的专栏节目,就普遍意义的问题向听众进行解答。此方法覆盖面广,但不利之处是缺乏针对性、直接性和互动性。

7. 网络咨询 网络作为载体进行咨询的方式。随着网络技术的不断提高和互联网的迅速普及,网络咨询将具有十分广阔的前景。

## 二、营养咨询中的会谈技巧

会谈,即人际交流,是指通过语言和非语言影响或改变咨询对象的知识、态度和行为的双向交流过程,主要包括说话技巧、倾听技巧、提问技巧、反馈技巧、观察技巧以及非语言传播技巧。

### (一)说话技巧

掌握谈话的技巧,就是要使用对方能够理解的语言和能够接受的方式,向咨询对象提供适合个人需要的信息。

1. 要设计引语和结束语,寻求共同点。

2. 内容明确,重点突出,一次谈话紧紧围绕一个主题。

3. 语调平稳,语速适中。正确使用语音、语调、重音和停顿,及时获得反馈。

4. 适当重复重要的概念。一般在一次交谈过程中,重要的内容重复 2~3 次,以加强理解和记忆。

5. 使用简单句,力求通俗易懂,必要时可运用图、模型实物辅助谈话。

6. 把握谈话的深度。应根据谈话对象的身份、文化层次及对疾病的了解程度,选用适当的医学术语,必要时使用当地语言和老百姓的语言习惯。

### (二)倾听技巧

倾诉与倾听,共同构成了交流的基础。倾听是通过有意识地听清每个字句,观察和了解每一个字句的表达方式,借以洞察说话人的真正含义和感情。只有了解了咨询对象存在的问题、对问题的想法及其产生的根源,才能有效地进行营养咨询工作。要做到这些,倾听是必不可少的。

1. 主动参与,给予积极的反馈。善于捕捉真实的信息,适时地做出反应,采取稳重的姿势,力求与说话者保持同一高度,双眼注视对方,不断用点头、"嗯"等鼻音或重复关键词语的方法,表现出对对方的理解和关注。

2. 充分听取对方的讲话,不轻易做出判断,也不要急于做出回答。在听的过程中不断分析,抓住要点。不轻易打断对方的讲话,但对离题较远或不善表达者,可给予适当的引导。

3. 集中精力,克服干扰。很多原因会打断听的过程,如环境中有噪声、谈话中有人来访等,除了这些客观原因,还有分心、产生联想、急于表态等主观上的心理因素。对外界的干扰,要听而不闻,即使偶尔被打断,也要尽快把注意力集中回来;对于主观因素,要有意识地加以克服和排除,培养健康的心理机制。

### (三)提问技巧

提问是交流中获取信息、加深了解的重要手段。一个问题如何问,常常比问什么更重要。有技巧地提问,可以鼓励对方倾谈,从而获得所期望的信息。提问的方式可分为五种类型,每种提问都会产生不同的谈话结果。

1. 封闭式提问 此种提问方式比较常见,要求对方简短而确切地回答"是"或"不是"、"好"或"不好"、"有"或"没有",以及地点、名称、数量等一类问题,往往是为了证实一种情况。如"您有多大岁数了?""您昨天去做体检了吗?"适用于收集简明的事实性资料。

2. 开放式提问 与封闭式提问相反,所问的问题比较笼统,能诱发对方自由发挥,说出自己的感觉、认识和想法,有助于谈话者真实地反映情况,并有助于患者感情的宣泄,表达他们抵制的情感。常用的方式有"什么?""怎么?""哪里?"等,例如"您今天感觉怎么样?""您平常给孩子吃哪些辅食?"等。

3. 探索式提问 又称探究式提问。为了解咨询对象存在的某种问题或某种行为产生的原因,常常需要深层次的提问,即再问一个"为什么"。如"您为什么不去做体检呢?"适用于对某一问题进行深入的了解。

4. 试探式提问 此类问题是提问者对对方进行试探以证实某种估测。如"您家离这儿不远吧?"

5. 偏向式提问 也称诱导式或偏向型问题。提问者把自己的观点夹在问话中,给对方以诱导,有暗示对方做出自己想要的答案的倾向。如"您今天感觉好多了吧?"更容易让人回答"嗯,好多了。"

6. 复合式提问 指一句话中包括两个或两个以上的问题。如"您经常吃水果和蔬菜吗?"水果和蔬菜是两类食品,是否经常吃又是另一个问题。此类问题经常让回答者感到困感,不知如何作答,易顾此失彼。因此,在任何交流场合,都应避免使用。

**(四) 反馈技巧**

反馈技巧是指对对方表达出来的情感和言行做出适当的反应,可使谈话进一步深入,也可使对方获得激励和指导,其原则是及时、准确、态度适当。在人际交流中有三种反馈形式,即语言反馈、体语反馈和书面反馈。反馈也可以分为三种不同的性质。

1. 肯定性反馈　又称积极性反馈。对对方做出理解、支持、赞同的反应。期望得到他人对自己的理解和支持是人们在袒露感情、表明态度和采取新行为时的一种普遍心态。在交谈中适时地插入像"很好""是的"这样肯定性的反馈,会使对方感到愉悦,受到鼓舞而易于传授。在营养咨询和行为干预时,运用该种反馈尤为重要。除了语言外,还可用点头、微笑、伸大拇指等肢体语言来表达。

2. 否定性反馈　又称消极性反馈。对对方做出不赞同、不拥护、不支持或反对的反应。为了达到预期效果,否定性反馈需要注意两个原则,一是首先肯定对方值得肯定的一面,力求心理上的接近;二是用建议的方式提出问题所在,如"你这样有一定道理,但是……",而不要太直接。否定性反馈的意义在于使谈话对方保持心理上的平衡,易于接受批评意见和建议,敢于正视自己的问题所在。

3. 模糊性反馈　即向对方做出没有表示明确态度和立场的反应。如"哦?""是吗?"以及不置可否的表情等。适用于暂时回避对方某些敏感问题或难以回答的问题。

**(五) 非语言传播技巧**

非语言传播技巧指以动作、姿态等非语言形式传递信息的过程。人际交流大约65%的信息是通过非语言形式传播的。而非语言活动又是人们心理活动的自然反应,表情、眼神、语调等都有着丰富的内涵,并且该形式常贯穿于整个谈话的过程。

1. 运用动态体语　即通过无言的动作来传情达意。如用手势来强调某事的重要性;以皱眉、点头等来表示对患者的理解和同情;以注视对方的眼神来表明在认真听,以及对对方的重视和尊重。

2. 注意仪表形象　仪表服饰、体态、姿势等属于静态体语,与行为举止一样,能够显示人的身份、气质、态度及文化修养,有着丰富的信息功能。在与群众接触时,衣着整洁大方,举止稳重,让人易于信任,易于接近。

3. 恰当使用类语言　指说话时的语音、语调以及喉音、鼻音等辅助性发音。在交谈中适当地改变声调、音量和节奏,可有效引起注意,调节气氛。

4. 创造适宜的时空语　首先,安排适宜的交谈环境,安静整洁的环境给人以安全感和轻松感;其次,与咨询对象保持适当的距离。人们在交往中的距离往往是无意识中形成的,它反映了人们之间已经建立或即将建立的关系,并常常受到民族文化和风俗习惯等社会因素的影响。谈话双方的相对高度也是创造交流气氛的一个要素。一般来讲,人们处于同一高度时,较易建立起融洽的交流关系。

(胡　雯　柳　鹏　胡庆祥　吴砚荣　程改平　伍丹婷)

# 第七章　适老营养食谱配制及烹制

## 第一节　食品营养标签

1. 掌握营养标签的解读的工作程序。
2. 熟悉营养标签相关的营养素含量的意义。
3. 通过食品营养标签了解食品的营养特性。

**节前导言**

本节内容主要是学习解读和应用营养标签的能力,回答社区人群对于营养标签的疑问,指导社区人群正确选择适合的食品。

## 一、食品营养标签

### (一)食品营养标签的定义

食品营养标签是食品标签上营养特性的说明,包括营养成分表和附加营养信息。

食品营养标签是促进规范化生产、防止伪劣食品、增加市场监督、促进食品正常贸易和公平竞争、促进产品向知性发展的有效手段。营养标签也是消费者了解食品的营养信息、获取营养知识最简单、最直接的途径。消费者通过营养标签了解食品的营养特性,根据自身需要选择食品。通过营养标签计算营养素摄入量和需要量比较,从而达到平衡膳食、合理营养、降低膳食相关疾病的发生风险的目的。

### (二)食品营养标签的基本构成

食品营养标签由营养成分表、营养声称和营养成分功能声称三部分组成。其中,营养成分表是最基本的信息,营养声称和营养成分声称是对食品营养特性的描述,以便增加消费者对食物营养价值的理解。

1. 营养成分表　营养成分表是标示食品中能量和营养成分的名称、含量及其占营养素参考值(NRV)百分比的规范性表格。

营养成分表是由三列内容构成的规范性表格,第一列为采用规范术语、顺序列出的营养成分名称,其中能量、蛋白质、脂肪、碳水化合物、钠必须以凸显格式进行标注;第二列是以绝对数值标示的单位食品(每100g、每100ml或每份)中的营养成分含量;第三列以相对数值表示单位食品提供的营养素成分含量占每日需要的营养素参考值百分比(NRV%),见表7-1。

表 7-1　某品牌牛奶营养成分表(样例)

| 项目 | 每100ml | NRV% |
|---|---|---|
| 能量 | 309kJ | 4% |

续表

| 项目 | 每100ml | NRV% |
|------|---------|------|
| 蛋白质 | 3.6g | 6% |
| 脂肪 | 4.4g | 7% |
| 碳水化合物 | 5.0g | 2% |
| 钠 | 65mg | 3% |
| 钙 | 120mg | 15% |

营养素参考值(nutrition reference value,NRV)是用于比较食品营养成分含量高低的参考值,专用于食品营养标签,是在居民膳食参考摄入量(DRIs)的基础上,结合我国居民膳食消费习惯和消费量制定的一套数值(表7-2)。营养成分含量与NRV进行比较,能使消费者更好地理解营养成分含量的高低。但4岁以下的儿童食品和专用于孕妇的食品除外。

表7-2　中国食品标签营养素参考值[16]

| 营养素 | NRV | 营养素 | NRV | 营养素 | NRV |
|--------|-----|--------|-----|--------|-----|
| 能量 | 8 400kJ | 维生素 $B_1$ | 1.4mg | 磷 | 700mg |
| 蛋白质 | 60g | 维生素 $B_2$ | 1.4mg | 钠 | 2 000mg |
| 总脂肪 | ≤60g | 维生素 $B_6$ | 1.4mg | 钾 | 2 000mg |
| 饱和脂肪酸 | ≤20g | 维生素 $B_{12}$ | 2.4μg | 镁 | 300mg |
| 胆固醇 | ≤300mg | 维生素 C | 100mg | 铁 | 15mg |
| 碳水化合物 | 300g | 烟酸 | 14mg | 锌 | 15mg |
| 膳食纤维 | 25g | 叶酸 | 400μgDFE | 碘 | 150μg |
| 维生素 A | 800μgRE | 泛酸 | 5mg | 硒 | 50μg |
| 维生素 D | 5μg | 生物素 | 30μg | 铜 | 1.5mg |
| 维生素 E | 14mg α-TE | 胆碱 | 450mg | 氟 | 1mg |
| 维生素 K | 80μg | 钙 | 800mg | 锰 | 3mg |

2. 营养声称　营养声称是对食品营养特性的描述和声明,如能量水平、蛋白质含量水平。

根据中华人民共和国 GB 28050-2011《预包装食品标签通则》规定,营养声称包括含量声称和比较声称。

(1)含量声称:描述食品中能量或营养成分含量水平的声称。声称用语包括"含有""高""低"或"无"等。

(2)比较声称:与消费者熟知的同类食品的营养成分含量或能量值进行比较以后的声称。声称用语包括"增加"或"减少"等。

3. 营养成分功能声称　营养成分功能声称是某营养成分可以维持人体正常生长、发育和正常生理功能等作用的声称。

### 二、食品营养标签的解读

以某枸杞高锌营养燕麦片营养标签为例(表 7-3),介绍食品营养标签解读的工作程序。

表 7-3　某品牌营养燕麦片营养成分表

| 项目 | 营养含量 | NRV% |
|---|---|---|
| 能量 | 1 780kJ | 21% |
| 蛋白质 | 4.0g | 7% |
| 脂肪 | 12.0g | 20% |
| 碳水化合物 | 75.0g | 25% |
| 钠 | 150mg | 8% |
| 维生素 A | 300μgRE | 38% |
| 维生素 C | 30.0mg | 30% |
| 锌 | 4.5mg | 30% |

注:富含锌,富含维生素 A。锌有助于改善食欲和促进皮肤健康。

**(一)整体观察**

观察该食品标签营养成分表、营养声称及营养成分声称。例如,在本例中的"高锌""富含锌"及"富含维生素 A"即是一种含量声称。图中营养成分表下面一行字"锌有助于改善食欲和促进皮肤健康"属于该食品中营养成分的功能声称。

**(二)阅读食品标签含量信息**

阅读查找食品包装上的食品净含量/规格;查看是否有小包装,记录小包装的份数,每个小包装的重量。阅读食用方法和推荐食用量,如有,详细记录单位重量(如 g/d,g/餐),此信息可用于推算该食品营养成分对一天膳食摄入量的贡献。

**(三)对营养成分含量及相关内容进行解读**

1. 明确营养成分表　首先明确营养成分表的营养成分是以每 100g 或每 100ml 计,还是以每份计,然后逐一阅读营养成分含量数值及其表达单位。

2. 分析能量及其来源　根据每克蛋白质、脂肪、碳水化合物能量换算系数 17kJ、37kJ、17kJ,计算三大物质供能比。公式如下:

$$蛋白质供能比(\%)=\frac{蛋白质含量 \times 能量换算系数}{能量} \times 100\%$$

同理,计算碳水化合物和脂肪供能比。本例蛋白质、脂肪、碳水化合物供能比分别为3.7%、24.8%、71.5%,碳水化合物是主要的能量来源。

3. 观察各营养成分 NRV%,筛选优势成分　NRV% 表示食品提供的某营养成分占营养素参考值百分比,公式如下:

$$NRV\%=\frac{某营养素含量}{该营养素 NRV} \times 100\%$$

比较不同成分 NRV% 的高低,再和能量 NRV% 相比,分析食品提供能量及营养素的能力是否相当。本例中,碳水化合物、维生素 A、维生素 C 和锌 NRV% 均超过能量,说明含量较为丰富。

4. 结合净含量 / 规格 / 食用方法推算摄入量 可根据公式(食品营养成分含量 × 摄入量 /100)计算由此产品摄入的营养成分总量。

假设本例每天摄入 50g,由此摄入的蛋白质、脂肪、碳水化合物分别为 2g、6g 和 37.5g。

## 第二节 烹调对食物营养价值的影响

### 学习目标

1. 熟悉合理烹饪的方法。
2. 了解加工、烹饪对食物营养价值的影响。

### 节前导言

本节内容主要介绍加工、烹饪对食物营养价值的影响。通过学习合理的烹饪方法,了解加工、烹饪对食物营养价值的影响,充分掌握加工烹饪食物的合理措施。

合理饮食是人们的生存之本,也是健康之源。食物真正的营养价值,既取决于食物原料的营养成分,也取决于加工过程中该营养成分的保存率。要保证饮食的质量,最大限度地发挥食物的营养价值,科学的加工方法和合理的烹调方法显得尤为重要。

### 一、合理烹饪

合理烹饪是指根据烹饪原料的营养特点和所含营养素的理化性质,合理采用烹饪加工方法,使其成品既满足烹饪工艺的要求,又能更大限度地保存营养素,使营养素易于消化吸收,更有效地发挥菜肴的营养价值。

在烹饪加工过程中,食材中所含的营养素在不断发生变化,要想减少食材中的营养素在烹饪加工过程的损失,做到合理烹饪,就必须注意以下几点。

**(一)适当洗涤**

各类烹饪原料在烹调前均要洗涤。对未被霉菌污染的粮食或没有农药残留的粮食,在淘洗时,要尽量减少淘洗次数,一般淘洗 2~3 次即可,不要用流水冲洗或用热水淘洗,也不要用力搓洗。

需要切配处理的原料,应在切配前清洗,不要在水中浸泡(除非此原料农药残留较大,宜浸泡去除部分农药),洗的次数不宜过多,以洗去泥沙即可。这样可减少原料中某些水溶性营养素流失。

**(二)科学切**

各种原料在烹调工艺许可的条件下,切配时应稍大,防止原料中易氧化营养素的损失。进行刀工处理后不要再用水冲洗或在水中浸泡,也不应长时间放置或切后加盐弃汁,避免维生素和无机盐随水流失并减少氧气对易氧化营养素的破坏。最好是现切现烹,现烹现吃,以保护维生素少受氧化而损失。

**(三)适时焯水**

食物原料在焯水处理时,一定要控制好时间,掌握好成熟度,一般火大水沸,加热时间宜短,操作宜快,原料分次下锅,沸进沸出的方法。这样不仅能减轻原料色泽的改变,同时可减少维生素的损失。如蔬菜原料含有某些氧化酶易使维生素 C 氧化破坏,而氧化酶仅在 50~60℃时活性最强,温度在 80℃以上时活性减弱或被破坏。焯水时加少量油脂,油脂会在蔬菜表面形成一层保护膜,减少原料内部的水分外溢,同时又可减少蔬菜与氧的接触,使叶绿素不致脱镁变黄,起到保色保鲜的作用。动物性原料也需用旺火沸水焯水法,因原料表面遇到高温,会使表面蛋白质凝固,从而保护营养素不致外溢。原料焯水后切勿挤去汁水,否则会使水溶性维生素大量流失。

### (四)上浆、挂糊和勾芡

上浆、挂糊是将经过刀工处理的原料表面裹上一层黏性的半液体或糊(如蛋清、淀粉液),经过加热后淀粉糊化而后胶凝,蛋清中的蛋白质受热变性直接胶凝,因而形成一层有一定强度的保护膜。保护膜可以保护原料的形态,减少原料中水分、营养素、含氮有机物等物质的溢出,避免了一些水溶性营养素随水分进入汤汁;使原料不直接和高温油接触,油也不易浸入原料内部。因其间接传热,原料中的蛋白质不会过度变性,维生素受高温分解破坏减少,同时还可减少原料中容易氧化分解的营养素与空气直接接触的机会,对一些易被氧化的营养素如维生素 C、维生素 B₂、维生素 A 等起到保护作用;可使原料内部受热均匀稳定,这样烹制出来的菜肴不仅色泽好、味道鲜嫩、营养素损失少,而且易被消化吸收。

还可利用"糊浆"的作用,把各种原料巧妙配合在一起,使营养素相互得到补充。当制作筵席或烹制鸡、鸭、鱼、肉时,可利用淀粉糊的作用,补充其糖类的不足,如炸里脊、羊尾酥、酥肉、酥鱼等,既增加了菜肴的风味,又减少了油腻感。

勾芡是在菜肴即将出锅时,将已经提前调好的水淀粉淋入锅中,使菜肴的汤汁达到一定的稠度,增加汤汁对原料的附着力。勾芡后汤汁变稠,并包在菜肴原料的表面,与菜肴融合,既保护了营养素,且味道鲜美,特别是淀粉中含有谷胱甘肽可保护维生素 C 不被氧化。有些动物性原料,如畜肉类也含有谷胱甘肽,所以肉类和蔬菜在一起烹调也有同样的效果。

### (五)适当加醋,适时加盐

很多维生素在碱性条件下易被破坏损失,而在酸性环境中较稳定。如凉拌蔬菜可适当加醋;吃面条、饺子等,也可适当加些醋,这样既有利于保存维生素,又有利于增加风味;有些菜肴的烹调过程中也可适当加醋,从而促使原料中的钙游离,易于人体的吸收,如鱼头豆腐、糖醋排骨等菜肴。

食盐溶于汤汁中能使汤汁具有较高的渗透压,使细胞内水分大量渗出,而原料发生收缩又使食盐不易渗入内部,使菜肴的感官、风味均欠佳。由于食盐能使蛋白质凝固脱水的特性,对于富含蛋白质、肌纤维、质地较老的原料,如老母鸡、鸭、鹅、牛肉、豆类等,不宜过早放盐。如果先放盐,会使原料表面蛋白质快速凝固,内层蛋白质吸水难,不易煮烂,不但延长加热时间,而且影响人体的消化吸收。但在调制肉馅时,则应先加入少量食盐,促进肉中蛋白质的水化作用,使水与蛋白质结合,肉馅越搅,黏度越大,加热后的菜肴质地松软鲜嫩。

### (六)酵母发酵

制作发面面食时,尽量采用鲜酵母或干酵母,少用碱。加碱会破坏面团中的维生素。采用鲜酵母、活性干酵母等优质酵母发酵,使酵母在面团中大量繁殖,酵母繁殖时会产生 B 族维生素,使其 B 族维生素的含量增加,同时又可分解面团中所含的植酸盐,有利于人体对无机盐如钙、铁的吸收。

### (七)烹调方法得当

由于烹调方法繁多,为使原料中营养成分少受损失,应尽量选用较科学的方法,如蒸、煮、熘、炒、爆等,这些烹调方法加热时间短,可使原料中的营养素损失大大降低。如猪肉切成丝,旺火急炒,其维生素 $B_1$ 的损失率为 13%、维生素 $B_2$ 的损失率为 21%、维生素 PP 的损失率为 45%。而切成块用文火炖,则维生素 $B_1$ 损失率为 65%、维生素 $B_2$ 的损失率为 41%、维生素 PP 的损失率为 75%。特别是叶菜类蔬菜用旺火急炒的方法,可使维生素 C 的平均保存率为 60%~70%,若用小火烹调,其营养素就会遭到氧化而大量流失。

## 二、加工、烹调对食物营养价值的影响

### (一)加工对食品营养价值的影响

1. 谷类加工 主要有制米、制粉两种。由于谷粒结构的特点,其所含各种营养素分布不均衡。矿物质、维生素、蛋白质、脂肪多分布在谷粒的周围和胚芽内,向胚乳中心逐渐减少。因此,加工精度与谷类营养素的保留程度有着密切关系(表 7-4)。

表 7-4 不同出米率大米和不同出粉率小麦的营养组成[17]

单位:%

| 营养组成 | 大米出米率 | | | 小麦出粉率 | | |
|---|---|---|---|---|---|---|
| | 92% | 94% | 95% | 72% | 80% | 85% |
| 水分 | 15.5 | 15.5 | 15.5 | 14.5 | 14.5 | 14.5 |
| 粗蛋白 | 6.2 | 6.6 | 6.9 | 8~13 | 9~14 | 9~14 |
| 粗脂肪 | 0.8 | 1.1 | 1.5 | 0.8~1.5 | 1.0~1.6 | 1.5~2.0 |
| 糖 | 0.3 | 0.4 | 0.6 | 1.5~2.0 | 1.5~2.0 | 2.0~2.5 |
| 无机盐 | 0.6 | 0.8 | 1.0 | 0.3~0.6 | 0.6~0.8 | 0.7~0.9 |
| 纤维素 | 0.3 | 0.4 | 0.6 | 微~0.2 | 0.2~0.4 | 0.4~0.9 |

加工精度越高,糊粉层和胚芽损失越多,营养素损失越大,尤以 B 族维生素损失显著。不同出粉率小麦中 B 族维生素的变化详见表 7-5。

表 7-5 不同出粉率小麦 B 族维生素的变化[17]

单位:mg/100g

| 出粉率 | 50% | 72% | 80% | 85% | 95%~100% |
|---|---|---|---|---|---|
| 硫胺素 | 0.08 | 0.11 | 0.26 | 0.31 | 0.40 |
| 核黄素 | 0.03 | 0.04 | 0.05 | 0.07 | 0.12 |
| 尼克酸 | 0.70 | 0.72 | 1.20 | 1.60 | 6.00 |
| 泛酸 | 0.40 | 0.60 | 0.90 | 1.10 | 1.50 |
| 吡哆酸 | 0.10 | 0.15 | 0.25 | 0.30 | 0.50 |

谷类加工粗糙时,虽然出粉(米)率高、营养素损失减少,但感官性状差且消化吸收率也相应降低,而且由于植酸和纤维素含量较多,还会影响其他营养素的吸收,如植酸与钙、铁、锌等螯合形成植酸盐,不能被机体利用。我国于 20 世纪 50 年代初加工生产的标准米(九五

米)和标准粉(八五粉),比精白米、面保留了较多的 B 族维生素、纤维素和无机盐,这在节约粮食和预防某些营养缺乏病方面收到了良好效益。近年来,由于经济水平明显提高,人们对精白米、面的需求日益增长,故应采取对精白米、面的营养强化措施及改良谷类加工工艺、提倡粗细粮混食等方法来克服精白米、面的营养缺陷。

2. 豆类加工　豆类经过不同的加工方法可制成多种豆制品,现已成为我国居民膳食中的重要组成部分。经过加工的豆类,蛋白质消化率、利用率均有所提高,如大豆经浸泡、制浆、凝固等多道工序后,不仅去除了大豆中的纤维素、抗营养因子,而且大豆蛋白质的结构从密集变成疏松状态,蛋白质分解酶易进入分子内部,从而提高了蛋白质的消化率。整粒大豆的蛋白质消化率为 65% 左右,加工成豆腐后其蛋白质消化率为 92%~96%,提高了大豆的营养价值。

大豆经发酵工艺可制成豆腐乳、豆瓣酱、豆豉等,此时蛋白质由于部分分解而易于消化吸收,而且某些营养素含量也会增加,如豆豉在发酵过程中,由于微生物作用可合成核黄素,每 100g 豆豉中含核黄素 0.61mg,明显高于其他豆类食品。

3. 其他类食品加工

(1)畜、禽、鱼类食品:经加工可制成罐头食品、熏制品、干制品(肉松、肉干)、熟肉制品等,较新鲜食品易保藏且有独特风味,在加工过程中对蛋白质影响不大,但高温制作时 B 族维生素会损失(表 7-6)。

(2)蛋类食品:鲜蛋经加工制成的皮蛋、咸蛋、糟蛋等,其蛋白质的含量变化不大,但由于碱的作用使皮蛋内的 B 族维生素全部被破坏,碱和盐的作用使皮蛋及咸蛋的无机盐明显增加。糟蛋是用鲜蛋泡在酒糟中糟渍而成,由于醇的作用使蛋壳中的钙盐渗透到糟蛋中,故糟蛋中钙的含量是新鲜蛋的 40 倍。

(3)蔬菜、水果类食品:蔬菜、水果经加工可制成罐头食品、果脯、菜干、干果等,加工过程中易受损失的主要是维生素和无机盐,特别是维生素 C。

表 7-6　烘、烤、炸对肉中 B 族维生素的保留值[18]

| 原材料 | 加工生产方法 | B 族维生素的保留值 /% | | |
| --- | --- | --- | --- | --- |
| | | 硫胺素 | 核黄素 | 尼克酸 |
| 猪肉 | 烘 | 40~70 | 74~100 | 65~85 |
| | 在烘架上烤 | 70 | 100 | 85 |
| | 油炸 | 50~60 | 77 | 75~97 |
| 牛肉 | 烘 | 41~64 | 83~100 | 72 |
| | 在烘架上烤 | 59~77 | 77~92 | 73~92 |
| | 油炸 | 89 | 98 | 92 |

**(二)烹调对食品营养价值的影响**

1. 谷类烹调　大米加工过程中,若卫生条件不严或包装简陋,易受砂石、谷皮和尘土的污染,所以烹调前必须经过淘洗。淘洗会使水溶性维生素和无机盐损失,维生素 $B_1$ 损失可达 30%~60%,维生素 $B_2$ 和尼克酸损失可达 20%~25%,无机盐损失可达 70%。营养素损失的程度与淘洗次数、浸泡时间和水温密切相关。淘米时水温高、搓洗次数多、浸泡时间长,营养素的损失就大。

不同烹调方式引起营养素损失的程度不同,主要是对 B 族维生素的影响。如制作米饭,用蒸的方式 B 族维生素的保存率较捞蒸方式(即弃米汤后再蒸)要高得多;在制作面食时,一般蒸、烤、烙的方法 B 族维生素损失较少,但用高温油炸时损失较多。如油条制作时,因加碱及高温油炸会使维生素 $B_1$ 全部损失,维生素 $B_2$ 和尼克酸仅保留一半(表 7-7)。

表 7-7　不同烹调方式下米饭和面食中 B 族维生素的保存率[17]

| 食物 | 原料 | 烹调方法 | 硫胺素 | | | 核黄素 | | | 尼克酸 | | |
|---|---|---|---|---|---|---|---|---|---|---|---|
| | | | 烹调前/mg | 烹调后/mg | 保存率/% | 烹调前/mg | 烹调后/mg | 保存率/% | 烹调前/mg | 烹调后/mg | 保存率/% |
| 饭 | 稻米(标一) | 捞、蒸 | 0.21 | 0.07 | 33 | 0.06 | 0.03 | 50 | 4.1 | 1.0 | 24 |
| 饭 | 稻米(标一) | 碗蒸 | 0.21 | 0.13 | 62 | 0.06 | 0.06 | 100 | 4.1 | 1.6 | 30 |
| 粥 | 小米 | 熬 | 0.66 | 0.12 | 18 | 0.10 | 0.03 | 30 | 1.8 | 1.2 | 67 |
| 馒头 | 富强粉 | 发酵、蒸 | 0.07 | 0.02 | 28 | 0.08 | 0.05 | 62 | 1.2 | 1.1 | 91 |
| 馒头 | 标准粉 | 发酵、蒸 | 0.27 | 0.19 | 70 | 0.07 | 0.06 | 86 | 2.0 | 1.8 | 90 |
| 面条 | 富强粉 | 煮 | 0.29 | 0.20 | 69 | 0.07 | 0.05 | 71 | 2.6 | 1.8 | 73 |
| 面条 | 标准粉 | 煮 | 0.61 | 0.31 | 51 | 0.07 | 0.03 | 43 | 2.8 | 2.2 | 78 |
| 大饼 | 富强粉 | 烙 | 0.35 | 0.34 | 97 | 0.07 | 0.06 | 86 | 2.4 | 2.3 | 96 |
| 大饼 | 标准粉 | 烙 | 0.48 | 0.38 | 79 | 0.07 | 0.06 | 86 | 2.4 | 2.4 | 100 |
| 烧饼 | 标准粉 | 烙、烤 | 0.45 | 0.29 | 64 | 0.08 | 0.08 | 100 | 3.5 | 3.3 | 94 |
| 油条 | 标准粉 | 炸 | 0.49 | 0 | 0 | 0.06 | 0.03 | 50 | 1.7 | 0.9 | 52 |
| 窝头 | 玉米面 | 蒸 | 0.33 | 0.33 | 100 | 0.14 | 0.14 | 100 | 2.1 | 2.3 | 109 |

米饭在电饭煲中保温时,随时间延长硫胺素将损失增加。

面食在焙烤时,还原糖与氨基化合物发生褐变反应(又称美拉德反应),产生的褐色物质在消化道中不能水解,无营养价值,而且使赖氨酸失去效能。为此,应注意焙烤温度和糖的用量。

2. 畜、禽、鱼、蛋的烹调　畜、禽、鱼类食品在烹调加热过程中蛋白质含量的变化不大,而且经烹调后蛋白质更利于消化吸收。矿物质和维生素在炖、煮方法时损失不大,在高温制作过程中 B 族维生素损失较多。如猪肉切丝用炒的方法维生素 $B_1$ 可保存 87%,用蒸肉丸方式其保存率为 53%,而用清炖猪肉方式时(用大火煮沸后再用小火煨 30 分钟)维生素 $B_1$ 仅可保存 40%。

蛋的常用烹调方法有蒸、煎、炸、蒸等,除维生素 $B_1$ 少量损失外对,其他营养成分影响不大。烹调过程中的加热不仅具有杀菌作用,而且具有提高其消化吸收率的作用,因为生蛋清中存在的抗生物素和抗胰蛋白酶经加热后被破坏,使蛋白质的消化吸收和利用更完全,因此,不宜生吃鲜蛋。

3. 蔬菜、水果的烹调　根据蔬菜、水果的营养特点,在烹调中应注意水溶性维生素及矿物质的损失和破坏,特别是维生素 C。

烹调对蔬菜维生素的影响与烹调过程中的洗涤方式、切碎程度、用水量、pH、加热的温度及时间有关,如蔬菜煮 5~10 分钟,维生素 C 损失达 70%~90%。

蔬菜清洗不合理,如先切后洗或泡在水中维生素 C 会严重丢失。合理做法是先洗后切,或现炒现切。维生素 C 在 80℃ 以上温度快速烹调损失较少,凉拌加醋可减少维生素 C 的损失,尽量避免挤去菜汁和弃掉菜汤的做法。烹调后的蔬菜放置时间过长不仅感官性状有所改变,维生素也会有损失。使用合理加工烹调方法,如旺火急炒、现吃现做是保存蔬菜中维生素的有效措施。

水果大都以生食为主,不受烹调加热影响,但在加工成制品时,如果脯、干果、罐头食品等维生素将有不同程度的损失。

总之,不同种类的食物,在烹调加工过程中需选用合适的烹调加工方法,以减少营养素的损失。

# 第三节　适老营养餐食品配制

## 学习目标

1. 掌握适老营养配餐食谱编制的理论依据和原则。
2. 掌握简易查表法。
3. 熟悉适老营养配餐食谱编制的常用方法。
4. 了解适老营养配餐的目的和意义。

## 节前导言

本节介绍了营养配餐的概念、目的、意义及营养配餐的理论依据和原则,通过学习适老营养配餐的几种常用方法,重点掌握简易查表法,指导适老社区营养师为社区老年人群进行营养配餐及食谱编制。

## 一、适老营养配餐的概念及意义

### (一)适老营养配餐的概念

适老营养配餐是按老年人的需要,根据食物中各种营养素的含量,设计一天、一周或一个月的食谱,使人体摄入的蛋白质、脂肪、碳水化合物、维生素、矿物质等营养素比例合理,即达到平衡膳食。

### (二)适老营养配餐的目的和意义

1. 可将老年人群的膳食营养素参考摄入量具体落实到用膳者的每日膳食中,使他们能按需要摄入足够的能量和各种营养素,同时又防止能量或营养素摄入过高。
2. 可根据老年群体对各种营养素的需要,结合当地食物的品种、生产季节、经济条件和厨房烹调水平,合理选择各类食物,达到平衡膳食。
3. 通过编制适老营养配餐食谱,也有助于家庭或机构有计划地管理膳食,并且有利于成本核算。

## 二、营养配餐的理论依据及原则

### (一)营养配餐的理论依据

1. 中国居民膳食营养素参考摄入量(DRIs)　DRIs 是营养配餐中能量和主要营养素需要量的确定依据。

2. 中国居民膳食指南和平衡膳食宝塔　膳食指南的原则是食谱设计的原则,营养食谱的制定需要根据膳食指南考虑食物种类、数量的合理搭配。同时,平衡膳食宝塔还提出了实际应用时的具体建议,如同类食物互换的方法。

3. 食物成分表　编制食谱时可通过食物成分表将营养素的需要量转换为食物的需要量,从而确定食物的品种和数量;评价食谱时,同样需要参考食物成分表中各种食物的营养成分数据。

4. 营养平衡理论　即膳食中三种宏量营养素需要保持一定的比例平衡;膳食中优质蛋白质与一般蛋白质保持一定的比例;保持饱和脂肪酸、单不饱和脂肪酸和多不饱和脂肪酸之间的平衡。

### (二)营养配餐的原则

根据营养配餐的理论依据,营养食谱的编制可遵循以下原则。

1. 保证营养平衡

(1)按照中国居民膳食指南的要求,膳食应满足人体需要的能量、蛋白质、脂肪、碳水化合物,以及各种矿物质和维生素。不仅数量要充足,同时也要防止过量。对于一些特殊人群,如处于老龄阶段,还要注意钙、铁、维生素 D 等补充,以及饮水量。

(2)各营养素之间的比例要适宜:膳食中能量来源及其在各餐中的分配比例要合理;要保证膳食蛋白质中优质蛋白质占适宜的比例;各矿物质之间也要配比适当。

(3)食物的搭配要合理:注意主食与副食、杂粮与精粮、荤与素等食物的平衡搭配。

(4)膳食制度要合理:应定时定量进餐,一般情况下,老人可在三餐之外加点心,少食多餐,均衡搭配。

2. 注意饮食习惯和合理的烹调方法　在可能的情况下,既要使膳食多样化,又要照顾就餐者的膳食习惯;同时,应注重烹调方法,尽量避免炸、腌、烤等烹调方式。

3. 考虑季节和市场供应情况　熟悉市场可供选择的原料,并了解其营养特点。

4. 兼顾经济条件　既要使食谱符合营养要求,又要使进餐者在经济上有承受能力,才会使食谱有实际意义。

## 三、营养配餐

### (一)营养配餐的部分常用方法

以下列举出部分常用的食谱编制的方法(表 7-8)。

表 7-8　部分常用食谱编制方法比较

| 方法 | 配餐应用对象 | | 简要特点 | 便捷程度 |
| --- | --- | --- | --- | --- |
| | 个体 | 群体 | | |
| (手工)计算法 | √ | √ | 通常不实际应用,仅学习配餐原理 | 烦琐 |

| 方法 | 配餐应用对象 | | 简要特点 | 便捷程度 |
| --- | --- | --- | --- | --- |
| | 个体 | 群体 | | |
| 营养软件法 | √ | √ | ①个体配餐；②集体配餐 | 较烦琐 |
| 食物交换份法 | √ | | ①个体咨询配餐工具；②个体、群体教育手段；③个体长期自我营养管理措施 | 尚可 |
| 膳食宝塔法 | √ | | ①个体咨询配餐工具；②个体、群体教育辅助手段 | 一般 |
| 简易查表法 | √ | | 同上 | 最快 |

注：配餐应用对象是在实际工作主要应用的对象。

各种方法的特点如下：

1.（手工）计算法 主要用于教学，使营养师掌握食谱编制的原理。一般不实际应用，有以下几点原因：①既不适用于流动群体组成的集体配餐（如流动性强的住院患者多采用营养软件进行集中配餐），也不适用于固定群体组成的集体配餐（如人群稳定的幼儿园多采用营养软件进行集中配餐）；②无论集体还是个体，通过（手工）计算法计算得到的食物种类和配比，与日常烹调习惯往往不相符合，难以操作；③其他原因。

2. 营养软件法 是通过专业食谱编制软件为个体和群体进行配餐的方法。专业人士经过培训后方可熟练掌握运用，常用于营养配餐的工作实践，极少用于群体性营养教育。

3. 食物交换份法 可应用于个体咨询配餐指导，也可作为群体性营养教育的一种辅助手段。

4. 膳食宝塔法 很少用于个体咨询配餐指导，主要用于群体性营养教育，使其掌握科学搭配、平衡膳食的原则。

5. 简易查表法 既可应用于个体营养咨询工作实践，也可作为群体性营养教育的辅助手段。在进行营养宣教时，简易查表法适用于文化程度一般的人群，而食物交换份法适用于文化程度较高的人群。

**（二）简易查表法**

1. 工作准备 准备记录表（表7-9）。

表7-9 基本情况记录表

| 姓名 | 性别 | 年龄 | 身高/cm | 体重/kg | 职业 | 能量目标/kcal | 备注 |
| --- | --- | --- | --- | --- | --- | --- | --- |
| 王某 | 女 | 75 | 165 | 60 | 退休 | | |

（1）准备各种能量的食谱汇总表3个：<1 600kcal 参考食谱（每间隔 200kcal 列出食谱）；1 600~2 200kcal 参考食谱（每间隔 100kcal 列出食谱）；>2 200kcal 参考食谱（每间隔 200kcal 列出食谱）。

（2）准备补差表格：快速食谱补差表（每份食物提供能量约 50kcal），用于食谱调整补差

（表 7-10）。

表 7-10　快速食谱补差表（每份食物提供能量约 50kcal）

| 食品 | 重量 /g | 食品 | 重量 /g |
|---|---|---|---|
| 馒头、烧饼 | 20 | 鸡蛋（半个，带壳） | 33 |
| 香蕉 | 85 | 鹌鹑蛋（3 个，带壳） | 33 |
| 西瓜 | 420 | 豆浆 | 115 |
| 葡萄、橘子、橙子 | 115 | 牛奶、酸奶 | 55 |
| 鸭梨 | 140 | 全脂奶粉 | 8.5 |
| 西红柿、黄瓜 | 280 | 豆浆粉 | 12 |

注：制作快速食谱补差表时，应以食物成分表为依据，尽量选择方便食用的食品，而非需要加工烹调的食品原料。

（3）其他表格：成人每日膳食能量供给量估算表见表 7-11。

表 7-11　成人每日膳食能量供给量估算表（kcal/kg 标准体重）

| 体型 | 体力劳动 | | | |
|---|---|---|---|---|
| | 极轻体力劳动 | 轻体力劳动 | 中体力劳动 | 重体力劳动 |
| 消瘦 | 35 | 40 | 45 | 45~55 |
| 正常 | 25~30 | 35 | 40 | 45 |
| 超重 | 20~25 | 30 | 35 | 40 |
| 肥胖 | 15~20 | 20~25 | 30 | 35 |

注：体型依据体质指数（BMI）进行判断。

2. 工作程序

（1）询问基本情况：询问用餐对象姓名、年龄、身高、体重等一般情况；询问用餐体力活动情况，以便确定劳动分级，询问有无食物禁忌，填写表格记录。

估算能量需要量：个体化指导时，根据就餐者的性别、身高、体重、活动强度等基本情况确定其每日能量需要量，查表 7-11，确定每千克标准体重所需的能量，通过公式计算每日能量需要量。

总能量（kcal/d）= 标准体重（kg）× 能量供给标准 × 年龄系数

（2）根据能量需要量查食谱：根据估算的能量需要量，查找食谱汇总表及与目标能量最接近的食谱。

（3）食谱调整补差：如果需要的能量与准备的食谱能量之间存在差值，查快速食谱补差表，适当地选择食物进行补差。

3. 注意事项

（1）对于健康老年人，估算能量需要量时，也可直接引用中国居民膳食指南能量推荐摄入量的数值。

（2）食谱调整补差时，根据实际情况确定需要增减的食物（50kcal）份数。

**（三）营养配餐举例**（简易查表法）

以下通过举例来说明简易查表法的具体操作程序。已知就餐者李某，女性，年龄 65 岁，身高 165cm，体重 60kg，退休人员，请为其编制一日食谱。

1. 工作准备　准备记录表、各种能量的食谱汇总表、快速食谱补差表等，具体略。

2. 工作程序

（1）询问基本情况：就餐者李某，男性，65 岁，身高 185cm，体重 75kg，劳动分级为极轻体力劳动，填写记录表。

估算能量需要量：根据患者的体型，查表 7-11，确定每千克标准体重所需的能量，再通过公式计算每日能量需要量。

$$标准体重（kg）= 身高（cm）-105=185-105=80（kg）$$

根据成人的体质指数（BMI），判断体型。

$$体质指数 = 实际体重 \div 身高^2 = 75 \div 1.85^2 = 21.9（kg/m^2）$$

根据我国标准，体质指数 <18.5 为消瘦，在 18.5~23.9 之间为正常，在 24~27.9 之间为超重，>28 为肥胖，由此可判断该男性为正常体型。查表 7-11，标准体重所需的能量为 30kcal/（kg·d），通过公式计算每日能量需要量。

$$总能量（kcal/d）= 标准体重（kg）\times 能量供给标准 \times 年龄系数 =$$
$$（185-105）\times 30 \times 0.9=2\,160kcal/d$$

（2）根据能量需要量查食谱：该男子每日需要的能量为 2 160kcal，查找食谱汇总表，查找到与目标能量最接近的 2 200kcal 食谱，食谱举例见表 7-12。

**表 7-12　一日食谱举例**

| 餐次 | 进餐内容 |
|---|---|
| 早餐 | 大米稀饭［大米（标一）57g］，面包［面粉（特一粉）100g］，卤鸡蛋（鸡蛋 60g），牛奶 250ml |
| 午餐 | 馒头［面粉（特一粉）125g］，西芹炒肉（西芹 100g，瘦猪肉 63g），蒜蓉油菜（油菜 150g） |
| 加餐 | 梨（200g） |
| 晚餐 | 大米稀饭［大米（标一）25g］，馒头［面粉（特一粉）115g］，白菜炖豆腐（白菜 150g，豆腐 74g），凉拌青椒（青椒 100g） |
| 全日用盐 | 6g |
| 全日用油 | 28g |

能量 2 200kcal；蛋白质 73.5g（13.5%）；脂肪 51.5g（21.1%）；碳水化合物 360.1g（65.4%）

（3）食谱调整补差：查表得到的食谱与目标能量相比有 40kcal 的不足，查快速食谱补差表，建议该男子的食谱中增加 0.8 份 50kcal 的食物（表 7-13）。

**表 7-13　该男子可补充的食物列表**（每份食物提供能量约 40kcal）

| 食品 | 重量 /g | 食品 | 重量 /g |
|---|---|---|---|
| 馒头、烧饼 | 16 | 西红柿、黄瓜 | 224 |
| 香蕉 | 68 | 豆浆 | 92 |
| 西瓜 | 336 | 牛奶、酸奶 | 44 |

| 食品 | 重量 /g | 食品 | 重量 /g |
|---|---|---|---|
| 葡萄、橘子、橙子 | 92 | 全脂奶粉 | 6.8 |
| 鸭梨 | 112 | 豆浆粉 | 10 |

3. 注意事项　食谱调整补差时,根据实际情况确定需要增减的食物的份数。

## 第四节　适老餐烹制

### 学习目标

1. 了解适老营养餐烹制的基本原则。
2. 掌握基本的适老营养餐烹制方法。

### 节前导言

本节介绍了适老营养餐烹制的原则和方法,指导适老社区营养师为社区老年人群进行营养膳食烹制的具体操作方法。

### 一、适老营养餐烹制的概述

#### (一) 适老营养配餐烹制的基本原则

适老营养餐烹制是指在普通膳食的基础上,根据老年人群的生理、疾病特点,以及对于食物的消化和耐受能力不同,适当调整总能量、营养素及质地等膳食。适老营养餐的基本原则是以平衡膳食为基础,即在允许的范围内,除必须限制的营养素或补充的营养素外,其他营养素均应供给齐全,比例适当。应根据不同老年人群的需求及时调整膳食内容,照顾其饮食习惯,注意食物的色、香、味、形,以及品种的多样化。

#### (二) 老年人的生理功能特点与适老营养餐烹制

老年人在生理功能上有较显著的改变,例如身体各种器官功能下降、对环境变化调适能力降低、应变能力较差等。在营养摄入方面,老年人消化器官功能下降,包括味觉功能减退、消化液及消化酶分泌减少、食欲减退、味蕾减少等;咀嚼和吞咽功能下降,包括牙齿松动或脱落,影响食物咀嚼及消化能力,吞咽肌功能下降引起的吞咽障碍等情况,均易导致老年人摄入总能量减少或营养摄入不均衡。

正因为老年人群的特殊生理代谢特点,针对老年人群的膳食烹制必须符合相应需求。

### 二、适老营养餐烹制的方法

#### (一) 按质地调整适老营养餐分类

针对老年人群的咀嚼和吞咽能力,烹制适老营养餐需进行饮食质地调整,即根据其吞咽功能调整饮食质构,以适应其咀嚼、吞咽。饮食质地调整方式包括调整食物形态、改变烹饪方式、添加增稠剂等。

根据《老年吞咽障碍患者家庭营养管理中国专家共识》,可将适老营养膳食分为以下四类。

1. 适老营养普食　是膳食中最常见的一种,类似健康人膳食。适用于体温正常或接近正常、无咀嚼困难、消化功能无障碍的老人。

2. 适老营养软食　一种质地软、易消化的膳食。适用于主观评估有轻度吞咽问题,存在咀嚼不充分但口腔残留少,无误吸的老人,或溃疡病恢复期、胃肠手术后和口腔疾患恢复期的老人。

3. 适老营养半流质饮食　食物细软,呈半流体的一种膳食。适用于口腔期中度或重度障碍,吃饭时间延长,口腔内残留食物增多的老人,或也可用于发热较高的患者、各种手术后患者、消化道疾病及消化不良等老年患者。

4. 适老营养流质饮食　将全部食物制成流体或在口腔内能融化成液体的一种适老营养膳食,通过适量添加增稠剂,可制备为高稠、中稠和轻稠流质,较半流膳食更易吞咽和消化。适用于常规经口进食存在误吸风险,通过吞咽钡剂造影可见咽头食物残留的吞咽障碍老年人群,或处于急性病、高热及胸、腹部大手术后的老年患者等。

**(二)不同质地适老营养餐烹制举例**

1. 适老营养普食　配膳原则要做到以下几点(表7-14)。

(1)平衡饮食:供给平衡饮食,饮食中能量要充足,各种营养素种类要齐全,数量要充足,相互间比例要恰当,以保持饮食的平衡及满足机体对营养素的需要。

(2)品种多样化:食物品种及膳食花色应多样化,运用科学的烹调方法,做到色、香、味、形俱全,以增进食欲并促进消化,一般老人食用营养素可基本满足符合中国居民膳食营养素参考供给量。

(3)合理分配:应将全天膳食适当地分配于三餐中。一般能量分配比例为早餐25%~30%,午餐40%,晚餐30%~35%。

(4)注意食品过敏因素:如部分皮肤病患者对海产品过敏等,注意原料成本及食物安全,尽可能选择应季、主流食物。

(5)避免各种刺激性食物:慎用辛辣、煎、炸等膳食品种,尖辣椒、强烈调味品如芥末、胡椒、咖喱等,应尽量少吃。难以消化的食物,如油炸食物、过分坚硬的食物及产气过多的食物亦应少吃。

表 7-14　适老营养普食一日范例食谱

| 餐别 | 食物名称 | 原料 | 重量/g | 三餐能量构成比/% |
|---|---|---|---|---|
| 早餐 | 牛奶 | 牛奶 | 200 | 29.5 |
|  | 花卷 | 标准粉 | 125 |  |
|  | 煮鸡蛋 | 鸡蛋 | 50 |  |
|  | 凉菜 | 黄瓜 | 100 |  |
|  |  | 豆腐丝 | 45 |  |
|  | 早餐用油 | 香油 | 3 |  |
| 加餐 | 苹果 | 苹果 | 125 | 2.5 |
| 午餐 | 米饭 | 粳米 | 150 |  |

续表

| 餐别 | 食物名称 | 原料 | 重量 /g | 三餐能量构成比 /% |
|---|---|---|---|---|
| 午餐 | 炒菜 | 菠菜 | 200 | 34.3 |
| | | 瘦肉 | 45 | |
| | 红烧鱼 | 鲤鱼 | 90 | |
| | 午餐用油 | 菜籽油 | 15 | |
| 加餐 | 橘子 | 橘子 | 75 | 1.6 |
| 晚餐 | 米饭 | 标准米 | 150 | 32.1 |
| | 烧油菜 | 香菇 | 15 | |
| | | 油菜 | 200 | |
| | 青椒肉丝 | 青椒 | 100 | |
| | | 瘦肉 | 45 | |
| | 晚餐用油 | 花生油 | 17 | |
| 全天用盐 | | 精盐 | | |

2. 适老营养软食 配膳原则要做到以下几点(表 7-15)。

(1)膳食构成合理:应符合平衡膳食原则。

(2)满足机体对能量和营养素的需要:能量和蛋白质略低于普通膳食,其他营养素按照膳食营养素参考摄入量(dietary reference intakes,DRIs)要求供给。长期采用软食的患者因蔬菜切碎、煮软,可能流失较多的维生素,应注意适当补充。

(3)食物要求:食物烹调和加工要细、软、烂,尽可能保证食物细软、易消化,便于咀嚼。不选含膳食纤维多的蔬菜,如多采用果菜汁或泥、肉泥的形式,且保证食物少辛辣、少油炸、少糖、少盐。烹调的适宜方法为蒸、拌和炖等。

(4)食物选择:主食以发酵类面食为主。米饭面条应比普食更为软烂,包子和饺子等应选择含纤维素较少的蔬菜作为馅料。肉类应选择细嫩的瘦肉,多选用禽肉和鱼虾等,也可制成肉丸、肉末等。多用含膳食纤维少的蔬菜,如南瓜、冬瓜、薯类等,可煮烂制成菜泥,豆制品亦可食用。忌食油炸食物和强烈刺激性的调味品,不宜食用凉拌蔬菜以及含膳食纤维较多的蔬菜,如芹菜、豆芽、竹笋等,不宜食用坚果类等。

(5)每日供应 3~5 餐。三次主餐数量可略少于普通膳食,可在下午或晚上增加一次辅餐。

表 7-15 软食一日范例食谱

| 餐别 | 食物名称 | 原料 | 重量 /g | 三餐能量构成比 /% |
|---|---|---|---|---|
| 早餐 | 馒头 | 小麦粉 | 50 | 21.9 |
| | 粥 | 粳米 | 50 | |
| | | 肉松 | 15 | |
| | 鸡蛋 | 鸡蛋 | 50 | |
| 加餐 | 果汁 | 苹果 | 125 | 2.2 |

| 餐别 | 食物名称 | 原料 | 重量/g | 三餐能量构成比/% |
|---|---|---|---|---|
| 午餐 | 金银软饭 | 粳米 | 100 | 35.5 |
| | | 玉米粉 | 50 | |
| | 炖鱼 | 鲳鱼 | 100 | |
| | 油菜烧肉 | 油菜 | 150 | |
| | | 瘦肉 | 25 | |
| | 午餐用油 | 花生油 | 5 | |
| 加餐 | 果汁 | 番茄 | 80 | 1.5 |
| 晚餐 | 软米饭 | 粳米 | 150 | 38.9 |
| | 炒猪肝 | 猪肝 | 100 | |
| | 白菜炒肉 | 白菜 | 150 | |
| | | 瘦肉 | 25 | |
| | 晚餐用油 | 花生油 | 15 | |
| 全天 | 全天用盐 | 精盐 | 6 | |

3. 适老营养半流质饮食　配膳原则要做到以下几点(表7-16)。

(1)符合平衡膳食原则:能量供给应适宜。

(2)食物要求:各种食物皆应细、软、碎、易咀嚼,易吞咽。少膳食纤维,无刺激性的半固体食物。呈半流体,细软状态,利于机体的消化和吸收。尽量减少辛辣、油腻、坚硬食物的摄入。

(3)限量多餐次:通常每日供应5~6餐,每餐之间间隔2~3小时,全天主食不超过300g。既能满足机体能量与营养素需求,又能减轻消化道负担。

(4)食物选择:可用稀饭、细面条、面包、蛋糕、藕粉、馄饨、芝麻糊、蛋花汤等。肉类可选择猪肉、鸡肉,应煮烂、切碎,也可制成肉泥。乳类、豆制品均可食用,蔬菜水果需制成蔬果汁。忌用蒸饺、烙饼、粗粮等不易消化的食物,不易食用油炸食品和膳食纤维较多的食物,忌用刺激性调味品。

表 7-16　半流质饮食一日范例食谱

| 餐别 | 食物名称 | 原料 | 重量/g | 三餐能量构成比/% |
|---|---|---|---|---|
| 早餐 | 赤豆粥 | 粳米 | 35 | 18.0 |
| | | 碎赤豆 | 15 | |
| | | 嫩鸡蛋 | 50 | |
| | 酱豆腐 | 豆腐 | 15 | |
| 加餐 | 豆浆 | 豆浆 | 200 | 7.3 |
| 午餐 | 馄饨 | 面粉 | 100 | 29.3 |
| | | 瘦肉 | 50 | |
| | | 香菇 | 50 | |
| 加餐 | 牛奶 | 牛奶 | 200 | 7.2 |

续表

| 餐别 | 食物名称 | 原料 | 重量 /g | 三餐能量构成比 /% |
|---|---|---|---|---|
| 晚餐 | 汤面 | 挂面 | 100 | 38.2 |
| | 青菜炒肉 | 鸡胸脯肉 | 50 | |
| | | 青菜叶 | 100 | |
| | 晚餐用油 | 花生油 | 15 | |
| 加餐 | 豆奶 | 豆奶 | 250 | 7.3 |
| 全天 | 全天用盐 | 精盐 | 6 | |

4. 适老营养流质饮食(表 7-17)　最常见的是将固体食物改成泥状或糊状,固体食物经过机械处理,使其柔软,质地更趋于一致,不容易松散,从而降低吞咽难度。

(1)浓流质能量最高,清流质能量最低:可主要由全营养素类特殊医学用途配方食品调制成不同稠度,对该类老年人群进行营养支持治疗,保证其能量供给。也可制备匀浆膳,在病情允许的情况下,选择少量易消化的脂肪来源,如芝麻油、花生油、黄油和奶油等,以增加膳食中的能量。

(2)食物要求:流体状态或进入口腔后即溶化成液体的食物,具有易吞咽、易消化、少渣、不油腻、不胀气的特点。同时,应避免过甜、过咸和过酸食物。

(3)少量多餐:餐液量 200~250ml/ 次,6~7 次餐为宜。

(4)食物选择:可选择牛奶、蒸蛋、米汤、米糊、土豆泥浓汤、菜汁、果汁、藕粉、肉汤、排骨汤、豆浆等。不宜选用一切非流质的固体食物、多膳食纤维食物及刺激性调味品。清流质等特殊流质应按照病情的需要特殊配制。

表 7-17　流质饮食一日范例食谱

| 餐别 | 食物名称 | 原料 | 重量 /g | 三餐能量构成比 /% |
|---|---|---|---|---|
| 早餐 | 豆浆 | 豆浆 | 250 | 16.1 |
| | | 白糖 | 25 | |
| 加餐 | 豆奶 | 豆奶 | 250 | 16.1 |
| | | 白糖 | 25 | |
| 午餐 | 牛奶 | 牛奶 | 200 | 12.9 |
| 加餐 | 米粉 | 大米粉 | 15 | 20.75 |
| | | 白糖 | 25 | |
| 晚餐 | 豆粉猪肝泥 | 豆粉 | 10 | 13.4 |
| | | 猪肝 | 20 | |
| | | 花生油 | 5 | |
| 加餐 | 藕粉 | 藕粉 | 15 | 20.75 |
| | | 白糖 | 25 | |
| 全天 | 全天用盐 | 精盐 | 3 | |

(陈永春　洪东旭　裘耀东　蒋希乐)

# 第八章　家庭肠内肠外营养治疗

📍 **学习目标**

1. 本章重点掌握家庭肠内肠外营养的概念、适应证与禁忌证。
2. 熟悉家庭肠内肠外营养方式及其并发症处理。
3. 了解家庭肠内肠外营养管理模式。

📄 **章前导言**

　　本章内容主要介绍家庭肠内肠外营养治疗。通过了解家庭肠内肠外营养管理模式,理解家庭肠内肠外营养支持技巧,掌握家庭肠内肠外营养概念、方法与适应/禁忌证,熟悉常见肠内肠外营养并发症及其处理方法,改善摄入不足导致的营养缺乏。

## 第一节　家庭肠内营养治疗

　　营养不良不仅存在于住院患者中,在社区及疗养院也广泛存在。研究发现,每3个独居老人中就有1个存在营养不良风险。随着年龄的增长,社区老人咀嚼、吞咽存在障碍,饮食摄入量减少,加上疾病因素,往往无法达到推荐的摄入量。导致疾病发病率升高、并发症增加、再入院率升高,医疗资源被占用。而已被证明,无论是在医院还是社区,肠内营养对各种患者群体都具有营养、功能、临床及经济学益处,可改善社区老人生活质量、日常活动能力、肌力及呼吸功能以及睡眠质量。

### 一、家庭肠内营养适应证与禁忌证

　　家庭营养(home nutrition)指在专业营养支持小组的指导下,病情相对平稳的患者在家中接受营养支持,包括家庭肠内营养与家庭肠外营养。家庭肠内营养(home enteral nutrition,HEN)指由于各种原因不能进食,或正常饮食不能维持身体代谢和生长发育需要,而必须通过额外的途径或补充特殊的营养制剂,以摄取足够的能量和各种营养素,满足机体细胞维持功能、结构和代谢的需要。通常这些患者需住院接受治疗,随着肠内营养制剂和医疗技术的发展,对大部分病情平稳而又需要肠内营养的患者来说,可在家中进行肠内营养支持,即家庭肠内营养。

#### (一)家庭肠内营养适应证

　　家庭肠内营养支持是医院内肠内营养支持的延续,应用简便、安全,是目前主要的应用形式。其优点是能减少医疗费用,提高患者的生活质量。使用家庭肠内营养应满足以下5个条件。

1. 预期肠内营养的时间在1个月以上。
2. 家庭肠内营养必须在医院开始,并在耐受良好1周后开始家庭肠内营养。
3. 患者的疾病已完全稳定,可以接受家庭治疗。
4. 患者或家属在出院前得到足够的肠内营养方面的培训。

5. 社会和家庭环境能保证家庭肠内营养安全实施。

**（二）适合家庭肠内营养的人群**（表 8-1）

1. 意识障碍患者　患者意识丧失，不能自觉进食，而胃肠功能正常，可通过鼻胃管或经皮胃造口管，定时注入营养液或家庭自制的食物匀浆。

2. 口腔颌面部肿瘤影响进食的患者。

3. 吞咽困难患者　鼻咽部肿瘤放疗后，颈部肌肉僵硬，吞咽反射丧失，食管癌根治术后食管气管瘘或食管狭窄，可经皮胃造口管定时注入营养液或家庭自制的食物匀浆。

4. 严重营养不良的患者　这类患者往往全身状况差，食欲差，虽能进食，但食物的质和量不能保证，自然饮食不能维持体重时应给予肠内营养补充，可选择口服补充营养素或经管饲营养。

5. 胃肠功能障碍的患者　普通饮食不同完全消化或吸收，必须摄入预消化过的营养物质或经过特殊处理的商品营养。

表 8-1　中国老年人群家庭肠内营养适应证

| 分类 | 疾病 * |
|---|---|
| 饮食摄入量减少 | 口腔、食管肿瘤 |
| 吞咽困难 | 神经系统疾病，如脑血管意外、多发硬化症、运动神经元病变、脑瘫咽喉部吞咽困难，如卒中、神经退行性病变、头颈部肿瘤 |
| 营养素吸收能力受损 | 胃肠切除 / 旁路手术<br>消化道恶性肿瘤，如胰腺癌、结直肠癌<br>炎性肠病，如克罗恩病、溃疡性结肠炎<br>短肠综合征、胃肠道造瘘<br>放射性结肠炎 |
| 营养需要增加 / 有特殊的营养需要 | 慢性肺部疾病，如肺纤维化囊肿、慢性阻塞性肺疾病<br>慢性肾病<br>神经性厌食症<br>艾滋病患者 / 艾滋病病毒携带者<br>代谢性疾病和血液系统疾病<br>外伤及手术后患者 |

注：* 必要时营养门诊咨询并调整肠内营养方案。

**（三）家庭肠内营养禁忌证**

下列情况不宜采用肠内营养，必要时营养门诊咨询。

1. 重症胰腺炎急性期。

2. 严重应激状态、麻痹性肠梗阻、上消化活动性出血且出血量大、顽固性呕吐、严重腹泻或腹膜炎。

3. 小肠广泛切除 4~6 周以内。

4. 年龄小于 3 个月的婴儿。

5. 完全性肠梗阻及胃肠蠕动严重减慢的患者。

6. 高流量的肠外瘘。

## 二、家庭肠内营养类型及方式

一般可通过口服、管饲两种途径进行家庭肠内营养支持。

### （一）口服肠内营养

口服方式适合可经口进食、意识清醒、胃肠功能正常，但摄入不足、无法满足全天能量需要的患者。口服肠内营养制剂受多种因素的影响，患者是否存在早饱、腹胀、液体潴留，是否可以接受营养制剂口味，胃肠道的耐受情况都可以影响家庭肠内营养的支持效果。

肠内营养制剂补充原则：少量多餐，在不影响正餐的前提下，采取加餐制营养补充。一般推荐餐后 2~3 小时补充一次，一天 3 次，每次 200~250ml 为宜。液体量及频次可根据患者进食情况及耐受情况进行调整。口服肠内营养制剂不一定要求等渗。若存在限液或腹胀情况，可根据耐受配制小体积高能量密度的营养液。

### （二）管饲肠内营养

1. 管饲肠内营养制剂的类型　常用的管饲肠内营养制剂包括家庭自制匀浆膳、肠内营养粉剂/液。对胃肠道功能正常而仅仅是吞咽功能障碍的患者可家庭自制匀浆饮食，家庭自制匀浆指将食物如肉、鸡蛋、新鲜蔬菜搅碎煮熟，将各种食物用高速破壁机研磨，加水调至糊状，可适当添加果汁和牛奶等，用注射器定时注入胃内。须注意防止喂养管堵塞，尽可能配制均匀，无硬块或大的颗粒，视情况可用过滤网将大的颗粒去除。肠内营养制剂更适合胃肠功能较差的患者。营养制剂包括水剂和粉剂，水剂使用前直接摇匀，粉剂现配现用。对胃肠功能轻度障碍的患者可选择整蛋白型的营养液。对胃肠道消化吸收功能很差的患者须选用短肽/预消化型的营养液。

（1）家庭自制匀浆膳：家庭自制匀浆膳可根据患者个体能量需要，管喂相应数量的食物。表 8-2 显示食物的选择类别，包括主食、肉类、蔬菜、蛋类、牛奶、水果、盐和油。根据需要量将所有原料称重，蔬菜种类不宜过多，每日可选择两种，各种蔬菜可等量替换。将蔬菜烫熟，鸡蛋、米饭、肉及豆类煮熟，将食物原料放入搅拌机，加少许水搅碎混合，并加入油、食盐及适量水搅拌至匀浆。牛奶、水果应单独榨汁使用。将搅拌好的匀浆等量分成 4~6 份，放入 4℃冰箱保存供 1 天使用，如超过 24 小时则弃用。可选择的食物及制作方法见表 8-3。匀浆膳一日食谱举例见表 8-4。

表 8-2　不同能量级食物需要量表

| 能量 /kcal | 主食 /g | 肉类 /g | 蛋类 /g | 奶 /ml | 豆类 /g | 蔬菜 /g | 水果 /g | 蛋白粉 | 油 /g | 盐 /g |
|---|---|---|---|---|---|---|---|---|---|---|
| 1 300 | 150 | 100 | 50 | 250 | 25 | 400~500 | 200 | | 10 | 3~5 |
| 1 500 | 200 | 100 | 50 | 250 | 25 | 400~500 | 200 | | 10 | 3~5 |
| 1 700 | 250 | 100 | 50 | 250 | 25 | 400~500 | 200 | 1 勺 | 10 | 3~5 |
| 1 900 | 250 | 150 | 50 | 250 | 25 | 400~500 | 200 | 2 勺 | 10 | 3~5 |
| 2 100 | 300 | 150 | 50 | 250 | 25 | 400~500 | 200 | 2 勺 | 10 | 3~5 |
| 2 300 | 350 | 150 | 50 | 250 | 25 | 400~500 | 200 | 2 勺 | 10 | 3~5 |

表 8-3　食物选择及制作指导单

| 食物类别 | 可选食物 | 制作方法 |
|---|---|---|
| 主食 | 米饭、米粉、藕粉、芝麻糊、软面条等 | |
| 蛋类 | 鸡蛋、鸭蛋、鹌鹑蛋 | 煮白蛋、蛋花汤、蛋花粥、蒸蛋羹等 |
| 牛奶 | 纯牛奶或酸奶 | 酸奶可放至常温 |
| 豆类 | 黄豆 | 豆浆、豆腐、豆腐脑 |
| 肉类 | 尽量选择鸡肉、鸭肉、鱼肉、兔肉等 | 各种肉汤及肉泥 |
| 蔬菜 | 瓜果类:黄瓜、南瓜、冬瓜<br>根茎类:莴笋<br>叶菜类:菠菜、白菜、莜麦菜、空心菜等 | 各种蔬菜汁,单独制作 |
| 水果 | 一般不限制 | 各种果汁,单独制作 |
| 坚果 | 适量,不限 | |
| 油脂 | 植物油、橄榄油、茶籽油等 | |
| 盐 | 3~5g | |

匀浆膳制作过程中的注意事项:

①所有用具必须清洁、干净;

②食物先煮熟后再搅碎,因生食物搅碎后再煮,会凝结成块,堵塞鼻胃管;

③食物应新鲜,制备好的匀浆膳最好即做即用。如因时间的关系一次制作量较多,可装入干净的容器中放冰箱内保存,注意谨防变质,下次食用前再重新煮沸消毒;

④管喂时,应结合病情,从少量开始,逐渐增加,最后达到每次 200~400ml,每天 6~7 次。

表 8-4　匀浆膳一日食谱举例

| 类型 | 食物种类及重量(生重) |
|---|---|
| 主食 | 稻米(275g) |
| 奶类 | 牛奶(250ml) |
| 蛋类 | 鸡蛋(50g) |
| 肉类 | 鸡胸脯肉(250g) |
| 蔬菜 | 胡萝卜(250g)、黄瓜(250g) |
| 水果 | 苹果(250g)[加餐时单独加入] |
| 全日用油 | 20g |
| 全日用盐 | 5g |

能量 1 878.6kcal;总蛋白 87g(18.5%);优质蛋白质 62.7g(72.0%);非优质蛋白 24.4g(28.0%);脂肪 48.3g(23.1%);碳水化合物 273.3g(58.2%)

(2)肠内营养粉剂/液:按照形态可分为肠内营养粉剂和肠内营养液。肠内营养粉剂相较液体更易保存,贮存时间更长,更适合家庭肠内营养使用。通常需经配制后形成肠内营养液再使用。配制时应考虑液体渗透压、温度。目前市面上常用的肠内营养制剂 1 勺约 8g,初次使用时应低浓度少量启用。3~4 勺兑 150ml 左右温水。根据耐受情况 1~2 天增加 2~3 勺,逐步增加到 12~13 勺(300~400ml 水),每日 4 次。常用肠内营养制剂能量、蛋白质供给量见表 8-5。

表 8-5 常用肠内营养产品中蛋白质、脂肪、碳水化合物含量及比例[19]

| 产品 | 蛋白质 | | 脂肪 | | 碳水化合物 | | 能量/kcal | 氮/g | 能氮比 |
|---|---|---|---|---|---|---|---|---|---|
| | 质量/g | 百分比/% | 质量/g | 百分比/% | 质量/g | 百分比/% | | | |
| 益力佳/100g | 21.15 | 20.9 | 15.38 | 32.6 | 55.9 | 52.7 | 424 | 3.4 | 1:125 |
| 伊全素/100g | 18.5 | 17.2 | 11 | 23.1 | 64 | 59.7 | 429 | 3.0 | 1:143 |
| 立适康(短肽全营养粉)/100ml | 15.2 | 15.5 | 1.8 | 4.1 | 76 | 77.6 | 392 | 2.5 | 1:157 |
| 佳膳/100g | 18.4 | 16 | 17.5 | 34 | 58.2 | 50 | 461 | 2.9 | 1:159 |
| 能全素/100g | 18.6 | 16 | 18.1 | 35 | 57.2 | 49 | 465 | 3.0 | 1:155 |
| 安素/100g | 3.5 | 14 | 3.5 | 31.5 | 13.7 | 54.5 | 100 | 0.6 | 1:167 |
| 力衡全/100g | 16 | 16.2 | 4 | 9.1 | 74 | 74.7 | 396 | 2.5 | 1:158 |
| 立适康(肾病全营养粉)/100g | 11.1 | 9.8 | 12.3 | 24.4 | 72.2 | 63.8 | 453 | 1.8 | 1:252 |
| 立适康(匀浆膳)/100g | 18.2 | 17 | 12 | 25.2 | 62 | 57.8 | 429 | 2.9 | 1:148 |
| 三九全营素/100g | 17 | 17 | 8.2 | 18.5 | 64.5 | 64.5 | 400 | 2.7 | 1:148 |

2. 管饲肠内营养制剂的方式 管饲方式适合于上消化道通过障碍的患者。根据家庭肠内营养支持的时间和疾病情况,可采用不同的置管方式。短期(<6 周)可选用鼻胃管或鼻肠管,无创且费用低,但因为管子对鼻咽部的压迫和刺激,易形成溃疡、出血、管子脱出、堵塞、反流性肺炎,适应性较差。抬高患者头部 30°~45° 可以减少反流性肺炎的发生。经皮内镜下胃造瘘术(PEG)或直接手术放置胃造瘘管可减少误吸等并发症,更适合长期家庭肠内营养,同时较经鼻置管发生移位的可能性小,需长期肠内营养的患者可选择此种方式。对胃幽门梗阻或胃排空障碍、意识障碍的患者可经 PEG 放置经皮内镜下肠造瘘术(PEJ)或术中直接放置空肠造瘘管。

根据喂养管的管径、位置、营养配方和患者胃肠道的承受能力,管饲肠内营养制剂通常可以通过间歇或连续输注方式给予。

(1)间歇给予:指将肠内营养制剂分次进行喂养,适用于喂养管尖端位于胃内及胃功能良好者。优点是比较接近饮食习惯、患者较自由,间歇给予又包括间歇推注和间歇重力滴注。一般可以按照进餐模式将一天的营养制剂分 4~6 次喂养,每次量 250~400ml。间歇推注是指用注射器将营养制剂注入胃内,推注速度≤30ml/min(推注时间 10~20 分钟),但容易引起胃部不适、恶心呕吐及腹胀腹泻等。间歇重力滴注可以通过重力或营养泵完成,每次入量常在 1 小时内完成,可视患者的耐受程度加以调整。

(2)连续经泵输注:指在 24 小时内,利用营养泵将肠内营养制剂持续输注到胃肠道内的方式。适用于病情危重或处于应激状态,对营养制剂耐受性较差,以及管端位于十二指肠或空肠内的患者。每天可持续输注 16~24 小时。初期启用速度应缓慢,经过 3~4 天的适应期后可根据耐受调整泵注速度。

### 三、家庭肠内营养常见的并发症

肠内营养是一种简便、安全、有效的营养支持方式,但如果使用不当,也会发生一些并发症,影响患者的生活质量及营养支持疗法的效果。肠内营养的并发症主要有胃肠道并发症、代谢并发症、感染并发症和置管并发症等。

#### (一)胃肠道并发症

胃肠道并发症是肠内营养支持疗法中最常见的并发症,也是影响肠内营养实施的主要因素,主要表现为腹胀、腹泻、肠痉挛、恶心、呕吐、便秘等。当患者出现肠痉挛时,应首先鉴别是否存在机械性或麻痹性肠梗阻,如果存在应及时停止肠内营养,否则按腹胀处理。引起胃肠道并发症的原因常见的有营养液输注速度过快、渗透压过高、浓度过大、温度较低等(表 8-6)。

表 8-6　家庭肠内营养常见胃肠道并发症及其防治原则

| 胃肠道并发症 | 原因 | 防治原则 |
|---|---|---|
| 腹胀、腹泻(与管饲有关) | 1. 膳食纤维摄入不足<br>2. 高渗配方<br>3. 营养液温度过低<br>4. 快速输注<br>5. 微生物感染<br>6. 胃排空迅速<br>7. 糖类吸收不良<br>8. 乳糖不耐受<br>9. 脂肪吸收不良 | 1. 选用含膳食纤维配方<br>2. 选用等渗配方或调至等渗<br>3. 将营养液稍加温<br>4. 从小剂量、低浓度开始,根据耐受慢慢加量<br>5. 规范操作<br>6. 延缓胃排空<br>7. 选用水解程度高的配方<br>8. 选用不含乳糖的配方<br>9. 选用低脂配方 |
| 腹胀、腹泻(与管饲无关) | 1. 同时进行药物治疗,如抗菌药物引起菌群失调<br>2. 低蛋白血症引起肠黏膜萎缩<br>3. 胃肠道功能障碍的其他疾病,如短肠综合征、胰腺炎等 | 1. 停用相关药物<br>2. 静脉补充白蛋白纠正低蛋白血症,同时肠内营养从小剂量、低浓度开始<br>3. 必要时补充胰酶;改用要素型制剂;加用补充性肠外营养 |
| 恶心、呕吐 | 1. 胃潴留<br>2. 快速输注高渗配方<br>3. 配方的气味<br>4. 配方脂肪含量过高<br>5. 乳糖不耐受 | 1. 抬高床头,加用胃动力药,改变喂养途径<br>2. 选用等渗配方或调至等渗<br>3. 选用整蛋白配方<br>4. 选用低脂配方<br>5. 选用不含乳糖的配方 |
| 便秘 | 1. 脱水<br>2. 膳食纤维摄入量不足<br>3. 长期卧床 | 1. 注意出入量平衡<br>2. 选用富含膳食纤维的肠内营养制剂<br>3. 鼓励患者适当运动 |

### （二）代谢性并发症

肠内营养的代谢并发症常与营养制剂的质量、管理、监护等相关。主要包括水、电解质及酸碱代谢异常、糖代谢异常、微量元素异常、维生素及必需脂肪酸缺乏、肝功能异常（表 8-7）。

**表 8-7　家庭肠内营养常见代谢并发症及其防治原则**

| 代谢并发症 | 原因 | 防治原则 |
| --- | --- | --- |
| 高渗脱水 | 1. 高渗和高蛋白质配方<br>2. 严格限水 | 1. 尽可能选用等渗配方或调制等渗<br>2. 监测出入量，适当增加摄水量 |
| 水潴留 | 心、肾、肝功能不全 | 监测出入量，严格限制摄水量 |
| 高钾血症 | 1. 配方中钾含量偏高<br>2. 患者肾功能不全 | 监护血钾水平调整肠内营养配方 |
| 低钾血症 | 1. 心、肾、肝功能不全而限制钾摄入<br>2. 应用胰岛素时未考虑钾转移 | 监护血钾水平调整肠内营养配方 |
| 高碳酸血症 | 慢阻肺患者二氧化碳排出困难 | 调制碳水化合物摄入量 |
| 高血糖 | 1. 配方中糖含量偏高<br>2. 糖尿病患者<br>3. 应激状况 | 选用糖尿病专用配方，胰岛素控制 |
| 低血糖 | 突然停止肠内营养 | 缓慢停止肠内营养或过渡性减停 |
| 微量元素异常 | 配方中微量元素不足 | 调整肠内营养配方，增加微量元素 |
| 维生素和必须脂肪酸缺乏 | 长期用低脂配方 | 适当补充必须脂肪酸及脂溶性维生素 |
| 肝功能异常 | 肝代谢负荷 | 停药或减量后可恢复 |

### （三）感染性并发症

肠内营养相关的感染并发症主要包括营养液的误吸和污染两方面。营养液误吸主要表现为吸入性肺炎（表 8-8）。

**表 8-8　家庭肠内营养常见感染并发症及其防治原则**

| 感染并发症 | 原因 | 防治原则 |
| --- | --- | --- |
| 吸入性肺炎 | 1. 床头未抬高<br>2. 喂养管位置不当<br>3. 高危患者的反流（体弱、昏迷、神经肌肉疾患）<br>4. 喂养管太粗（导致胃食管括约肌松弛）<br>5. 胃排空延迟或胃潴留 | 1. 输注中床头抬高 30°~45°<br>2. 输注前及输注中应检查喂养管位置<br>3. 易引起吸入性肺炎的高危患者应采用幽门后十二指肠或空肠喂养。改用内镜下经皮胃造瘘术或内镜下经皮肠造瘘术方式。<br>4. 改用较细软管<br>5. 根据胃潴留情况调整营养液输注速度 |
| 配方溶液及输液器械污染 | 1. 营养液配制过程污染<br>2. 输液器械不清洁 | 1. 配制营养液和插管前应充分吸收，配制营养液的设备及场所应彻底清洁<br>2. 注意喂养管道及容器的清洁 |

续表

| 感染并发症 | 原因 | 防治原则 |
|---|---|---|
| 配方溶液及输液器械污染 | 3. 营养液储存不当(温度、时间)导致细菌繁殖<br>4. 口腔不清洁 | 3. 配制好的营养液储存在冰箱中,常规检查冰箱内温度。储存时间不超过 24h,配方悬挂时间不可超过 8h<br>4. 置喂养管或行胃造瘘之前应进行有关部位的细菌培养 |

### (四)置管并发症

主要由置管引起,该并发症与喂养管的质地、粗细及部位有关,主要包括鼻、咽及食管损伤,喂养管堵塞,喂养管拔出困难,造瘘口并发症等。详见第八章第二节,营养管相关并发症。

## 四、家庭肠内营养管理模式

### (一)家庭肠内营养监测指标

家庭肠内营养管理要求由医师建立肠内营养途径,营养师开具肠内营养处方、管理并监测并发症,以保证适宜的治疗。出院时应对需要家庭肠内营养的患者进行详细的指导。

因家庭肠内营养患者所处环境的特殊性,自我营养管理对于家庭肠内营养患者来说尤其重要。营养师无法每天随访患者情况,需要患者在出院时掌握相应的自我管理方法,包括以下几个方面。

1. 食物摄入量记录 记录每天摄入食物(包括水)的种类和量。

2. 营养支持记录 记录每天管饲或口服的途径和摄入量。

3. 体重记录 穿相同衣服晨起后排空大小便进行测量,建议每周 1 次。

4. 不良反应记录 记录每天管饲或口服肠内营养制剂/液前后是否存在不适,包括恶心、呕吐、腹泻、潴留、出血/黑便、腹胀、便秘等。

营养师应对使用家庭肠内营养的患者进行定期监测随访。随访方式可通过上门入户随访、手机客户端、电话、新媒体(如微信)随访。随访频率建议每 2~4 周/次。监测内容详见表 8-9。

表 8-9 家庭肠内营养监测指标

| 监测指标 | 注意事项 |
|---|---|
| 体位 | 管饲时床头应摇高 30°~45°,采取半卧位,管饲后保持该姿势至少半小时,以预防误吸。 |
| 置管方式 | 当管饲超过 4 周时,推荐使用内镜下经皮胃/肠造瘘术。应每个月复诊,更换 1 次鼻饲管。 |
| 营养管 | 管饲营养管的置管深度、是否存在堵管风险 |
| 营养液配制及使用 | 营养液配制温度、浓度、渗透压、输注速度、保存方式、放置时间、配制环境 |
| 不良反应及并发症 | 便秘、腹泻、呛咳、消化道出血/黑便、胃潴留(胃残余量 >200ml)、腹胀、水肿、腹痛、恶心、呕吐、感染 |
| 临床指标 | 肝功能、肾功能、血糖、血脂、营养相关指标(血红蛋白、白蛋白、前白蛋白等) |

**（二）中国老年人群家庭营养管理临床路径**（图8-1）

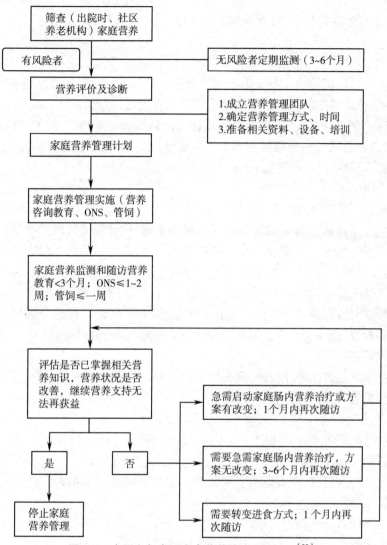

**图8-1　中国老年人群家庭营养管理临床路径[20]**

ONS,口服营养补充。

## 第二节　家庭肠外营养治疗

肠外营养（perenteral nutrition,PN）是经静脉为无法经胃肠道摄取或摄取营养物不能满足自身代谢需要的患者提供包括氨基酸、脂肪乳、碳水化合物、维生素及矿物质在内的营养素，以抑制分解代谢，促进合成代谢并维持结构蛋白的功能。所有营养素完全经肠外获得的营养支持方式称为全肠外营养（total parenteral nutrition,TPN）。部分营养素经肠外获得，其余部分营养物质可能通过经肠途径（口服或管饲）补充的方式成为部分肠外营养（partial parenteral nutrition,PPN）。

家庭肠外营养（home parenteral nutrition,HPN）是指在专业营养支持小组的指导下,让某些病情相对平稳、需要长期或较长期依赖肠外营养的特殊患者在家中实施肠外营养。HPN

是无法正常进食或肠内营养障碍患者的基本生命支持治疗。合理的 HPN 能满足患者对能量和营养素的需要,维持和改善患者的营养状况和器官功能,降低并发症发生率,增强体力及活动能力,提高生活质量,同时可减少医疗费用,并节省医疗资源。

## 一、家庭肠外营养适应证与禁忌证

HPN 适用于可以出院治疗但又无法通过胃肠道摄入足够营养物质以满足机体需要的患者,通常是病情稳定的住院患者需要出院后肠外营养支持治疗的延续。实施 HPN 不仅需要满足肠外营养的基本条件,还要求患者病情稳定可以出院继续治疗,同时,能获得患者和家属的配合,以及有合适的实施肠外营养家庭环境。因此,无论是良性疾病还是恶性疾病,符合以上基本要求,都可以考虑实施 HPN。

1. HPN 适应证

(1)患者病情稳定可以出院,但存在肠功能暂时性或永久性障碍,无法通过正常进食、肠内营养不能满足机体对营养的需要或维持液体平衡,估计须通过肠外途径供给营养及液体来维持生命的时间大于 2 周。临床上实施 HPN 的对象主要为短肠综合征、炎症性肠病、肠瘘、肠系膜血栓性疾病、放射性肠炎、恶性梗阻或消化道部分性梗阻、各种原因所致的营养不良或营养素缺乏等。

(2)患者和家属均渴望并要求出院在家中继续治疗,且能积极配合医护人员进行 HPN 的相关培训和教育,能学会和掌握肠外营养的配制和输注等基本操作以及 HPN 常见并发症的预防和初步处理。

(3)患者的家庭居住条件较好,具有特定的房间可供肠外营养液配制,或者附近医院能够配制和提供患者所需的肠外营养液。

2. HPN 禁忌证

(1)患者已被证明或被估计患有不可治愈的晚期疾病(或预期寿命 <2 周)。

(2)必须住院治疗的患者。

(3)患者、家庭以及护理人员不能掌握 HPN 有关的技术、结局和实施步骤。

(4)仅是单纯的吞咽问题。

(5)暂时性的胃通过能力不足。

(6)影响进食的严重心理疾病,比如严重抑郁症。

(7)仅有新陈代谢改变导致的轻度食欲减退,比如癌症化疗。

(8)物理性的改变组织影响进食,比如由严重的肺部或心脏疾病引起的呼吸困难。

(9)药物的继发性效应造成进食不足。

## 二、家庭肠外营养方式

HPN 静脉输注途径的建立首选通过颈内静脉或锁骨下静脉置管的上腔静脉途径,也可选择经周围静脉插入中心静脉导管(peripherally inserted central venous catheters,PICC)途径。短期 HPN 患者可考虑使用 PICC 途径。由于 PICC 途径的血栓性并发症发生率较高,且患者自己操作不方便等原因,故不推荐长期 HPN 患者使用。中心静脉管径粗、血流速度快,对渗透压的耐受性好,不易产生静脉炎和静脉血栓形成,适合长时间 HPN 使用。

肠外营养输注方式包括持续输注法与循环输注法。前者将 1 天中预定输入的营养液在 24 小时内均匀输注(最好使用营养泵);后者将全天的营养液在 12~18 小时内输入,其优点是患者白天可正常活动,改善了生活质量,更适合于家庭肠外营养的患者。

### 三、家庭肠外营养常见的并发症

HPN常见的并发症包括导管相关并发症、代谢并发症、肠道并发症(表8-10)。

表8-10　家庭肠外营养并发症及其防治

| 分类 | 原因 | 防治原则 |
|---|---|---|
| 导管相关并发症 | 1. 机械性<br>2. 感染<br>3. 血栓栓塞 | 对导管进行定期护理(详见第八章第二节"营养管相关并发症") |
| 代谢性并发症 | 1. 液体量超负荷<br>2. 糖代谢紊乱<br>3. 肝脏损伤<br>4. 酸碱平衡失调<br>5. 电解质紊乱<br>6. 代谢性骨病 | 1. 注意控制液体输入量与输液速度<br>2. 调整营养液中糖与脂肪的比例,或加入适量胰岛素。严重高血糖反应停用肠外营养,医院随访<br>3. 除去或纠正诱因,积极进行护肝治疗。调整葡萄糖及脂肪乳的剂量。使用中/长链脂肪乳剂<br>4. 消除原因,对症治疗,调整葡萄糖及氨基酸的剂量,必要时医院随访<br>5. 定期监测电解质,根据病情发展及时调整补充<br>6. 注意钙、磷的补充,适量补充维生素D |
| 胃肠道并发症 | 1. 肠黏膜萎缩<br>2. 细菌移位 | 尽早恢复肠道营养,必要时在医生指导下补充谷氨酰胺 |

### 四、家庭肠外营养管理模式

#### (一)家庭肠外营养监测指标

需要家庭肠外营养支持的患者出院前应确定家庭肠外营养的配方,并通过住院期间的观察,证实符合患者的实际代谢需要后方可最终决定并出院。实施肠外营养支持一段时间后,患者的营养需要可能发生变化,家庭肠外营养的具体配方需要根据患者实际代谢需要、营养状态及器官功能等及时调整。

对进行家庭肠外营养支持的患者应进行全面监测。根据临床和实验室结果评估和判断患者每日需要量、各种管道器件及疗效有关的指标,以减少或避免营养支持相关并发症,提高营养支持安全性和疗效。

1. 自我监测　项目包括:①是否有高热、畏寒、甚至寒战;②是否有心悸、胸闷、气急征象;③是否有舌干、口渴、浮肿,以及尿量过多或过少等表现;④是否有明显乏力或肌肉抽搐,以及食欲明显减退、巩膜及皮肤黄染、皮疹等症状;⑤是否有导管同侧上肢突然肿胀;⑥是否有导管堵塞、易位、脱出等迹象;⑦是否有较明显的体重变化。

2. 专业人员监测　在家庭肠外营养初始阶段应每日监测出入液体量、生命体征,每周至少检测一次血常规,肝、肾功能,血清电解质,血糖和尿糖等项目,以了解机体对葡萄糖的代谢和利用及电解质平衡等情况。

随着家庭肠外营养的持续,对于病情稳定的患者,每个月至少需要进行1~2次包括电解质、肝肾功能、血常规、白蛋白、血脂浓度等项目的实验室检查,了解营养支持效果,以及营养支持对机体电解质平衡、血液系统和肝肾功能的影响,同时定期测量体重,以判断患者的营养状况。必要时需要检测患者血清维生素和微量元素浓度,以了解是否存在维生素和微量元素缺乏或某些微量元素过量。对于长期实施家庭肠外营养支持的患者,应定期行肝、胆囊超声检查和骨密度检测,及时了解肝胆系统是否受损,是否存在代谢性骨病。

**(二) 家庭肠外营养管理路径**(图 8-2)

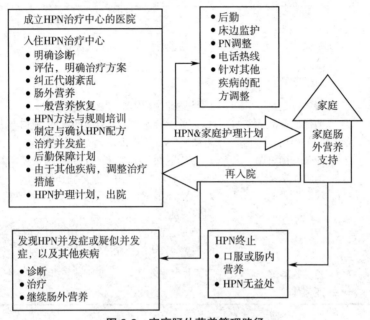

**图 8-2　家庭肠外营养管理路径**

(饶志勇　翁　敏　刘　婧)

# 第九章　营养管照护及管理

## 🔘 学习目标

1. 本章重点熟悉不同肠内营养管饲管道及肠外营养静脉导管,掌握营养管的护理。

2. 营养管相关并发症护理及相关创口、创面护理,了解营养治疗双向转诊。

3. 熟悉营养泵的使用及管理。

## ▣ 章前导言

本章内容主要介绍各种营养管,包括肠内营养管饲管道及肠外营养静脉导管,以及与其相关的并发症。要求掌握各种并发症的基本处理方法,了解营养治疗双向转诊,了解营养泵的应用条件和操作方法。

## 第一节 营养管护理

老人由于长期卧床、吞咽障碍、卒中、阿尔茨海默病、食管癌及人工气道等原因导致无法经口进食,通常会采用肠内营养支持。若老人存在慢性假性肠梗阻、大肠癌、食管和胃肠道运动障碍,以及出现呕吐频繁、持续性腹泻,无法采用肠内营养支持或肠内营养支持不能提供足够的能量时,则需要通过肠外静脉进行营养支持。随着现代医疗技术的不断发展,肠内营养管饲管道及肠外营养静脉导管的种类、方式和方法都在不断提高。因此,熟悉并掌握各种管道的护理技术是做好社区老年人营养护理的基础。

### 一、肠内营养途径

#### (一)肠内营养管道的种类

管饲可分为无创置管和有创置管。

1. 无创置管 分为鼻胃管、鼻十二指肠及鼻空肠管。最常用的管饲途径为鼻胃管。当患者存在胃排空障碍或胃食管反流风险时,可置十二指肠管或空肠管,胰腺炎亦是置空肠管的常见指征,可以有效减少进食对胰腺分泌的刺激。

2. 有创置管 鼻胃/肠管适合短期应用,当管饲时间大于4周或患者不耐受喂养管鼻咽部刺激时,应考虑采用微创(内镜)下消化道造口技术,包括PEG、PEJ及PEG-J。与鼻胃/肠管相比,其具有不损伤食管、减少肺部和咽喉部的并发症、不增加鼻窦炎发生的危险性、口径较鼻胃/肠管大,使用营养输注更方便、喂养管位于腹部也不会影响整体外观等优点。

#### (二)管饲营养输注方式

管饲的输注方式主要包括注射器推注、间歇重力滴注及持续输注。注射器推注和间歇重力滴注的共同优点是分餐进食的模式类似于正常饮食,患者可以有较多的自由活动时间,并保证胃肠道有一定的周期性休息状态。不足之处是受肠道蠕动及逆蠕动的影响,常会引起输注速率不均且较易引起腹胀、腹泻、恶心等胃肠道症状。

1. 注射器推注 将一定量已配制好或即用型营养液在一定时间内用注射器(容量>50ml)缓慢推注,速度<30ml/min,成人胃排空无障碍时250~400ml/次,4~6次/d。此种方法适用于鼻胃管或胃造瘘、可活动或不想连续使用喂养泵的患者。

2. 间歇重力滴注 将一定量已配制好或即用型营养液置于肠内营养容器内,可选择输液瓶或重力滴注袋,经输注管和喂养管相连,借助重力作用,将营养液缓慢滴入胃肠道内,间隙给予。每次滴注量250~400ml,0.5~1小时内完成,间隔2小时。

3. 持续输注 不间断地向胃肠道内缓慢输注营养制剂,每日连续输注16~24小时,适用于危重症患者、十二指肠或空肠喂养者、血糖波动较大者、长期卧床以及已经发生反流者等。采用持续输注,特别是营养液较浓稠、经十二指肠或空肠管喂养须限时输注完毕时,为防止短时间输入过量营养液,推荐使用营养泵。喂养的速率必须在初期有足够的适应递增过程,一般适应期为3~4天,若喂养开始前患者已禁食2周以上,则适应期应延长。在适应期内,营养不足部分应由肠外营养补充。喂养的初始速率为20~50ml/h,适应后可为100ml/h,最大可达150ml/h。为维持营养液在适宜温度,当采用间歇滴注及持续输注时,应使用加热器。

#### (三)肠内营养管的护理

肠内营养管护理的主要目的是预防和及时发现导管相关并发症,预防喂养管的移位、脱出,保持导管通畅。为此,应做好以下几方面工作。

1. 妥善固定导管是防止导管移位、脱出的最重要措施。对于鼻胃和鼻十二指肠及空肠置管者,导管自鼻孔引出后,应让其紧贴同侧面颊,导管末端夹于同侧耳后。神志清醒的患者分别于导管穿出鼻孔后,于面颊处用胶布行两点法固定,每 1~2 天应更换胶布重新固定 1 次,对于躁动不安、不能配合的患者,该导管应用胶布或创可贴贴于面颊部固定。

2. 置胃管时,注意观察导管穿出鼻孔或皮肤处的标记变化。胃造口及空肠造口的敷料应每隔 2~3 天更换 1 次,换药时应注意缝线有无松动、皮肤有无感染及渗液等情况。

3. 连续输注营养液时,应每 4~6 小时用无菌水冲洗喂养管 1 次,以防止营养物沉积于管腔内堵塞导管,应用高浓度营养液时更应如此。每日输注完毕后,亦应用无菌水冲洗导管。

4. 应用细的喂养管时,禁止经该导管输注颗粒性或粉末状药物,以防止导管堵塞。

## 二、肠外营养途径

在实施肠外营养支持的过程中,选择正确的静脉输注途径是肠外营养支持得以顺利实施的前提。临床上肠外营养的静脉输注途径主要有中心静脉和周围静脉。

### (一)中心静脉途径

1. 中心静脉途径　中心静脉系指上腔静脉和下腔静脉。上腔静脉和下腔静脉均可置管输液,但后者的管径比前者细,血流量少,易发生静脉炎和静脉血栓。下腔静脉置管时导管多经高位大隐静脉或股静脉插入,因导管的静脉入口邻近大腿根部,易受污染;同时,因输液管道固定于大腿,患者活动严重受限,护理也不方便。因此一般不采用下腔静脉置管输液的方法。目前临床上常用的中心静脉置管途径包括经皮穿刺颈内静脉置管、经锁骨下区穿刺锁骨下静脉置管、经锁骨上区穿刺锁骨下静脉置管、经皮穿刺颈外静脉置管或切开静脉颈外静脉置管、经皮静脉或贵要静脉插入中心导管(PICC)。

2. 周围静脉途径　周围静脉是指浅表静脉,大多数是上肢末端静脉。下周周围静脉,尤其是成年人,不适合用作肠外营养,因为发生血栓性静脉炎的危险性较高,且患者需要卧床休息,活动严重受限,护理也不方便。因此,周围静脉营养时大多数选择上肢的末梢静脉,如前臂近端或肘前窝的周围静脉。为减少血栓性静脉炎的发生,应尽量选择直径较粗的静脉。

### (二)肠外营养静脉导管的护理

1. 中心静脉导管的护理　中心静脉置管成功后,皮肤穿刺口部位用消毒液消毒后覆盖灭菌纱布,四周用胶布固定,或贴盖医用透明薄膜。导管皮肤入口处伤口一般需要每日换药 1 次,如果发现覆盖伤口的敷料潮湿,则应及时更换无菌的干敷料。每次换药时,局部皮肤消毒后,使用伤口敷料(如无菌纱布或 3M 医用透明敷料)固定好导管,防止滑脱受压或扭曲。更换时要轻柔揭下敷料,注意不要让管滑出,如发现有滑出的可能,应妥善固定,滑出的部分也不许再送入。每日观察记录看管是否滑动,穿刺部位皮肤有无红、肿、热、痛等感染征象及导管有无回血,发现异常及时处理,同时嘱患者勿用手触摸伤口。

2. 肠外营养液输注的护理　肠外营养液的输注可以间断或连续,目前临床上一般采用 24 小时持续输注。输注管应每日更换 1 次,换管时应先将新管充满生理盐水或营养液,排出管内空气后备用。更换输液管时要夹闭静脉导管,防止空气进入管内,换管后接头处要旋紧。每日输注肠外营养液前应抽回血以证实导管位置,然后用生理盐水 5~10ml 冲洗导管,接上 3L 营养袋,输注完后用含肝素的生理盐水 10ml 封管。肠外营养液输注期间应勤做巡视,及时调节输液速率,防止输液过程中发生意外情况,一般以恒速均匀输入为佳。目前临床上多采用重力输注法,该方法的影响因素较多,滴速难以控制。因此,我们推荐有条件的单位最好使用输液泵控制输液速率。

3. 周围静脉营养的护理　对于应用静脉留置套管针进行周围静脉营养的患者,应做好留置的静脉导管护理,减少周围静脉炎的发生。套管处用无菌纱布或特殊薄膜覆盖,及时更换敷料和薄膜。使用硝酸甘油贴剂或外敷含非类固醇抗炎药物可以减少静脉炎的发生。有学者提倡使用交替式输注,即在 12 小时内完成每日的营养液输注,一旦完成立即拔除静脉穿刺针,次日选用对侧前臂静脉重新穿刺埋管,这样可以明显减少血栓性静脉炎的发生。同时,应密切注意观察穿刺部位的情况,出现静脉炎时则停止输注,采用热敷;如果出现了外渗可用透明质酸局部封闭。

## 第二节　营养管相关并发症

### 一、肠内营养管并发症及处理

肠内营养是一种简便、安全、有效的营养支持方法,但如果使用不当,也会发生一些并发症。临床上常见的肠内营养并发症包括机械方面、胃肠道方面、代谢方面及感染方面。其中,机械性并发症与肠内营养管相关,主要包括鼻、咽及食管损伤,喂养管堵塞,喂养管拔出困难,造口并发症等。各类与营养管相关并发症发生原因及处理见表 9-1。

表 9-1　营养管相关并发症的原因及防治

| 并发症 | 原因 | 预防与处理 |
|---|---|---|
| 鼻、咽及食管损伤 | 喂养管粗而质硬<br>长期留置<br>管道很少移动变位,长时间压迫太紧 | 改置较细、质软的喂养管<br>改用胃造瘘或空肠造瘘<br>经常检查局部,做好口、鼻腔护理 |
| 喂养管堵塞 | 冲洗不够<br>喂养管口径过小,不适合该营养液浓度<br>经常给予不适当的药物 | 每次输注后或每输注 2~8 小时用 20~50ml 清水冲洗<br>选择合适口径喂养管,使用喂养泵持续匀速输注<br>尽可能应用液体药物,经管给药前后均要用 30ml 水冲洗以防堵管,给药时应暂停肠内营养 |
| 喂养管拔出困难 | 长期使用<br>不适当过紧固定造瘘管<br>喂养管扭结 | 改用胃造瘘或空肠造瘘方式<br>剪断造瘘管,使其远端由肠道排出<br>移动喂养管到咽喉部在扭结处切断,管道扭结处由口腔取出或使其远端由肠道排出 |
| 造瘘口并发症 | 造瘘管与胃壁或肠壁固定不紧造成出血和胃肠液外溢<br>造瘘后肠壁和管道未与腹壁固定造成喂养管脱出<br>造瘘口旁腹壁皮肤消毒、护理不当 | 需再次手术妥善固定<br>造瘘后喂养管因与肠壁、腹壁脏层和腹壁妥善固定<br>注意造瘘旁腹壁皮肤消毒、护理 |

## 二、肠外营养静脉导管并发症及处理

静脉导管相关并发症是肠外营养的常见并发症,可分为非感染并发症和感染并发症两大类,前者大多数发生在中心静脉导管放置过程中,多与置管操作不当有关,常发生的并发症有气胸、空气栓塞、血肿形成、胸腔或纵隔积液、动脉和静脉损伤、导管栓塞、导管位置不当、胸导管损伤、颈交感神经链、臂丛神经损伤或膈神经损伤等。也有少数是长期应用、导管护理不当或拔管操作所致,如导管脱出、导管扭折或导管折断、导管漏液、衔接部脱开、导管堵塞等。

### (一)非感染性并发症及处理

1. **气胸**　锁骨下静脉穿刺置管时损伤胸膜肺尖可引起气胸,常发生在瘦弱、营养不良患者。当壁层胸膜被刺破时,患者常剧烈胸痛或咳嗽,此时应即刻拔针,重新选择穿刺点。如患者胸痛持续或有呼吸困难,应停止置管并拍摄胸片明确诊断。少量气胸(肺压缩<20%)可在数日内自行吸收,常可不予处理;如患者发生呼吸困难、缺氧、发绀、低血压及胸壁疼痛加重等症状,应考虑张力性气胸,需反复穿刺抽气或放置胸闭式引流管,予以引流,数日后经胸部 X 线片证实气胸消失后拔除胸腔引流管。

2. **空气栓塞**　可发生在置管、输液及拔管过程中。一旦发生,后果十分严重。空气栓塞的症状随进入血管的空气量而异,少量空气进入可无症状,大量空气进入后患者出现呼吸困难、发绀、血压下降、心动过速、神志不清,甚至死亡。因此,静脉插管时应置患者于头低脚高位,并嘱患者平静呼吸,在卸下注射器时应随即堵住穿刺针接头部位,导管护理时要有防止接头脱开的保险措施。

3. **导管堵塞**　导管堵塞是最常见的导管相关非感染性并发症,有报道称发生率高达36%。导管堵塞的原因有血栓形成因素和非血栓形成因素两大类,前者约占95%。造成静脉导管血栓的重要因素包括:①血管壁损伤;②血流改变;③全身凝血功能变化。事实上,当导管插入静脉内时,导管表面随即被纤维蛋白鞘附着,进一步则可形成血栓。静脉导管堵塞的非血栓因素主要是营养液内的某些成分少量沉着在导管壁内,时间长了这些沉积物就会堆积而致导管堵塞。此时不得不拔除留置的导管,重新置管给需要长期肠外营养患者带来痛苦。可采用氢氧化钠 0.5ml,注入导管并留置 2 小时,用针筒回抽,就可把已被溶解的沉积在导管内壁的物质溶解后抽除。长期肠外营养患者每 3 个月使用 1 次,能使导管保持通畅。

4. **血栓形成**　静脉内长期留置导管可能导致静脉内血栓形成。血栓形成的部位若是在锁骨下静脉,可引起同侧上肢及颈根部肿胀,静脉压升高、胸壁及颈静脉充盈,血液回流受阻。若是在上腔静脉形成血栓,则有生命危险。急性静脉血栓形成,可用组织纤溶酶原激活或尿激酶作溶纤治疗,并联合应用抗凝剂,血栓可在 24~48 小时完全或部分溶解,治疗无效者应考虑尽快拔除导管。

5. **血栓静脉炎**　血栓静脉炎是指静脉血管腔内急性非化脓性炎症的同时伴有血栓形成,是周围静脉营养最常见的并发症,主要与静脉内置管超过 24 小时、静脉内输注高渗营养液、营养液 pH 较低、静脉血流不畅、血液凝固性增高以及静脉导管的材质等因素有关。临床表现为患肢局部红肿、疼痛、可触及痛性条索硬条或串珠样结节。血栓性静脉炎一般不需特殊治疗,只需对症处理,病变的静脉部位热敷或用非类固醇抗炎药有助于缓解症状,严重者可拔除留置导管。临床上,输液中加入小剂量肝素(1 000IU/L)可明显减少导管内或导管尖纤维蛋白巢的形成,从而减少细菌滞留在静脉导管内,维持血流通畅,预防血栓性静脉炎的形成。此外,局部使用硝酸甘油贴片也是预防血栓性静脉炎的另一个有效措施。

6. 其他导管性并发症 其他与导管有关的并发症有导管尖端异位、导管栓子、导管裂开、导管脱出、导管扭折或导管折断、导管漏液、衔接部脱开等。导管尖端异位可引起静脉炎、静脉栓塞、异位部位肿胀渗液、静脉壁穿破、心脏穿破、心律失常等。因此,插管成功后应确认导管位置。

### (二)感染性并发症及处理

感染性并发症主要指中心静脉导管相关感染,是肠外营养最常见、较严重的并发症,包括导管的局部感染或全身相关血流感染。局部感染是发生在导管局部皮肤或周围组织的感染、腔隙感染及隧道感染,全身感染是指导管所致菌血症或败血症。穿刺置管时没有遵循严格无菌技术、导管护理不当、营养液配制过程或输注过程受污染致细菌快速繁殖、导管放置时间过长及本身的异物反应作用和患者存在感染病灶等,都是产生导管性败血症的条件和因素。因此,严格的无菌操作及认真的护理可有效减少导管感染发生率。中心静脉导管感染的常见原因和预防、处理见表 9-2。

表 9-2 中心静脉导管感染的常见原因和预防、处理

| 原因 | 预防及处理 |
| --- | --- |
| 导管原位污染,插管时导管被皮肤病原体污染 | 置管时应遵循严格无菌技术,每次接触导管前应洗手,避免医务人员污染的手引起的交叉感染 |
| 覆盖导管的敷料被周围皮肤的微生物污染 | 每日更换覆盖导管的敷料,如果发现覆盖伤口的敷料已潮湿则应及时更换无菌的干敷料 |
| 导管周围皮肤消毒不够或采用不适当的消毒液 | 每次换药时,局部皮肤常规使用碘酊、酒精或碘伏消毒,氯己定抗菌谱广,对院内获得性杆菌类及酵母菌作用效果好,很少有耐受性产生 |
| 中心静脉导管滑动 | 导管穿刺成功后应缝扎固定好导管,防止导管滑动将外面的微生物带入 |
| 导管穿刺部位皮肤感染,或缝扎固定皮肤炎性反应 | 皮肤穿刺口部位用消毒液消毒后覆盖灭菌纱布,四周用胶布固定,或贴盖医用透明薄膜 |
| 导管材料原因引起的静脉血栓形成 | 聚氨基甲酸乙酯及硅胶导管静脉血栓形成发生率低,可降低感染风险 |
| 中心静脉置管方式或部位 | 避免经大隐静脉或股动脉等下腔静脉置管。隧道式锁骨下静脉穿刺置管、皮下埋藏式植入注射盒的中心静脉置管及 PICC 可减少中心静脉导管感染发生率。选用单腔导管,多腔导管因插入部分损伤增加或导管轴的频繁操作,感染风险增高 |
| 导管相关的血流感染,血源性播散 | 加强中心静脉导管的无菌护理 |
| 肠外营养输注管道污染 | 每日更换输液管,应用全合一方法配制营养液,注意输液过程的无菌操作 |

### 三、双向转诊管理

双向转诊制度是为了适应现代医疗改革需要,解决"看病难"和"看病贵"问题的重要举措。营养治疗作为多种疾病的支持手段之一,规范肠内和肠外营养支持的双向转诊标准及转诊流程,对促进分级诊疗发展、提高社区卫生服务中心医疗水平、节约患者就诊时间、沟通

患者病情具有重要意义。社区卫生服务中心与上级医院进行合理分工、积极协助,由上级医院进行肠内营养与肠外营养的技术指导和培训,提高社区卫生服务中心的营养治疗水平。疾病恢复期间仍需要营养支持的患者可下转社区,在上级医院有关医师和营养师的指导下,在社区卫生服务中心接受后续治疗,包括肠内营养和肠外营养治疗,促进患者疾病恢复,减少患者在上级医院的复诊率和住院费用。社区医院可根据现有资源,对管饲患者进行常规护理,处理常见并发症,若患者出现病情反复、营养支持效果不佳、严重并发症等不能处理的问题时,及时与上级医院沟通,建立网络预约服务,节约患者就诊时间。双向转诊的营养管理模式既提高了社区医院营养支持水平,减轻了上级医院的接诊压力,又保证了社区老年患者营养支持的连续性,提高了患者营养治疗的依从性。

# 第三节　营养管相关创口、创面护理

### 学习目标

1. 本节重点掌握营养管相关创口、创面照护要领。
2. 熟悉营养管相关创口、创面的分类分型。
3. 了解照护不周可能引发的不良后果。

### 节前导言

本节内容主要介绍营养管相关创口、创面的照护流程。通过了解照护不周可能引发的不良后果,理解营养管相关创口、创面照护的重要性,掌握其操作要领及流程,以满足社区适老营养需求。

### 一、营养管相关创口/面并发症

1. 严重并发症(需及时转诊,详见本章第二节相关内容)　吸入性肺炎,腹膜炎,穿孔,出血,胃皮肤瘘,严重的造口处皮肤感染或坏死性筋膜炎。

2. 常见的轻度并发症　造口处皮肤感染,包埋综合征(内部垫片移行至胃壁内),由胶布引起的皮肤过敏等。

### 二、营养管相关创口/面分类

1. 创口分类

根据损伤时间及被细菌污染程度,创口可分为清洁、污染、感染和溃疡伤口4类。营养管相关创口多为前三者。

(1) 清洁伤口:未受细菌感染,可达 I 期愈合(完全愈合)。

(2) 污染伤口:沾染了异物或细菌而未发生感染的创口,早期处理得当,可达 I 期愈合。

(3) 感染伤口:包括继发性感染的手术创口,损伤后时间较长已发生感染化脓的创口须经手术充分引流伤口分泌物,去除坏死组织,接着加强换药处理,减轻感染,促进伤口肉芽生长后可达 II 期愈合。

(4) 慢性溃疡:创面无明显感染,但经久不愈,积极换药或经手术处理后愈合。

2. 创面分类　RYB(red-yellow-black system)分类法将 II 期或延期愈合的开放创面(包

括急性和慢性创面)分为红、黄、黑及混合型。营养管相关创面多为前两者。

（1）红色创面可能处于创面愈合过程中的炎症期、增生期或成熟期。

（2）黄色创面是感染创面或含有纤维蛋白的腐痂,无愈合的准备。

（3）黑色创面含有坏死组织,同样无愈合倾向。

在营养管的全程留置过程中需密切关注营养管相关创口/面的情况,争取尽早发现创口/面的感染征象,即密切观察有无红、肿、热、痛及分泌物,以便尽早处理避免创口/面恶化。

### 三、营养管相关创口/面照护

**（一）肠内营养管相关的创口/面照护**

1. 唇周疱疹破溃

（1）可能的原因:①营养管影响吞咽,致使老年患者咽喉疼痛,唾液大量流出刺激唇周产生疱疹;②老年患者抵抗力下降;③老年患者忍不住抓、挠患处。

（2）临床表现:一般无明显的全身症状。好发于嘴唇和口周皮肤上,如唇红皮肤交界、口角、鼻翼、鼻唇沟和颏部等处。开始皮肤发红、发痒、有烧灼感,随即出现水疱。

（3）预防及处理措施

1）雾化吸入减轻咽喉疼痛,让老年患者尽量将唾液咽下。

2）改用同类直径较小的营养管。

3）局部使用润唇膏及抗病毒药物。

2. 造瘘管口感染

（1）可能的原因:①老年患者抵抗力下降;②造瘘管口因外力牵拉导致愈合延迟;③照护操作不当。

（2）临床表现:造瘘管口不愈合,瘘口周围红、肿、热、痛。严重者管口有部分脓样液体流出,出现寒战、高热、腹泻等全身感染症状,外周血象检查白细胞计数增高。

（3）预防及处理措施

1）严格遵守操作规程,加强无菌操作观念,及时更换造瘘管/营养管。

2）保持造瘘管口伤口敷料清洁、每天更换敷料,消毒造瘘管口周围皮肤,严密观察置管处有无红、肿、热、痛及分泌物。①第一次更换敷料应该是在新置管后的第2天早上;②敷料应该每日更换直至造瘘管口愈合(通常在1周内);③如果造瘘管口已经结痂,敷料可以每2~3天更换1次;④除去原敷料时,造瘘管口处皮肤要用聚维酮碘(碘伏),以出口为中心向外重复消毒3次,待皮肤干燥后覆盖新的敷料;⑤在皮肤上涂抗菌药膏并无预防感染的作用。

3）室温下配制的营养液储存时间不宜超过6小时,最好现配现用。

4）输完营养液后用无菌纱布包裹造瘘口开端。

5）已发生感染者,应查明引起感染的原因。

6）如为造瘘管/营养管管腔污染引起,则应该更换造瘘管。①除非造瘘管/营养管堵塞或腐蚀,一般不需要常规更换;②插管后至少6周才能拔除造瘘管/营养管,以确保造瘘管口愈合成熟,避免胃内容物漏入腹腔。

7）监测体温,高热者予以物理或药物降温。

3. 鼻腔黏膜机械性损伤

（1）可能的原因:①营养管管径选择不合理;②营养管留置时间过长。

（2）临床表现：鼻腔黏膜局部红肿伴有刺痛。

（3）预防及处理措施：①以胶布固定胃管时，不要将胃管紧贴鼻腔进行粘贴，需在胃管与鼻腔之间留出一定空隙；②每次更换胶布时变换鼻翼粘贴位置，防止同一部位持续受压；③更换营养管固定方式，如蝶形固定、"Y"型固定、线绳"8"字戴于双耳固定等；④已破损的黏膜可涂抹金霉素软膏。

**（二）肠外营养管相关的创口/面照护**

穿刺部位感染、导管性感染

（1）可能的原因：①皮肤屏障功能破坏、输入受污染的液体或微粒、穿刺技术、无菌技术、导管维护技术都可能导致导管相关性感染；②老年患者免疫功能受损导致的中性粒细胞功能下降。

（2）临床表现：①穿刺部位或穿刺臂延导管方向红、肿、热、痛；②全身可表现为寒战、高热，呈稽留热或弛张热。脉速、呼吸急促、头痛、烦躁不安等；③实验室检测白细胞计数增高，血细菌培养阳性。

（3）预防及处理措施

1）选择一次性的中心静脉导管，穿刺前对穿刺包进行仔细检查。

2）严格执行无菌操作，每天更换营养管接头及营养管。

3）做好营养管照护，如静脉穿刺点每周更换敷料 2 次，观察并记录局部情况有无红肿热痛、脓性分泌物等。

4）建议使用孔径为 0.22μm 的终端过滤输液器阻挡病毒以外的所有微生物和各种微粒。

5）穿刺部分局部感染，可进行局部消毒、勤换敷料。

6）如老年患者出现高热，却找不到解释高热的其他原因，应及时拔出中心静脉导管，剪下管尖端，常规送细菌培养及药物敏感试验。

# 第四节　营养泵及其泵管管理

📍 **学习目标**

1. 本节重点掌握营养泵的使用方法。

2. 熟悉营养泵使用的注意事项。

3. 了解使用营养泵的益处。

📋 **节前导言**

本节内容主要介绍营养泵的使用方法及注意事项。通过了解老年患者在管饲过程中可能引起的不适，进而理解使用营养泵的必要性和益处，掌握营养泵的使用方法和注意事项，以提高管饲过程的安全性和舒适度。

## 一、营养泵使用原则

### （一）使用营养泵的必要性

在肠内和肠外营养支持中，监测和控制营养液的"三度"，即温度、浓度和速度非常重要。营养液温度和浓度过低或过高，均可刺激老年患者出现腹泻、腹胀、恶心等胃肠不耐受现象；

输液速度过快或过慢,可引起老年患者血糖明显波动,甚至发生高渗非酮症性昏迷或低血糖反应,也不利于基础营养物质的利用。

常用肠内营养输注方式可分为注射器推注、重力滴注(间断/持续)和营养泵泵注(间断/持续)三种方式。肠外营养液输注方式多为后两者。

营养液滴速在注射器推注和重力滴注方式下随时都可能改变,而滴速、营养液浓度、黏稠度又影响液滴的大小,从而影响了营养液的输注速度及最大可行输注量。营养泵则可以通过自动克服阻力按需精准控制营养液输注过程,确保营养液按时、按量、按质输注,减少老年患者的不适感,降低误吸、腹泻、代谢等并发症的发生概率,增强老年患者对营养液的耐受性,同时也有利于控制血糖。

### (二)使用营养泵的情境

肠内和肠外营养泵的原理和操作类似,其差异集中在无菌操作、冲管及封管用液体、参数设定和标志物标识等方面,社区环境下家庭肠内营养占多数,故在此主要介绍肠内营养泵(又称肠内营养输注泵,enteral feeding pump,EFP)的操作流程及注意事项。

在输注肠内营养时使用肠内营养专用泵,而不应该用其他输注泵替代。营养泵的重量各不相同,有的可用于床边输注,有的可放置在随身背袋中。后者适合需要较大范围活动的老年患者。营养液的输注是通过带有滴数计数器的蠕动泵或容量泵来完成的。营养泵的设计和功能因厂家而异,应按说明书的指示进行操作,对配套泵管的安装和预充盈需特别注意。定期维护、保持清洁可确保设备长期正常稳定工作。

1. 考虑使用肠内营养泵的情况　肠内营养液黏度较高(如高能量高密度的肠内营养液)时;直接进行十二指肠或空肠喂养时;进行家庭肠内营养支持时;对老年卧床患者进行肠内营养时;强调以准确时间为基础(在限定的准确时间内完成输注)时(避免潜在的药物和营养素相互作用);避免在短时间内输注大剂量、高渗透压的营养液时。

2. 选择肠内营养泵的原则　使用方法清晰明确,操作简单;使用时较为安静;具有"声音+视觉"报警装置;微电脑控制,可提供准确的体积输送;可预先设定间歇性剂量或连续输注的流速;使用交/直流电,同时配有可充电电池;可用于床旁输注,也可配备移动装置;不易倾倒的设计,带冲洗功能。需该强调配套泵管应不含邻苯二甲酸二乙基己酯(di-2-ethylhexyl phthalate,DEHP)成分。

这些营养泵专为肠内和肠外营养设计,故使用者应接受培训后再进行实际操作和使用。

## 二、营养泵操作流程

### (一)操作前评估

1. 核对医嘱及老年患者本人意愿。

2. 用物准备　治疗巾1张,营养液1袋/瓶,清洁纱布1张,弯盘/治疗盘1个,20ml注射器1个,安全别针1枚,营养泵(及配套泵管)1个,泵管标识1个,加热器/棒/热水袋1个,温开水1杯。

### (二)实施步骤

1. 评估环境符合操作要求。

2. 携营养输注单及用物至患者床身旁,核对患者姓名等身份信息,与患者沟通并取得配合。

3. 评估患者病情、营养液输注史　评估营养管的刻度、位置、通畅度,确保营养管位置适宜。评估患者有无胃潴留、恶心、呕吐、腹胀、腹泻等不耐受症状。

4. 抬高床头 30°~45°。

5. 装置好营养泵,连接好营养液袋与泵管,悬挂营养液袋,粘贴泵管标识,检查营养液袋与泵管有无漏气,打开开关使液体流入泵管,关闭开关。

6. 将连接好的泵管安装至营养泵指定位置,打开营养泵电源和输液器开关,连按快进键排气完毕,调节好输注速度,泵管悬挂备用。

7. 再次检查营养管(鼻胃管等)刻度、位置、通畅度,检查有无胃潴留。用 20ml 注射器抽取 20ml 温开水,用手腕测试温度后冲洗营养管。

8. 将泵管连接至营养管,附上加热器。设定好输注方式、速度和总量后按启动键。可采用持续泵注或间歇泵注。持续泵注总量为 1 000~1 500ml,速度为 50~70ml/h,持续泵注 20 小时;间歇泵注总量为 1 000~1 500ml,分 5 次泵入,每次泵注 200~300ml,速度为 130~200ml/h,每次泵注时间为 90 分钟,间歇 150 分钟,频次可设定为 7:00—11:00—15:00—19:00—23:00。

9. 根据需要用别针固定好营养管。

10. 观察患者有无不耐受症状。

11. 整理床单位,再次核对。

12. 整理用物,终末处理,洗手记录。密切关注患者输注情况。

13. 输注完毕,再次携用物(20ml 注射器 1 个、无菌纱布 1 块、温开水 1 杯)至患者床旁。

14. 关闭营养泵电源,断开泵管与营养管,用 20ml 温开水冲洗胃管,反折后用无菌纱布包裹并妥善固定。

15. 整理用品,终末处理,洗手记录。观察患者输注后情况。

### 三、营养泵使用注意事项

**(一)老年患者体位**
老年患者无禁忌证时,床头抬高 30° 以上以减少胃食管反流的概率。

**(二)营养管的维护**
1. 营养管应列入特殊管道给予加固,防止脱出。

2. 空肠营养管应注意检查缝线是否牢靠,必要时及时加固。

3. 胃造瘘管应常规更换造瘘口敷料,更换时旋转造瘘管 180°,以防粘连;保持造瘘管固定夹与皮肤之间的松紧程度合适,太松易造成营养液渗漏,太紧易造成皮肤破损。

4. 对于长期经鼻胃管饲喂者应当每月更换营养管。每次换管要更换鼻孔处营养管支架。

5. 用营养管通路输注营养液或药物前后,至少每 8 小时用 25~50ml 温开水冲洗管道以防阻塞。

6. 使用营养管时应做好标识,注意与其他管道的区别。

7. 必须严格执行操作前洗手的制度。

**(三)泵管的维护**
1. 尽可能减少泵管接头。

2. 一个老年患者使用一套设备。

3. 应经常冲洗泵管,冲洗频率可参考营养管。每 24 小时更换 1 次泵管。某些抵抗力较弱的老年患者可每次使用后更换输泵管。

4. 必须严格执行操作前洗手的制度。

**（四）营养液的准备**

1. 肠内营养液温度控制在 37~40℃。太冷会刺激肠道，引起腹泻，太热会引起营养液凝结成块，致管路阻塞。加温器所夹持泵管位置处距泵管末端 30~35cm，加温器位置需定时更换。

2. 营养液宜现配现用，每 24 小时更换泵管。1 000ml 营养液输注时间最长不超过 24 小时。开封后 500ml 营养液输注时间最长不超过 8 小时。

3. 在医生或临床营养师的指导下使用营养制剂。

**（五）喂养时控制好"三度"**

喂养速度宜由慢至快，浓度由低至高，剂量由少至多，循序渐进。空肠喂养应尤其注意，初始喂养速度一般为 30~50ml/h，2~3 小时后老年患者若无不适可将输注速度提高至 75~100ml/h，最高速度不超过 150ml/h。初始浓度一般为 8%~10%。

**（六）营养泵的调节**

营养泵运行中需改变参数时，先让泵处于暂停模式，再调节进入参数设置界面。加强观察、及时处理营养泵各种报警信号，发现并排除仪器故障。

**（七）加强基础照护**

由于禁食和营养置管，老年患者可能出现唾液分泌减少、口鼻腔黏膜干燥等黏膜易滋生细菌的情况。为避免发生口腔溃疡、霉菌感染等，每日需给予口腔护理 2 次，若发现此类情况需及时报告医生并给予相应药物治疗。

（胡　雯　母东煜　曾小庆）

# 第三篇 社区／家庭疾病营养

# 第十章 便 秘

🔘 **学习目标**

1. 掌握便秘的膳食疗法、运动疗法等非药物治疗手法。
2. 熟悉便秘的营养代谢变化,便秘的定义及便秘症状的主要表现。
3. 了解便秘发生的危险因素

🔘 **章前导言**

本章内容主要介绍有关便秘的定义、临床表现、流行病学、危险因素、营养代谢变化,便秘的预防及营养治疗方案。社区适老营养师应识别老年患者便秘症状,对患者进行营养治疗及管理,及时纠正便秘症状,预防便秘的再次发生,以达到控制疾病的目的。

## 第一节 疾 病 概 述

便秘是指排便次数减少、排便困难、粪便干结、量少或有排便不尽感的一组消化道症状。便秘的主要表现为排便过程不顺利,大致包括以下三方面:①粪质干硬、量少,甚至呈球状;②排便困难,如长期用力排便、肛门坠胀感、排不尽感,甚至需要用手帮助排便;③一周内排便次数小于2次。

随着社会的发展和饮食结构的改变,便秘已成为影响现代人生活质量的重要因素之一。据统计,60~100岁的老年人群中,便秘的患病率达33.5%。流行病学调查证实,便秘与年龄、饮食、生理、心理状态等因素有密切关系。长期便秘对身体造成极大的危害,轻则导致记忆力下降,注意力不集中,严重影响日常生活和工作,甚至还会诱发心脑血管疾病、癌症等多种慢性疾病。因此,便秘的早期预防和合理治疗十分重要。

## 第二节 预防及饮食干预原则

**(一)便秘的危险因素**

按照病因,便秘可分为原发性和继发性两种。其危险因素如下:

1. 原发性便秘　与患者的饮食、生活习惯及一些通便药物的使用有关。

(1)不合理的饮食习惯,如进食量少或食物过于精细,膳食纤维摄入量不足,或者肠道菌群失调,饮水不足,均不能对结肠产生有效刺激。

(2)由于精神因素、环境改变、忽视便意,未能及时排便,长时间便会引起便意减弱,进而影响排便。

（3）老年人运动量减少且体弱，部分患者长期卧床，使肠道平滑肌张力减低，容易造成便秘。

（4）结肠运动功能紊乱，如肠易激综合征，是由结肠痉挛引起的，部分患者也可表现为腹泻及便秘的交替。

（5）腹肌及盆肌张力不足，导致排便困难，排便的推动力不足，难以将粪便排出体外。

（6）经常使用泻药，对药物形成了依赖，停药后容易造成便秘。这类患者常伴有阵发性腹痛，部位不定，大便干燥、颜色深、质硬、形小而圆，形如羊粪。

以上这些原因都属于功能性便秘，并不存在疾病造成的胃肠道损伤，可以通过改变饮食及生活习惯或避免药物刺激等因素来改善。而继发性便秘的危险因素包括消化系统疾病和非消化系统疾病，一些药物也可诱发便秘，如肠道、肛门部位的疾病、神经系统疾病、内分泌代谢性疾病等，都会引起便秘的症状，此时应及时到医院明确病因及诊断，予以相应治疗。

老年患者由于年龄大、记忆力减退等因素，不能及时反映自身大便情况，社区适老营养师应主动识别有便秘情况的老年患者。在日常照护或健康检查中可以通过简短的问题发现未有明确诊断的便秘症状，如"你上厕所要花多长时间？""大便情况怎么样？""肠道有什么问题吗？"。当社区适老营养师发现老年患者可能患有便秘时，应进一步提问，收集便秘症状。记录大便次数和直肠指检有助于确定老年患者便秘的情况。

**（二）便秘的营养代谢变化**

大肠的主要功能是吸收水分和贮存的食物残渣，形成粪便排出体外。食物残渣主要是未消化的植物性食物，如蔬菜、水果和谷类。残渣中膳食纤维通过结肠时，像海绵样吸收水分，增加粪便容量，再经结肠排出体外。因此，饮食中膳食纤维不足时，粪便容量少，含水量不足，容易导致便秘。

大肠中的肠道菌群可部分分解膳食纤维（可溶性膳食纤维），产生短链脂肪酸，如乙酸、丙酸、丁酸等。这些短链脂肪酸可吸收，进而调整机体糖代谢、脂代谢，因而具有一定的营养作用。便秘时，大肠水分被过度吸收，肠内容物停留时间过长，可能影响肠道有益菌群的生长繁殖，从而影响肠道菌群构成。

**（三）预防及营养治疗**

便秘的预防和治疗原则包括增加膳食纤维和饮水量、消除紧张心情和调整心态、养成按时排便和不忽视便意的习惯，原发性便秘往往可以取得满意的疗效，膳食疗法对于便秘患者十分重要，但应用无效者应寻找可能的病因，继发性便秘同时需要及时治疗原发病，去除病因。

对于老年体弱、营养不良、肥胖以及运动减少、长期卧床导致的无张力性便秘，因大肠肌肉失去原有敏感性或紧张力，致使推动粪便蠕动缓慢，粪便蓄积。此类患者增加饮食中膳食纤维的摄入量有助于改善便秘，此时可用粗糙食物代替精细食物，多吃蔬菜及带皮水果。饮食中可增加琼脂，利用其吸水性使肠内容物膨胀而增量，促进肠蠕动。对于胃肠道疾病或神经失调、滥用泻药导致的痉挛性便秘，由于肠道神经末梢刺激过度，使得肠壁肌肉过度紧张或痉挛收缩。此类患者饮食应采用少渣饮食，予以质软、光滑、低纤维饮食，可减轻肠道刺激。可选食蛋类、馒头、蛋糕、嫩肉、鱼、牛奶、奶油等，禁食蔬菜及膳食纤维多的水果。

常见治疗便秘的方法包括膳食疗法、养成良好的排便习惯、运动疗法及药物疗法。对于较严重的便秘患者，需要及时就医，社区适老营养师应掌握前三种治疗便秘的方法。

1. 膳食疗法

(1) 增加膳食中纤维含量:食物不能过于精细,高膳食纤维在肠道中吸收水分,增加粪便体积和重量,刺激肠道蠕动,推进粪便排出。富含膳食纤维的食物有蔬菜、水果和粗粮,如绿叶菜、芹菜、韭菜、豆芽等。食物纤维素在各种植物性食物中的含量不同,以菌藻类、芝麻、豆类等含量最高。有些菜可以生食或凉拌,如萝卜、黄瓜、西红柿,可利用其产气,并产生短链脂肪酸增加肠蠕动。新鲜水果如香蕉、木瓜、梅以及某些干果,如红枣、葡萄干、无花果干、柿饼等,都有通便作用。粗粮可食用玉米、小米、黑米、糙米及各种杂豆等。必要时可增加魔芋糕、洋粉冻等,利用它们的吸水性使肠内容物膨胀,促进肠蠕动,利于排便。值得注意的是,痉挛性或梗阻性便秘多是由于肠壁肌肉过度紧张,导致肠腔狭窄,膳食纤维太多或肠道肿瘤等原因阻塞肠腔,大便不易通过,即形成便秘。针对病因,应该减少膳食纤维摄入量,采用少渣半流质或少渣饮食。禁用含纤维高的食物和强烈刺激性食品,如粗粮、高纤维叶菜及辣椒、浓咖啡、咖喱、胡椒粉等刺激性饮食。应选用无膳食纤维低渣饮食,先低渣半流质饮食,后转变为低渣软饭。

(2) 增加饮水量:每日清晨空腹饮 1~2 杯温开水或淡盐水,每日饮水 6~8 杯(约 2 000ml),社区适老营养师应结合老年患者疾病情况,与医生确定每日饮水量。

(3) 增加 B 族维生素的摄入量:维生素 $B_1$ 可通过神经传导从而促进排便,饮食中多选择燕麦、粗粮、酵母、豆类及其制品。必要时可在医师的指导下服用维生素 $B_1$ 片,增加 B 族维生素摄入。

(4) 适当添加益生菌:肠内菌群失调也是便秘的重要原因之一。老年人疾病与并发症较多,接受治疗的药物繁杂,抗生素类药物在杀灭有害菌的同时,杀灭肠道有益菌,进而造成肠道菌群失调。可以增加益生菌摄入,常见于富含双歧杆菌等益生菌的乳类或益生菌制剂。

2. 养成良好排便习惯 首放弃已有的不良习惯,如排便时间过长、过度用力排便。社区适老营养师应留意老年人是否有此类人为抑制便意的行为,并劝导纠正。

3. 运动疗法 排便需要提高腹内压,主要依靠膈肌、腹肌的力量,所以经常进行深呼吸,增强腹肌力量、体力活动可刺激结肠蠕动,加快粪团的推进。针对老人肌肉减少的特点,社区适老营养师可以协助老人长期坚持做胸膝位提肛锻炼,有利于加强盆底肌肉的力量,增加其协调运动性,可以大大缓解症状。

若以上方法对便秘症状没有明显的改善,需及时就医,明确病因,予以药物,对症治疗。

**(四)食谱举例**(表 10-1、表 10-2)

表 10-1 便秘的食谱举例(高纤维型)

| 餐次 | 食物种类及重量(生重) |
|------|----------------------|
| 早餐 | 牛奶燕麦粥(牛奶240g,燕麦20g),全麦馒头(全麦粉50g),凉拌三丝(黄瓜40g,胡萝卜,30g 竹笋40g),煮鸡蛋(鸡蛋60g) |
| 午餐 | 杂粮米饭(大米50g,黑米20g,小米20g),芹菜肉丝(芹菜150g,猪瘦肉40g,干木耳20g),香菇油菜(油菜100g,香菇30g),萝卜汤(青萝卜80g) |
| 晚餐 | 花卷(面粉80g),白萝卜炒牛肉(牛肉40g,白萝卜100g),韭菜炒豆芽(韭菜150g,豆芽60g) |
| 加餐 | 苹果(200g),酸奶(160ml) |

| 餐次 | 食物种类及重量（生重） |
|---|---|
| 全日用油 | 30g |
| 全日用盐 | 5g |

能量 1 900kcal;蛋白质 76g(16%);脂肪 59g(28%);碳水化合物 266g(56%);膳食纤维 41g

表 10-2 便秘的食谱举例（低纤维型）

| 餐次 | 食物种类及重量（生重） |
|---|---|
| 早餐 | 馄饨(面粉 60g,猪瘦肉 30g),煮鸡蛋(鸡蛋 60g) |
| 午餐 | 米饭(大米 90g),滑炒鱼片(黑鱼 80g),醋熘西葫芦(西葫芦 100g),海米冬瓜汤(冬瓜 100g,海米 30g) |
| 晚餐 | 馒头(面粉 80g),烧豆腐(豆腐 150g),土豆鸡块(土豆 130g,鸡块 60g),青菜粥(大米 20g,菠菜 50g) |
| 加餐 | 香蕉(200g) |
| 全日用油 | 30g |
| 全日用盐 | 5g |

能量 1 700kcal;蛋白质 72g(17%);脂肪 47g(25%);碳水化合物 246g(58%);膳食纤维 8g

（陈立勇　张文倩）

# 第十一章 腹 泻

## 学习目标

1. 掌握腹泻的营养治疗方法及急性、慢性便秘的饮食建议。
2. 熟悉腹泻的营养代谢变化,腹泻的定义及腹泻症状的主要表现。
3. 了解腹泻的病因

## 章前导言

本章内容主要介绍有关腹泻的定义、临床表现、病因、营养代谢变化,腹泻的预防以及营养治疗方案。社区适老营养师应识别老年患者腹泻症状,了解腹泻原因,对患者进行营养治疗及管理,及时纠正腹泻症状,预防腹泻再次发生,达到控制疾病的目的。

## 第一节 疾病概述

腹泻常常是某种疾病的症状,也是世界上最常见的死亡原因。腹泻指排便次数增加,粪便稀薄并可带有黏液、脓血或未消化的食物的一组症状。每日排便超过 3 次,粪便量超过

200g,水分超过总粪便量的85%,即可诊断为腹泻,常伴腹部不适或排便紧迫感等。

腹泻营养治疗的目的是预防并纠正水、电解质紊乱引起的相关体征,改善营养状况,减轻不适,利于康复。

## 第二节　预防及饮食干预原则

### (一) 病因

腹泻分为急性和慢性两种,腹泻病史短于3周为急性腹泻,超过4周为慢性腹泻。急性腹泻病因多为细菌或病毒感染,饮食不当、食物中毒、食物过敏等。慢性腹泻病因复杂,如慢性炎症性肠病、肠结核、乳糖酶缺乏及慢性胰腺炎等。

社区适老营养师在日常对老年患者的照护过程中,需要留意饮食及药物的应用,以便及时发现腹泻的原因,有效管控患者的腹泻情况。根据不同的病因可将腹泻主要分为以下几类。

1. 使用通便药物或乳糖不耐受症引起的渗透性腹泻　一些药物是肠道不能吸收的物质,增加了肠腔的渗透压,引起腹泻,如硫酸镁、甘露醇、乳果糖等。此外,小肠对糖类吸收不良,糖分子不能被消化或吸收而积存在肠腔,同样会使肠腔渗透压增高导致腹泻,很多乳糖不耐受的患者进食牛奶后出现腹泻,正是肠道对牛奶中的乳糖不耐受的表现。禁食后腹泻会停止或者显著减轻。

2. 细菌、病毒、寄生虫、真菌等引起的感染性腹泻,以及放疗、化疗、免疫反应引起的非感染性腹泻　社区适老营养师应掌握感染性及非感染性腹泻的原因,老年人体质弱,肠道黏膜对外环境因素变化极为敏感,肠黏膜屏障可因炎症、溃疡等病变而受到破坏,从而引起腹泻,此时,应该在日常照护中注意老年患者的食品安全问题,关注食物来源、储存以及制备,准备食物过程中忌久置饭菜,忌食生冷食物或受到污染过的食物。老年人基础疾病繁多复杂,应关注放化疗或用药导致的腹泻情况,及时与医生沟通,及时对症治疗。此外,炎症性肠病(包括克罗恩病和溃疡性结肠炎)是常见的非感染性炎症性肠病。

3. 分泌性腹泻　一般常见于肠黏膜上皮细胞电解质分泌增加或吸收抑制所致,特点是禁食后腹泻仍然持续存在,大便多呈水样,无脓血,排便量大,可能每日超过1L,如霍乱弧菌引起的腹泻,或者一些外源性的导泻药(如番泻叶、蓖麻油等)引起的腹泻。

4. 动力性腹泻　常见于过量饮食或者某些促动力性激素或介质的释放引起的肠道蠕动加快,以致肠腔内水和电解质与肠黏膜接触时间缩短,影响水分吸收而导致的腹泻。

### (二) 腹泻对营养代谢的影响

食物中的营养物质、水分和矿物质均需经肠道吸收,以维持机体的新陈代谢和生命活动。腹泻可影响上述物质的吸收,急、慢性腹泻均可并发脱水、酸中毒、严重营养缺乏、水与电解质失衡等。如果不关注能量及营养素的摄入,也可在短期内引起体重的迅速下降,引起较为严重的营养缺乏。

慢性腹泻患者肠道消化吸收能力差,营养素大量丢失,可能存在能量-蛋白质营养不良。还可能存在微量营养素,尤其是维生素的不足。如乳糜泻、炎症性肠病时会引起维生素K缺乏;抗生素使用时间过长、肠道菌群紊乱也会引起维生素K缺乏,慢性腹泻时还可能存在肠道菌群失调,进一步影响营养素在肠道的代谢及吸收。

因此,需要对慢性腹泻者进行较为全面的营养评估,一方面评价营养不良的程度,另一方面找到营养缺乏的特点,如维生素的缺乏,以便进行有针对性的治疗,包括药物治疗、营养治疗以及膳食治疗。

**（三）腹泻的预防**

腹泻是社区老年人常发生的症状,原因与老年患者平时的生活习惯、饮食习惯、疾病、用药等都有着密切的联系。社区适老营养师在日常照护中应当督促老年患者养成良好的生活习惯,注意饮食卫生。继发性腹泻应积极治疗原发病。

**（四）腹泻的营养治疗**

慢性腹泻患者肠道消化吸收功能差,存在不同程度的营养不良。营养治疗的总原则是循序渐进,提高其能量及营养素摄入量,采用高能量、高蛋白、低脂少渣饮食,减少肠道刺激,缓解症状,并且需要及时纠正水和电解质失衡,防止营养不良的发生。

1. 充足的能量及蛋白质　和正常人相比,患者能量需求有所增加,能量摄入 125.5~167.4kJ/(kg·d),三大产能营养素配比合理。慢性腹泻患者的蛋白质需求是增加的,可参考《中国居民膳食营养素参考摄入量（2013 版）》。急性腹泻患者的蛋白质与健康人基本一致,蛋白质每日的摄入量占总能量的 10%~15%。碳水化合物是腹泻患者能量的主要来源,碳水化合物产能占总能量的 55%~65%。如果是因为碳水化合物吸收不良引起的腹泻,如乳糖不耐受、过多的木糖醇、山梨糖醇等,要避免食用含这些糖类的食物,如牛奶、口香糖、某些甜品、饮料等。根据病情供给高能量、高蛋白、低脂、少渣、半流质饮食或软饭。选用容易消化的谷类食物,如粥类、面包、挂面类以及发酵的面食等。蛋白质多选用低脂易消化的高蛋白食物,如鸡蛋、鱼、鸡肉、瘦肉、豆腐以及低脂牛奶等。

2. 控制脂肪的摄入　慢性腹泻患者的脂肪需求可参考 DRIs 建议量,其供能比占总能量摄入的 20%~25%。慢性腹泻影响脂肪的吸收,应给予低脂饮食。选择脂肪含量低的动物性蛋白食物,如鱼、禽、蛋类以及豆制品。减少烹调用油,多采用蒸、煮、炖、汆等烹调方式。也可采用部分中链脂肪代替长链脂肪,椰子油、棕榈油均为富含中链脂肪酸的油脂,可以部分替代生活中常见的植物油,这些油脂吸收速率较长链油脂快,可以减少对肠腔的刺激,从而减轻便秘症状。

3. 矿物质　矿物质的供应与健康人基本一致,需要量可高于我国居民营养素参考摄入量（DRIs）中的 RNIs 或 AIs,患者宜摄入足量来源于天然食物的矿物质。严重腹泻患者大多伴有水电解质紊乱,通常建议多摄入富含钾的食物,以补充丢失的电解质,如香蕉、葡萄、桂园等,坚果同样富含钾盐,但坚果中的油脂含量较高,不适宜腹泻患者食用。

4. 维生素　腹泻患者维生素的需要量可高于我国居民营养素参考摄入量（DRIs）中的 RNIs 或 AIs,患者宜摄入来源于天然食物的足量维生素。富含维生素 A、维生素 C、B 族维生素的食物有助于修复受损的肠黏膜和促进溃疡的愈合。富含维生素 A 的食物有胡萝卜、甘薯、芒果、木瓜等果蔬,牛奶、蛋类、鱼肝油、动物肝脏等,腹泻患者应避免摄入过多的粗纤维及油脂,宜选择脱脂牛奶、蛋类,既可补充维生素,又可以增加优质蛋白质的摄入。富含维生素 C 的食物主要是绿叶蔬菜和新鲜水果,可以将果蔬榨汁滤渣后饮用,制备时要注意,果蔬汁需现打现饮,切勿久置。B 族维生素存在于果蔬、动物内脏、酵母等食物中,均衡饮食即可。

5. 少渣无刺激　根据病情适度限制膳食纤维的摄入。腹泻急性期避免摄入膳食纤维含量高、质硬的蔬菜、水果及粗粮等。可选择纤维少的嫩叶或瓜菜类,如茄子、冬瓜、胡萝卜、西红柿等,且制作软烂。长期限制蔬菜、水果者应添加维生素补充剂。恢复期的患者应逐渐增加摄入膳食纤维,果胶类膳食纤维可能有助于缓解便秘,需要在营养师的指导下使用此类膳食纤维产品。此外,腹泻的患者不宜摄入含咖啡因的饮品,如咖啡、浓茶、碳酸饮料,酒类(如白酒、红酒、啤酒、含酒精饮料等)中的酒精同样会刺激胃肠黏膜,也需要禁饮。

若病情严重,需及时在医生的指导下应用止泻药物,进食不足的患者可口服营养补充或者肠内肠外营养支持。

### (五)急性腹泻的饮食建议

1. 急性期　排便次数多伴呕吐,严重者伴脱水和电解质紊乱。此时可禁食,静脉输液以补充水和电解质。呕吐停止可清流质饮食,如小米油、藕粉、米粉等,少食多餐,每日 5~7 餐。自身营养状况差的患者需要进行肠外营养支持。

2. 好转期　大便次数减少,由全流质饮食(如脱脂牛奶、蒸蛋羹、酸奶、豆腐脑、浓米汤甩蛋花等)逐渐过渡到低脂少渣半流质饮食,可选择瘦肉粥、蛋花鸡蛋面、面片粥、土豆泥、胡萝卜泥、肝泥等。减少糖类、高脂肪及刺激性调味品等的摄入。除了膳食方面的调整外,对于营养不良的患者还可考虑部分口服肠内营养支持,其目的在于尽快改善患者营养状况,有利于疾病康复。

3. 恢复期　低脂少渣软饭,避免高纤维、易产气的蔬菜、水果以及粗粮,如生葱蒜、韭菜、洋葱、芹菜等。可食少量低纤维蔬菜,如冬瓜、西红柿、胡萝卜、嫩菜叶等,禁食油炸食品,减少烹调油。食物温度适中,以保持正常的肠蠕动。随患者症状好转逐渐过渡到普通饮食。

### (六)慢性腹泻的饮食建议

慢性腹泻者肠道消化吸收能力较差,存在不同程度的营养不良。补充营养时不宜过急,应根据病情灵活掌握,循序渐进地提高营养摄入量,以适应肠道的消化能力,否则病情会恶化。总原则是高蛋白、高能量、少渣、低脂肪饮食。对于本身营养不良的患者,在医疗膳食的基础上,如果预计饮食 3~5 天不能满足能量及蛋白质需要量,且其本身有肿瘤等原发疾病,则可能影响患者营养状况。建议给予部分肠内营养制剂口服补充,以尽快改善患者营养状况。

1. 能量和蛋白质要充足　根据病情供给高能量、高蛋白质、少渣、低脂半流食或软饭。选用易消化的谷类食物,如粥类、挂面、面片、面包类以及发酵的面食。多选用低脂易消化的高蛋白质食品,如鸡蛋、鱼、鸡胸脯肉、瘦肉、低脂牛奶及豆腐等。利用加餐增加全日能量。

2. 食物应少渣无刺激　膳食纤维应根据病情予以不同程度的限制,一般禁用含不溶性膳食纤维高的蔬菜、水果和粗粮。可选用蔬菜的嫩叶或含纤维较少的瓜类,如冬瓜、茄子、西红柿、胡萝卜等制软制烂。长期限制蔬菜、水果者应补充维生素片剂。

3. 控制脂肪摄入　慢性腹泻均影响脂肪吸收,高脂饮食又进一步加重腹泻,建议给予低脂饮食。选择脂肪含量低的动物性蛋白质食品,烹调时少用油,多用蒸、煮、汆、炖、烩等方法。有条件时可采用部分中链脂肪代替常用的长链脂肪。

4. 建议少食多餐,或者在进餐前后 30 分钟饮食,以减慢消化的速度,从而缓解腹泻。

5. 对于因慢性腹泻导致营养不良的患者,不能口服时,建议采用鼻胃管饲要素膳或管饲自制的匀浆膳。如因腹胀等原因使管饲量不足需要量的 60% 时,建议同时经静脉部分肠外营养支持。急性腹泻食谱举例见表 11-1、表 11-2、表 11-3,慢性腹泻食谱举例见表 11-4。

**表 11-1　急性腹泻食谱举例（清流质）**

| 餐次 | 食物种类及重量（生重） |
|---|---|
| 早餐 | 小米粥清汤 150ml |
| 加餐 | 稀藕粉（20g）100ml 水 |
| 午餐 | 米汤（稻米 20g）150ml |
| 加餐 | 冲米粉（30g）100ml 水 |
| 晚餐 | 米粥（30g）150ml |
| 加餐 | 冲藕粉（30g）150ml 水 |

能量 540kcal；蛋白质 4g

**表 11-2　急性腹泻流质食谱举例（流质）**

| 餐次 | 食物种类及重量（生重） |
|---|---|
| 早餐 | 蒸蛋羹（30g）150ml |
| 加餐 | 藕粉（30g）150ml |
| 午餐 | 豆腐脑（内脂豆腐 50g，粉条 30g）200ml |
| 加餐 | 脱脂牛奶 150ml |
| 晚餐 | 米汤甩蛋花（稻米 30g，鸡蛋 30g）200ml |
| 加餐 | 藕粉（30g）150ml |

能量 830kcal；蛋白质 25g

**表 11-3　急性腹泻食谱举例（少渣低脂半流食）**

| 餐次 | 食物种类及重量（生重） |
|---|---|
| 早餐 | 鸡蛋面片汤（鸡蛋 50g，面粉 30g）300ml |
| 加餐 | 低脂酸奶（常温）160ml |
| 午餐 | 鸡肉米粥（稻米 30g，鸡胸脯肉 30g）240ml，胡萝卜泥 100g，馒头（面粉 50g）1 个 |
| 加餐 | 冲藕粉（30g）150ml |
| 晚餐 | 青菜白粥（稻米 30g，生菜 50g）200ml，蒸蛋羹（鸡蛋 20g）100ml |
| 加餐 | 冲米粉（30g）150ml |

能量 1 260kcal；蛋白质 50g

**表 11-4　慢性腹泻食谱列举（少渣低脂软饭）**

| 餐次 | 食物种类及重量（生重） |
|---|---|
| 早餐 | 脱脂牛奶（240g）、切片面包（100g）、蒸南瓜（南瓜，150g）　煮鸡蛋（60g） |
| 午餐 | 香菇肉蒸包（面粉 100g，香菇 80g，猪瘦肉 40g）、茄汁鸡片（西红柿 130g，鸡脯肉 80g）、冬瓜汤（冬瓜 60g） |
| 加餐 | 蒸蛋羹（鸡蛋 60g） |

续表

| 餐次 | 食物种类及重量（生重） |
|---|---|
| 晚餐 | 面片汤（面粉 60g）、山药鱼片（山药 100g，黑鱼 90g）、蒸茄条（茄子 120g） |
| 加餐 | 冲藕粉（80g） |

能量 1 850kcal；蛋白质 87g（19%）；脂肪 39g（19%）；碳水化合物 286g（54%）；膳食纤维 12g

（陈立勇 张文倩 李晶晶）

# 第十二章 糖 尿 病

## 学习目标

1. 本章重点掌握老年糖尿病的营养治疗原则。
2. 熟悉糖尿病的定义、诊断、分型及预防。
3. 了解糖尿病的危险因素。

## 章前导言

本章内容主要介绍糖尿病的定义、诊断标准、分型、预防及营养治疗原则。针对糖尿病的特点对患者进行营养治疗及管理，预防及延缓糖尿病并发症的发生发展，达到控制疾病的目的。

## 第一节 疾 病 概 述

### （一）糖尿病定义

糖尿病为胰岛素分泌和/或作用缺陷所引起，并以慢性高血糖伴碳水化合物、脂肪和蛋白质代谢障碍为特征的代谢性疾病。糖尿病典型的临床表现为多饮、多食、多尿和消瘦，严重时出现酮症酸中毒或非酮症性高渗状态，如果缺乏有效治疗，可导致木僵、昏迷甚至死亡。糖尿病长期存在还可引起眼、肾、心脏、血管、神经等器官慢性损害、功能障碍以及衰竭。非典型的糖尿病通常是在体检或化验血糖时意外发现，在确诊糖尿病前足以导致病理性功能改变的高血糖很可能已经存在很长时间了。

### （二）糖尿病诊断标准

患者发展为糖尿病会经历数个临床分期。这个时期可能存在空腹血糖异常，或口服葡萄糖耐量试验（OGTT）检查表现为糖耐量异常。如果患者已出现口渴、多尿、无法解释的消瘦、嗜睡或昏迷等明显的糖尿病症状，并证实空腹高血糖时，可诊断糖尿病。在空腹血糖已达到糖尿病诊断标准的情况下可以不必做 OGTT。但是由于患者的个体差异或不完全禁食的影响，应再次检测确认。此外，如果患者无临床症状或症状轻微，空腹血糖亦未达到糖尿病诊断标准，需做 75g 葡萄糖 OGTT 以证实或排除糖尿病。目前我国采用的是 1999 年 WHO 的糖代谢状态分期和糖尿病诊断标准（表 12-1、表 12-2）。

表 12-1　糖代谢状态分期（OGTT 试验）

| 糖代谢分期 | 空腹血糖 /(mmol·L$^{-1}$) | 餐后 2 小时血糖 /(mmol·L$^{-1}$) |
|---|---|---|
| 正常血糖 | <6.1 | <7.8 |
| 空腹血糖受损（IFG） | 6.1~7.0 | <7.8 |
| 糖耐量减低（IGT） | <7.0 | 7.8~11.1 |
| 糖尿病 | ≥7.0 | ≥11.1 |

注:空腹血糖和餐后两小时血糖都是指静脉血浆葡萄糖;IFG 和 IGT 统称为糖调节受损期。

表 12-2　糖尿病诊断标准

| 诊断标准 | 静脉血浆葡萄糖水平 /(mmol·L$^{-1}$) |
|---|---|
| 典型糖尿病症状（多饮、多食、多尿、消瘦）加随机血糖检测 | ≥11.1 |
| 空腹血糖 | ≥7 |
| 葡萄糖负荷后 2 小时血糖 | ≥11.1 |

注:无糖尿病症状者,需改日重复测定;空腹状态指至少 8 小时没有进食热量,随机血糖指不考虑上次进食时间,一天中任意时间的血糖,不能用来诊断空腹血糖受损和糖耐量异常。

### （三）糖尿病分型

根据病因学证据将糖尿病分为 4 型,即 1 型糖尿病、2 型糖尿病、妊娠糖尿病和特殊类型糖尿病。1 型糖尿病、2 型糖尿病和妊娠糖尿病是常见的类型。1 型糖尿病、2 型糖尿病的病因和发病机制尚不清楚,其中 1 型糖尿病的病理生理学特征是胰岛 β 细胞数量显著减少和消失导致的胰岛素分泌下降或缺失,2 型糖尿病是胰岛素抵抗伴随胰岛 β 细胞功能缺陷所致的胰岛素分泌减少(或相对减少)。妊娠糖尿病指妊娠期间,新诊断的糖尿病不包括已经被诊断的糖尿病患者妊娠时的高血糖状态。特殊类型的糖尿病是病因学相对明确的高血糖状态,包括胰岛 β 细胞功能遗传性缺陷、胰岛素作用遗传性缺陷、胰腺外分泌疾病、内分泌疾病、药物或化学品所致糖尿病、先天性风疹等感染引起的糖尿病等。

## 第二节　预防及饮食干预原则

### （一）危险因素

随着经济的发展,我国城市化进程加快、社会老龄化、人群生活方式的改变,超重、肥胖,体力活动减少,热量摄入增加,脂肪摄入占总能量摄入比例增加等因素,均导致了糖尿病的发病率明显增加。有些危险因素是不可改变的,包括年龄、家族史、种族、妊娠糖尿病史或巨大儿生产史、多囊卵巢综合征和宫内发育迟缓或早产。而有些危险因素是可以改变的,包括饮食热量过高、体力活动减少、超重或肥胖、代谢综合征、抑郁症、可增加糖尿病发病的药物和致肥胖或糖尿病的社会环境。

### （二）预防

糖尿病的预防包括三级预防。一级预防是预防糖尿病的发生。对于糖尿病的高危人群,不分年龄,宜及早开始糖尿病筛查,对于除年龄外无其他危险因素的人群,宜在 40 岁开始糖尿病筛查。如果筛查结果正常,宜每 3 年筛查一次。空腹血糖检查是简易的筛查方法,如果条件允许可以采用 OGTT。多个研究证实,糖耐量异常的患者接受生活方式干预可延缓糖尿病的发生。二级预防是对已发生糖尿病的患者,预防糖尿病的并发症。对于新诊断患者和早期 2 型糖尿病患者,应严格控制血糖、血压和血脂,如无禁忌证,可使用阿司匹林。三级预防是延缓已发生的糖尿病并发症的进展,降低致残率和致死率,并改善患者的生存质量。对年龄较大、糖尿病病程长且已发生心血管疾病的糖尿病患者,应充分平衡降血糖的利弊,制定个体化降糖目标,采用以患者为中心的降糖模式。在个体化降糖的基础上采取降压、调脂和阿司匹林等综合治疗,可以有效降低心血管疾病的发生和死亡风险,并且降低糖尿病微血管病变的发生风险。

### (三)营养治疗

老年糖尿病的医学营养治疗(MNT)是糖尿病治疗的重要组成部分,是治疗的基石。在尊重老年人的个人愿望,结合喜好、文化背景和生活方式的基础上,选择健康的饮食和体育运动,达到并维持最好的代谢指标(包括血糖、血脂和血压水平),预防和治疗糖尿病急慢性并发症,以提高老年患者的健康水平。老年糖尿病 MNT 的目标是维持合理体重,提供均衡的营养膳食,达到并维持理想的血糖水平,减少心血管疾病的危险因素,包括控制血压和血脂,减轻胰岛素抵抗,减少胰岛 β 细胞负荷。

老年糖尿病营养治疗的总原则是适量碳水化合物、高纤维素、低脂肪饮食。

1. 能量 老年糖尿病患者需要的热量与非糖尿病者相同,以达到和维持理想体重为标准。按每天每公斤体重的总热量估计:休息状态下为 25~30kcal,轻体力劳动者为 30~35kcal,中度体力劳动者为 35~40kcal,重度体力劳动者为 40kcal 以上。对于肥胖和超重的老年糖尿病患者,应适度减低饮食中的热量,将每天摄入的热量减少 250~500kcal,能使体重按每月 1~2kg 的速度下降。

2. 碳水化合物 碳水化合物摄入量应占日总热量的 50%~60%。不同的碳水化合物,升高血糖的速度是不同的,即血糖生成指数(GI)不同。低 GI 食物可减少餐后血糖水平的波动,如未经加工的全谷、粗杂粮、豆类以及含膳食纤维丰富的食物,如麸皮、豆渣等,但过量摄入同样可导致血糖水平增高;相反,即便是高 GI 食物,如精细加工的谷类和淀粉类食物、面条、面包、麦片粥等,如果能严格控制摄入量,对进食后血糖水平的影响也不会太大。

3. 蛋白质 肾功能正常的老年个体,推荐膳食蛋白质摄入量与健康老年人基本相同,为 15%~20%,并保证优质蛋白摄入应占总蛋白量的 40%~50%。合并感染和消耗性疾病的老年患者蛋白质摄入水平应适当提高。已发生微量白蛋白尿的糖尿病肾病老年患者,其膳食蛋白质应以优质蛋白质为主,蛋白摄入量应限制在 0.8~1.0g/kg;有显性蛋白尿的老年患者,每日的摄入量应低于 0.8g/kg;肾功能不全时,应限制蛋白摄入(<0.6g/kg),优质蛋白占 50%~70%,否则容易发生蛋白质营养不良,必要时可补充 α- 酮酸制剂。

4. 脂肪 脂肪类食物供能不应超过总能量的 30%,饱和脂肪酸的摄入量不应超过总能量的 7%,尽量减少反式脂肪酸的摄入。单不饱和脂肪酸是较好的脂肪来源,可在总脂肪的供能中占到 10%~20%,而多不饱和脂肪酸不宜超过总能量的 10%。同时可适当增加 n-3 脂肪酸的摄入。

5. 饮酒 不推荐糖尿病患者饮酒,如饮酒,应计算酒精中含有的总热量。女性饮酒的酒精量不超过 15g,男性不超过 25g(15g 酒精相当于 450ml 啤酒,150ml 葡萄酒和 50ml 低度白酒),每周不超过 2 次。应警惕酒精引起的低血糖,避免空腹饮酒。

6. 钠 食盐的摄入量应每日低于 6g,合并高血压的老年患者更应该严格限制食盐摄入,同时应限制含盐高的食物,如酱油、腌制食品、调味酱等。

7. 食物纤维　食物纤维是不能被吸收的多糖类物质,不能被吸收也不能供能,分为可溶性和不溶性两类。可溶性的食物纤维在豆类、海带、紫菜、燕麦、荞麦等食物中较多,能在胃肠道遇水后与葡萄糖形成黏胶,减慢葡萄糖的吸收,降低胆固醇、餐后血糖和改善胰岛素抵抗;非可溶性食物纤维多存在于玉米面、蔬菜茎叶、豆类外皮中,可以在肠道吸收并保留水分,形成网络状,使食物与消化液不能充分接触,减慢葡萄糖的吸收,从而达到降脂、降低餐后血糖,增加饱感、通便等作用。因此,老年糖尿病人应在饮食中适当增加食物纤维的摄入量(每日 25~30g),即在饮食中适当选用粗杂粮,多食新鲜绿叶蔬菜和适量水果。但对于消瘦的糖尿病人或腹泻的患者应酌情减少摄入量。

8. 微量营养素　老年糖尿病患者易缺乏 B 族维生素、维生素 C 及铬、锌、镁、硒、铁、锰等多种微量元素,可根据营养评估结果适当补充。长期服用二甲双胍者易出现维生素 $B_{12}$ 缺乏,所以对于此类患者应补充维生素 $B_{12}$。不建议长期常规服用抗氧化剂维生素 C、维生素 E 及胡萝卜素,因其长期安全性有待进一步证实。

9. 蔗糖和甜味剂　目前并未发现饮食中碳水化合物含有的蔗糖不利于糖尿病患者的血糖控制。只要能保持代谢和控制体重,老年糖尿病患者也可以食用少量蔗糖。甜味剂可分为营养性甜味剂(如蔗糖)和非营养性甜味剂(如糖精、阿斯巴甜)。甜味剂对血糖的影响必须进行个体评估。要注意食物中甜味剂的成分,如使用甜味剂,需将其能量和碳水化合物的含量计入总量。

社区适老营养师应收集老年患者详细的营养史,包括身高体重、平时的饮食摄入情况、饮食喜好、饮食习惯以及食物过敏史等,然后计算热量,并制定可行的饮食计划。并对老年患者进行详细的饮食指导,进行疾病和营养知识的宣教,定期随访,及时调整饮食治疗方案。

**(四)食谱示例**(表 12-3)

表 12-3　糖尿病患者一日食谱举例。

| 餐次 | 食物种类及重量(生重) |
| --- | --- |
| 早餐 | 豆浆(250g);煮鸡蛋 1 个(鸡蛋 50g);金银卷 1 个(小麦粉 25g,玉米粉 25g);拌土豆丝(土豆 50g) |
| 加餐 | 苹果(200g) |
| 午餐 | 米饭(大米 100g);炒鸡丁柿椒丁(鸡胸脯肉 50g,柿椒 100g);素炒小白菜(小白菜 100g);西红柿紫菜汤(西红柿 50g,紫菜 2g) |
| 晚餐 | 小窝头(玉米面 25g);青菜汤面条(切面 50g,油菜 20g);肉片西葫芦(猪瘦肉 50g,西葫芦 100g);熬白菜豆腐(白菜 100g,豆腐 100g) |
| 加餐 | 酸奶(150ml) |
| 全日用油 | 25g |
| 全日用盐 | 6g |

能量 1 610kcal;总蛋白 67.2g(16.7%);优质蛋白质 45.3g(67%);非优质蛋白 21.9g(33%);脂肪 47g(26.3%);碳水化合物 235g(57%)

(马向华　孙明晓)

# 第十三章 血脂异常

## 学习目标

1. 本章重点掌握老年血脂异常的营养治疗原则。
2. 熟悉血脂异常的定义、分型及前期预防。
3. 了解血脂异常的危险因素。

## 章前导言

本章内容主要介绍有关血脂异常的定义、分型、预防及营养治疗原则。通过血脂异常的特点对患者进行营养治疗及管理,改善血脂水平,达到控制血脂预防缺血性心脑血管疾病的目的。

## 第一节 疾 病 概 述

### (一)血脂及血脂异常的定义

血浆(清)中的脂质统称为血脂,包括胆固醇、甘油三酯、磷脂、脂肪酸等。脂质不溶于水,与载脂蛋白及磷脂等组成亲水性大分子才可在血液中运输并进入组织细胞。按密度从低到高将脂蛋白分为乳糜颗粒(CM)、极低密度脂蛋白(VLDL)、低密度脂蛋白(LDL)和高密度脂蛋白(HDL)四类。

血浆脂质水平由于基因和膳食等因素不同,在不同人群的个体中是不同的。高脂血症是由于血浆脂蛋白浓度增高引起。载脂蛋白、脂蛋白代谢酶及有关受体的结构和功能缺陷所致的称为原发性血脂异常。

### (二)血症异常的分型

血脂异常一般分为原发性和继发性两类。原发性血脂异常是由于先天遗传基因缺陷或后天的饮食习惯及生活方式和其他环境因素引起的血脂异常。继发性血脂异常是由某些疾病引起的血脂异常。当原发的疾病缓解或治愈后,继发的血脂异常常会消失。这类疾病有糖尿病、甲状腺疾病、肾病综合征、严重肝病等。此外某些药物(如降压药、利尿药、性激素、口服避孕药、糖皮质激素等)可能引起血脂升高或降低。

原发性血脂异常又可分为载脂蛋白异常和脂蛋白异常。载脂蛋白因其与脂类结合并运载脂蛋白而得名。载脂蛋白不仅是脂蛋白重要组成成分,而且还与特异性受体结合,促进脂蛋白的合成与代谢,是作用于脂类和脂蛋白有关酶的重要辅酶。高脂蛋白血症是指血浆中 CM、VLDL、LDL、HDL 等脂蛋白有一种或几种浓度过高的情况。高脂蛋白血症的概念是由 Fredrckson 提出,1970 年 WHO 将其分为 Ⅰ、Ⅱa、Ⅱb、Ⅲ、Ⅳ、Ⅴ共六型,各型特点如下表(表 13-1)。

表 13-1　各型高脂蛋白血脂的特点

| 分型 | 脂蛋白增加 | 脂质增加 | 血脂异常类型 | 并发症 |
|---|---|---|---|---|
| Ⅰ | CM | TG | 家族性（外源性）高甘油三酯血脂 | 易发胰腺炎 |
| Ⅱa | LDL | TC | 家族性高胆固醇血脂缺乏 | 易发冠心病 |
| Ⅱb | LDL 与 VLDL | TG 与 TC | 家族性多种脂蛋白型高脂蛋白血症 | 易发冠心病 |
| Ⅲ | β-VLDL | TC 与 TG | 家族性异常 β-脂蛋白血症 | 易发冠心病 |
| Ⅳ | VLDL | TG | 家族性（内源性）高甘油三酯血症 | 易发冠心病 |
| Ⅴ | VLDL 与 CM | TG | 混合型高甘油三酯 | 易发胰腺炎 |

注：CM 为乳糜微粒；VLDL 为极低密度脂蛋白；LDL 为低密度脂蛋白；TG 为甘油三酯；TC 为总胆固醇。

由于 WHO 对高脂蛋白血症的分型方法在临床指导治疗时过于繁杂，因此，目前临床常采用简易分型法，将常见的与动脉粥样硬化和冠状动脉性心脏病发病关系较密切的高脂蛋白血症简单分为四类：①单纯血清 TC 升高的高胆固醇血症；②单纯血清 TG 升高的高甘油三酯血症；③血清 TC、TG 均升高的混合型高脂血症；④低高密度脂蛋白血症。

# 第二节　预防及饮食干预原则

## （一）危险因素

血脂异常受体内和体外多种因素的影响。基因多态性、性别差异和内分泌激素是影响血脂的内在因素，而生活习惯、饮食成分、饮酒和吸烟是影响血脂的外在因素。

遗传是影响血脂的重要因素，以脂代谢的受体、脂蛋白基因变异影响最大，其中包括单基因突变导致的严重血脂异常和由遗传异质性引起的血脂异常。年龄也是一个重要因素。由出生到成年，TG 和 TC 含量增加 3~4 倍，1 岁内增加最快，20~50 岁仍规律增加，以后呈下降趋势。

饮食结构是影响血脂的重要外在因素。任何导致膳食结构和摄入热量改变的因素都可能导致血脂改变。过多的动物脂肪摄入是导致血脂异常的重要因素。高脂、高热量、高糖饮食都可以引起血脂异常。过量饮酒会导致胆固醇代谢紊乱，表现为 LDL-C 和 apoB 显著升高，而 HDL-C 和 apoA 显著降低。不健康的生活方式如缺乏体力活动、睡眠过短或过长、长期精神紧张等都可能会引起血脂异常。

吸烟可使脂蛋白的构成比发生改变：TC、TG、LDL-C 水平升高，HDL-C 水平降低。吸烟导致脂蛋白成分改变的机制可能与吸烟者脂代谢酶活性改变有关，而且吸烟可导致氧化应激反应，加重血管动脉粥样硬化的发生和发展。

## （二）预防

社区适老营养师应对社区老年居民的营养状况进行长期、细致的监测，加强健康营养饮食的宣传教育，增强社区老年居民对各种食物主要营养成分的了解，使人群重视健康，避免血脂异常的发生发展。

血脂异常尤其是 LDL-C 水平的升高是动脉粥样硬化与冠心病的首要危险因素。预防及治疗血脂异常对降低缺血性心脑血管的发病率与死亡率有重要意义。血脂异常的预防应采取以下措施：①目前个体是否存在血脂异常。通过体检或其他途径（如患其他疾病时）测定血脂各项指标的结果，根据《中国成人血脂异常防治指南》规定的各项血脂指标进行判断，以明确个体目前是否存在血脂代谢异常;②若个体血脂在允许范围内,可定期或每年健康体检,继续随访血脂水平;③若发现血脂超过允许范围,应在 2~3 个月内复查血脂各项指标,仍超过允许范围,可作为患者血脂各项指标的基础值,并开始实施生活方式干预;④在进行生活方式干预过程中,定期 2~3 个月复查血脂,若血脂在允许的范围内或趋于允许范围内,可继续实施生活方式干预;⑤若患者各项血脂指标仍超范围,可在生活方式干预的基础上选择适当的调脂药物进行药物干预。

### (三)营养治疗

血脂异常的治疗包括非药物治疗和药物治疗。非药物治疗包括饮食治疗、运动治疗、戒烟限酒等生活方式调节。饮食治疗是血脂异常治疗的基础。饮食治疗的目的是促进实现理想体重、改善异常的血脂水平,纠正不合理的膳食结构。饮食疗法能使血浆胆固醇降低,提高降脂药物的疗效,还具有改善糖耐量、恢复胰岛功能,减轻体重等多方面作用。

饮食治疗的原则是在平衡膳食的基础上,根据血脂代谢异常的临床类型和不同营养素对血脂的影响,调整能量代谢及主要营养素的供给,最终达到改善血脂代谢的目的。不同类型的血脂异常,总能量及各种营养物质的摄入要求也不同(表 13-2)。

表 13-2　不同类型血脂异常饮食治疗的原则

| 营养物质 | I | IIa | IIb | III | IV | V |
|---|---|---|---|---|---|---|
| 总能量 | 不限制 | 不限制 | 适当限制,减轻体重或维持理想体重 | 适当限制,减轻体重或维持理想体重 | 适当限制,减轻体重或维持理想体重 |
| 蛋白质 | 不限制 | 不限制 | 20% | | 不限制,减轻体重时限制 | 20%~25% |
| 脂肪 | 严格限制 25~30g/d | 适当限制饱和脂肪,增加多不饱和脂肪 | 限制 <20% | 适当限制,控制体重时限制 | 限制 20% |
| 碳水化合物 | 不限制 | 不限制 | 严格限制(50%~60%) | 严格限制(50%) | 严格限制(50%~60%) |
| 胆固醇 | 不限制 | 严格限制 | 严格限制 | 限制 | 限制 |

1. 控制总能量,保持合适的体重　膳食能量摄入应与机体能量消耗相匹。长期能量摄入超过消耗会引起肥胖,而肥胖是血脂异常的重要危险因素。对于超重或肥胖的血脂异常的老年患者,能量摄入应少于身体能量的消耗,以控制体重增长,并争取逐渐减少体重。减少目前体重的 5%~10% 能明显改善血脂代谢。

2. 食物多样化　膳食营养合理在能量控制的范围内,尽量做到膳食营养平衡。选择多样化的食物是达到膳食平衡的基础。每日饮食应包括粮谷类、蔬菜、水果、豆类等植物性食物和适量的肉、蛋、乳类等动物性食物,并按比例合理搭配。应以谷类为主,粗细搭配,粗粮中可适量增加玉米、莜面、燕麦等成分,少食单糖、蔗糖和甜食。多食新鲜蔬菜及瓜果类,保证每天摄入 400~500g,以提供充足的维生素、矿物质和膳食纤维。奶类除含丰富的优质蛋白质和维生素外,含钙量较高,且利用率也很高,是天然钙质的极好来源,高血脂患者奶类以低脂或脱脂奶为宜。

3. 限制脂肪和胆固醇摄入　膳食脂肪提供的能量一般控制在总能量的 30% 以下,其

中饱和脂肪酸 <10%、单不饱和脂肪酸 >10%、多不饱和脂肪酸 8%~10%,膳食胆固醇摄入 <300mg/d。血浆胆固醇中、重度升高者,饮食中胆固醇摄入量 <200mg/d。反式脂肪酸对血脂的影响与饱和脂肪酸相似,可升高 LDL-C,也需限制摄入。制备低脂肪膳食可用蒸、煮、拌等少油的烹调方法;肉汤类应在冷却后除去上面的脂肪层;不吃肥肉、剔除鸡皮;选用低脂或脱脂奶制品;少用动物脂肪,限量食用植物油;多吃水产品尤其是深海鱼,争取每周食用 2 次或以上,以增加 n-3 多不饱和脂肪酸 EPA、DHA 摄入量。n-3 多不饱和脂肪酸能明显降低血甘油三酯、降低血浆胆固醇、增加高密度脂蛋白、抗血小板凝集。

4. 适当增加植物性食物和大豆蛋白的比例  植物性食物含丰富的膳食纤维、维生素和矿物质,以及多种的植物化学物质,且能量密度低,有利于控制体重和调节血脂。豆类是我国的传统食品,含丰富的蛋白质、不饱和脂肪酸、钙及维生素 $B_1$、维生素 $B_2$、烟酸等,且大豆及其制品还有降胆固醇的作用。

5. 饮食清淡,少盐  每日盐摄入量 <6g,包括酱油、腌制食品等隐形盐。

6. 合理安排餐次,少量多餐  在控制总能量的前提下,将全日所需食物均衡分配在各餐食用。以少量多餐为原则,一日三餐为主,两餐间可适量加餐,晚餐不宜吃得过饱,切忌随意不吃或暴饮暴食。

饮食治疗方案应结合老年患者的健康状况制定个体化的方案。制定方案前最好先对老年患者进行必要的营养及生活方式评价,评价内容包括膳食调查及生活方式调查、人体指标测量、生化指标检测等。完成营养及生活方式评价后,制定针对性的饮食方案,重点在控制膳食总能量、减少饱和脂肪酸和胆固醇的摄入,逐渐增加轻、中度体力活动。6~8 周后再进行血脂水平检测,若已达标或明显改善,可继续之前的方案,如没有明显改善,可再进行强化,更严格的控制饮食,必要时可加用调脂药物。饮食方案能否顺利实施,还需依赖于老年患者的依从性。所以,在制定饮食方案后应与患者多沟通,进行个体化的指导,加强对患者的宣教,确保患者能执行营养师制定的饮食方案。

**(四)食谱示例**(表 13-3)

表 13-3　血脂异常老年患者一日食谱举例

| 餐次 | 食物种类及重量(生重) |
| --- | --- |
| 早餐 | 牛奶燕麦粥(鲜牛奶 250ml,燕麦片 20g);鸡蛋 1 个(鸡蛋 50g);面包(面粉 35g);拌黄瓜(黄瓜 50g,麻油 1g) |
| 加餐 | 苹果(100g) |
| 午餐 | 米饭(大米 100g);清炖比目鱼(比目鱼 50g);素炒莴苣(莴苣 150g) |
| 晚餐 | 大米饭(大米 100g);清炖牛肉海带(瘦牛肉 50g,水发海带 50g);素炒绿豆芽(绿豆芽 200g) |
| 加餐 | 芦柑(100g) |
| 全日用油 | 15g |
| 全日用盐 | 6g |

能量 991kcal;总蛋白 50.75g(20.5%);优质蛋白质 30.4g(68.6%);非优质蛋白 20.4g(31.4%);脂肪 31.7g(28.8%)碳水化合物 363.4g(50.7%)

(马向华　孙明晓)

# 第十四章 高血压 / 冠心病

**学习目标**

1. 掌握常见老年高血压 / 冠心病营养支持的目的和原则。
2. 熟悉常见高血压 / 冠心病的危险因素和预防措施。
3. 了解常见高血压 / 冠心病的营养治疗。

**章前导言**

本章内容主要介绍高血压病 / 冠心病的危险因素以及营养治疗方案的选择。高血压病 / 冠心病是一种与生活方式密切相关的疾病,其发病与饮食习惯、膳食营养素摄入有直接关系,可通过彻底改变生活方式,包括饮食调理来预防疾病的发生、发展。临床上要纠正只重视药物治疗而忽视饮食治疗的倾向,只有合理膳食营养,才能提高与巩固治疗效果。高血压病 / 冠心病预防秘诀在于"合理膳食、适量运动、戒烟限酒、少吃食盐和心理平衡"。

## 第一节 高 血 压

### 一、疾病概述

2005 年,美国高血压学会(ASH)提出了高血压新定义,认为高血压(hypertension)是一个由许多病因引起的处于不断进展状态的心血管综合征,可导致心脏和血管功能与结构的改变,一般分为原发性高血压和继发性高血压。原发性高血压(primary hypertension)是以血压升高为主要临床表现,伴或不伴有多种心血管危险因素的综合征,通常简称为高血压。高血压是多种心、脑血管疾病的重要病因和危险因素,影响重要脏器,如心、脑、肾的结构与功能,最终导致这些器官的功能衰竭,迄今仍是心血管疾病死亡的主要原因之一。

高血压的标准是根据临床及流行病学资料人为界定的。目前,我国将高血压定义为收缩压≥140mmHg 和 / 或舒张压≥90mmHg,根据血压升高水平,又进一步将高血压分为 1~3 级。

### 二、高血压预防及饮食干预原则

#### (一)危险因素

原发性高血压是遗传因素和环境因素共同作用的结果。一般认为,在比例上,遗传因素约占 40%,环境因素约占 60%。高血压病的发病与环境和饮食结构密切相关。

1. **遗传因素** 来自上海交通大学、清华大学、日本全球健康与医学研究中心、美国杜兰大学等的研究人员组成的研究小组,通过基因组分析,发现了 13 个血压调节相关基因,其中只有 7 个属于欧亚共有,另外还找到 5 个东亚人群特有的血压调节相关基因,包含华人、日本人、韩国人与马来人,其中以 *ALDH2* 基因影响血压最为显著。另外,美国爱因斯坦医学院的研究人员研究证实,促阿片黑皮苏前体(POMC)神经元在下丘脑 IKK-β 和 NF-κB 激活导致的高血压效应中起关键性的作用。

2. 高盐低钾饮食　不同地区人群血压水平和高血压患病率与钠盐平均摄入量显著相关。摄盐越多,血压水平和患病率越高,摄盐过多导致的血压升高主要见于对盐敏感的人群中。当人体摄入含钠较高的食物时会增加对钠的吸收,并促使其在人体内积蓄,导致血容量增加,心脏收缩加强,血管平滑肌细胞反应增强,同时也增加肾脏负荷,以排出过量的钠和水。钠还会增加血管对升压物质的敏感性,引起小动脉痉挛、外周血管阻力增高,导致高血压。长期的高血压未得到有效控制还会损害肾脏,当肾脏功能受损时,钠的摄入量更需调整。过多的钠潴留还可导致水肿,甚至发生心功能不全。另外,盐摄入和肥胖同时存在时对高血压的发生发展具有叠加作用,其危害远大于单因素。钾摄入量与血压呈负相关。饮食中钙摄入对血压的影响尚有争议,多数人认为饮食低钙与高血压发生有关。

3. 超重和肥胖　身体脂肪含量与血压水平呈正相关。人群中,体质指数与血压水平呈正相关,BMI 每增加 $3kg/m^2$,4 年内发生高血压的风险,男性增加 50%,女性增加 57%。我国 24 万成人随访资料的汇总分析显示,BMI≥$24kg/m^2$ 的患者发生高血压的风险是体质量正常者的 3~4 倍。身体脂肪的分布与高血压发生也有关。腹部脂肪聚集越多,血压水平就越高。腰围≥90cm(男性)或≥85cm(女性),发生高血压的风险是腰围正常者的 4 倍以上。

4. 饮酒　饮酒量与血压水平呈线性相关。虽然少量饮酒后,短时间内血压会有所下降,但长期少量饮酒可使血压轻度升高;过量饮酒则使血压明显升高。如果每天平均饮酒 >3 个标准杯(1 个标准杯相当于 12g 酒精),收缩压与舒张压分别平均升高 3.5mmHg 与 2.1mmHg,血压上升幅度随着饮酒量增加而增大。通常高血压病接受药物治疗的同时,应重视饮食治疗。

5. 精神紧张　长期精神过度紧张也是高血压发病的危险因素,长期从事高度精神紧张工作的人群高血压患病率增加。

**(二) 预防**

1. 保持正常的体重　超重和肥胖是导致血压升高的重要原因之一,而以腹部脂肪堆积为典型特征的中心性肥胖还会进一步增加高血压等心血管与代谢性疾病的风险。《中国高血压防治指南》推荐我国成年人 BMI 控制在 18.5~$23.9kg/m^2$ 范围内。男性腰围控制在 90cm 以下,女性控制在 85cm 以下。

2. 均衡饮食　饮食方面要遵循平衡膳食的原则,控制高热量食物(高脂肪食物、含糖饮料及酒类等)的摄入,适当控制主食(碳水化合物)用量,多摄入蔬菜水果,减少钠盐及调味品的摄入。

3. 戒烟限酒　吸烟和被动吸烟是心血管病和癌症的主要危险因素之一,可导致血管内皮损害,明显增加高血压患者发生动脉粥样硬化性疾病的风险。因此,高血压高危人群应限制吸烟,并自我监督。所有高血压高危人群均应控制饮酒量,每日酒精摄入量不应超过 25g(男性)/15g(女性)。不提倡高血压患者饮酒,如饮酒,应少量,白酒或葡萄酒(或米酒)或啤酒的量分别少于 50ml/d、100ml/d 和 300ml/d。

4. 体育运动　一般的体力活动可增加能量消耗,对健康十分有益。定期的体育锻炼则可降低血压、改善糖代谢等。因此,建议每天应进行适当的体力活动(每天 30 分钟左右)。每周应有 3 次以上的有氧体育锻炼,如步行、慢跑、骑车、游泳、健美操、跳舞和非比赛性划船等。运动的形式和运动量均应根据个人的兴趣、身体状况而定。

5. 减轻精神压力,保持心理平衡　心理或精神压力引起心理应激(反应),即人体对环境中心理和生理因素的刺激作出的反应。长期、过度的心理反应,尤其是负性的心理反应会明显增加心血管疾病风险。精神压力增加的主要原因包括过度的工作和生活压力及病态心理,包括抑郁症、焦虑症、A型性格(一种以敌意、好胜和妒忌心理及时间紧迫感为特征的性格)、社会孤立和缺乏社会支持等。应采取各种措施,帮助患者预防和缓解精神压力以及纠正和治疗病态心理,必要时建议患者寻求专业心理辅导或治疗。

### (三)营养治疗

对于老年患者的高血压,限制钠盐和减少酒精的摄入,使心排出量恢复正常,总外周阻力下降,降低血压、减少药物用量,最终达到使血压恢复正常并减少高血压的并发症。

1. 能量 超重或肥胖症的老年患者是高血压的高危人群,做好高血压的防治,首先要控制体重。高血压病老年患者中,合并超重或肥胖症者应严格控制体重,每周体重减轻0.5~1.0kg为宜。2013年美国肥胖指南指出,较大量减肥(减少5%~10%的体重)可减少需要药物控制的血压、血糖和血脂。

2. 蛋白质 建议选用高生物效价蛋白质,按1~1.2g/(kg·d)补给,其中植物蛋白质可占50%,动物蛋白宜选用鱼、鸡、牛肉、鸡蛋白、牛奶、猪瘦肉等。

3. 脂肪 减少脂肪,限制胆固醇。脂肪供给量每天0.7~1.0g/kg,其中饱和脂肪酸:单不饱和脂肪酸:多不饱和脂肪酸应保持1:1:1。胆固醇摄入量,每日应少于300mg。除椰子油外,豆油、菜油、花生油、芝麻油等植物油含维生素E和较多亚油酸,对预防血管病变有益。应限制动物脂肪,可选富含不饱和脂肪酸的食物,少食动物油脂及煎炸食品。富含单不饱和脂肪酸的地中海式饮食结构可能对控制心血管危险因素有益,通常胆固醇摄入应<300mg/d。

4. 碳水化合物 多选用复合糖类、含植物纤维高的食品,如淀粉、糙米、标准粉、玉米、小米等可促进肠蠕动,加速胆固醇排出,少食葡萄糖、果糖、蔗糖等。

5. 维生素和矿物质

(1)钠:钠以食盐的形式被广泛应用于烹饪。钠不仅可以维持人体细胞渗透压,而且还参与调节体液的酸碱平衡。高血压的发病与每日钠的摄入量有关,如每日摄入食盐10g者高血压发病率约为8.6%;每日摄入食盐26g者高血压发病率可高达39%。理想的摄入钠盐标准是成人每天5g食盐。另外,尽可能减少味精、酱油等含钠盐的调味品用量,少食或不食含钠盐量较高的各类加工食品,如咸菜、火腿、香肠以及各类炒货。

(2)钾:钾对人体内酸碱平衡起着重要的作用。钾不仅可减少体内钠的不良作用,而且能阻止过多食盐引起的血压升高,这可能与肾素释放减少相关。钾对轻型高血压具有调节作用,饮食中增加钾摄入量有利于水与钠的排出,对防治高血压有一定的好处。钾钠比例至少为1.5:1,含钾高的食品有香菇、黄豆、马铃薯、菠菜、芹菜、丝瓜等。肾功能良好者可使用含钾的烹调用盐。

(3)钙:钙的摄入量与血压呈负相关,当钙摄入不足,细胞外液中的钙含量相对较低,致使血管壁平滑肌细胞膜的通透性增加,细胞外的钙向细胞内流,促使平滑肌细胞收缩,阻力增加,使血压上升。钙还与血管的收缩和舒张有关,当钙摄入量增加时,促进钠的排泄,可以降低血压。每天应供给1 000mg钙,含钙丰富的食品有牛奶、黄豆及其制品、虾皮、海带、紫菜、芝麻、芥菜等。

(4)维生素C:应补充维生素C,多吃新鲜蔬菜和水果,如山楂、猕猴桃、橘子、大枣、番茄、芹菜叶、油菜、小白菜、莴笋叶等。

6. 适量运动 适当的运动可以降低血压,有氧运动可使动态血压下降3.0/2.4mmHg(收缩压/舒张压)或使诊室血压下降3.9~4.1mmHg/1.5~3.9mmHg(收缩压/舒张压)。但制定运动方案时,要考虑老年患者的健康状况、心肺功能、运动系统功能、目前身体活动水平、个人兴趣等,遵循循序渐进、安全第一、及时调整方案的原则。运动治疗包括有氧运动、抗阻运动和柔韧性训练。有氧运动可提高心肺耐力及功能,调节糖脂代谢,改善血管功能,减脂降压。抗阻运动可增加肌肉质量和力量,提高基础代谢率,培养不易发胖的体质,防止减肥后反弹。柔韧性训练可改善关节功能,防止运动损伤,缓解运动疲劳。

**(四)食谱示例**(表 14-1)

表 14-1 高血压老年患者一日食谱举例

| 餐次 | 食物种类及重量(生重) |
| --- | --- |
| 早餐 | 鸡蛋玉米面(小白菜 100g,鸡蛋 60g,玉米面 50g),牛奶(低脂牛奶 200ml) |
| 午餐 | 米饭(黑米 25g,稻米 50g),番茄黄鱼豆腐汤(番茄 250g,黄鱼 50g,豆腐 100g),清炒油菜(油菜 200g) |
| 晚餐 | 米饭(黑米 25g,稻米 50g),芹菜牛肉(牛肉 50g,芹菜 200g),拌花菜(花菜 200g) |
| 全日用油 | 30g |
| 全日用盐 | 5g |

能量 1 683kcal;总蛋白 80g(18.9%);优质蛋白质 53g(66.0%);非优质蛋白 27g(34.0%);脂肪 55g(29.7%);碳水化合物 222g(51.4%)

注:三餐热能比为早餐 33.2%,午餐 37.6%,晚餐 29.2%。

第二节 冠 心 病

### 一、疾病概述

冠状动脉粥样硬化性心脏病(coronary atherosclerotic heart disease)是指冠状动脉粥样硬化使血管腔狭窄或阻塞,和/或因冠状动脉功能性改变(痉挛)导致心肌缺血缺氧或坏死而引起的心脏病,统称冠状动脉性心脏病(coronary heart disease),简称冠心病,亦称缺血性心脏病(ischemic heart disease)。冠心病是动脉粥样硬化导致器官病变的最常见类型,也是严重危害人类健康的常见病。本病出现症状或致残、致死后果多发生在 40 岁以后,男性发病早于女性。

近年临床医学家趋于将本病分为急性冠脉综合征(acute coronary syndrome,ACS)和慢性冠脉病(chronic coronary artery disease,CAD 或称慢性缺血综合征 chronic ischemic syndrome,CIS)两大类。前者包括不稳定型心绞痛(unSTable angina,UA)、非 ST 段抬高性心肌梗死(non-ST-segment elevation myocardial infarction,NSTEMI)和 ST 段抬高性心肌梗死(ST-segment elevation myocardial infarction,STEMI),也有将冠心病猝死包括在内;后者包括稳定型心绞痛、冠脉正常的心绞痛(如 X 综合征)、无症状性心肌缺血和缺血性心力衰竭(缺血性心肌病)。

### 二、冠心病预防及饮食干预原则

**(一)危险因素**

冠心病的发生发展是多因素综合作用的结果。其危险因素包括高血压、高脂血症、糖尿病、肥胖、吸烟以及精神心理因素等。

1. 高血压 一项覆盖61项研究100万人群的荟萃分析指出,所有年龄段的血压变化范围从115/75mmHg到185/115mmHg,均与致死性冠心病风险相关。收缩压每增加20mmHg(或舒张压每增加10mmHg),致死性冠脉事件风险增加1倍。流行病学研究也表明,血压增高与卒中紧密相关,并且这种关系几乎是线性的。血压增高的形式因年龄不同而不同,年轻人主要以舒张期血压增高为主,老年人以收缩期血压增高多见(单纯收缩期高血压)。随着年龄而改变的收缩压和舒张压是一项重要的风险指标。50岁以前;舒张压增高是缺血性心脏病的危险因素;60岁以后,收缩压则显得更为重要。值得注意的是,60岁以上的人群,舒张压的降低和脉压增大反倒成了冠心病强有力的预测指标。有效的降压策略可显著降低冠心病的发生风险。研究证明,中年人的常规收缩压下降10mmHg(或舒张压下降5mmHg)可减少50%~60%的卒中死亡率,以及40%~50%的冠心病或其他血管疾病的死亡率。

2. 高血脂 脂质代谢紊乱是冠心病的重要危险因素。冠心病患者应积极纠正脂质代谢紊乱,流行病学资料显示,低密度脂蛋白每增加1%,冠状动脉事件的危险性增加2%~3%。甘油三酯与冠心病危险的相关性多与其他因素(包括糖尿病、肥胖、高血压、高低密度脂蛋白血症和低高密度脂蛋白血症)有关。

3. 糖尿病 糖尿病合并冠心病慢性稳定性心绞痛患者应立即开始纠正生活习惯及使用降糖药物治疗,使糖化血红蛋白(HbA1c)在正常范围(≤6.5%)。荟萃分析显示,对于糖化血红蛋白在5%以上者每增加1%,心血管事件死亡率相应增加20%。英国前瞻性糖尿病研究组(UK Prospective Diabetes Study,UKPDS)的研究表明,使用二甲双胍治疗肥胖型2型糖尿病患者,患者心肌梗死的危险显著减少。

4. 肥胖 肥胖增加冠心病的发生风险。2011年一项纳入6 000名中年男性的大型干预试验结果表明,在男性中,致命性冠状动脉事件的风险随肥胖程度增加而增加。肥胖多伴随其他促发冠心病的危险因素,减轻体重有利于控制其他多种危险因素,减重5%~10%可以降低血压、胆固醇、阻塞性睡眠呼吸暂停综合征的严重程度,改善糖耐量。

5. 外周动脉疾病(peripheral arterial disease,PAD) PAD患者的降压治疗可以减少心肌梗死、卒中、心力衰竭和死亡的风险。同样,加强PAD患者的LDL-C管理也可以减少心血管事件。因此,除降压外,PAD患者还需要对其他危险因素进行管理。2005版ACC/AHA的PAD指南推荐有下肢PAD,未合并糖尿病的患者降压目标值为<140/90mmHg;合并有糖尿病或慢性肾脏病的患者目标值为<130/80mmHg;从而减少心肌梗死、卒中、充血性心力衰竭和心血管死亡风险的发生率(证据水平A级)。

6. 慢性肾脏疾病 定义为存在肾脏损伤超过3个月,表现为肾脏病理或血液指标异常,或GFR下降(<60ml/min)达3个月以上。肾衰竭定义为GFR<15ml/min。慢性肾脏病老年患者中,相比于进展为终末期肾病,更有可能因心血管疾病而死亡;终末期肾病需透析的老年患者,心血管死亡风险是普通人群的5~30倍。即使是轻度分级的CKD以及微量的白蛋白尿,也可以增加心血管疾病和全因死亡率风险。

7. 吸烟 吸烟是冠心病患者发生心搏骤停的重要危险因素。暴露于二手烟中人群冠心病发生风险也增加25%~30%。吸烟使心血管疾病病死率增加50%,心血管死亡的风险与吸烟量直接相关。吸烟还与血栓形成、斑块不稳定及心律失常相关。戒烟对心脏患者的好处毋庸置疑,观察性研究明确显示,戒烟1~2年可使因吸烟所增加的冠心病危险下降50%,戒烟的获益在最初数月即可出现,戒烟5~15年后,冠心病的发病风险接近于不吸烟者。

8. 精神心理因素　长期焦虑、抑郁也是冠心病发生的危险因素。其发病机制主要是在强大的精神压力刺激下,部分患者出现激素水平升高现象,如儿茶酚胺释放增加,超过心肌细胞承受能力,引起心率加快,发生心脏损伤。部分患者的发病机制是冠状动脉血管舒缩反应异常,多见于更年期女性。部分人群在遗传因素作用下更容易感知高精神压力。

**(二)预防**

1. 降低血脂　所有稳定性冠心病老年患者都需生活方式干预,包括适当的日常体力活动和控制体重。通过饮食指导,减少饱和脂肪和胆固醇摄入(<7%总热卡和200mg/d)。如无不良反应,应给予充分剂量的他汀类治疗。对不能耐受他汀类治疗的患者,应用其他调脂药物(包括烟酸等)。

2. 控制血压　血压>140/90mmHg(1mmHg=0.133kPa)的老年患者需要接受抗高血压治疗。减少钠和奶制品摄入,每天钠盐摄入在5g以内,如肾脏功能正常,可适当增加含钾食物的摄入,如坚果、豆类、瘦肉及桃、香蕉、苹果、西瓜、橘子等水果,以及海带、木耳、蘑菇、紫菜等蔬菜。根据患者的临床特异性给予药物治疗,包括血管紧张素转换酶抑制剂(ACEI)和/或β受体阻滞剂,并根据血压情况适当加用利尿剂、钙通道阻滞剂等。

3. 糖尿病处理　病程短、预期寿命长,应控制糖化血红蛋者白(HbAlc)<7%;对某些患者,根据年龄、低血糖发生史、是否存在微血管病变并发症或其他合并症,控制HbAlc7%~9%。无症状缺血性心脏病患者不应给予罗格列酮治疗。

4. 体力活动　应鼓励稳定性冠心病老年患者每周完成5~7天,每次持续30~60分钟的大活动量有氧运动(例如行走),同时参加其他活动,以改善心肺功能。对这些老年患者用运动试验进行危险分层,评价预后;有条件者可进行心脏康复锻炼。

5. 控制体质量　每次患者就诊时,均应测定体质指数和腰围,鼓励老年患者控制体质量、进行生活方式干预、增加体力活动等,使体质量和腰围控制在一定的范围内。最初的措施是使体质量下降5%。

6. 戒烟　鼓励缺血性心脏病患者戒烟和避免二手烟。

7. 精神因素　筛选稳定性冠心病老年患者是否存在抑郁症,必要时给予治疗。

8. 控制酒精摄入　建议成年男性饮用酒精量≤25g/d(相当于啤酒750ml,或葡萄酒250ml,或高度白酒50g,或38度白酒75g)。成年女性饮用酒精量≤15g/d(相当于啤酒450ml,或葡萄酒150ml,或38度白酒50g)。酒精量(g)=饮酒量(ml)×酒精含量(%)×0.8(酒精比重)。

9. 环境污染　稳定性冠心病老年患者应避免接触污染的环境,减少心血管事件。

**(三)营养治疗**

冠心病营养治疗目的是通过对膳食中各营养素的合理调整,预防动脉粥样硬化的发生和发展,防止冠心病病情恶化,对危险因素进行饮食干预治疗,可防止疾病反复,减少死亡率,延长寿命。

1. 能量　从儿童与青少年期开始,坚持合理控制能量,预防超重与肥胖。对有肥胖家族史并且体重超过标准体重的老年者,减少每日的总能量摄入,力求使体重接近或达到标准体重。一般患者宜以低于标准体重的5%供能,对超重或肥胖症者应以标准体重供能。在冠心病发生急性心肌梗死时,能量摄入更应严格控制,原则上每天按20~25kcal/(kg·d)供能,以减轻心脏的负担。

2. **蛋白质** 动物性蛋白摄入时,饱和脂肪酸和胆固醇的摄入也相应增加,故动物性蛋白摄入量应占总蛋白摄入量的30%~50%。大豆制品有助于降低血清胆固醇的水平,提倡食用。宜选用含脂肪少、高生物价蛋白食物,如低脂奶、鸡肉、虾、鱼、瘦肉、豆腐、豆干、百叶等。

3. **脂肪** 导致动脉粥样硬化的脂蛋白主要是低密度脂蛋白(LDL),血清LDL升高,促进动脉粥样硬化,与发生冠心病的危险性呈正相关。其机制主要是血中的LDL经动脉内膜进入内膜下间隙,促进斑块形成。凡是年龄大于40岁人群,每天要注意限制饱和脂肪酸的摄入,避免血脂异常。要多选用不饱和脂肪酸,因其有增加胆酸合成、促进胆固醇分解而降低血胆固醇的作用。强调低脂饮食,即减少饱和脂肪酸和胆固醇的摄入,饱和脂肪酸供能不超过总能量的7%,单不饱和、多不饱和脂肪酸供能达到总能量10%,胆固醇摄入低于300mg/d,如脂代谢异常者则日摄入量应低于200mg。总体来说,脂肪占总能量的20%,不应超过25%。适当增加多不饱和脂肪酸供给,减少饱和脂肪酸摄入,多不饱和脂肪酸/饱和脂肪酸比值以>1为宜,提倡选用低脂肪、低胆固醇食物,如鸡肉、鱼肉、鸭肉、豆腐等,禁用动物脂肪高的食品。

4. **碳水化合物** 碳水化合物是主要能源物质之一,能维持人体器官的能量代谢,碳水化合物摄入超过了生理需要量,将以糖原的形式储存,最终转变为脂肪,在脂肪组织中90%以上的能量以甘油三酯形式存在。过多的碳水化合物摄入易导致血中的甘油三酯升高,从而增加冠心病的危险性,同时还可伴有较低的HDL水平,这也是冠心病的危险因素。糖类应占能量的60%左右,以复合糖为主,单糖应限制,蔗糖和果糖有可能促使甘油三酯的增加,应注意限制摄入。中老年人群的胰岛功能对超负荷碳水化合物摄入的血糖调节能力较差,有可能会导致糖耐量减退,应适当减少碳水化合物的摄入。

5. **维生素和矿物质** 维生素能改善心肌代谢和心肌功能。维生素 $B_6$ 能降低血脂水平。维生素C不仅能使部分高胆固醇血症者血胆固醇水平下降,还能增强血管弹性,保护血管壁的完整性,防止出血,尤其对于心肌梗死患者,维生素C能促进心肌梗死的病变愈合。维生素E是抗氧化剂,能防止脂质过氧化,改善冠状动脉血液供应,降低心肌的耗氧量。在平时应注意补充富含维生素B族、维生素C、维生素E的食物。

多食用新鲜绿叶蔬菜,深色蔬菜富含胡萝卜素和维生素C;水果含能量低、维生素C丰富,含有大量果胶,山楂除富含维生素C和胡萝卜素外,还有黄酮类物质,有显著扩张冠状动脉和镇静作用;多聚黄烷醇有降压强心功能;海藻类,如海带、紫菜、发菜及黑木耳等均有利于冠心病的治疗。

6. **膳食纤维** 膳食纤维具有减少胆固醇吸收、加速胆酸从粪便中排泄及降血脂的作用。粗粮和蔬菜是富含膳食纤维的食物,在日常膳食中应多吃,膳食纤维推荐摄入量为20~30g/d。多选富含水溶性纤维的食物,如燕麦、荚豆类、蔬菜类等,但要注意,过量膳食纤维摄入会影响对某些矿物质和微量元素的吸收。

**(四)食谱示例**(表14-2)

表14-2 冠心病老年患者一日食谱举例

| 餐次 | 食物种类及重量(生重) |
| --- | --- |
| 早餐 | 油菜鸡蛋荞麦面(荞麦面50g,鸡蛋60g,油菜100g),牛奶(低脂牛奶200ml) |
| 午餐 | 米饭(黑米25g,稻米50g),清炒香菇片(香菇100g),红烧鲫鱼(鲫鱼100g) |

续表

| 餐次 | 食物种类及重量（生重） |
|------|----------------------|
| 晚餐 | 米饭（黑米 25g，稻米 50g），胡萝卜炖肉（胡萝卜 100g，瘦肉 50g），拌黄瓜（黄瓜 200g） |
| 全日用油 | 22g |
| 全日用盐 | 5g |

能量 1 558kcal；总蛋白 70g（17.8%）；优质蛋白质 36g（51.0%）；非优质蛋白 34g（49.0%）；脂肪 51g（29.4%）；碳水化合物 233g（59.8%）

注：三餐热能比为早餐 35.0%，午餐 30.9%，晚餐 34.1%。

（马向华　姚　颖）

# 第十五章　高尿酸血症和痛风

**学习目标**

1. 掌握老年痛风慢性期的营养治疗原则和方法。
2. 熟悉痛风高危人群的特征及常见食物嘌呤含量分类。
3. 了解高尿酸血症和痛风的定义、临床表现和诊断。

**章前导言**

本章内容介绍了高尿酸血症及痛风的定义、临床表现、危险因素及营养治疗原则。社区适老营养师对所辖社区内高尿酸血症和痛风的老年高危人群采取一级预防措施，对出院患者采取三级预防措施。

## 第一节　疾 病 概 述

高尿酸血症（hyperuricemia）是嘌呤代谢障碍引起的代谢性疾病。临床上分为原发性和继发性两大类，前者多由先天性嘌呤代谢异常所致，常与肥胖、糖脂代谢紊乱、高血压、动脉粥样硬化和冠心病等聚集发生有关，后者则由某些系统性疾病或者药物引起。

痛风（gout）是指遗传性或获得性致嘌呤代谢障碍、血尿酸增高伴组织损伤的一组疾病，其发病先决条件为高尿酸血症。80% 的高尿酸血症可终生无症状，成为无症状性高尿酸血症，少部分发展为临床痛风，其特点为高尿酸血症、急性关节炎反复发作、痛风石、关节强直或畸形、痛风性肾病及肾尿酸性结石。

1. 临床表现　根据不同程度、时期，痛风可有如下临床表现。

（1）无症状期：表现为波动性或持续性高尿酸血症，无关节炎、痛风石、肾结石等临床表现，急性痛风发作一般要在持续高尿酸血症 20~40 年后。

（2）急性期：以急性关节炎为主，大多数为下肢远端单个关节，多在午夜或清晨突然起病，于数天或 2 周内进入缓解期，逐渐恢复，可伴或不伴高尿酸血症，及时给予秋水仙碱治疗,可迅速缓解关节症状。促发因素为饮酒、高蛋白高嘌呤饮食、受寒、劳累、局部外伤、手术、感染与过度激动等。

（3）间歇期:大部分患者可反复多次复发,在两次发作期间有一段静止期,一般 1 年内复发者占 62%,1~2 年复发者占 16%。

（4）慢性期:主要表现为痛风石、慢性关节炎、痛风性肾炎及尿酸性肾石病。临床表现为持续的关节肿痛、压痛、畸形、关节功能障碍、白细胞尿、尿路结石及血尿等。

2. 诊断　男性和绝经后女性血尿酸 >420μmol/L(7.0mg/dl)、绝经前女性 >358μmol/L(6.0mg/dl)可诊断为高尿酸血症。如伴有特征性关节炎表现、尿路结石或肾绞痛发作,应考虑痛风,关节液穿刺或痛风石活检证实为尿酸钠结晶可做出诊断。

## 第二节　预防及饮食干预原则

**（一）对高危人群的识别及预防干预**

1. 痛风的高危因素

（1）年龄与性别:痛风多见于 40 岁以上男性,女性多于更年期后发病。

（2）遗传:研究表明,大多数原发性痛风患者有阳性家族史,双亲有高尿酸血症和痛风者,比单亲有高尿酸血症和痛风者病情重,而且前者发病年龄早。

（3）饮食:可影响血尿酸水平,进食过多高嘌呤、高蛋白、高脂肪食物可能与痛风的发作相关。蛋白质摄取过多可使核酸分解过多,脂肪摄取增加可使血酮浓度升高,抑制尿酸的排泄,此外,酒精的摄入也能诱发高尿酸血症。

（4）肥胖:流行病学调查发现,血尿酸水平与肥胖程度、体表面积及体质指数呈正相关。临床研究显示,肥胖患者体重下降后,血尿酸水平也降低。

（5）其他:药物等其他高危因素。

2. 高危人群特征　痛风多发生于肥胖、脑力劳动者,发病与饮酒、饮食过度及过敏体质有关。临床多见于 40 岁以上男性或绝经后妇女,部分有家族史。痛风患者可并发肥胖、糖尿病(多数为非胰岛素依赖型糖尿病)、高脂血症、原发性高血压和动脉粥样硬化等。

3. 一级预防　近年来,随着经济的发展和膳食结构的改变,日本和我国等亚洲地区高尿酸血症患病率有明显上升趋势,并已经成为全球性健康问题。在尚未出现临床表现的高尿酸血症早期,应及早进行干预。社区适老营养师可通过授课、开展营养健康系列讲座、专家门诊、咨询、个别辅导等方式进行饮食控制、合理营养和减轻体重等营养干预。

**（二）痛风急性期的营养治疗**

痛风急性期的营养治疗主要是落实住院膳食医嘱:(严格控制)低嘌呤膳食。营养治疗的目的是减少或减轻痛风急性发作,营养治疗原则是低嘌呤膳食,多饮水。

急性期老年患者应卧床休息,减少活动,严格限制嘌呤在 150mg 以下,以减少外源性嘌呤的摄入。依据食物中嘌呤含量,将食物分为高嘌呤食物、中等量嘌呤食物、微量嘌呤食物(表 15-1)。急性期患者可选择微量嘌呤食物,禁用高嘌呤食物。以牛奶、鸡蛋、谷类为蛋白质的主要来源,禁食肉类,蛋白质按 0.8g/(kg·d)供给;脂肪摄入不超过 50g/d;如患者心肺功能正常,应增加饮水量,每日供给液体 2 000~3 000ml,促进尿酸排出;忌饮酒,详见表 15-2。

表 15-1　食物嘌呤含量分类表

| 不同含量嘌呤分类 | 食物种类及举例 |
| --- | --- |
| 微量嘌呤食物<br>（<25mg/100g） | 乳类及乳制品、蛋类、动物血、海参、海蜇皮<br>谷类：米、麦、米粉、面条、通心粉、麦片、玉米等<br>根茎类：马铃薯、芋头等<br>蔬菜类：白菜、苋菜、芥蓝、芹菜、韭菜、韭黄、苦瓜、黄瓜、冬瓜、丝瓜、茄子、胡萝卜、萝卜、青椒、洋葱、番茄、木耳等<br>各种水果<br>油脂类：植物油和动物油 |
| 中等量嘌呤食物<br>（25~150mg/100g） | 豆类及豆制品：绿豆、红豆、豆腐、豆干、豆浆等<br>畜禽类：鸡肉、猪肉、牛肉、羊肉、鸡心、鸡肫、鸡肠、猪腰、猪肚、猪脑<br>水产品类：黑鲳鱼、草鱼、鲤鱼、秋刀鱼、鳝鱼、鳗鱼、乌贼、虾、螃蟹、鲍鱼、鱼翅、鱼丸等<br>蔬菜：菠菜、花椰菜、茼蒿菜、洋菇、鲍鱼菇、海带、笋干、金针菇、银耳等<br>干果：花生、腰果、栗子、莲子、杏仁等 |
| 高嘌呤食物<br>（150~1 000mg/100g） | 水产品类：蛤蜊、牡蛎、蚌蛤、干贝、小鱼干、凤尾鱼、沙丁鱼、白带鱼、乌鱼、海鳗、草虾、白鲳鱼、鲢鱼等<br>畜禽内脏：肝脏、肠等<br>蔬菜：豆苗、芦笋、紫菜、香菇等<br>豆类：黄豆、豆芽<br>其他：浓肉汁、浓鸡汤、鸡精、酵母粉等 |

表 15-2　痛风急性期和慢性期的营养治疗的比较

| 营养治疗 | 急性期 | 慢性期 |
| --- | --- | --- |
| 干预现场 | 医院 / 社区 | 社区 |
| 营养教育 | 卧床休息，及时药物治疗，开展住院营养教育 | 积极药物治疗，开展居家营养教育，调整生活方式和饮食习惯，避免促发因素 |
| 限制嘌呤 | 严格限制，每日摄入量 <150mg | 据病情、合并症及降尿酸药物的应用情况分别对待 |
| 食物选择 | 禁用高嘌呤食物、禁用中等量嘌呤食物、可用微量嘌呤食物 | 禁用高嘌呤食物、可适当选用中等量嘌呤食物、可用微量嘌呤食物 |
| 限制总热量 | 25~30kcal/（kg·d） | 25~30kcal/（kg·d）<br>需控制体重，但避免体重突然下降 |
| 合理供给碳水化合物 | 总能量的 60%~70% | 总能量的 60%~70% |
| 限制蛋白质 | 供给量 0.8g/（kg·d），以牛奶、鸡蛋、谷类为蛋白质的主要来源 | 供给量 0.8~1.0/（kg·d），可用少量肉食（60~90g/d，煮熟弃汤后再烹调食用） |
| 限制脂肪 | 40~50g/d | 40~50g/d |
| 增加饮水 | 2 000~3 000ml | 2 000~3 000ml |
| 供给维生素和矿物质 | 充足 | 充足 |
| 其他 | 限制果糖、辛辣调味品；注意食品烹调方法；忌饮酒 | 限制果糖、辛辣调味品；注意食品烹调方法；忌饮酒 |

　　注：当患者有其他伴发疾病及合并症时应视病情区别对待，如肾功能不全，出现氮质血症时应严格限制蛋白质，心肺功能不全时应限制饮水量。

### (三) 痛风慢性期的营养治疗

痛风慢性期的营养治疗主要是落实出院膳食医嘱:低嘌呤膳食,而非自由择食。社区适老营养师日常工作接触较多的是出院后的慢性期老年痛风患者,应重点掌握慢性期的营养治疗原则:低嘌呤饮食,保持理想体重以及多饮水;防止急性关节炎的发作。

1. 限制嘌呤的摄入　在慢性缓解期,可视病情限量选用中等量嘌呤食物,自由选用微量嘌呤食物,禁用高嘌呤食物;可根据患者病情、合并症及降尿酸药物的应用情况分别对待。

2. 限制总能量摄入量,保持理想体重　痛风患者体重最好能低于理想体重 10%~15%,能量供给为 25~30kcal/(kg·d),超重者应减重,减少能量摄入应循序渐进,热量减少过多过快易造成酮症,反而抑制尿酸的排出,诱发痛风急性发作。

3. 合理供给碳水化合物　碳水化合物有抗生酮作用,并可增加尿酸的排出量,每日摄入量可占总能量的 60%~70%。但果糖可增加尿酸的生成,应减少其摄入,如蜂蜜等。

4. 低蛋白质摄入　高蛋白摄取能加速痛风患者尿酸的合成,故蛋白质摄取应不超过 80g/d,其供给量约为 0.8~1.0g/(kg·d)。以乳类、鸡蛋、谷物为蛋白质的主要来源,少用肉、鱼、禽类,如需食用,可经煮沸弃汤后食用。痛风性肾病时,根据尿蛋白丢失和血浆蛋白水平适当补充蛋白质;但出现肾功能不全、氮质血症时,应严格限制蛋白质的摄入量。

5. 低脂肪　脂肪可减少尿酸排泄,应适量限制脂肪摄入,为 40~50g/d,并用蒸、煮、炖等少油的烹调方式。

6. 充足的维生素和矿物质　各种维生素,尤其是 B 族维生素和维生素 C 应足量供给。多供给富含矿物质的蔬菜和水果等碱性食物,利于尿酸的溶解和排出。

7. 增加饮水量　如患者心肺功能正常,应增加饮水量,每日供给液体 2 000~3 000ml,促进尿酸的排出。宜选用白开水、淡茶水为饮料,浓茶水、咖啡、可可等饮料有兴奋自主神经系统的作用,可能引起痛风发作,故应避免。

8. 其他　痛风患者应避免饮酒,一次性大量饮酒,可使血尿酸升高,诱使痛风急性发作,慢性少量饮酒亦可使血尿酸及尿尿酸增加。注意食物合理的烹调方法,如将肉食煮熟弃汤后再烹调食用,避免食用胡椒、辣椒、花椒等食品调味料。高血压患者膳食中应限制钠盐。

### (四) 食谱举例

痛风急性期及慢性期患者一日食谱举例见表 15-3、表 15-4。

**表 15-3　痛风急性期患者一日食谱举例**

| 餐次 | 食物种类及重量(生重) |
|---|---|
| 早餐 | 牛奶 250ml,面包(富强粉 100g) |
| 午餐 | 鸡蛋炒黄瓜(鸡蛋 35g,黄瓜 200g),米饭(大米 100g) |
| 加餐 | 脱脂牛奶 250ml,苹果(150g) |
| 晚餐 | 西红柿鸡蛋面(鸡蛋 50g,西红柿 100g,富强粉 100g),番茄黄瓜蛋汤(番茄 100g,黄瓜 100g,鸡蛋 35g) |
| 全日用盐 | 6g |
| 全日用油 | 18g |

能量 1 600kcal;嘌呤 112.5g;蛋白质 72g(18.0%);脂肪 33.1g(18.6%);碳水化合物 253.5g(63.4%)

表 15-4　痛风缓解期患者一日食谱举例

| 餐次 | 食物种类及重量(生重) |
|------|----------------------|
| 早餐 | 牛奶 250g,面包(富强粉 100g) |
| 午餐 | 番茄鸡肉卷心菜(番茄 100g,鸡肉 50g,卷心菜 100g),花卷(富强粉 100g),粥(大米 50g) |
| 晚餐 | 鸡蛋炒芹菜(鸡蛋 50g,芹菜 100g),番茄黄瓜蛋汤(番茄 100g,黄瓜 100g,鸡蛋 35g),米饭(稻米,100g) |
| 全日用盐 | 6g |
| 全日用油 | 21g |

能量 1 803kcal;嘌呤 179.5mg;蛋白质 72.5g(16.1%);脂肪 35.0g(17.5%);碳水化合物 299.5g(66.4%)

（陈永春　柳　园　周子琪）

# 第十六章　慢性肾脏疾病

**学习目标**

1. 本章重点掌握老年慢性肾脏病的营养治疗原则。
2. 熟悉慢性肾脏病的定义、分期及前期预防。
3. 了解慢性肾脏病的危险因素。

**章前导言**

本章内容主要介绍有关慢性肾脏病的定义、分期、前期预防及营养治疗原则。通过慢性肾脏疾病特点对老年患者进行营养治疗及管理,以延缓慢性肾病进展,达到控制疾病的目的。

## 第一节　疾 病 概 述

### (一)慢性肾脏病的定义

慢性肾脏病(chronic kidney diseases,CKD)是肾小球肾炎、隐匿性肾炎、肾盂肾炎、过敏性紫癜肾炎、红斑狼疮肾盂等肾病的临床统称。慢性肾病是一个缓慢发展、相对良性的疾病,但若不及时有效诊治会导致病情恶化,发展成为慢性肾功能不全、肾衰竭,最终导致尿毒症。

慢性肾功能衰竭(chronic renal failure,CRF)是各种原发或继发的慢性肾脏疾病持续进展的共同结局。导致慢性肾衰竭的病因主要有慢性肾小球肾炎,其次还包括急性肾损伤、糖尿病肾病及痛风等。慢性肾功能衰竭是不可逆的过程,其结局一般会因肾脏不能维持其正常生理功能出现代谢产物在体内蓄积,电解质、酸碱平衡紊乱。

### (二)慢性肾脏病的分期

在美国肾脏病基金会(NKF)公布的 K/DOQI 有关 CKD 评估、分类和分层的临床实践指南中,提出了 CKD 及其分期的概念,将 CKD 分为 5 期(表 16-1)。

表 16-1　美国 K/DOQI 专家组对 CKD 分期方法的建议[21]

| 分期 | 特征 | GFR 水平[ ml/(min·1.73m²)] | 防治目标-措施 |
| --- | --- | --- | --- |
| 1 | 肾损伤伴 GFR 正常或升高 | ≥90 | CKD 诊治,缓解症状,延缓 CKD 进展 |
| 2 | 肾损伤伴 GFR 轻度降低 | 60~89 | 评估、延缓 CKD 进展,CKD 患病危险; |
| 3 | GFR 中度降低 | 30~59 | 延缓 CKD 进展,评估,治疗并发症 |
| 4 | GFR 重度降低 | 15~29 | 综合治疗,透析前准备 |
| 5 | ESRD(终末期肾病) | <15 | 如出现尿毒症,需及时替代治疗 |

注:GFR 为肾小球滤过率;CKD 为慢性肾脏疾病。

# 第二节　预防及饮食干预原则

## (一)慢性肾脏病进展的危险因素

慢性肾衰竭通常进展缓慢,但在某些诱因下短期内可急剧加重,因此,临床上一方面需要积极控制渐进性发展的危险因素,延缓病情进展;另一方面需注意短期内是否存在急性加重的诱因,以消除可逆性诱因,争取肾功能有一定程度的好转。

慢性肾脏病渐进性发展的危险因素包括高血糖、高血压、尿蛋白(包括微量白蛋白尿)、低蛋白血症、吸烟等。此外,贫血、高脂血症、高同型半胱氨酸血症、营养不良、尿毒症毒素(如甲基胍、甲状腺旁激素、酚类)蓄积等,也会推进慢性肾衰竭病程的发展。

慢性肾脏病急性加重的危险因素主要包括:①累及肾脏的疾病(原发性或继发性肾小球肾炎、高血压、糖尿病、缺血性肾病等)复发或加重;②有效血容量不足(低血压、脱水、大出血或休克等);③肾脏局部血供急剧减少;④严重高血压未能控制;⑤肾毒性药物;⑥泌尿道梗阻;⑦其他:严重感染、高钙血症、肝衰竭、心力衰竭等。在上述因素中,因有效血容量不足或肾脏局部血供急剧减少致残余肾单位低灌注、低滤过状态,是导致肾功能急剧恶化的主要原因之一。肾毒性药物特别是氨基酸糖苷类抗生素、造影剂等的不当使用,也是导致肾功能恶化的常见原因。在慢性肾衰竭病程中出现的肾功能急剧恶化,如处理及时得当,可使病情有一定程度的逆转,但若诊治厌恶,或这种急剧恶化极为严重,则病情呈不可逆性进展。

## (二)慢性肾脏病的前期预防

加强卫生宣教,筛查高危老年人群,重视早期防治。CKD 发病率高,而早期临床表现不典型或没有症状。因此,加强各年龄层人群的卫生宣教和健康筛查对 CKD 的预防和早期治疗意义重大,具体措施:①对正常人群,宜清淡饮食、多饮水、戒烟忌酒;坚持锻炼、控制体重;定期检查尿常规、肾功能、肾脏 B 超等;②对高危人群(如高血压、高血糖、高血脂等),除积极治疗原发病及改善生活方式外,更应加强尿常规、尿微量白蛋白及肾功能等监测,以便早期发现肾损害;③对已患早期 CKD 人群,给予及时有效的治疗,重在延缓或逆转慢性肾病的进展,以期尽量保护受损肾脏。其改善生活方式的措施包括:限制钠盐摄入(一般为氯化钠5~6g/d);控制体重,BMI<23kg/m²(女性)、<25kg/m²(男性);戒烟忌酒;另外,高血压、高血糖、高血脂及蛋白尿等既是导致 CKD 进展的危险因素,也是 CKD 常见的临床表现,必须积极加以控制。

## (三)慢性肾脏病的营养治疗

社区适老营养师应对老年 CKD 患者的营养状况进行长期、细致的监测,加强老年慢性肾脏病患者健康营养饮食的宣传教育,增强其对各种食物主要营养成分的了解,使人群重视健康,避免 CKD 的发生发展。

CKD 患者营养饮食原则:采用充足能量、低脂、优质低蛋白质、低磷低盐平衡膳食。

1. 能量 慢性肾脏病患者宜摄入充足能量,增加碳水化合物的比例,根据分期的不同酌情增加纯淀粉类食物(粉丝、粉条、藕粉、小麦淀粉等)的量。纯淀粉类食物基本不提供蛋白质,但能提供人体所需要的能量供给,可避免因能量摄入不足导致的营养不良,也能降低蛋白质因糖类供应不足在体内的分解。非糖尿病肾病患者推荐 30~35kcal/(kg·d),2 型糖尿病或肥胖患者适宜减少,一般为 30kcal/(kg·d)。常见食物交换份见表 16-2。

表 16-2 简易食物交换份表

| 类别 | 每份重量 /g | 能量 /kcal | 蛋白质 /g | 脂肪 /g | 碳水化合物 /g |
|---|---|---|---|---|---|
| 谷薯类 | 25 | 90 | 2.0 | - | 20.0 |
| 蔬菜类 | 500 | 90 | 5.0 | - | 17.0 |
| 水果类 | 200 | 90 | 1.0 | - | 21.0 |
| 大豆类 | 25 | 90 | 9.0 | 4.0 | 4.0 |
| 奶类 | 160 | 90 | 5.0 | 5.0 | 6.0 |
| 蛋类 | 50 | 90 | 9.0 | 6.0 | - |
| 瘦肉类 | 50 | 90 | 9.0 | 6.0 | - |
| 油脂类 | 10 | 90 | - | 10.0 | - |
| 硬果 | 15 | 90 | 4.0 | 7.0 | 2.0 |

2. 蛋白质 高蛋白饮食是发展为慢性肾衰竭的危险因素,社区适老营养师应指导老年慢性肾脏病患者在透析前采用优质低蛋白膳食,优质蛋白质为高生物价蛋白,在体内产生的氮代谢物较非优质蛋白质少,能有效减轻肾脏排泄负担,提高蛋白质合成,优质蛋白质应占全天摄入蛋白质的 2/3,如鸡蛋、牛奶、鱼肉、瘦肉等。根据 CKD 分期不同,蛋白质的摄入量也不同(表 16-3)。患者在低蛋白饮食 0.4~0.6g/(kg·d) 的基础上,可补充适量的必需氨基酸和 / 或 α- 酮酸,以改善患者的营养状况。

表 16-3 慢性肾脏疾病蛋白质摄入控制一览表[21]

| 类别 | | 分期 | 蛋白质 /[ g·(kg·d)$^{-1}$] | 酮酸 /[ g·(kg·d)$^{-1}$] | 其他元素 |
|---|---|---|---|---|---|
| 透析前 | 非糖尿病肾病 | CKD 1,2 期 | 0.8 | / | 维生素<br>叶酸<br>磷 <800mg/d |
| | | CKD 3 期 | 0.6 | 0.12 | |
| | | CKD 4,5 期 | 0.4(如患者可耐受) | 0.2 | |
| | 糖尿病肾病 | 显性蛋白尿 | 0.8 | / | |
| | | 当肾小球滤过率开始下降 | 0.6 | 0.12 | |
| 透析后 | 维持性血液透析 | | 1.2 | 0.12 | 维生素<br>叶酸<br>铁 |
| | 维持性腹膜透析 | | 1.2-1.3 | | |

3. 脂类 老年慢性肾脏病患者宜采用低脂饮食。多项研究表明,高脂血症、肥胖都是CKD的独立危险因素,避免高油脂食物、减轻体重对CKD有保护作用。推荐全天脂肪供能小于全天总能量的30%,烹调方法以蒸、烩、煮为主,少用油煎、油炸。

4. 电解质

(1) 低钠:减少食盐用量,可选择水煮、蒸、炖等方式烹调。每日的食盐摄入量不超过5g。若合并高血压、糖尿病等疾病,全天食盐摄入量不超过4g。

(2) 低钾:当GFR降至20~25ml/(min·1.73m$^2$)或更低时,肾脏排钾能力下降,易出现高钾血症,应积极预防,适当限制钾摄入。当GFR<10ml/(min·1.73m$^2$),或血清钾水平>5.5mmol/L时,则应更严格限制钾摄入,可通过减少水果的摄入量、蔬菜焯水等方法去除饮食中的部分钾。在限制钾摄入的同时,还应注意及时纠正酸中毒,并适当应用利尿剂,增加尿钾排出。

(3) 钙、磷平衡:慢性肾脏病患者后期常伴有高磷血症,建议磷摄入量控制在800~1 200mg/d,若病情严重则应控制在600mg/d以下或8~12mg/标准体重(kg)。出现高磷血症时所食用的食物应采取水煮去汤的烹饪方式。必要时及时就医,给予磷结合剂、纠正低钙、口服1,25-(OH)$_2$D$_3$等。

5. 维生素 注意补充水溶性维生素,如B族维生素、维生素C、叶酸。脂溶性维生素不缺乏时可不进行额外补充。

6. 水 对伴有少尿、水肿、高血压等的CKD患者,应严格限制水的摄入。一般24小时进水量(包括输液、进食等)=前一日尿量+500ml+显性失水量(如呕吐、腹泻、引流等)。

**(四) 食谱示例**(表16-4)

**表16-4 尿毒症患者一日食谱举例**

| 餐次 | 食物种类及重量(生重) |
| --- | --- |
| 早餐 | 麦淀粉馒头(淀粉50g),牛奶冲藕粉(藕粉50g,牛奶250ml),糖拌番茄(番茄200g,糖10g) |
| 午餐 | 米饭(稻米25g),黄瓜肉丁(黄瓜150g,猪瘦肉50g),凉拌三丝(白萝卜50g,胡萝卜50g,粉丝100g) |
| 晚餐 | 米饭(稻米25g),牛肉炒粉条(牛肉50g,粉条100g,水芹菜100g),清炒白菜(大白菜150g) |
| 加餐 | 苹果(250g) |
| 全日用油 | 30g |
| 全日用盐 | 5g |

能量2 034.7kcal;总蛋白40.5g(8.0%);优质蛋白质27.8g(68.6%);非优质蛋白12.7g(31.4%);脂肪44.8g(19.8%);碳水化合物363.4g(72.2%)

注:三餐热能比为早餐27.5%,午餐34.9%,晚餐32.5%,加餐5.1%

(姚 颖 翁 敏 柳 园 周子琪)

# 第十七章 骨 质 疏 松

⊙ **学习目标**

1. 掌握骨质疏松的诊断方法。
2. 掌握膳食防治骨质疏松的方法。
3. 熟悉骨质疏松的危险因素。
4. 了解不同的运动方式对骨骼的作用效果。

⊟ **章前导言**

　　本章主要介绍了骨质疏松症的定义及分类,诊断方法,危险因素以及需要进行重点筛查的高危人群。介绍了骨质疏松的营养治疗方法,通过合理的饮食和运动,预防骨质疏松的发生,并降低已经存在骨质疏松的人群的骨折的风险。

## 第一节 疾 病 概 述

**（一）骨质疏松的定义**

　　骨质疏松症是以骨量减少、骨质量受损及骨强度降低,导致骨脆性增加、易发生骨折为特征的全身性骨病。骨强度主要由骨密度和骨质量来体现。骨质疏松使骨的结构和功能发生变化,主要表现为:

1. 疼痛　腰背酸痛或周身酸痛。
2. 脊柱变形　严重者身高缩短和驼背。
3. 骨质疏松性骨折（脆性骨折）　胸、腰椎、髋部、桡、尺骨远端和肱骨近端为常见部位。

　　脆性骨折是指在日常活动状态下,或者轻微创伤（从站立或者更低高度跌倒）即可发生的骨折。骨质疏松引起的骨折有致残率及病死率高、再发骨折风险高的特点,是骨质疏松引发的最严重的并发症。有研究数据表明,8.4%~36.0%的髋部骨折患者在骨折后1年内死亡,发生一次髋部骨折后再发髋部骨折的风险将增加2.5倍,发生一次椎体骨折后再发椎体骨折的风险将增至5倍,其他部位骨折风险增至2~3倍。随着世界人口的老龄化,骨质疏松症的发病率也逐年上升,现已成为世界普遍关注的公共卫生问题。

**（二）骨质疏松的分类**

　　骨质疏松症可分为原发性和继发性骨质疏松症,主要由生物学因素、力学因素及一般性因素三方面所致。原发性骨质疏松占到所有骨质疏松的70%~85%,可再分为停经后骨质疏松症和老年性骨质疏松症两类。

　　停经后骨质疏松症又称为第一型骨质疏松症,常见于停经后妇女,在停经后15~20年发生。由于女性停经后体内雌激素急剧减少,破骨细胞活性增强而吸收骨小梁,令骨小梁变细、断裂、数目减少、不连续,减弱骨强度;停经后骨量流失快速,其副甲状腺功能降低,常见尿钙排出增高的现象。停经后骨质疏松症经常会发生骨小梁含量较多部位的骨折,包括脊椎压迫性骨折、腕部及髋部股骨转子间骨折等。

老年性骨质疏松症又称为第二型骨质疏松症,常见于 70 岁以上女性或 80 岁以上男性,女性约为男性的 2 倍。年老时,造骨细胞功能衰退,钙和维生素 D 摄取量不足,肠道吸收功能变差,导致骨合成减少,骨皮质和骨小梁同时受到侵犯,导致骨皮质疏松多孔,骨小梁减少时,骨强度明显降低;其副甲状腺功能增强,但尿钙正常,老年性骨质疏松症常引起多发性脊椎楔形骨折、肱骨、胫骨、髋部的股骨颈骨折。

继发性骨质疏松症大多有特殊的原因,由于其他的疾病引起骨流失导致,比如服用类固醇、副甲状腺机能亢进、甲状腺疾病、性腺机能低下、类风湿性关节炎、肾脏疾病、肝脏疾病、糖尿病、吸烟、喝酒、器官移植、骨折、肠道吸收不良等情况。其中类固醇是引起继发性骨质疏松最常见的原因,易引起脊椎、肋骨和髋部骨折。

**（三）骨质疏松的诊断**

骨质疏松症的诊断一般以骨量减少、骨密度下降以及（或者）发生脆性骨折等为依据,发生脆性骨折即可诊断为骨质疏松。骨密度检查结果对于人群的早期诊断比较重要。骨密度测量技术主要是利用 X 线通过不同介质衰减的原理,对人体骨矿含量、骨密度进行无创性测量方法。目前常用的骨密度测量技术主要包括双能 X 线骨密度测量（DXA）、四肢 DXA（pDXA）和定量 CT（QCT）等。跟骨超声及其他四肢骨骨密度测量适用于体检筛查。

1. 双能 X 线骨密度测量（DXA）　DXA 检查采用 T 值进行诊断,其测量的 T 值是将受试者的骨密度值与一个正常参考人群的平均峰值骨密度和标准差进行比较。世界卫生组织（WHO）发布的骨质疏松症的诊断标准为:绝经后女性和 50 岁以上男性使用 DXA 测得的股骨颈骨密度,参照白种人年轻女性峰值骨量减少 2.5 标准差（-2.5SD）及以上,作为骨质疏松症的诊断标准。由于黄种人峰值骨量低于白种人等原因,国内也推荐使用低于峰值骨量 2 标准差（-2.0SD）,或者骨量下降 25% 作为诊断标准。

2. 定量 CT 骨密度测量（quantatitive computed tomography,QCT）　是在临床 CT 基础上加 QCT 专用体模和分析软件对人体的骨密度进行测量的方法。QCT 测量的骨密度是真正的体积骨密度（vBMD,单位 mg/cm$^3$）,其测量结果不受测量感兴趣区周围组织影响。pQCT 是一种专门用于四肢（桡骨或胫骨远端）的 QCT 骨密度测量方法,只能做前臂和小腿的 QCT 骨密度测量,其优点是辐射剂量比常规 CT 小。国际临床骨密度学会（ISCD）和美国放射学院（ACR）分别于 2007 年 2013 年建议腰椎 QCT 骨质疏松诊断标准如下:

骨密度绝对值≥120mg/cm$^3$ 为正常,骨密度绝对值介于 80~120mg/cm$^3$ 为骨量减少,骨密度绝对值≤80mg/cm$^3$。经过国内数据验证,该标准适用于中国人群。

**（四）骨质疏松的评估和筛查**

1. 骨质疏松风险评估　由于很多骨质疏松在引发骨折前几乎没有任何疼痛和其他症状,骨质疏松被称为"沉默的杀手",因此,对个体进行骨质疏松风险评估,有利于为尽早采取合适的防治措施提供帮助。以下为两种灵敏度较高又操作方便的简易评估方法作为初筛工具:

（1）骨质疏松症风险一分钟测试题:由国际骨质疏松症基金会（IOF）制定,只要其中 1 题回答结果为"是",即为阳性,需引起重视:①是否曾经因为轻微的碰撞或者跌倒,就会伤到自己的骨骼;②父母是否曾有轻微碰撞或跌倒就发生髋部骨折的情况;③是否经常连续 3 个月以上服用"可的松、泼尼松"等激素类药品;④身高是否比年轻时降低超过 3cm;⑤是否经常大量饮酒;⑥每天吸烟是否超过 20 支;⑦是否经常患腹泻（由于消化道疾病或者肠炎而引起）;⑧（女士）是否在 45 岁之前绝经;⑨（女士）是否曾有连续 12 个月以上没有月经（除怀孕期间);⑩(男士)是否患有阳萎或缺乏性欲症状。

（2）亚洲人骨质疏松自我筛查工具（OSTA）:此工具基于亚洲 8 个国家和地区绝经后妇女的研究,收集多项骨质疏松危险因素并进行骨密度测定,从中筛选出 11 个与骨密度具有显著相关的风险因素,再经多变量回归模型分析,得出能最好体现诊断灵敏度和特异度的两项简易筛查指标,即年龄和体重。OSTA 指数计算方法为（体重－年龄）×0.2,结果评定见表17-1。也可通过图 17-1 根据年龄和体重进行快速评估。

表 17-1　风险级别与 OSTA 指数的关系

| 风险级别 | OSTA 指数 |
| --- | --- |
| 低 | >-1 |
| 中 | -1~-4 |
| 高 | <-4 |

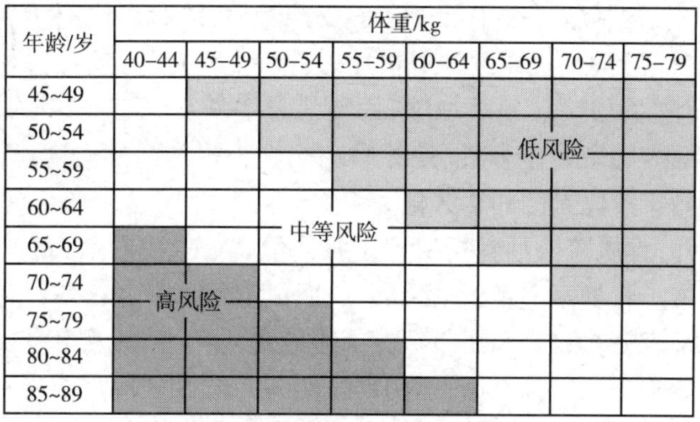

图 17-1　骨质疏松症自我评估表

2. 骨质疏松症骨折风险的预测　骨质疏松最终的问题在于骨折,所以预防骨质疏松性骨折尤为重要,骨强度由骨量、骨品质及结构所决定,但骨密度无法完全代表骨品质和骨结构,不宜作为治疗的唯一指标值,故 2008 年起,国际骨质疏松基金会（IOF）提供了十年骨折风险（fracture risk assessment tool,FRAX）工具,用于有效预测未来十年骨折风险程度,FRAX的使用可以提升对于骨质疏松症更为明确的评估。当十年骨折风险在全身骨折概率高达20% 以上,或髋骨骨折几率达 3% 以上时即可认定为骨质疏松性骨折高危患者。

3. 骨质疏松症的筛查　临床上,审慎筛选高风险族群,给予适当的教育、预防和治疗措施,是当前骨质疏松症的防治重点。筛查时可以将 OSTA 和 FRAX 两项工具结合使用。应进行筛查的高风险人群包括:① 65 岁以上女性、70 岁以上男性;② 65 岁以下,有一个或多个骨质疏松危险因素的绝经后女性;③ 70 岁以下,有一个或多个骨质疏松危险因素的老年男性;④有脆性骨折史的男、女成年人;⑤各种原因性激素水平低下的男、女成年人;⑥ X 线摄片已有骨质疏松改变者;⑦接受骨质疏松治疗进行疗效监测者;⑧有影响骨矿代谢的疾病和药物应用;⑨围绝经期妇女。

其中影响骨代谢的疾病包括:甲亢、慢性肺病、肿瘤、炎症性肠病、慢性肝肾疾病、甲状旁腺机能亢进、维生素 D 缺乏、库欣病、多发性硬化症、类风湿性关节炎等。影响骨代谢的药物包括:糖皮质激素、肿瘤治疗（放疗、化疗）、抗癫痫药、免疫抑制剂、甲状腺药物等。

## 第二节 预防及饮食干预原则

**（一）骨质疏松的危险因素**

骨质疏松的发生与很多因素相关，可以将这些因素分为可控因素或不可控因素。

1. 不可控因素

（1）年龄：人的一生不断地进行骨的新陈代谢。儿童、青少年时期，骨形成大于骨吸收；20 岁时，形成骨量的 90%；25~39 岁为一生中骨量最高时期，称骨峰值；女性 45 岁以后、男性 60 岁以后，由于造骨细胞功能衰退，钙和维生素摄取量不足，肠道吸收功能变差，导致骨合成减少等因素，逐渐骨吸收超过骨形成，骨量流失。年龄作为骨质疏松症的危险因素已被广泛认可，Neelam 的研究更表明，增龄为骨质疏松症的独立危险因素。

（2）女性绝经：骨质疏松症在绝经后妇女中非常多见，而卵巢早衰的女性往往骨质疏松会提前出现，说明雌激素减少是一个重要的发病因素。研究发现，骨骼上有雌激素受体，雌激素可促进肠钙吸收，抑制破骨细胞活性。妇女绝经后，雌激素快速减少，使破骨细胞活性增强，骨吸收增加，骨转换加快，导致骨量快速丢失。女性在绝经后的第一年骨流失就已经开始，绝经 5 年内骨量丢失突然显著加速，每年骨量丢失 2%~5% 是很常见的，在绝经后的 5~10 年，雌激素水平降低最为显著，也是骨质疏松性骨折的高发时期。绝经后女性的骨质疏松的发生率约为同年龄段男性的 2~3 倍。

（3）遗传和人种：骨质疏松性骨折决定于骨峰值（人一生中最高的骨密度值）和骨量丢失速率两个主要因素。骨峰值决定于遗传因素和环境因素，前者占 70%~75%，后者占 25%~30%。有髋部骨折家族史的妇女和无髋部骨折家族史者相比，其发生骨折的危险性增加 3.7 倍。母系有骨折家族史，尤其是髋部骨折史是发生骨折的独立危险因素。从人种上来说，骨质疏松症患病率及骨折发生率以白种人最多，黄种人次之，黑种人最少。

2. 可控因素

（1）体重和体重指数：重力和肌肉收缩可影响骨细胞的功能和代谢，低体重者（BMI ≤ 18.5kg/m²），呈现低骨密度。

（2）性激素缺乏：雌激素和雄激素对骨量峰值的获得、促进骨骼的生长及成年后骨量的丢失都十分重要。雌激素能够抑制破骨细胞活性，减慢骨吸收，促进成骨细胞活性及骨质形成，并具有拮抗甲状腺激素和皮质醇的作用。雄激素水平的降低是老年男性骨质疏松症的一个重要危险因素。妇女的低雌激素闭经、垂体催乳素瘤、男性性腺功能减退均可出现骨量丢失，甚至发生骨质疏松。

（3）抽烟喝酒：大量研究表明，长期吸烟是骨质疏松症的危险因素，长期吸烟者骨量丢失速度超过不吸烟者的 2 倍。酗酒或过多饮酒可明显降低成骨细胞的活性，减少成骨细胞增殖，使骨形成减少。过多饮酒指平均每天饮酒 ≥3 个酒精单位，3 个酒精单位相当于白酒 30ml、开胃酒 60ml、葡萄酒 120ml 和啤酒 285ml。酗酒者骨折的发生率是年龄及性别相匹配的不酗酒者的 4 倍。

（4）缺乏锻炼：力学变化决定了骨的形态和构筑。局部重力和肌肉收缩可影响骨细胞功能，而适量负重运动，可增加骨峰值和减少骨量丢失。而体力活动缺少者，由于机械刺激少，导致肌肉强度减弱和骨量减少。绝对卧床会使尿钙排量增多达 3 倍左右，卧床 2 周者即有明显的骨量减少。

（5）钙和维生素 D 摄入不足：钙是骨骼的重要组成部分，体内 99% 的钙存在于骨骼和牙齿。钙与骨健康密切相关，足够的钙摄入是维持骨量的基础。维生素 D 是在钙的吸收过程中必不可少的元素，因此，在补充钙剂的同时，还应补充维生素 D。调查显示，目前我国普遍存在钙和维生素 D 摄入不足的情况。

（6）影响骨代谢的药物：很多药物都能对骨骼代谢产生影响，包括糖皮质激素肿瘤治疗药（放疗、化疗）、抗癫痫药、免疫抑制剂、甲状腺药物等，其中，最为突出的就是糖皮质激素。研究显示，使用糖皮质激素 6 个月以上的患者中，约 50% 会罹患不同程度的骨质疏松症。糖皮质激素可以直接作用于破骨细胞、成骨细胞以及骨细胞，减少成骨细胞的生成、加速成骨细胞和骨细胞的凋亡，并延长破骨细胞的寿命，从而使骨吸收大于骨形成，引起骨质疏松。

**（二）骨质疏松症的前期预防**

青少年时期处于生长发育的高峰期，成年人 90% 以上的骨量是在青春期结束前积累的，一般在 30 岁左右达到骨峰值，也就是一生中骨骼强度最大的时期，过了这个时期以后，骨质逐渐降低。因此，青少年时期的骨密度水平对成年后骨峰值及骨质疏松发病率有着重要影响，所以，预防骨质疏松要从小抓起，通过在儿童少年时期的良好的饮食和锻炼，获取更高的骨峰值，是预防骨质疏松最好的方法。

骨质疏松具体的预防措施包括：①保持足量钙摄入，如果需要，利用钙添加剂达到最低摄入要求；②保持足量维生素 D 摄入，如果需要，添加维生素 D 使血清 25- 羟基维生素 D[ 25-（OH）D ]水平保持在 30~60ng/ml；③限制酒精摄入，每日饮酒量应当控制在白酒 30ml、开胃酒 60ml、葡萄酒 120ml 或啤酒 285ml；④限制咖啡摄入；⑤避免吸烟；⑥保持活动性生活方式；⑦进行必要的筛查。

**（三）骨质疏松的营养治疗**

1. 饮食治疗

（1）钙：钙是人体含量最多的常量营养素，参与骨骼和牙齿的构成，在机体的生长发育过程中，自始至终支撑着整个机体结构。在骨骼成熟之前，需要钙在骨基质沉积，不断增强骨骼的刚度和强度。儿童、青春期生长发育、孕妇、乳母、绝经前后、老年等特殊人群都应注重钙的摄入量。根据中国居民膳食营养素参考摄入量，推荐每日钙的摄入量：儿童青少年 600~1 200mg，成人（18 岁以上）800mg，50 岁以上为 1 000mg，孕中晚期及乳母 1 200mg。然而，我国居民标准每日的钙摄入量为 389mg，仅为膳食参考摄入量的一半，这可能是我国骨质疏松症发病率高的一个重要因素。每 100g 牛奶约含钙 104mg，奶类不仅钙含量高，而且钙、磷比例比较合适，还有维生素 D、乳糖、氨基酸等促进钙吸收的因子，吸收利用率高，是膳食优质钙的重要来源。我国居民中乳糖不耐受的比例较高，乳糖不耐受者可首选低乳糖奶及发酵奶制品，如酸奶、奶酪等。虾米和虾皮、芝麻酱、豆类、海藻类、绿色蔬菜也是钙的良好来源，常见食物含钙量见表 17-2。

当由于某些原因，膳食无法满足钙的充足摄入时，可补充钙强化食品和钙补充剂。除非每日饮食摄入足够的钙，否则绝经后女性每日至少补充 500mg 钙。但有研究显示补充更多的钙无利，可能会升高心肌梗死的发生率，所以，提倡合理补钙，而非越多越好。

表 17-2 日常食物中钙的含量

单位:mg/100g

| 食物名称 | 钙 | 食物名称 | 钙 |
|---|---|---|---|
| 芝麻酱 | 1 170 | 荠菜 | 294 |
| 虾皮 | 991 | 海参(鲜) | 285 |
| 黑芝麻 | 780 | 紫菜 | 264 |
| 虾米(海米) | 555 | 大豆 | 191 |
| 海带(干) | 384 | 苋菜(紫) | 178 |
| 河蚌 | 306 | 鸡蛋黄 | 112 |
| 泥鳅 | 299 | 牛奶(鲜) | 104 |

注:牛奶中维生素 D 含量为 mg/100ml。

(2)维生素 D:维生素 D 是钙吸收的主要调节因素,在体内需经过肝脏、肾脏两次羟化后生成有生物活性的 1,25- 二羟维生素 $D_3$($1,25-(OH)_2D_3$)才能发挥活性,它能促进肠道及肾脏钙的吸收,维持骨骼与牙齿的正常生长与无机化过程、促进肾小管对钙磷的重吸收,与甲状旁腺激素共同维持体内钙的平衡,保持正常骨量。钙和维生素 D 同时补充,能长期保持骨密度值并可能减少骨折次数。对 36 000 多名年龄在 50~79 岁的女性持续 7 年的研究发现,每日接受 1 000mg 碳酸钙和 400U 维生素 D 与每日接受同等剂量安慰剂的女性相比,前者可增加髋骨的骨密度值。

人体维生素 D 的来源有内源性和外源性两种途径,而且以内源性途径为主:

1)内源性:皮肤中的 7- 脱氢胆固醇经日光照射后可转化为维生素 $D_3$;

2)外源性:在海鱼中维生素 $D_3$ 的含量最为丰富,而其他食物中维生素 D 的含量均不多。

据统计,超过 50% 的 65 岁以上人群存在维生素 D 缺乏,维生素 D 缺乏是导致骨质疏松的原因之一。中国营养学会提出维生素 D 的推荐摄入量为:65 岁以下 10ug/d(400IU),65 岁及以上为 15ug/d(600IU)。老年人容易出现维生素 D 缺乏,主要有以下三点原因:内源性维生素 $D_3$ 减少,老年人皮肤中 7- 脱氢胆固醇含量显著减少以及光照不足,导致内源性维生素 D 合成量减少;外源性维生素 D 减少,老年人本身进食量减少,消化系统功能减退等原因导致外源性维生素 D 亦下降;维生素 D 代谢能力下降,肝肾功能的衰退及酶活性的降低,使老年人血液中的 $1,25-(OH)_2D_3$ 浓度较年轻人明显降低。

除老年人以外,很少或没有日光照射条件下的人群,也应该考虑维生素 D 的缺乏。维生素 D 缺乏的人群,除增加户外活动与日光照射,及食用富含维生素 D 的食品,如鱼肝油、动物肝脏、蛋黄等外,还应适量补充维生素 D 保健食品或强化食品。表 17-3 为日常食物中维生素 D 的含量。

表 17-3 日常食物中维生素 D 的含量

单位:IU/100g

| 食物名称 | 维生素 D | 食物名称 | 维生素 D |
|---|---|---|---|
| 鱼肝油 | 8 000~30 000 | 鲮鱼 | 1 100 |
| 沙丁鱼(罐头) | 1 150~1 570 | 鲑鱼 | 154~550 |

| 食物名称 | 维生素 D | 食物名称 | 维生素 D |
|---|---|---|---|
| 蛋黄 | 150~400 | 大比目鱼 | 44 |
| 小虾 | 50 | 奶油 | 50 |
| 鸡肝 | 50~67 | 黄油 | 35 |
| 鸡蛋 | 50~60 | 牛肝 | 9~42 |
| 猪肝 | 44~45 | 牛奶 | 0.3~0.4 |

注:牛奶中维生素 D 含量为 IU/100ml。

(3)磷:机体内总磷的 85% 存在于骨骼和牙齿中,与钙同为骨和牙的重要无机成分。体内钙、磷代谢非常复杂,两者之间互相制衡,并维持一定的数量关系。骨的钙磷比几乎是恒定的,正常人 100ml 血清中,钙、磷浓度以毫克数表示时,其乘积为 35~40,即[Ca]×[P]= 35~40,有利于骨盐沉积(低于 30 通常反映骨矿化不足)。长期低磷血症可刺激破骨细胞,促进骨的吸收,并降低成骨细胞合成胶原的速度,骨矿化速度受限制而影响骨量。但日常膳食中,缺磷比较少见,普遍存在的是高磷低钙的问题。在食品加工过程中,使用磷酸盐添加剂,也会增加磷的摄入量。动物实验发现,供给大量的磷可致实验性骨质疏松症,所以,应保证每天从食物中摄入适量的磷,忌食含有高磷酸盐添加剂的食物。

(4)蛋白质:蛋白质是构成骨骼有机基质的原料,有些氨基酸和肽类化合物有利于钙的吸收,长期蛋白质缺乏造成血浆蛋白降低、骨基质蛋白合成不足、新骨形成落后,同时,有钙缺乏,骨质疏松即会快速出现。但后来发现,增加蛋白质摄入可引起高尿钙反应。研究表明,蛋白质摄入每增加 50g,钙的排出量则增加 60mg。此外,膳食蛋白质摄入对肠道的钙吸收也产生影响。过高的蛋白质摄入在增加尿钙排出的同时降低了肠道钙的吸收,从而提高了机体对钙的需要。

(5)钠:钠与钙在肾小管有共同的转运通道,尿钠排出量增加会使尿钙排出量增加。据观察,每排出 300mg 钠,同时要排出 20~30mg 钙。限钠饮食可减少骨吸收,使绝经后妇女骨盐含量增加,有利于骨质疏松的防治。故建议,特别是绝经后女性和老年人,尽量采用低盐饮食。如嗜咸食、口味偏重、摄取钠盐过量,可引起尿钙排出增多,应适当提高钙的供给量,摄入充裕钙质,以满足增加骨量的需要。

(6)其他重要的营养素:补钙的同时,补充微量元素锌和铜比单纯补钙效果好。铜可影响单胺氧化酶、细胞色素氧化酶和抗坏血酸氧化酶的活性,铜缺乏时,可通过影响上述酶活性,使骨矿化异常,导致骨质疏松。含锌高的食物有红肉食物、动物内脏、海产品(牡蛎、海鱼等)、蛋类、豆类、面筋及某些坚果,如核桃、花生等。含铜高的食物包括虾蟹贝类、动物内脏、蘑菇、坚果等,另外,氟、锰、硅等微量元素以及维生素 A、维生素 C 等维生素也与骨的正常代谢有关。骨的代谢是一个非常复杂的过程,某种元素过多或缺乏都会对骨的健康产生不良的影响,因此,必须科学的选择和搭配食物,使膳食中的各种营养素尽量保持平衡、适量。

2. 运动防治 体外研究已证实,多种骨细胞,如成骨细胞、骨髓干细胞,均可以对内环境中各种机械力的刺激作用进行应答,从而产生各种生物学效应。运动可以刺激成骨细胞胶原蛋白形成,增加骨基质,适宜的机械应力能够促进骨形成,提高骨密度,从而预防骨质疏松。相反,没有机械应力的刺激,机体骨量会逐渐流失。有研究报道,长期卧床及航空飞行会引起人体骨密度的降低。适宜的运动不仅能够产生机械刺激促进骨形成,还能调节机体内分泌系统,提高机体雌激素的水平,进而起到预防及治疗骨质疏松的作用。

虽然不同的运动均具有一定的成骨效应,但运动方式不同,作用部位及锻炼效果也不相同。在制定骨质疏松运动处方时,应考虑个体差异及目标部位。

(1)有氧运动:有氧运动适用于各类人群,一般来说,运动强度适中,运动项目丰富,难度低,执行率高,不易受伤。进行有氧运动能够提高机体腰椎、股骨颈以及跟骨等部位的骨密度,能够起到防止或延缓骨质流失的作用。可推荐骨质疏松患者选择步行、快走、自行车、广场舞等有氧运动方式。

(2)渐进抗阻训练:渐进性抗阻训练适合于正常人群和轻度骨质疏松人群,能够提高股骨颈、腰椎、大转子等部位的骨密度,能有效地预防骨质疏松。但是,渐进性阻抗训练往往需器械,易出现肌肉损伤,执行率低,难度较大,但其对骨质疏松的防治效果较强。建议在专业人士指导下进行,推荐项目为核心肌群训练和局部抗阻训练。

(3)冲击性运动:冲击性运动是指在运动过程中受力瞬间受力点对机体产生冲击性反作用力的运动,如跳跃后落地瞬间地面的反作用力或球拍击球瞬间击球点的反作用力等。这些反作用力的冲击能刺激骨骼,从而促进骨形成,防止骨质流失。冲击性运动也适合于正常人群和轻度骨质疏松人群。冲击性运动能够提高绝经前期、绝经后女性髋部、股骨、胫骨、股骨颈、大转子等部位的骨密度,防止骨质流失,从而达到预防及治疗骨质疏松的效果。一项 255 名绝经前女性为期 4~12 个月的简单跳跃运动试验数据显示,跳跃可以改善股骨颈、股骨大转子和腰椎的骨密度值。

(4)负重运动:负重运动形式较多,可以是抗阻训练(如负重蹲起、挺举等)或是在有氧运动及冲击性运动的基础上进行额外负重,以增加运动的强度,对机体骨骼形成更大的刺激。国外有研究报道,绝经后女性每周 3 次的负重或者哑铃训练并适当补钙,一年后股骨颈、转子间及脊柱的骨密度均有所提高,而单纯的雌激素治疗组则无明显变化。在骨质疏松的预防与治疗上,负重运动运动强度相对较大,易出现急性运动损伤或积累性的运动损伤,因此,更适用于预防,适宜具备一定运动基础的锻炼者。

由于老年人的心肺功能和肌力衰退,平衡能力和协调能力较差,故运动时不宜从事速度较快或强度过大的运动,以防跌倒和骨折,若合并其他疾病更应该谨慎。可建议适当的快步行走、打太极拳及做体操等运动。

**(四)食谱举例**(表 17-4)

表 17-4　65 岁以上人群预防骨质疏松一日食谱举例

| 餐次 | 食物种类及重量(生重) |
| --- | --- |
| 早餐 | 低脂牛奶 250ml,煮鸡蛋(鸡蛋 60g),黄瓜蘸芝麻酱(黄瓜 50g,芝麻酱 10g),馒头一个(面粉 100g) |
| 午餐 | 米饭(稻米 100g),虾皮香菇汤(虾皮 10g,香菇 50g),番茄花菜炒肉片(花菜 200g,番茄 200g,瘦猪肉 50g,菜籽油 10g) |
| 加餐 | 橘子(150g) |
| 晚餐 | 米饭(稻米 50g),莴笋烧豆腐(莴笋 200g,豆腐 100g,油 10g),白灼虾(虾 50g) |
| 加餐 | 脱脂牛奶 250ml |

| 餐次 | 食物种类及重量（生重） |
| --- | --- |
| 全日用盐　　4g | |

能量 1 648kcal；总蛋白 79.6g（19%）；脂肪 44.2g（24%）；碳水化合物 232.9g（57%）；钙 1 089mg；维生素 D 620IU（包括另外摄入 400IU 维生素 D 补充剂）

注：三餐热能比为早餐 28%，午餐 37%，晚餐 25%，加餐 10%。

（胡怀东　殷　杰）

# 第十八章　慢性胃炎、消化性溃疡

### 学习目标

1. 本章重点掌握慢性胃炎及消化性溃疡的营养治疗原则。
2. 熟悉慢性胃炎及消化性溃疡的定义、临床表现及前期预防。
3. 了解慢性胃炎及消化性溃疡的危险因素。

### 章前导言

本章内容主要介绍慢性胃炎及消化性溃疡的基本概念、分类、诊疗手段，以及营养相关的危险因素和防治方法。通过慢性胃炎及消化性溃疡的疾病特点对患者进行营养治疗及管理，合理选择食物，培养良好的进餐习惯，以达到防治慢性胃炎及消化性溃疡的目的。

## 第一节　疾 病 概 述

### （一）慢性胃炎

胃炎（gastritis）是指不同病因引起的急慢性胃黏膜炎症。按临床发病的缓急和病程长短，一般将胃炎分为急性胃炎和慢性胃炎。根据内镜慢性胃炎，可分为非萎缩性（浅表性）胃炎及萎缩性胃炎两类。根据病变分布，可分为胃窦炎、胃体炎、全胃炎胃窦为主或全胃炎胃体为主。从胃炎存在不同的分类法可看出，上述"胃病"是指仅有轻微炎症浸润或非炎症性的胃黏膜损伤，即可成上皮性（指反应性胃病），也可成血管性（充血性、缺血性）的损伤。但这些胃炎或胃病总体上可分为糜烂性或出血性、非糜烂性与特殊性三种。

多数慢性胃炎患者无任何症状，有症状者多数为非特异性消化不良，如上腹部不适、饱胀或疼痛，食欲减退、恶心、呕吐等；萎缩性胃炎还可导致体重减轻、贫血、腹泻、蛋白质热量营养不良等。消化不良症状有无和严重程度与慢性胃炎的内径所见和组学分级无明显相关性。慢性胃炎可以反复发作，病程较长，一般无黏膜糜烂，病例特点主要以淋巴细胞和浆细胞的黏膜浸润为主，病变常呈片状不规则分布。炎症活动时见中性多核粒细胞增多。

慢性胃炎确诊主要依赖内镜检查和胃黏膜组织活检，尤其是后者的诊断价值更大。萎缩性胃炎伴肠化或异型增生者发生胃癌的危险度增加。慢性胃炎的治疗目的是缓解症状和改善胃黏膜炎症。治疗应尽可能针对病因，遵循个体化原则。上腹饱胀、恶心或呕吐等为主要症状者可用促动力药，胃黏膜损害和／或症状明显者则用胃黏膜保护剂；而伴胆汁反流者可用促胃动力药和／或又结合胆酸作用的胃黏膜保护剂。

### （二）消化性溃疡

消化性溃疡（peptic ulcer，PU）是指胃肠道黏膜被自身消化而形成的溃疡。其发病机制是胃酸、胃蛋白酶的侵袭作用与黏膜的防御能力失去平衡，胃酸和胃蛋白酶对黏膜产生自我消化。

消化性溃疡是一种常见性疾病，约有 10% 的人在患过本病。消化性溃疡主要发生部位在胃和十二指肠。胃溃疡（gastric ulcer，GU）多发于老年，发病机制主要以黏膜屏障功能降低为主；十二指肠溃疡（duodenal ulcer，DU）多发于青壮年，在发病机制上以高胃酸分泌为主。不论是胃溃疡还是十二指肠溃疡，均好发于男性。

最主要症状为上腹痛或不适，可为钝痛、胀痛、灼痛、剧痛、饥饿样不适。典型的消化性溃疡常有下列特点：①慢性过程，病史可达数年或十余年；②周期性发作，发作与缓解相交替，发作有季节性，多在秋冬或冬春之交发病；③表现为与进餐相关的节律性上腹痛，如胃溃疡表现为餐后痛，一般于餐后 0.5~1 小时发作，持续 1~2 小时后逐渐缓解，至下次进餐后再度重复上述节律。十二指肠溃疡表现为空腹痛或饥饿痛，疼痛在两餐之间发生，至下次进餐后才得以缓解；④腹痛可被抑酸或抗酸剂缓解。部分患者无上述典型表现，仅表现为腹胀、反酸、厌食、嗳气等消化不良症状。

消化性溃疡若不及时治疗，可以引起多种并发症，包括：①出血—消化性溃疡也是上消化道出血中最常见的病因；②穿孔—当溃疡向深处发展，穿透胃、十二指肠壁，可溃破入腹腔引起弥漫性腹膜炎，或穿孔受阻于毗邻实质性脏器（如肝、胰等）引起穿透性溃疡，亦可穿入空腔脏器形成瘘管；③幽门梗阻—多由十二指肠球部溃疡或幽门管溃疡引起；④癌变—溃疡由良性转变成恶性的几率很低，极少数胃溃疡（<1%）会癌变，十二指肠球部溃疡一般不发生癌变。

## 第二节　预防及饮食干预原则

### （一）慢性胃炎

**1. 危险因素**

（1）幽门螺旋杆菌（Hp）感染是慢性活动性胃炎的主要病因。幽门螺旋杆菌感染后由慢性浅表性胃炎发展为萎缩性胃炎的患病率逐年增高。

（2）长期食用对胃黏膜有损伤的食物，如粗粮、烫食、咸食、浓茶及酗酒，进食时间无规律性，咀嚼不充分等，均能破坏胃黏膜屏障，易导致慢性胃炎。

（3）食物中含有过多硝酸盐、微量元素比例失调、吸烟、饮酒过度、缺乏新鲜蔬菜与水果及所含的必要营养素，经常食用霉变、腌制、熏烤和油炸食物，过多摄入食盐，均可增加慢性胃炎，甚至是胃癌发生的危险性。

**2. 营养预防**　避免导致急性胃炎发病的诱因，选择新鲜卫生的食物、适量饮酒、不暴饮暴食、清淡饮食、培养良好的进餐习惯等。

部分具有生物活性功能的抗氧化维生素和硒可降低慢性胃炎，甚至胃癌发生的危险性；叶酸具有预防胃癌的作用，可能与改善慢性萎缩性胃炎有关；茶多酚、大蒜素亦具有一定的预防慢性胃炎,甚至胃癌的作用。

平时注意培养良好的饮食习惯,提供适宜的能量和营养素,维持合理的营养状况,预防疾病的发生。

3. 营养治疗原则

(1)能量摄入以维持适宜体重为目标,三大产能营养素配比合理。

(2)蛋白质推荐摄入与健康人基本一致。摄入过多蛋白质具有增加胃酸分泌的作用,但对于营养不良的患者,饮食中可适量增加富含蛋白质的食物,如瘦肉、鸡、鱼等。

(3)脂肪具有刺激胆囊收缩素分泌的作用,导致胃排空延缓和胆汁反流。患者脂肪摄入应适量。

(4)碳水化合物中的单、双糖可以刺激胃酸分泌,因此少选用含单、双糖的食物。

(5)维生素和矿物质需要量可参考我国居民营养素参考摄入量(DRIs)中的 RNI 或 AI 来确定。宜摄入足量的来源于天然食物的维生素和矿物质。

(6)保证每日饮水量约 1 500~1 700ml,减少摄入含咖啡因的食物(如浓茶、咖啡等)。

(7)膳食纤维需求量与健康人群基本一致,每日 20~35g。但在慢性胃炎急性发作期应减少膳食纤维摄入量。

4. 饮食治疗 慢性胃炎营养治疗的基本目的是消除病因,停用或减用对胃黏膜有化学性和物理性刺激的食物。通过调整膳食营养成分、质地及餐次等,可减少对胃黏膜的刺激、促进胃损伤黏膜的修复,防止慢性胃炎发作。

(1)发作期:腹痛明显或持续性呕吐者,应禁食,卧床休息,由静脉输液补充水分和电解质。避免任何致病因素对胃黏膜的刺激,注意防止脱水和酸中毒。病情较轻者的膳食可采用清流或流食,持续 1~3 天。流食可选用新鲜的果汁、藕粉、米汤、蛋汤,以及肠内营养制剂,每天 5~7 餐,每餐 200~250ml,每日流食总量 1 200~1 800ml,以避免增加胃的负荷和对胃黏膜的刺激。

(2)缓解期:可选用清淡少渣半流食,并逐步过渡到软食和普食。半流食可选用米粥类、水蒸蛋、挂面、面片、馄饨等,软食主食可选用软米饭、馒头、花卷、面片、馄饨、包子、面包。伴肠炎腹泻者,不宜采用易引起胀气的产品,如蔗糖、牛奶、豆奶及相关产品。选择清淡、少油、无或极少刺激性、易消化食物。依然采用少量多餐的原则,减轻每餐后胃的负担。

(3)贫血、营养不良:蛋白质、维生素及铁等微量元素应充足。此外,应重视可能出现的维生素 $B_{12}$ 缺乏。维生素 $B_{12}$ 的吸收需要胃黏膜壁细胞分泌的内因子参与。慢性萎缩性胃炎如伴随恶性贫血时,由于内因子分泌极微,或体内产生内因子抗体,均能阻碍维生素 $B_{12}$ 吸收而导致缺乏。维生素 $B_{12}$ 的食物来源主要是肝脏、肉类、贝类、鱼、禽蛋等动物性食品。

(4)禁用或慎用下列食物或调味品:肥肉、奶油、油炸/煎食物、辣椒、洋葱、咖喱、胡椒粉、芥末、浓茶、浓咖啡。急性期禁食含膳食纤维多的蔬菜、水果,如韭菜、芹菜、葱头和未成熟的水果。忌食糯米饭、年糕、玉米饼等。避免食用生冷、酸辣、粗糙的食物。

(5)对胃酸分泌过少或缺乏的患者,可给予浓汤、肉汁刺激胃酸分泌;对胃酸分泌过多者,禁用浓肉汤等含氮浸出物高的原汁浓汤。牛乳有中和胃酸的作用,但其中蛋白质会刺激胃酸分泌,可适量饮用。

(6)禁烟禁酒:包括含酒精的饮料、碳酸饮料及刺激性饮料。

总之,患者应平衡膳食。饮食要有规律,忌过饥过饱,并养成细嚼慢咽的习惯。不食用过冷、过热、过酸、过甜、过咸的食物或刺激性调味品,以及少用烟、酒、浓茶、咖啡等,减少对胃黏膜的损伤。烹调宜采用蒸、煮、烩、焖、炖、汆等方法,使食物细软易于消化。

**(二)消化性溃疡**

1. 消化性溃疡的病因及危险因素 消化性溃疡的发生是一种或多种侵害损伤因素对黏膜破坏,超过黏膜抵御损伤和自身修复能力所引起的综合结果。主要病因及危险因素包括以下几点:

(1)幽门螺杆菌(helicobacter pylori,Hp)感染:幽门螺杆菌感染是消化性溃疡的主要原因,一般认为,其发病机制是幽门螺杆菌感染引起的胃黏膜炎症削弱了胃黏膜的屏障功能,造成胃酸对胃黏膜的侵蚀作用。根除幽门螺杆菌可加速溃疡的愈合,显著降低消化性溃疡的复发。

(2)药物:最常见的是非甾体类抗炎药(non-steroidal anti-inflammatory drugs,NSAIDs),比如阿司匹林、对乙酰氨基酚等非特异性环氧合酶(cyclooxygenase,COX)抑制剂,可使维持黏膜正常再生的前列腺素 E 不足,从而导致黏膜修复障碍,另外,长期服用其他一些药物,如糖皮质激素、氯吡格雷、化疗药物、双磷酸盐、西罗莫司等,也可发生溃疡。

(3)饮食因素:如大量饮酒、浓茶、浓咖啡等可促进胃酸分泌,刺激和侵蚀消化道粘膜。暴饮暴食或不规律进食,可破坏胃酸分泌的节律性而诱发消化性溃疡。

(4)精神因素:长期或过度精神紧张、情绪激动和忧郁等精神因素,以及过度劳累,是慢性溃疡发作或病情加重的诱因。急性应激可引起应激性溃疡。

2. 营养预防 消化性溃疡的形成和发展与胃液中的胃酸和胃蛋白酶的消化作用有关,故三餐规律进食,切忌空腹上班和空腹就寝。戒除不良生活习惯,不要暴饮暴食,减少烟、酒、浓茶、咖啡或某些药物的刺激;少吃辛辣刺激油腻烟熏烧烤腌制的食物。总之,保持健康的饮食习惯及生活作息对溃疡的愈合及预防复发有重要意义。

3. 营养治疗

(1)营养治疗的目的:通过合理的膳食调配和科学的烹调方法,减轻胃肠道负担,保护胃与十二指肠黏膜,促进溃疡面的愈合,防止或减少并发症的发生,同时,纠正贫血和蛋白质热量营养不良。

(2)营养治疗的总原则:营养全面、均衡,有足够的能量,适量的蛋白质、脂肪、碳水化合物和充足的维生素、矿物质,以保持健康的体重为主要目标。

(3)应根据疾病所处的不同阶段,给予不同的营养治疗方案:

1)合并出血的患者:在急性发作出血期应禁食水,应用肠外营养补充适量的能量和必需的营养素。在出血停止后,可逐渐给予冷液体或流食,食物可选择冷豆浆、冷酸奶、冷藕粉等,每 2~3 小时一次,每次 100~150ml。

2)严重病例:如果患者没有进食意愿,可以 1~2 天不给食物,使胃得到充分休息,可能有助于缓解疼痛,但是应保证充足的液体,液体中应包含糖和电解质,以减少脱水发生的危险。1~3 天后,逐渐增加其他流食,然后过渡到清淡、不刺激的食物。

3)病情相对平稳的患者:急性期宜少量多餐,每餐不宜过饱;病情稳定后,应尽快恢复一日三餐的饮食习惯,以避免因进餐次数过多所造成的胃酸分泌增加。

(4)食物选择及注意事项

1)宜用食物:宜用细软、易消化、刺激性弱的食物,如鸡蛋、发酵的面食、藕粉、瘦肉、鸡肉、鱼肉、冬瓜、黄瓜、甘蓝等。各种食物在加工时,应切细煮软,并注意烹调方法的选择。在急性发作期,应采用流质饮食,因传统的流食能量低,故一旦病情好转,应尽早改成半流食,并逐步过渡到软食或普食。必要时,可在营养师的指导下选择肠内营养制剂作为营养补充。

2）忌用或少用食物:应尽量避免一切机械性和化学性刺激,保护胃黏膜。

①忌用或少用具有强烈刺激胃酸分泌的食品和调味品,如高脂肪含量的食物(肉汤)、甜饮料,以及芥末、咖喱粉、浓茶、咖啡等刺激性食物;

②忌用或少用含粗纤维多的食品,如粗粮、芹菜、韭菜、豆芽等;

③忌用或少用易产酸的食品,如马铃薯、红薯等;

④忌用或少用油炸、油煎、生拌、烟熏、腌、腊等不易消化的食物,如腌肉、火腿、腊肠等;

⑤忌用或少用易产气的食品,如生萝卜、豆类、生蒜等。

3）注意事项:

①忌烟、忌酒;

②细嚼慢咽,以减少对消化道过强的机械性刺激,并能增加唾液的分泌,以中和胃酸。避免精神紧张,保持良好的进餐心态;

③食物不宜过冷或过热,任何过凉和过热的食品都将对胃黏膜造成损害;

④一些水果和果汁在口感上有酸的味道,传统观点认为会加重胃的 pH 值,应该避免食用,如橘子、菠萝、樱桃、百香果要慎食,柠檬应禁食,但对上述观点尚无确切证据支持。另外,水果和果汁中富含抗氧化物质,对于促进愈合有较好作用,可以适量食用苹果、木瓜、芒果、香蕉等。

⑤少量进食牛奶及其制品可中和胃酸,缓解疼痛,但大量食用全脂牛奶、奶酪等,可能会由于其脂肪含量较高,而增强泌酸反应。

（5）食谱举例（表 18-1）

表 18-1　消化性溃疡软食参考食谱

| 餐次 | 食物种类及重量（生重） |
| --- | --- |
| 早餐 | 小笼包(面粉 50g,瘦猪肉末 35g,甘蓝 50g);大米粥(大米 25g);拌蒸茄子 100g; |
| 午餐 | 鸡丝面(细挂面 75g,鸡肉 25g,白菜心 75g);清蒸鲈鱼(鲈鱼 100g);蒸鸡蛋羹(鸡蛋 50g) |
| 晚餐 | 二米粥(大米 35g,小米 25g);肉末炒碎菜(瘦肉末 50g,角瓜 150g) |
| 加餐 | 甜牛奶(牛奶 250g,白糖 15g) |
| 全天用油 | 20g |
| 全天用盐 | 5g |

能量 6.07MJ（1 519kcal）;蛋白质 70.5g（18.6%）;脂肪 44.0g（26.1%）;碳水化合物 210.3g（55.4%）

（柳　鹏　毛金媛　乔馨瑶）

# 第十九章　慢性阻塞性肺疾病

### 🎯 学习目标

1. 本章重点掌握老年慢性阻塞性肺疾病的营养治疗原则。

2. 熟悉慢性阻塞性肺的定义、临床表现及前期预防。

3. 了解慢性阻塞性肺疾病的危险因素。

💬 **章前导言**

本章内容主要介绍有关慢性阻塞性肺疾病的定义、前期预防及营养治疗原则。通过慢性阻塞性肺疾病特点对患者进行营养治疗及管理，以延缓慢性阻塞性肺疾病进展，达到控制疾病的目的。

## 第一节　疾 病 概 述

### （一）慢性阻塞性肺疾病的定义

慢性阻塞性肺疾病（chronic obstructive pulmonary disease，COPD）是一种常见的可预防和治疗的疾病，是以持续存在的呼吸系统症状和气流受限为特征，是由于机体过度暴露于有毒颗粒或气体所致的气道和/或肺泡异常改变的结果。COPD 主要累及肺脏，但也可引起全身（或称肺外）的不良效应。

COPD 的长期气流受限特征是由小气道疾病（如阻塞性毛细支气管炎）和肺实质破坏（肺气肿）混合导致的，这两种因素的相对促进作用因人而异。慢性炎症可引起结构改变、小气道狭窄及肺实质破坏，小气道丢失可促进气流受限和黏液纤毛功能障碍，而后者是该病的特征性表现。

### （二）慢性阻塞性肺疾病严重程度分期

COPD 病程分期：慢性阻塞性肺疾病急性加重（acute exacerbation of chronic obstructive pulmonary disease，AECOPD）指在疾病过程中，短期内咳嗽、咳痰、气短和/或喘息加重，痰量增多，呈脓性或黏液脓性，可伴发热等症状；稳定期则指患者咳嗽、咳痰、气短等症状稳定或症状较轻。

## 第二节　预防及饮食干预原则

### （一）慢性阻塞性肺疾病进展的危险因素

COPD 最常见的危险因素是吸烟，其他类型的烟草和大麻、室外、工作场所和室内空气污染、感染也是引起 COPD 的主要危险因素。此外，遗传因素、性别与年龄、氧化应激、肺生长与发育、社会经济状态、哮喘及气道高反应性等也是 COPD 的影响因素。

1. 吸烟　老年 COPD 患者中多有长期大量吸烟史。研究表明，无论是主动吸烟还是被动吸烟者，COPD 的患病率均明显增加。烟龄愈长、吸烟量愈大，患病率愈高，病情进展愈迅速，肺功能障碍愈明显。

2. 感染　反复呼吸道感染是 COPD 发生发展的重要因素之一。

3. 环境因素　大气污染（$SO_2$、$NO_2$ 等）、职业粉尘（矽、煤尘）、化学物质（化学烟雾、变应原、工业废气）和有机尘埃（棉尘等）等均会损伤呼吸道黏膜，为细菌感染增加机会。

4. 遗传因素　蛋白水解酶对肺组织有损伤、破坏作用；抗胰蛋白酶等多种蛋白酶具有抑制作用。COPD 与 $\alpha_1$- 抗胰蛋白酶的先天性缺乏导致的胰蛋白酶/抗胰蛋白酶失衡有一定关系。

5. 氧化应激　众多研究表明,COPD 患者的氧化应激增加。

### （二）慢性阻塞性肺疾病的前期预防

COPD 的预防主要在于避免发病的高危因素和急性加重的诱发因素,增强机体免疫力。戒烟是预防 COPD 的重要措施,也是最简单易行的措施,戒烟可以减缓与吸烟有关的肺功能加速下降。在疾病的任何阶段,戒烟都有益于防止 COPD 的发生和发展。控制暴露,减少颗粒物质、粉尘、气体、烟雾或有机抗原等环境暴露可延缓肺功能下降、减轻气道和肺的异常炎症反应,但延缓程度远不如戒烟。流感疫苗、肺炎链球菌疫苗、细菌溶解物、卡介菌多糖核酸等对防止 COPD 患者反复感染可能有益。体力活动也可降低 COPD 的发病率,老年人群加强体育锻炼,增强体质,提高机体免疫力,可帮助改善机体的一般状况。有研究探讨了抗感染治疗和抗氧化治疗,但这些方法似乎对 COPD 的发生影响甚微。观察发现,气道反应性增加是 COPD 的危险因素,因而有假说认为,抗感染治疗可能减缓肺功能的加速下降。此外,强调对于有 COPD 高危因素的老年人群,应定期进行肺功能监测,以尽可能早期发现 COPD 并发症并及时予以干预。

### （三）慢性阻塞性肺疾病的营养治疗

COPD 可存在心血管疾病、肺癌、骨质疏松、焦虑等多种并发症,营养不良也是其中之一。欧洲呼吸协会在《2014 年 COPD 的营养评估和治疗指南》中指出,营养状况(尤其异常的身体成分)是影响 COPD 患者结局的重要独立因素。

重度 COPD 患者最常见的死因是呼吸衰竭,肌少症和恶病质是重要的危险因素,且老年患者中常见。轻度到中度的 COPD 患者主要死因是缺血性心血管疾病,肥胖是重要的诱因。越来越多的研究表明,COPD 患者相对多的脂肪组织或绝对的肥胖会加重全身炎症。

1. 营养代谢特点

（1）能量消耗增加:老年 COPD 患者由于呼吸肌负荷增加,基础能量消耗明显增加,尤其是病情较重,气道阻塞明显及消瘦体质者,为克服气道阻力,保持适宜的通气量,呼吸肌能量消耗明显增加。表现为高代谢、高消耗、负氮平衡、体重进行性下降。老年 COPD 患者每日用于呼吸的耗能较正常人高 10 倍。

（2）营养物质摄取、消化、吸收和利用障碍:老年 COPD 患者由于心肺功能不全和进食活动受限,限制了营养成分的获取;长期反复感染、细菌或毒素、炎性介质、低氧、抑郁忧虑的情绪均可引起内分泌紊乱,使之处于严重的应激和高分解状态,能量消耗和尿氮排出量显著增加,进一步影响营养吸收。另外,老年 COPD 患者长期缺氧,高碳酸血症和心功能不全,胃肠道淤血使胃肠道正常菌群失调,影响食物的摄取、消化、吸收和利用,易引起多种营养素缺乏病。

（3）机体分解代谢增加:由于细菌毒素、炎症介质等因素使机体处于应激和高分解代谢状态,能量消耗明显增加。多种炎症介质能增加蛋白质的分解,肌肉发生萎缩,而抗感染和缓解症状的激素类药物对蛋白质的合成又有抑制作用,导致蛋白质 - 能量营养不良,免疫力低下,形成恶性循环。

2. 营养治疗的目的　老年患者机体老化会导致瘦组织群缩减,有研究者提出,机体老化会加剧 COPD 营养不良进展的假设:对 60~75 岁的老年健康群体和 COPD 患者进行流行病学调查发现,在相同年龄阶段,健康群体营养不良的发生率低于 COPD 患者。因此,仍需更多的研究来明确机体老化对 COPD 合并营养不良的具体影响。能量消耗增加、饮食摄入不足、蛋白质合成不足而分解增强,也是导致老年患者重要部位肌肉减少的主要原因。

对于急性期老年患者,营养治疗的目的是尽量维持良好的营养状态,提高机体免疫力;在急性发作后期使体力尽早得到恢复;对于缓解期患者营养治疗的目的是维持理想体重,增强呼吸肌肌力,维持有效肺通气功能,增强机体免疫力,减少急性发作频率和减轻发作程度。

社区适老营养师应对老年 COPD 患者的营养状况进行长期、细致的监测,定期进行营养风险筛查与评估,指导老年 COPD 患者对自身营养状况的了解,增强健康合理饮食意识,避免 COPD 的发生发展。

欧洲呼吸协会根据体重和人体组成成分可以清晰地定义和分类表型,并可预测结果以及对治疗的反应(表 19-1)。

表 19-1 代谢表型

| 代谢表型 | 界定 | 临床风险 |
| --- | --- | --- |
| 肥胖 | BMI 30~50 | 增加心血管风险 |
| 病态肥胖 | BMI >35 | 增加心血管风险,体能下降 |
| 肥胖症 | BMI 30~35,SMI<2 标准差以下,年轻男女对照组 | 增加心血管风险,体能下降 |
| 肌少症 | SMI<2 标准差以下,年轻男女对照组 | 增加心血管风险,体能下降 |
| 恶病质 | 6 个月内体重下降 >5% 和 FFMI<17(男性)<15(女性) | 增加心血管风险,体能下降 |
| 恶病质前期 | 6 个月内体重下降 >5% | 增加死亡风险 |

注:BMI 为身体质量指数(体重/身高$^2$),SMI 为骨骼肌指数(肌肉附属物的质量/身高$^2$),FFMI 非脂肪指数(非脂肪质量/身高$^2$)。

营养不良会导致生活质量和死亡率的增加,低体重、低去脂体重(fat free mass,FFM)和低 $FEV_1$% 被认为是影响 COPD 患者预后的重要因素。当 BMI 低于 $21.0kg/m^2$、过去 6 个月内不明原因的体重丢失≥10% 或存在 FFM 的丢失时,需要考虑营养干预。

3. 营养治疗的原则 老年 COPD 患者营养饮食原则:充足能量、充足蛋白质、适宜脂肪平衡膳食。

对于大多数老年 COPD 患者,营养治疗应从调整饮食习惯和合理安排三餐入手:①创造良好进餐环境,进食前适当休息;②少量多餐,过饱容易腹胀而影响膈肌运动,引起呼吸困难;③以软食为主,易消化,缺氧明显者进餐前和饭后需作吸氧治疗;④足够新鲜的水果和蔬菜的摄入;⑤清淡饮食,限制盐量的摄入,摄入量过多易使体内储存过多的水分,增加心脏的负担,导致下肢浮肿;⑥每天饮食量不少于 2 500ml(包括牛奶、汤汁等)。

适度的运动一直被视为营养支持治疗的关键之一,通过运动锻炼可以有效促进合成代谢,全面增加非脂肪群的比例量,有效改善营养状态。有研究表明,运动可以使 COPD 患者氧化应激压力增加,造成对细胞的破坏,不利于患者康复。因此、运动锻炼必须适度。

(1)足够的能量:老年 COPD 患者 REE 较正常人增加 15%~20%,且随着气道阻力的增加,静息能量消耗(rest energy expenditure,REE)增加越明显。既往利用下列计算公式计算患者每日所需能量,即:

每日能量 = 基础能量消耗(BEE)× 活动系数 × 应激系数 × 校正系数

活动系数:卧床 1.2,下床轻度活动 1.25,正常活动 1.3。应激系数:体温正常 1.0,38℃取 1.1,39℃取 1.2,40℃取 1.3,41℃取 1.4。校正系数:男 1.16,女 1.19。

另外,有研究发现专门用于计算 COPD 患者能量需要的预测公式,如 Moore-Angelillo 公式,可能更准确地估计 COPD 患者的能量需要。即:

$$REE(kcal/d) = 11.5 × 体重(kg) + 952(男性)$$

$$REE(kcal/d) = 14.1 × 体重(kg) + 515(女性)$$

有条件时应采用间接测热法(indirect calorimetry,IC)测定患者的 REE,并根据实际能量消耗决定每日的能量摄入量。由于 IC 法的准确性高,ESPEN、ASPEN 以及加拿大的临床营养指南都推荐 IC 法为首选的确定患者能量需要的金标准。由于肥胖可增加呼吸系统负担,损害呼吸功能,所以对于肥胖的老年 COPD 患者应限制能量摄入,控制患者的体重,按照测定 REE 供给能量即可。

(2)充足的蛋白质:老年 COPD 患者蛋白质补充不足会发生低氧血症及低碳酸血症,且当病情加重时,机体处于应激状态,如进行机械通气时,分解代谢增加,蛋白质需求相应增加。蛋白质摄入量应达到 1.2~1.5g/(kg·d),危重患者可增加到 1.5~2.0/(kg·d),以刺激蛋白质的合成。有研究表明,适量补充谷氨酰胺有利于呼吸肌功能恢复,并可减少感染性并发症的发生率,改善营养状况。另有研究表明,支链氨基酸,尤其是亮氨酸,能够刺激肌肉蛋白质的合成,老年 COPD 患者补充富含支链氨基酸的大豆蛋白可改变器官间的蛋白代谢,进一步维持肌肉质量。小样本研究表明,乳清蛋白对 COPD 患者存在潜在的好处。

(3)适宜碳水化合物:碳水化合物提供的热量占每日总量消耗的 50%~60%。对老年 COPD 患者饮食研究发现,摄入碳水化合物量过多,超过日常所需,剩下的就会转化成脂肪,导致脂肪肝形成,并且会造成氧消耗过多,增加二氧化碳的生成,导致二氧化碳蓄积。由于二氧化碳增多,患者的呼吸频率代偿性增快,最终导致呼吸衰竭,加重病情。但这并不意味着需要低碳水化合物饮食,研究发现碳水化合物和脂肪的比例并不影响 $CO_2$ 的产生,只有当总能量 >1.5 × REE 时,$CO_2$ 产生量的增加才有显著差异。

(4)适宜脂肪:不推荐过高摄入脂肪,脂肪摄入比例在 20%~30% 为宜。高脂膳食通常会增加饱腹感,延缓胃排空,导致胃部不适,干扰膈肌和胸部呼吸运动,从而增加了呼吸负担。在美国实施的一项大型研究证明,长期服用熏烤、油炸和脂肪含量较高的食品会增加 COPD 的发病率,脂肪摄入过多还会导致脂质代谢失衡,肉毒碱减少,导致甘油三酯升高,形成高甘油三酯血症,增加败血症危险。适当补充 Omega-3 多元不饱和脂肪酸也可增加 COPD 患者的非脂肪群,帮助改善呼吸肌肌力。

(5)充足的维生素:老年 COPD 患者抗氧化能力降低,适量摄入富含抗氧化维生素食物的摄入,如长期补充维生素 E 已被证明可减少 COPD 的风险;维生素 C 具有抑制肺部炎症反应作用;维生素 A 可增加气管黏膜上皮细胞防御能力;维生素 D 可改善骨骼肌功能保证肺活量和肺总容量,增强机体免疫力,改善咳嗽咳痰等临床症状。

(6)适宜的矿物质:特别注意控制盐的摄入,每日摄入食用盐不超过 6g,另外,注意钙、镁、磷和钾等矿物质的摄取,以补充机体的消耗;同时需补充具有抗氧化功能的微量元素硒、铁、铜。

(7)充足膳食纤维:足够的膳食纤维摄入可改善肺功能,减少呼吸道症状,但也应适量,我国成人膳食纤维摄入量为 25~30g/d。

(8)充足液体:水分不足可以使呼吸道分泌的痰液变黏稠,不利于咳出,引起便秘,导致皮肤、口腔黏膜干燥等,且急促地呼吸也会引起水分的丢失,因此充足的水分摄入可以化痰润喉,使痰稀释易咳出,改善呼吸道症状。注意不能根据嗓子是否发干来判断身体是否需要水分。合并肺心病、肺动脉高压和液体潴留的患者,应注意限制水的摄入,避免加重液体潴留及水肿。

营养支持可改善 COPD 合并呼吸衰竭老年患者的营养状态,提供机体代谢、康复所需的能量和营养,参与调解免疫功能,降低呼吸负荷。一项系统评价和荟萃分析表明,对老年 COPD 患者的营养支持能显著改善部分临床功能,研究结果还提示,COPD 营养不良老年患者积极补充营养可帮助体脂量和皮褶厚度增加、呼吸肌及外周肌肉力量改进、运动性能和生命质量改善。

(1)营养补给途径:包括肠内营养和肠外营养。对于缓解期的老年患者,可采用以 ONS 为主的方式。对于通过饮食或 ONS 无法满足机体能量和营养物质需要的患者,如果患者胃肠道功能基本正常,可通过管饲。根据患者的病情严重程度及伴随的消化道病变部位、时间长短和可行性,选择最适宜患者病情的途径。

对于无法进行肠内营养或通过肠内营养不能满足营养需要的老年 COPD 患者,应选择全肠外营养支持或补充性肠外营养(SPN)。考虑到老年 COPD 患者需要限制液体摄入,肠外营养液浓度较高,渗透压较高,输注途径宜选择中心静脉(包括锁骨下静脉穿刺置管、经外周静脉穿刺中心静脉置管或输液港等)。

(2)营养补给时机:研究表明,对 COPD 老年患者实施早期肠内营养支持有利于改善患者营养状况,改善机体免疫功能,减轻或纠正患者的负氮平衡,促进患者早期康复,值得临床推广和应用。

Niederman 发现营养不良能显著影响长期气管切开患者下呼吸道细胞中细菌的聚集,细菌更易黏附于营养不良患者的下呼吸道。而合理补充营养对改善机体的免疫功能,降低呼吸机相关肺炎的发生率,提高机械通气患者的脱机成功率具有重要意义。

**(四)食谱示例**

1. 食物选择

(1)宜用食物:含抗氧化物质多的食物,如各种新鲜水果和蔬菜、含 omega-3 脂肪酸多的鱼类、易消化的流质饮食,如牛乳、豆浆、果汁、菜汁、米粥、面条、面片、肉泥等,痰多、咳嗽者可食用具有止咳化痰作用食物,如陈皮、白梨等。

(2)忌用或少用食物:过热、过冷、促使胃肠胀气的食物,腌熏、蜜饯制品,葱、姜、蒜、芥末等辛辣调味料,茶叶、咖啡、巧克力等。

2. 食谱举例(表 19-2)

表 19-2　COPD 患者一日食谱举例

| 餐次 | 食物种类及重量(生重) |
|---|---|
| 早餐 | 小馄饨(面粉 75g,紫菜 5g,瘦猪肉 50g) |
| 早加餐 | 酸奶(125g) |
| 午餐 | 软米饭(稻米 75g),黄瓜鸡丁(黄瓜 150g,鸡胸脯肉 75g),白菜豆腐汤(白菜 100g,豆腐 75g) |
| 午加餐 | 香蕉(200g) |
| 晚餐 | 软米饭(稻米 75g),番茄鱼片(鲈鱼 75g,番茄 100g),丝瓜蛋汤(丝瓜 150g,鸡蛋 25g) |
| 晚加餐 | 酸奶(125g) |

| 餐次 | | 食物种类及重量（生重） |
|---|---|---|
| 全日用油 | 30g | |
| 全日用盐 | 6g | |

能量 1 842.8kcal；总蛋白 85.5g（18.6%）；脂肪 55.3g（27.0%）；碳水化合物 252.5g（54.8%）

注：三餐热能比为早餐 18.9%，午餐 24.9%，晚餐 21.9%，加餐 19.6%。

（施万英　陈瑛翼）

# 第二十章　肌肉衰减综合征与老年衰弱综合征

## 学习目标

1. 本章重点掌握肌肉衰减综合征与老年衰弱综合征的营养干预原则。
2. 熟悉肌肉衰减综合征与老年衰弱综合征的诊断以及老年衰弱综合征的分期。
3. 了解肌肉衰减综合征与老年衰弱综合征的危险因素。

## 章前导言

本章内容主要介绍有关肌肉衰减综合征与老年衰弱综合征的定义、分期、预防及营养治疗原则。通过对肌肉衰减综合征和老年衰弱综合征患者进行营养管理，达到改善肌力、肌量和活动能力，减少失能和不良临床结局发生，改善老年人生活质量的目的。

## 第一节　疾病概述

### 一、肌肉衰减综合征

#### （一）肌肉衰减综合征的定义

肌肉衰减综合征（sarcopenia），简称肌衰，是一类进行性的、广泛性的骨骼肌量和肌力减少，以及骨骼肌功能减退导致机体功能和生活质量下降，甚至死亡的综合征。国外的研究显示，65 岁及以上的老人中，肌肉衰减综合征的发生率为 20%~30%，85 岁以上老人的发生率高达 50%~60%。我国的数据显示，60~70 岁老人中，肌肉衰减综合征发生率为 5%~13%，80 岁以上高龄老人中发病率高达 11%~50%。

老年人肌肉衰减综合征易导致生活质量的下降和临床负性事件发生率的增加。例如，活动能力下降，日常动作（如行走坐立等）完成困难，甚至导致平衡障碍易跌倒等。肌肉衰减综合征是跌倒的独立危险因素，也是生命后期失能的重要预测指标。肌肉数量减少，易发生骨质疏松症或骨折，且因肌肉数量与骨密度呈同步变化，其发生可能性可达正常肌量人群的 3 倍。同时，肌肉功能减退，体重、去脂体重明显降低，活动及握力等力量表现也明显下降。

**（二）肌肉衰减综合征的诊断**

目前，我国老年肌肉衰减综合征的诊断主要参考亚洲肌少症工作组（AWGS）推荐的诊断标准：①骨骼肌质量（skeletal muscle index，SMI）减少［男性全身四肢骨骼肌质量指数（appendicular skeletal muscle index，ASMI）<7.0kg/m²，女性 ASMI<5.4kg/m²］；②骨骼肌力量下降（男性非力手握力 <26kg，女性 <18kg）；③身体活动能力下降（步速 <0.8m/s）。符合标准①，再符合标准②或标准③中的任何一条，即可诊断为老年肌肉衰减综合征。

目前测定体肌肉质量的主要工具有 CT、MRI、DXA、BIA 等。亚洲肌少症工作组推荐 DXA 为测量骨骼肌质量的金标准，BIA 可能是更为方便可及的检测方式，但使用 BIA 进行测量时应对其进行校准。

## 二、老年衰弱综合征

**（一）老年衰弱综合征的定义**

衰弱（frailty）是指老人生理储备下降导致机体易损性增加，抗应激能力减退的非特异性状态，是由于老人身体多个系统生理储备减少和失调，使机体脆弱性增加，维持自稳能力降低的一种可识别的临床状态或综合征。

衰弱老人表现：

①非特异性表现：疲劳、无法解释的体重下降和反复感染；

②跌倒：平衡功能及步态受损是衰弱的主要特征；

③谵妄：衰弱老人多伴有脑功能下降，应激时可导致脑功能障碍加剧而出现谵妄；

④波动性失能：衰弱老人可出现功能状态变化较大，常表现为功能独立和需要人照顾交替出现。

衰弱老人易因较小的应激，如感染、服用新药、跌倒、便秘或尿潴留等，使身体健康状况恶化，且发生多种不良健康事件的风险高，包括失能、跌倒、急性疾病、恢复缓慢甚至死亡等。

**（二）老年衰弱综合征的诊断**

我国指南推荐对所有 70 岁及以上人群或最近 1 年内，非刻意节食情况下出现体重下降（≥5%）的人群进行衰弱的筛查和评估。

衰弱的筛查工具要求简洁且敏感性较高；评估工具则要求较高的准确度、并具有实用性、有合理生物学理论支持、能准确识别衰弱状态、准确预测老人对治疗的反应和临床负性事件的发生，如失能、死亡等。目前已存在的衰弱评估工具包括：Fried 衰弱综合征标准、Rockwood 衰弱指数、国际老年营养和保健学会提出的 FRAIL 量表、日本学者提出的 Kihon 检查列表（Kihon Check-list，KCL）、临床衰弱量表、Gérontopole 衰弱筛查工具、Groningen 衰弱指示工具、Edmonton 衰弱量表及多维预后评价工具等。但目前尚无针对中国老年人衰弱的评估和筛查方法。

1. Fried 衰弱综合征标准，也称 Freid 衰弱表型，满足以下 5 条中的 3 条以上，即可认为存在衰弱。

（1）不明原因体重下降；

（2）疲乏；

（3）握力下降；

（4）行走速度下降；

（5）躯体活动降低（体力活动降低）。

具有 1~2 条的状态为衰弱前期，无以上任意一条的人群为无衰弱的健康老人（robust）。

Fried 衰弱评估把衰弱作为临床事件的前驱状态，可独立预测 3 年内跌倒、行走能力下降、日常生活能力受损情况、住院率及死亡，便于采取措施预防不良事件。但该研究排除了帕金森病、卒中史、认知功能异常及抑郁患者，且在临床使用时部分变量不易测量，在该标准中也未包含其他重要系统功能障碍的变量，但本评估方法目前在临床和研究中应用最多，适用于医院和养老机构，在临床研究中也常应用。

2. 国际老年营养学会提出 FRAIL 量表包括以下 5 项。

（1）疲劳感；

（2）阻力感：上一层楼梯即感困难；

（3）自由活动下降：不能行走完 1 个街区；

（4）多种疾病共存（≥5 个）；

（5）体重减轻：1 年内体重下降 >5.0%。

判断衰弱的方法见表 20-1。这种评估方法较为简易，可能更适合进行快速临床评估。

表 20-1 FRAIL 量表

| 序号 | 条目 | 询问方式 |
|---|---|---|
| 1 | 疲乏 | 过去 4 周内大部分时间或者所有时间感到疲乏 |
| 2 | 阻力增加/耐力减退 | 在不用任何辅助工具以及不用他人帮助的情况下，中途不休息爬 1 层楼梯有困难 |
| 3 | 自由活动下降 | 在不用任何辅助工具以及不用他人帮助的情况下，走完 1 个街区（100m）较困难 |
| 4 | 疾病情况 | 存在以下疾病中的 5 种以上：高血压、糖尿病、急性心脏疾病发作、卒中、恶性肿瘤（微小皮肤癌除外）、充血性心力衰竭、哮喘、关节炎、慢性肺病、肾脏疾病、心绞痛等 |
| 5 | 体重下降 | 1 年或更短时间内出现体重下降≥5% |

注：具备以上 5 条中 3 条及以上被诊断为衰弱；不足 3 条为衰弱前期，0 条为无衰弱健康老人。

3. 衰弱的分级 老年人被诊断存在或可能存在衰弱时，可以使用临床衰弱程度量表对其进行分级。临床衰弱程度量表是准确、可靠且敏感的指标，按照功能状况分为 9 级（表 20-2）。该量表可评估老年痴呆患者，易于临床应用。

表 20-2 临床衰弱程度量表

| 序号 | 衰弱等级 | 具体测量 |
|---|---|---|
| 1 | 非常健康 | 身体强壮、积极活跃、精力充沛、充满活力，定期进行体育锻炼，处于所在年龄段最健康的状态 |
| 2 | 健康 | 无明显的疾病症状，但不如等级 1 健康，经常进行体育锻炼，偶尔非常活跃（季节性的） |
| 3 | 维持健康 | 存在可控制的健康缺陷，除常规行走外，无定期的体育锻炼 |

续表

| 序号 | 衰弱等级 | 具体测量 |
|---|---|---|
| 4 | 脆弱易受损 | 日常生活不需要他人帮助,但身体的某些症状会限制日常活动。常见的主诉为白天"行动缓慢"和感觉疲乏 |
| 5 | 轻度衰弱 | 明显的动作缓慢,工具性日常生活活动需要帮助(如去银行,乘公交车、干重的家务活、用药)。轻度衰弱会进一步削弱患者独自在外购物、行走、备餐及干家务活的能力 |
| 6 | 中度衰弱 | 所有的室外活动均需要帮助,在室内上下楼梯,洗澡需要帮助,可能穿衣服也会需要(一定限度的)辅助 |
| 7 | 严重衰弱 | 个人生活完全不能自理,但身体状态较稳定,一段时间内(<6个月)不会有死亡的危险 |
| 8 | 非常严重的衰弱 | 生活完全不能自理,接近生命终点,已不能从任何疾病中恢复 |
| 9 | 终末期 | 接近生命终点,生存期<6个月的垂危患者 |

## 第二节　预防及饮食干预原则

### 一、肌肉衰减综合征和衰弱综合征的危险因素

#### (一)肌肉衰减综合征的危险因素

肌肉衰减综合征是年龄相关疾病,是环境和遗传因素共同作用的结果。其产生的原因主要包括年龄增加、缺乏体力活动、肿瘤、低体重、营养不良、失用、骨骼肌细胞去神经支配、线粒体功能障碍、炎性反应、激素以及内分泌改变等,其中最常见的诱因是老化、肿瘤、营养不良,以老化最为重要。

#### (二)衰弱综合征的危险因素

衰弱常为多种慢性疾病、某次急性事件或严重疾病的后果。目前,尚未发现能识别衰弱的最佳生物学标记物。遗传因素、增龄、经济条件差、教育程度低、不良的生活方式、老年综合征(跌倒、疼痛、营养不良、肌少症、多病共存、活动能力下降、多重用药、睡眠障碍、焦虑和抑郁)、未婚及独居等均是衰弱的危险因素,可促进衰弱发展。研究发现,衰弱发生的最大的危险因素是年龄,衰弱的发生率随年龄的增长而明显上升。同时,性别也是衰弱发生的危险因素之一,研究显示,社区老年人中通常女性的衰弱发生率较高。

### 二、肌肉衰减综合征和衰弱综合征的预防

合理营养和适当运动是预防肌肉衰减综合征的最佳方式。

老年人如果缺乏运动,骨骼肌量更容易减少,肌力更容易下降,更容易患肌肉衰减综合征。应该有意识地增加日常身体活动,减少静态生活,并有意识地增加主动运动,特别是递增抗阻运动,如步行、爬楼梯、伸展活动等,每周2~3次。

与年轻人相比,老年人群代谢效率下降,因此需要摄入足够的蛋白质,以保证蛋白质的合成。改善营养状况,增加优质蛋白质类食物的摄入,每天每千克不少于1g。保证每日摄入足够蛋白质的同时,还要保持三餐摄入蛋白质均衡。因为身体储存多余蛋白质的能力有限,

三餐摄入不均匀的蛋白质对肌肉的合成和肌肉健康并不是十分有利。

对于衰弱综合征的预防和干预,首先需要做到的就是积极管理现有疾病,特别是重视可逆疾病的处理。对于衰弱的危险因素,如糖尿病、心脑血管疾病等,需要控制血糖、体质量等指标。同时,与肌肉衰减综合征相似,运动与合理营养也是衰弱综合征的有效预防方式。研究显示,体育活动,特别是有氧运动,对预防和治疗虚弱有益。同时,蛋白质或能量摄入不足、维生素 D 不足都与衰弱的发生有关,因此给予充足能量和蛋白质也是预防衰弱发生的一个重要方面。

## 三、肌肉衰减综合征和衰弱综合征的饮食干预原则

### (一)肌肉衰减综合征的饮食干预原则

1. 蛋白质　蛋白质摄入量与肌肉的质量和力量呈正相关。机体从食物中吸收的蛋白质可促进其自身肌肉蛋白质合成。许多老年人由于蛋白质摄入不足,导致肌肉质量和力量明显下降,四肢肌肉组织甚至内脏组织消耗,使机体多系统功能衰竭。推荐老年人每日蛋白质的摄入量应维持在 1.0~1.2g/(kg·d),其中优质蛋白质比例最好占一半。

蛋白质三餐分配:应将富含蛋白质的食物均衡分配到三餐中,比集中在某一餐中能获得最大的肌肉蛋白质合成率。

蛋白质来源:动物蛋白,如牛肉和乳清蛋白,增加机体肌肉蛋白质合成及瘦体重的作用,比酪蛋白或优质植物蛋白(大豆分离蛋白)更强。乳清蛋白富含亮氨酸和谷氨酰胺,亮氨酸促进骨骼肌蛋白合成最强,同时可协同其他营养物质逆转老年人肌肉质量和功能的下降,而谷氨酰胺可增加肌肉细胞体积,抑制蛋白质分解。因此,对于存在肌肉衰减综合征的老人来说,动物蛋白和乳清蛋白是更适宜的蛋白质来源。

2. 脂肪酸　增加抗阻运动的同时,摄入充足的长链多不饱和脂肪酸及其他营养物质,可延缓肌肉衰减综合征的发生。研究表明,在力量训练中补充鱼油,能使老年人肌力和肌肉蛋白的合成能力显著提高,但单纯补充鱼油没有效果。因此,存在肌肉衰减综合征的老人在日常膳食方面可适量多进食鱼类,尤其是海鱼。

3. 维生素 D　队列研究显示,65 岁的老年人血清基线维生素 D 水平低,与其活动能力降低、握力和腿部力量下降、平衡能力降低等密切相关。血清 25(OH)D<50ng/ml 与低瘦体重、低腿部力量存在明显正相关。血中 25(OH)D 浓度 <75nmol/L 者,3 年内发生骨折的风险增大。研究显示,补充维生素 D 400~800IU/d 可有效改善老年人的四肢肌力、起立步行速度和肌肉力量,减少跌倒的风险。一项荟萃分析显示,维生素 D 补充剂量达到 700~1 000IU/d 可使老年人跌倒风险降低 19%。我国指南推荐老年人维生素 D 的补充剂量为 600~800IU/d。维生素 D 还可以通过接受阳光照射通过皮肤合成来产生,因此老年人还可以通过适量增加户外活动来增加维生素 D 的来源。

4. 其他　研究显示,其他一些营养素的摄入也与肌肉力量、骨骼肌质量、身体活动能力等有关。维生素 C 与某些氨基酸的合成有关,缺乏可能影响身体活动能力,包括非特异性的疲劳症状、肌无力,严重的可发展成贫血。血清维生素 E 浓度低与老年人虚弱、身体活动能力与肌肉力量的下降有关,血清维生素 E 浓度低于 25μmol/L 的老年人,3 年内身体活动能力下降的风险增加 62%。老年人血清类胡萝卜素水平低与其握力、髋部与膝部肌肉力量下降存在明显关联。血清类胡萝卜素水平小于 1.4μmol/L 比大于 2.2μmol/L 的老年人 6 年内髋部肌肉力量衰减、膝部力量衰减、握力降低的风险增加。血浆中硒浓度降低是老年人骨骼肌

质量和强度下降的独立相关因素,膳食硒摄入量与老年人握力呈正相关。老年女性中虚弱者较非虚弱者的血浆硒浓度更低。队列研究中,老年女性的硒摄入量与 3m 行走时间呈负相关。

5. 口服营养补充(ONS) 国内外许多研究表明,对已存在或可能发生营养不良或具有营养风险的老年人,在饮食基础上用肠内营养制剂／医用食品进行口服营养补充,可增加其能量和蛋白质摄入,有助于减少肌肉丢失、缓慢持续增加体重、加快康复。

对老年人而言,蛋白质／氨基酸的补充量必须考虑个体的代谢负担。一些研究观察到,在进行身体活动后,摄入相当于一餐中的蛋白质时,可以弥补老年人蛋白质合成不足的作用,使肌肉蛋白合成率与年轻人相似。在日常膳食和锻炼的基础上,每天额外补充 2 次,每次摄入含有 15~20g 蛋白质的补充剂,对预防虚弱老年人的肌肉衰减和改善肌肉衰减综合征患者的肌肉量、强度和身体组成,以及改善身体功能和平衡性有一定作用。

我国指南推荐,每天在餐间／时或锻炼后额外补充 2 次营养制剂,每次摄入 15~20g 富含必需氨基酸或亮氨酸的蛋白质及 200kcal 左右能量,有助于克服增龄相关的肌肉蛋白质合成抗性。

6. 运动 除营养外,运动对老年人肌肉衰减综合征的防治作用也至关重要。肌肉衰减综合征的患病率随着年龄的增长而增加,运动可以延缓或逆转该过程。

研究显示,3~18 个月的综合运动(包括有氧、抗阻和平衡／柔韧性训练,40~60min/d,每周 5 天)可增加老年人肌肉力量,改善身体功能,对肌肉质量无显著影响,但高强度综合运动可以增加老年女性肌肉质量。综合运动可显著降低因肌肉衰减而引起的行动不便风险。保持中等强度的综合运动,同时补充必需氨基酸或优质蛋白质,可显著增加肌肉衰减综合征患者腿部肌肉量和力量,改善身体功能,效果优于单纯运动或单纯营养干预。足量的身体活动可降低肌肉衰减综合征的发生风险,而且能使部分肌肉衰减综合征状况恢复正常,尤其是对近期诊断为肌肉衰减综合征的患者更为有效。

研究结果显示,经常进行中高等强度的运动可以预防中老年人肌肉丢失,显著降低老年人肌肉衰减综合征的发生率,这一结论不论对体重正常者还是超重者均成立。反之,卧床休息可引起老年人肌肉丢失,肌肉力量减弱。

综上所述,运动对增加肌肉力量和改善身体功能有显著作用,抗阻运动和包括抗阻运动的综合运动有益于肌肉衰减综合征的防治。中高强度抗阻运动可以增加肌肉质量和力量,改善身体功能。当抗阻运动结合营养补充时,效果更佳。推荐老年人减少静坐／卧床时间,增加日常身体活动。如果可能,每天最好进行累计时间 40~60 分钟的中高强度运动(如快走、慢跑等),其中抗阻运动时间 20~30 分钟,每周运动天数 ≥3 天。

7. 食谱示例(表 20-3)

表 20-3 肌肉衰减综合征患者一日食谱举例

| 餐次 | 食物种类及重量(生重) |
| --- | --- |
| 早餐 | 牛奶(牛乳 250g),馒头(小麦粉 50g),蒸鸡蛋(鸡蛋 50g) |
| 午餐 | 米饭(稻米 75g),白菜圆子汤(小白菜 150g,猪瘦肉 50g),拍黄瓜(黄瓜 150g) |
| 晚餐 | 米饭(稻米 75g),清蒸鲈鱼(鲈鱼 60g),炒西葫芦(西葫芦 150g) |
| 加餐 | 香蕉 150g |

| 餐次 | 食物种类及重量（生重） |
| --- | --- |
| 全日用油 | 25g |
| 全日用盐 | 5g |

能量 1 471.5kcal；总蛋白 58.9g（16%）；优质蛋白质 35.4g（60%）；非优质蛋白质 23.5g（40%）；脂肪 46.6g（28.5%）；碳水化合物 203.8g（55.5%）

注：三餐热能比为早餐 25.8%，午餐 33.9%，晚餐 31.0%，加餐 9.3%。

### （二）衰弱综合征的饮食干预原则

衰弱是一种老年人生理储备下降导致机体易损性增加，抗应激能力减退的非特异性状态，常伴有多病共存。因此，在对衰弱综合征的老年人进行饮食干预时，需要考虑基础疾病，如患有糖尿病、慢性肾病等情况下，需借鉴相关疾病的饮食干预原则。同时，衰弱老人还常伴有食欲下降、体重降低、饮食摄入量减少、活动能力的下降等问题。因此，其饮食干预原则与肌肉衰减综合征患者比较相似。

1. 补充能量和蛋白质　对存在体重下降的衰弱老人进行能量和蛋白质补充时，补充方式可以是通过增加日常饮食摄入量，也可以是选择一些能量密度较高的特殊医疗膳食，或者是进行 ONS。补充蛋白质，特别是富含亮氨酸的必需氨基酸混合物可以增加肌容量，进而改善衰弱状态。蛋白质的需要量一般维持在 1.0~1.5g/（kg·d），但需要注意，在补充高水平的蛋白质时，需要进行肾功能监测。

2. 补充维生素 D（常联合钙剂）　维生素 D 对肌肉和骨骼功能至关重要，同时还有许多其他生理功能，如炎症、代谢和血糖调节。缺乏维生素 D 会导致身体功能下降、发育不良、跌倒和死亡。当血清 25 羟维生素 D 水平 <100nmol/L 时可考虑给予补充，每天补充 800IU 维生素 $D_3$ 以改善下肢力量和功能。

（于　康　景小凡　廖欣怡）

# 第二十一章　神经退行性变疾病

## 学习目标

1. 掌握认知障碍、痴呆、脑梗的定义。
2. 了解认知障碍、痴呆、脑梗及脑梗的诊断方法。
3. 熟悉痴呆、脑梗及脑梗后失能的分类。

## 章前导言

本节内容主要介绍认知障碍、痴呆、脑梗的定义、诊断。通过了解认知障碍、痴呆、脑梗的定义和诊断，以达到识别各类神经退行性变疾病的目的。

## 第一节 疾 病 概 述

### 一、认知障碍

#### (一) 定义

轻度认知功能障碍(mild cognitive impairment,MCI)是指记忆力或其他认知功能进行性减退,但不影响日常生活能力,且未达到痴呆的诊断标准。

#### (二) 诊断标准

主要包括以下4点:

(1) 患者或知情者报告,或有经验的临床医师发现认知的损害;

(2) 存在一个或多个认知功能域损害的客观证据(来自认知测验);

(3) 复杂的工具性日常能力可以有轻微损害,但保持独立的日常生活能力;

(4) 尚未达到痴呆的诊断。

以上标准只是MCI的一般标准,实际操作中如何对认知障碍而没有达到痴呆程度进行界定,目前还没有统一的标准。另外,不同病因导致的MCI其具体的诊断标准不同,临床应灵活使用。

#### (三) 诊断流程

与痴呆概念相似,MCI是一种症状性诊断,是多种原因导致的综合征。MCI的诊断应遵循以下流程。

(1) 依据患者的认知功能和生活能力(最好有神经心理学证实),根据MCI的诊断标准(见上述诊断标准),做出是否MCI的诊断。

(2) 如果是MCI,结合认知评估结果,根据损害的认知域对患者进行初步分类,如单域遗忘型MCI和单域非遗忘型MCI、多域遗忘型MCI和多域非遗忘型MCI等,揭示患者的认知损害特征。如果目前尚不满足MCI诊断,建议随访,在6个月后或认知功能出现明显改变时再行认知功能检查。

(3) 结合MCI的起病和发展情况、认知损害特征、有或无神经系统原发疾病、精神疾病(或应激事件)或系统性疾病的病史和体征,以及必要的辅助检查,做出MCI的病因学诊断。

(4) 对于目前诊断MCI的患者,建议至少随访1年,以进一步明确诊断。

### 二、痴呆

#### (一) 定义

痴呆(dementia)是一种以获得性认知功能损害为核心,并导致患者日常生活能力、学习能力、工作能力和社会交往能力明显减退的综合征。患者的认知功能损害涉及记忆、学习、定向、理解、判断、计算、语言、视空间功能、分析及解决问题等能力,在病程某一阶段常伴有精神、行为和人格异常。

#### (二) 诊断

1. 从病史和临床评估中得出证据表明,至少在以下一个认知领域中存在明显的认知功能障碍:学习和记忆、语言、执行功能、复杂注意力、知觉运动功能、社会认知功能。

2. 这种认知功能障碍必须是获得性的,并且比既往功能水平明显下降。

3. 认知缺陷必须干扰到患者日常活动的独立性。

4. 在神经变性型痴呆（如 AD）病例中，根据从病史或连续精神状态检查得出的证据，功能障碍是隐匿性起病并呈进行性发展。

5. 功能障碍并不只发生于谵妄发作过程中。

6. 不能用其他精神疾病（如重性抑郁障碍和精神分裂症）更好地解释该功能障碍。

### （三）分类

按是否为变性病分类，分为变性病和非变性病痴呆，前者主要包括阿尔茨海默病（alzheimer's disease，AD）、路易体痴呆（dementia with Lewy body，DLB）、帕金森病痴呆（parkinson disease with dementia，PDD）和额颞叶变性（frontotemporal lobar degeneration，FTLD）等。后者包括血管性痴呆（vascular dementia，VaD）、正常压力性脑积水及其他疾病，如颅脑损伤、感染、免疫、肿瘤、中毒和代谢性疾病等引起的痴呆。

阿尔茨海默症（alzheimer disease，AD）是老年人中最常见的痴呆类型，占老年期痴呆的50%~70%。流行病学调查显示，65 岁以上老年人 AD 患病率在发达国家约为 4%~8%，我国约为 3%~7%，女性高于男性。

AD 通常隐匿起病，持续进行性发展，主要表现为认知功能减退和非认知性神经精神症状。按照最新分期，AD 包括两个阶段：痴呆前阶段和痴呆阶段。

1. 痴呆前阶段　此阶段分为轻度认知功能障碍发生前期和轻度认知功能障碍期。此阶段无明显临床表现或仅有轻微的记忆力或认知力减退，但不影响基本日常生活能力。

2. 痴呆阶段　此阶段患者认知功能损害，导致日常生活能力下降。

（1）轻度：以记忆力障碍为首发症状，尤以近记忆力障碍衰退为突出。如对最近说完或做完的事很快就忘记，对工作提出新要求时，显出工作能力减退，对过去熟悉简单工作尚能胜任。

（2）中度：除记忆障碍继续加重外，工作、学习新知识和社会接触能力减退，对原已掌握的知识技巧出现明显的衰退。此时，患者常有明显的行为和精神异常。如出门找不到家、穿衣困难、答非所问、阅读和书写有障碍、不认识亲人或熟人、不能按指令做动作等。

（3）重度：功能严重衰退，生活完全不能自理，呈现完全性缄默。四肢僵硬及锥体束征，尿便失禁。最后多死于衰竭或继发感染。

## 三、脑梗死

### （一）定义

脑梗死（cerebral infarction），又称缺血性卒中，是指各种原因所致的脑部血液供应障碍，导致局部脑组织缺血、缺氧性坏死而出现相应神经功能缺损的一类临床综合征。脑梗死是卒中最常见类型，约占 70%~80%。

### （二）分类

缺血性卒中主要采取 TOAST 分型，即将缺血性卒中分为以下五种亚型。

1. 大动脉粥样硬化型（large artery atherosclerosis）　具有颅内、颅外大动脉或其皮质分支因粥样硬化所致的明显狭窄（>50%），或有血管堵塞的临床表现或影像学表现。

（1）临床表现：包括失语、忽视、意识改变及运动障碍等皮质损害，或脑干、小脑损害体征；间歇性跛行、同一血管支配区域的短暂性脑缺血发作（TIA）、颈部血管杂音或搏动减弱等病史支持该亚型的诊断。

（2）头部影像学（CT 或 MRI）表现：大脑皮质、脑干、小脑或半球皮质下梗死灶直径 >

1.5cm。

（3）辅助检查：颈部血管彩色超声或数字减影血管造影（DSA）显示，颅内或颅外大动脉狭窄 >50%，但应排除心源性栓塞的可能。若颈部血管彩色超声或血管造影无异常所见或改变轻微，则该型诊断不能确立。

2. 心源性栓塞型（cardioembolism）　由来源于心脏的栓子致病。临床表现和影像学表现同大动脉粥样硬化型。若患者于发病前有 1 根以上血管所支配区域的 TIA 或卒中，或存在系统性栓塞，则支持心源性栓塞型的诊断，应可以确定至少有一种栓子是来源于心脏。应排除大动脉粥样硬化所致的栓塞或血栓形成。对于存在心源性栓塞中度危险因素且无其他病因的患者，应定为"可能"心源性栓塞。

3. 小动脉闭塞型（small-artery occlusion）　此亚型在其他分型方法中被称为腔隙性梗死。临床表现为腔隙综合征，包括纯运动性卒中、纯感觉性卒中、感觉运动性卒中、共济失调轻偏瘫综合征、构音障碍等，无大脑皮质受累的表现。有高血压、糖尿病病史者支持该型诊断。CT 或 MRI 检查无异常发现，或脑干、皮质下梗死灶直径 <1.5cm。若患者有潜在的心源性栓子或同侧颈内动脉颅外段狭窄 >50%，可排除该亚型诊断。

4. 有其他明确病因型（stroke of other determined cause）　除外以上 3 种明确的病因，由其他少见病因所致的卒中。如凝血障碍性疾病，血液成分改变（红细胞增多症），各种原因引起的血管炎（结核、钩体病、梅毒等），血管畸形（动 - 静脉畸形、烟雾病等）。临床和影像学表现为急性缺血性卒中，辅助检查可提示有关病因。但应排除心源性栓塞型和大动脉粥样硬化型。

5. 不明原因型（stroke of undetermined cause）

（1）经全面检查未发现病因者。

（2）辅助检查不完全者。

（3）存在两种或多种病因，不能确诊者。

目前脑梗死的临床分型使用牛津郡社区卒中研究分型（oxfordshire community stroke project，OCSP）。OCSP 分型标准：

完全性前循环梗死：大脑高级神经活动（意识、失语、失算、空间定向力等）障碍；同向偏盲；对侧三个部位（面、上肢、下肢）较严重的运动和 / 或感觉障碍。

部分前循环梗死：偏瘫、偏盲、偏身感觉障碍及高级神经活动障碍较完全性前循环梗死局限或不完全。

后循环梗死：表现椎 - 基动脉综合征，如同侧神经麻痹及对侧感觉运动障碍及小脑功能障碍等。

腔隙性梗死：表现为各种腔隙综合征，如纯运动性轻偏瘫、纯感觉性卒中、共济失调性轻偏瘫等。

依据局部脑组织发生缺血坏死的机制可以将脑梗死分为三种病理生理学类型：脑血栓形成（cerebral thrombosis）、脑栓塞（cerebral embolism）和血流动力学机制所致的脑梗死。脑血栓形成和脑栓塞均是由于脑供血动脉急性闭塞或严重狭窄所致，约占急性脑梗死的 80%~90%。前者急性闭塞的脑动脉均是由于局部血管本身有或没有明显病变，栓子阻塞动脉所致，故称为脑栓塞。

**（三）诊断**

急性缺血性卒中诊断流程应包括如下 5 个步骤：

1. 是否为卒中？排除非血管性疾病。

2. 是否为缺血性卒中？进行脑 CT 或 MRI 检查排除出血性卒中。

3. 卒中严重程度？根据神经功能缺损量表评估。

4. 能否进行溶栓治疗？核对适应证和禁忌证。

5. 病因分型？参考 TOAST 标准，结合病史、实验室、脑病变和血管病变等检查资料确定病因。

推荐意见：

1. 对所有疑似卒中患者应进行头颅平扫 CT 或 MRI 检查。

2. 在溶栓等治疗前，应进行头颅平扫 CT 检查。

3. 应进行上述血液学、凝血功能和生化检查。

4. 所有卒中患者应进行心电图检查。

5. 用神经功能缺损量表评估病情程度。

6. 应进行血管病变检查，但在症状出现 6 小时内，不过分强调此类检查。

7. 根据上述规范的诊断流程进行诊断。

## 第二节　吞咽障碍概述

### 学习目标

1. 本节重点掌握吞咽障碍的定义。

2. 熟悉吞咽障碍的筛查方法。

3. 了解吞咽障碍的危害。

### 章前导言

本节内容主要介绍有关吞咽障碍的定义、危害及筛查方法。通过掌握吞咽障碍的特点，已达到早期筛查吞咽障碍的目的。

### 一、定义

吞咽障碍包括吞咽过程异常，即因下颌、双唇、舌、软腭、咽喉、食管等器官结构和 / 或功能受损，不能安全有效地把食物输送到胃内，导致患者不能摄取足够的营养和水分。广义概念还包含认知、精神、心理等方面的问题引起的行为和行动异常导致的吞咽和进食问题。

### 二、危害

吞咽障碍与营养不良关系密切，可互为因果，形成恶性循环。吞咽功能受损使食物、液体的吞咽效率低下，误吸风险增加，社交活动受限，经口摄食欲望逐渐丧失，进而导致营养不良和 / 或脱水。30%~60% 的吞咽障碍患者需要营养治疗，但长期营养治疗易出现心理反应、胃肠道并发症、代谢性并发症、机械性并发症及感染并发症等，其肺部感染发病率从 10%~80% 不等。

### 三、筛查

吞咽障碍的筛查与评价由临床专科医（技）师（口腔、康复、耳鼻喉、超声影像）负责。尽早筛查、评价吞咽功能,并提供针对性管理,可有效预防误吸,减少吸入性肺炎发病率,缩短住院时间,提高患者满意度,增加吞咽功能筛查次数可减少误吸和肺部感染的发生。

## 第三节　预防及饮食干预原则

**学习目标**

1. 本节重点掌握神经退行性变疾病的饮食原则。
2. 了解神经退行性变疾病的影响因素。

**章前导言**

本节内容主要介绍神经退行性变疾病的饮食干预原则。通过讲解神经退行性变疾病的危险因素及如何进行饮食干预,以达到预防神经退行性变疾病的目的。

### 一、影响因素

痴呆不可改变的危险因素包括基因多态性、年龄、性别、种族和家族史。至关重要的是,虽然年龄是认知能力下降的最强危险因素,但痴呆并非衰老不可避免的后果。一些研究表明,认知障碍和痴呆症的发展与教育程度、与生活方式相关的危险因素(如身体不活动、吸烟、不健康饮食和有害饮酒)之间存在关系。此外,某些疾病会增加患痴呆症的风险,包括高血压、糖尿病、高胆固醇血症、肥胖和抑郁症。越来越多的研究表明,不健康饮食与痴呆关系明确。

能量和几种营养物质对大脑的完整性和新陈代谢起着重要作用。大脑正常工作需要充足的能量。脑组织由营养物质组成,饮食提供神经递质的前体。血管损伤、氧化应激被认为是痴呆症发展的重要病理生理机制,受特定营养素的调节。硫胺素、叶酸和维生素 $B_{12}$ 的严重缺乏伴随着认知障碍,并且不太明显的营养素缺乏也可能导致认知障碍和现有损伤的加重。流行病学证据表明,在健康的老年人中,特定的饮食模式可能会降低痴呆和认知能力下降的风险;反之,不良的饮食模式与痴呆及认知能力下降相关。

### 二、饮食原则

1. 平衡膳食　选择多种食物,达到营养合理,以保证充足的营养和适宜的体重。每日推荐摄入谷薯类,蔬菜、水果类,肉、禽、鱼、乳、蛋类,豆类,油脂类共五大类食品。研究表明,地中海式饮食,即富含水果、蔬菜、豆类、未精加工的谷类食品、适量的乳制品,低含量的肉类食物,有规律地摄入鱼类,能够提供足够量的所有营养素,以维持认知功能,并降低健康老年人认知能力下降的风险。

2. 个体化膳食指导　病情的严重程度和发病类型由神经退行性变疾病的程度和位置来决定。对于年轻的患者,应养成良好的饮食习惯,并减轻高血脂、高血压、高血糖症状。对于老年患者,应提供适宜的能量和营养素。

3. 烹调方法　多用蒸、煮、炖、拌、汆、水溜、煨、烩等少盐少油烹调方式,增加软度,降低对咀嚼功能的要求,使食物易于吞咽、消化和吸收。

4. 食物质量与性状的改变　针对吞咽障碍的患者,要将固体食物改成泥状或糊状。固体食物经过机械处理使其柔软,质地更趋于一致,不容易松散,从而降低吞咽难度。大部分吞咽障碍患者最容易误吸的是稀液体,将稀液内加入增稠剂以增加黏度,可减少误吸,增加摄入量。注意在结构改变的食物中强化可能丢失了的营养成分,尽量使食物营养充足。

5. 根据个人需要量提供足够的食物 应特别注意以吸引人及增加食欲的方式促进痴呆患者增加饮食量,为其提供足够的能量和营养素。个人的需求、喜好在增加食欲及维持进食的乐趣方面起着重要作用。在日常饮食安排中,应考虑食物的感官特征(如外观、味道、颜色)、质地和食物种类。

应尽可能避免限制食物选择的各种饮食(限制性饮食),如低盐、低糖或低胆固醇饮食,这些饮食可能会减少饮食摄入和饮食享受。但个别情况下,例如严重肾衰竭的患者,限制性饮食的益处必须与发展为营养不良的潜在风险进行权衡。当然,必须避免不耐受的食物,并且尊重患者所希望的限制,例如文化或宗教原因。

6. 必要时可口服营养补充 口服营养补充可以改善痴呆患者营养状况,对于经口进食不足的痴呆患者推荐口服营养补充。

7. 必要时进行管饲营养 在有临床症状且符合患者意愿的情况下,对于早期、轻度或中度痴呆,都应开始管饲喂养,以避免经口摄入不足所带来的营养不良。但是,对于严重痴呆患者则不建议管饲营养,因为没有研究表明其存在明显益处。

8. 在愉快的家庭氛围中进食 在用餐期间,环境因素对进食量起着重要作用,包括用餐地点、家具和同伴、周围的声音、气味、温度和照明、食物的可及性、食物的份量和呈现等。这些因素被认为是食物摄入的重要决定因素,可以加以调整,以增加有进食困难患者的饮食摄入量。研究表明,为痴呆症患者设置专门的用餐区域及对严重阿尔茨海默病患者使用高对比度彩色餐具可以增加这些患者的每日摄入量。

## 三、食谱举例(表 21-1)

表 21-1 神经系统性变疾病患者一日食谱举例

| 餐次 | 食物种类及重量(生重) |
| --- | --- |
| 早餐 | 杂粮糕(面粉 40g、玉米粉 10g);白米粥(大米 30g) |
| | 煮鸡蛋 1 个;拌黄瓜(黄瓜 100g) |
| 加餐 | 牛奶 200g;蛋糕 30g |
| 午餐 | 馄饨(面粉 100g、瘦肉末 50g、葱 50g、冬瓜片 100g) |
| | 炒时蔬(生菜 100g) |
| 加餐 | 苹果 150g;豆浆 200g |
| 晚餐 | 面条(面粉 100g,平菇 100g,青椒 100g,鸡脯肉 50g); |
| | 清蒸鲫鱼(鲫鱼 100g) |
| 加餐 | 香蕉 100g |
| 全日用油 | 20g |

(尤祥妹 程懿 马亚)

# 第二十二章 帕金森病

📍 **学习目标**

1. 本节重点掌握帕金森病的饮食原则。
2. 了解帕金森病的三级预防。

💬 **章前导言**

本章内容主要介绍有关帕金森病的定义、临床表现、危险因素、预防及营养治疗原则。通过帕金森病的疾病代谢特点对其进行三级预防并行早期的营养治疗，以不断增强体质，提高免疫功能，降低营养不良发生率。

## 第一节 疾 病 概 述

### （一）帕金森病的定义

帕金森病（parkinson disease，PD），又名震颤麻痹，是一种常见于中老年的神经系统变性疾病，临床上以静止性震颤、运动迟缓、肌强直和姿势平衡障碍为主要特征。我国 65 岁以上人群总体患病率为 1 700/10 万，与欧美国家相似，患病率随年龄增加而升高，男性稍高于女性。发病年龄平均约 55 岁，多见于 60 岁以后，40 岁以前相对少见，老年人为 PD 的高发人群。

### （二）临床表现

1. 静止性震颤　多自一侧上肢远端开始，常为节律性手指屈曲和拇指对掌动作形成所谓"搓丸样动作"，幅度不定，情绪激动时加重，睡眠时消失。

2. 肌强直　因促动肌及拮抗肌肌张力都增高，肌强直表现为"铅管样强直"；若合并有震颤，则表现为"齿轮样强直"。强直多自一侧上肢近端开始，逐渐蔓延至远端、对侧或全身；面肌强直，造成"面具脸"；颈肌、躯干肌强直，形成屈曲状态。

3. 运动减少　随意动作减少，动作缓慢，精细动作困难，书写困难，而且字越写越小，称为"小字症"。

4. 其他　行走时上肢协同摆动动作减少或消失，慌张步态，大便秘结，直立性低血压，忧郁，痴呆等。

## 第二节 预防及饮食干预原则

### （一）PD 的危险因素

研究显示，PD 阳性家族史、重大精神创伤或抑郁史、头外伤史、从事脑力劳动和杀虫剂、化肥等毒物接触史均为中国人群 PD 的危险因素，而饮茶、吸烟、饮酒是保护性因素。PD 是一种多病因疾病，其发病与遗传背景、生活环境、个人经历及生活方式等均有关系。

**（二）PD 的预防**

1. 一级预防（无病防病） 对有 PD 家族史及有关基因携带者、有毒化学物品接触者、有害作业人员等高危人群密切监护随访，定期体检，加强健康教育。老年人慎用吩噻嗪类、利血平类及丁酰苯类药物。重视老年病的防治，防止动脉粥样硬化，对预防帕金森病能起到一定的积极作用。

2. 二级预防（早发现，早诊断，早治疗） PD 早期一般不主张药物治疗，可采用理疗、医疗体育、太极拳、水疗、按摩等治疗，维持一般工作和生活。PD 代偿期应使用药物治疗。

3. 三级预防（延缓病情发展、防止病残、改善生活质量） 积极进行非药物治疗，重视心理疏导和精神关爱，保证充足睡眠，避免情绪紧张激动，以减少肌震颤加重的诱发因素。鼓励老年患者多进行主动运动及言语练习，加强关节、肌力活动及劳作训练，长期卧床者应加强生活护理和营养支持治疗。

**（三）PD 的营养治疗**

PD 患者出现的肌强直和震颤可增加机体耗能，抗帕金森病药物的应用会引起食欲下降、恶心、嗅觉迟钝、口腔干燥、便秘等不良反应，再加之精神障碍、自主神经功能紊乱、睡眠障碍等非运动症状的出现，均易引起老年患者体重减轻及营养不良。应关注 PD 老年患者的营养状况，定期进行营养评估，针对营养问题，进行营养干预，预防及纠正营养不良。因此，应采取防治结合的原则，加强饮食管理，改善老年患者的治疗效果及生存质量。

1. 能量 PD 老年患者静息能量消耗增加，每日所需能量高于同年龄段的正常人，但有些中晚期老年患者活动显著减少，总能量消耗并不一定高于正常人。

2. 碳水化合物和脂肪 对单纯 PD 老年患者，通常碳水化合物与蛋白质的供能比维持在 4~5：1，不可过高。可增加米面类、薯类等主食的供给，脂肪应以不饱和脂肪酸为主，胆固醇摄入量应低于 300mg/d。可酌情选择茶籽油、花生油、豆油、橄榄油、葵花籽油等。

3. 蛋白质 早期 PD 老年患者提倡正常蛋白质饮食，约占总能量的 15%；而蛋白质的再分配饮食原则（约占 10% 总能量）更适合晚期合并症状波动的 PD 老年患者，以补充优质蛋白质为主，每日供给量应控制在 0.8g/kg。后者是基于白天（即早餐和午餐）需限制蛋白摄入量，而晚上可摄入优质高蛋白饮食（老年患者的症状在睡眠后减轻，因此蛋白质分配为白天少，晚餐适量增多），以免影响白天口服药物的吸收，因左旋多巴胺（治疗 PD 常用药物）与中性氨基酸有拮抗作用，氨基酸可降低肠道多巴胺的吸收，影响左旋多巴胺进入血 - 脑屏障，所以蛋白质应限量，在限量范围内应多选用优质蛋白。在未服用左旋多巴胺之前，可提倡一个平衡的地中海式饮食模式。

4. 维生素、矿物质 PD 老年患者易发生 B 族维生素缺乏，因为维生素 $B_6$ 是多巴胺脱羧酶的辅酶，可使脑外的多巴胺生成增多，浓度升高，抑制左旋多巴胺进入血 - 脑屏障，降低该药的治疗作用，故维生素 $B_6$ 应限制在 100mg/d 以内，严格限制富含维生素 $B_6$ 的食物，如脱脂奶粉、菜豆类、田薯、芋头、强化谷物、猪肉等。多数学者认为，氧化应激及自由基损害是引发 PD 的重要发病原因，用大剂量具有清除自由基功能的营养素，如维生素 E、C、硒及锌等辅助药物治疗，对于延缓病情发展、改善早期症状、减轻药物副作用或并发症等均有一定效果。饮食量不足或食物结构不合理时建议补充含有多种维生素和微量元素的复合制剂。

5. 胃肠功能紊乱 建议便秘者增加膳食纤维（30~35g/d）和液体摄入（至少 1 500~2 000ml/d)），以及适当锻炼。胃排空延迟及胃食管反流者，宜少食多餐、饭前 30 分钟服药。

恶心、呕吐、厌食多发生在服药初期,为避免影响药物吸收,一般建议空腹服药或随少量食物服药,如果汁、饼干、水果等。直立性低血压者建议增加饮食中钠的含量,如使用高盐食物或含钠药片;增加总液体摄入量,至少 1.5~2.0L/d。

6. 营养途径　早期 PD 老年患者选择普食或软食,根据患者具体情况,制作膳食时建议采用切碎、捣烂和煮软的方法,吞咽困难的 PD 老年患者在控制原发病基础上采用流质饮食,并部分使用肠内营养制剂(如全营养素)进行补充,即口服营养补充(ONS)。长期不能经口摄入足够营养的患者,可考虑行留置鼻胃管或胃造瘘管,以保证患者的营养和药物摄入。当老年患者存在肠内营养禁忌证,或肠内营养不能达到 60% 目标量大于 7 天时,可考虑全肠外营养或补充性肠外营养。

**(四)食谱示例**(表 22-1)

表 22-1　帕金森病老年患者一日食谱举例

| 餐次 | 食物种类及重量(生重) |
|---|---|
| 早餐 | 馒头(面粉 25g)、凉拌菠菜(菠菜 100g)<br>牛奶冲藕粉(牛奶 250ml、藕粉 30g) |
| 加餐 | 苹果 200g |
| 午餐 | 米饭(稻米 75g)、西红柿鸡蛋汤(西红柿 100g,鸡蛋 50g)、香菇青菜(湿香菇 50g、青菜 150g) |
| 晚餐 | 米饭(大米 75g)、清蒸鲈鱼(鲈鱼可食部分 50g)、甜椒鸡丝(甜椒 100g,鸡胸脯肉 50g) |
| 全日用油 | 25g |
| 全日用盐 | 5g |

能量 6.11MJ(1 459kcal);脂肪 45g(27.8%);蛋白质 56g(15.4%);碳水化合物 208g(57%)

注:优质蛋白应集中在晚餐,以免影响左旋多巴药物的吸收。

(尤祥妹　于凤梅)

# 第二十三章　肿　瘤

🔘 **学习目标**

1. 本章重点掌握肿瘤患者的营养评估方法 PG-SGA。
2. 掌握肿瘤患者的营养治疗原则。
3. 熟悉合理饮食减低肿瘤发生风险。
4. 了解营养素与肿瘤的关系。

💬 **章前导言**

本章内容主要介绍营养、食物与肿瘤的关系,通过合理饮食降低肿瘤发生风险。全面评估肿瘤患者的营养状况,针对肿瘤的不同阶段及不同的肿瘤治疗方式,对患者进行合理的营养管理及营养治疗,以改善营养状况,提高患者生活质量。

## 第一节　疾病概述

### 一、肿瘤的定义

肿瘤(tumor)是机体在各种致癌因素作用下,组织局部的某个或某些细胞在基因水平上失去对生长的正常调控,导致细胞异常迅速生长繁殖、增生而形成新生物。肿瘤包括良性肿瘤和恶性肿瘤。

癌症(cancer)泛指所有的恶性肿瘤,"癌"可无限制地向外周扩散、浸润。癌细胞具有无限增殖能力,并且丧失细胞间的接触抑制,同时具备迁移、侵袭能力。表现为由原发部位向其他部位的转移,如果侵犯要害器官并引起功能障碍,最后可能导致死亡。

良性肿瘤呈膨胀性生长,肿瘤细胞分化成熟,生长比较缓慢,通常无浸润生长,没有转移。瘤体增大可挤压周围组织,但并不侵入邻近的正常组织内,周围常形成包膜,手术时容易切除干净,很少有远处转移和复发,危害性较小。而恶性肿瘤生长迅速,具有较强的侵袭性,通常没有包膜,边界不清。肿瘤细胞呈异型,容易从肿瘤实体中脱离,进入血液或淋巴系统,造成肿瘤转移。恶性肿瘤还具有易复发的特点,治疗相对困难,死亡率高。

良性肿瘤和恶性肿瘤的本质都表现为细胞失去控制的异常增殖。此外,癌细胞还会局部侵入邻近的正常组织,进入血管和淋巴管,渗入循环系统,到达继发组织或器官继续生长和扩散,这往往是肿瘤致死的原因。

### 二、肿瘤发生的多阶段性

肿瘤的最终发生是多种因素长时间积累,多步骤发展的复杂过程,大致分为四个阶段。

#### (一)激发阶段

激发过程具有特异性,由一定剂量的致癌物引起,致癌物进入体内后可与细胞成分(尤其是DNA)发生相互作用,使正常细胞转变为潜伏性肿瘤细胞。这个过程通常涉及遗传突变。

#### (二)促进阶段

促癌物使潜伏性肿瘤细胞进一步发展为肿瘤的阶段,具有非特异性。促进阶段的初期是可逆的,发展到后期则不可逆。

#### (三)进展阶段

肿瘤向恶性表型发展的过程。此时肿瘤失控性生长、血管化、浸润、抗药等,癌细胞群不断生长扩展成侵袭性肿瘤块。伴随的遗传学细胞学变化包括染色体易位或片段缺失、转座子移动加强、基因扩增或过量表达等。

#### (四)转移阶段

癌细胞从起源器官(原发灶)播散到远处组织的过程,称为"转移",是恶性肿瘤的基本生物学特征,包括早期原发癌的生长,肿瘤细胞从原发部位的分裂、迁移,进入血管和淋巴管,渗入循环系统,形成肿瘤栓子,到达继发组织或器官定位并持续生长和扩散,形成与原发肿瘤相同性质的继发肿瘤等一系列过程。

### 三、肿瘤发病的原因

肿瘤的发生受多种因素影响,主要包括内在因素和外在因素。内在因素主要指基因参与,包括遗传的易感基因及基因的变异。基因因素在肿瘤的发生中占 5%~10%,不同肿瘤其异常基因在肿瘤发生中所起的作用(强度大小)不同,如甲状腺癌发生的基因因素约占 8.5%,喉癌发生的基因因素约占 8.0%,多发性骨髓瘤约占 4.3% 等。外在因素包括吸烟(25%~30%)、感染因素(15%~20%,如人乳头状瘤病毒等)、肥胖(10%~20%)、酒精(4%~6%)、饮食(30%~35%)、其他(10%~15%)。

实际上,一种致癌因素可诱发多种肿瘤,而一种肿瘤又可能有多种致癌因素。个体通常是暴露于复杂的致癌因素下。现在普遍认为,绝大多数肿瘤是环境因素与宿主的机体因素相互作用引起的。环境因素指诸如香烟、膳食成分、环境污染物、药物、辐射和感染原等(即化学因素、物理因素、感染因素)。机体因素指宿主的遗传、年龄、性别、精神状态、免疫功能、肥胖及生活方式等。

食物是人体联系外环境最直接、最经常、最大量的物质,也是机体内环境及代谢的物质基础。膳食、营养可以影响恶性肿瘤生成的启动、促进、进展、转移的任一阶段,包括对致癌物的代谢、宿主对肿瘤细胞的抵抗力、肿瘤细胞分化程度及肿瘤的形成等。食物中既存在着致癌因素,也存在着抗癌因素,两者都可以影响肿瘤的发生与发展。

## 第二节　预防及饮食干预原则

早在 1981 年,营养流行病学家 Dr.Doll 提出,35% 的癌症死亡都可归因于饮食因素。目前认为,肿瘤发生的诸多外在因素中,饮食因素占 30%~35%。来自于癌症研究、癌症预防、流行病学及公共卫生领域的专家对不同的食物,以及食物中的各种营养素与肿瘤的发生进行了广泛的研究,发现高脂肪、高糖、缺乏某些维生素及微量元素,以及某些植物化合物的低摄入可能与肿瘤发生有密切的关系。2012 年美国肿瘤学会发布的《营养与运动预防癌症指南》中,纳入了近年饮食与癌症风险的最新科学证据,基于这些证据,为个体推荐健康的饮食和运动模式,以降低患癌风险。

### 一、营养素与肿瘤的关系

#### (一) 能量
流行病学资料表明,能量摄入过多、超重、肥胖、有久坐生活习惯的人群,其乳腺癌、结肠癌、胰腺癌、胆囊癌、子宫内膜癌和前列腺癌的患病危险性增加。美国人群中,肥胖和超重导致的癌症相关死亡率约为 14%~20%。除了整体的肥胖外,腹部肥胖可能危险性更高,已明确腹部肥胖与结肠直肠癌相关,也可能与胰腺癌、子宫内膜癌、绝经后乳腺癌的风险增加相关。研究表明,减轻体重可能减少绝经后女性发生乳腺癌及其他癌症的风险。

#### (二) 脂肪
流行病学研究显示,脂肪摄入量高的国家,其乳腺癌、前列腺癌、结肠癌和其他癌症的发病率增加。膳食脂肪的种类对肿瘤发病危险性的影响也有差别,高饱和脂肪膳食能增加肺癌、乳腺癌、结肠癌、直肠癌、子宫内膜癌、前列腺癌的发病危险。n-6 多不饱和脂肪酸可增加癌症的风险,而 n-3 多不饱和脂肪酸具有抑癌作用,经常食用富含 n-3 多不饱和脂肪酸的深海鱼及其他海产品的人发生乳腺癌、前列腺癌的危险性明显降低。研究认为,减少膳食总脂肪量,包括动物性和植物性脂肪、动物性胆固醇以及总能量的摄入,增加鱼及鱼油的摄入,并维持血清胆固醇在正常水平,有利于肿瘤的预防。

### （三）蛋白质

研究发现,不同膳食来源的蛋白质可能与肿瘤的发生、发展有一定关系,就蛋白质摄入增加是否增加肿瘤发病风险还尚未有定论。大多数流行病学研究结果显示,高蛋白质摄入本身并不会增加癌症的发生率,但不同的食物来源可能是影响研究结果的重要因素之一。如肉类是优质蛋白质的重要来源,有研究发现,肉类蛋白质摄入的增加,会增加结肠癌、直肠癌、前列腺癌的发病风险。大多数学者认为,肉类食品中的蛋白质本身并不是肿瘤发生的危险因素,但蛋白质在加工过程的高温条件会产生杂环胺和多环芳烃,可能是影响肿瘤发生的重要因素。因而,近来研究认为,红肉,尤其是加工红肉可能增加肿瘤发生的风险。肉类食品摄入的增多也伴随脂肪摄入增多,同样会增加肿瘤发病的风险。而常食用大豆制品者,胃癌的相对危险度低,这是因为大豆富含蛋白质,且大豆蛋白中所含有的多种植物化合物,如异黄酮、植物甾醇、植酸、皂苷、多种酚酸等可能是其抗癌功效的主要成分。

### （四）碳水化合物

碳水化合物是日常饮食中首要的能量来源,主要功能是提供热量,维持体内能量代谢的平衡与稳态。碳水化合物种类丰富,生物学功能多样,在日常膳食中发挥极为重要的作用。单糖和双糖所含的低分子碳水化合物多数具有甜味,主要来源于水果、蜂蜜及淀粉类食物中多糖的分解。所谓精制糖,主要指日常生活中富含蔗糖、果糖、麦芽糖及葡萄糖的粗糖加工产品,如方糖、砂糖、白糖、红糖、蜂糖或蜂浆等。精制糖及精制糖含量较高的食品,其血糖生成指数(glycemic index,GI)较高,如甜点、糖果及饮料等,过量摄入容易导致能量摄入过高。流行病学研究证实,长期高 GI 食物易增加多种肿瘤的发病率,如乳腺癌、结肠直肠癌、肺癌、卵巢癌、胰腺癌及上消化道肿瘤等,与高 GI 食物导致肥胖、胰岛素抵抗,造成体内氧化应激、内分泌紊乱及免疫功能障碍等有关。碳水化合物中的膳食纤维是指不能被人体利用的多糖,既不能被人体胃肠道中消化酶所消化,又不被人体吸收利用的多糖,主要包括纤维素、半纤维素、木质素、果胶等。膳食纤维最主要的来源为杂粮、果蔬类、薯类、豆类和菌藻类。大量研究显示,膳食纤维因其独特的生物特性,对预防肿瘤的发生、发展起到了较好的保护作用。此外,一些功能性寡糖、活性多糖也能够积极预防肿瘤,并在一定程度上遏制肿瘤的发生发展,是肿瘤的保护性因子。

### （五）维生素与肿瘤

维生素除广泛参与机体多种生理活动外,大量研究证实,维生素摄入与肿瘤的发生发展存在一定的关联。多项流行病学研究发现,膳食维生素 A、维生素 D、维生素 E、维生素 C 及叶酸摄入不足,或其血浆/血清浓度过低,可能增加多种肿瘤的发病风险。一些大型队列研究或临床试验亦表明,上述维生素补充剂或合成类似物的摄入可降低某些肿瘤的发病风险,但同样有不一致的研究,因而目前对给予营养素补充剂预防肿瘤没有达成共识,建议持谨慎态度。

## 二、肿瘤的饮食预防

和对营养素与肿瘤发生的研究不同,较多的关于增加某些食物(而不是单个的营养素)如蔬菜、水果、坚果的摄入,以及健康生活方式(包括运动)的研究显示,限制高能量食物、避免含糖饮料,增加蔬菜水果的摄入,限制红肉、限制含乙醇饮料,增加身体活动等综合的健康饮食及生活方式,对于降低癌症发生风险具有正面效应。2012 年美国肿瘤学会《营养与运动预防癌症指南》提出如下内容。

1. 保持适宜体重 在正常体重范围内尽可能瘦,在各年龄段都应避免体重增加。

2. 身体活动 将身体活动作为日常生活的一部分。成年人应保证每周至少 150 分钟中强度或 75 分钟高强度的运动,或者将两者等效组合,若均匀分布在整个星期更佳。儿童和青少年应保证每天至少 1 小时中强度或高强度的运动,并保证每周至少 3 天高强度的体育锻炼。限制静坐的行为,例如坐、躺、看电视或其他形式的面对屏幕的娱乐。

3. 限制高能量密度食物,避免含糖饮料。所谓"高能量密度食物"系指能量超过 225kcal/100g 的食物。

4. 食物供应和进食 摄取以植物性食物为主的营养成分和多种食物品种的膳食,主要选择植物来源的食物,如蔬菜、水果、豆类和加工度较低的谷类,每日应至少进食 400g 不同种类的非淀粉蔬菜和水果。

5. 限制红肉(牛、羊及猪肉)摄入,避免加工肉类 红肉的摄入量每周应少于 500g,尽量选择鱼、禽肉或非家养动物的肉类。

6. 限制含乙醇的饮料 建议不要饮酒,如要饮酒,男性每日不超过 2 份(20~30g 乙醇),女性不超过 1 份(10~15g 乙醇)。妊娠妇女、儿童和青少年不应饮酒。

7. 应限制脂肪含量较多,特别是动物性脂肪较多的食物的摄入。选择不饱和脂肪酸含量较多并且氢化程度较低的植物油,总量要适宜,占总能量的 15%~30% 为宜。

8. 保存、加工、制作 减少食盐的总摄入量。成人限制在每天 6g 以下,减少烹调用食盐和摄入腌制食品。不吃发霉的谷类或豆类食品,易腐败的食物应妥善贮存,以减少真菌污染。避免吃贮存期长、受真菌污染的食物。

9. 烹调 不吃烧焦的食物,尤其应避免肉和鱼烧焦。尽量少吃在火上直接熏烤的食物,鼓励用较低温度烹调。

10. 添加剂及残留量 建立和监测对食物中食品添加剂、农药及其残留量和其他化学污染物的限量。

11. 膳食补充剂 应采用有利于减少肿瘤危险的膳食模式,不推荐用膳食补充剂来预防肿瘤。

### 三、肿瘤的营养治疗

恶性肿瘤患者营养不良发生率高,营养治疗已成为恶性肿瘤多学科综合治疗的重要组成部分。肿瘤患者处于不同的临床阶段,如围手术期、放化疗期间、姑息治疗时期,其营养素代谢特点不同,对营养素的需求不同,因此需结合不同临床情况进行合理、有效的营养治疗。

#### (一)肿瘤患者的营养风险筛查与营养评估

1. 营养风险筛查(nutritional risk screening) 是临床医护人员以及养老机构护理人员用来初步判断患者或受照护者是否有营养相关的问题,尤其是否可能因为营养相关的问题影响被筛查者的健康。营养风险筛查是一种快速、简便的方法,是诊断营养不良的第一步,以此判断是否需要进一步进行全面营养评估和制定营养治疗计划。营养风险筛查在初次接触患者或受照护者时进行。肿瘤患者的营养风险筛查通常采用欧洲肠外肠内营养学会(ESPEN)和中华医学会肠外肠内营养学会(CSPEN)推荐的营养风险筛查工具 NRS2002(Nutritional Risk Screening 2002),包括以下 4 个方面内容:人体测量、近期体重变化、膳食摄入情况和疾病的严重程度。具体筛查步骤如下:

第一步:提出以下 4 个问题

(1) BMI 是否 $<18.5kg/m^2$?

(2) 近 3 个月体重是否有下降?

(3) 近一周进食量是否有减少?

(4) 患者病情是否危重?(如加强治疗)

若以上任一问题回答"是",则直接进入第二步具体的营养筛查并评分。

若所有的问题回答"否",应每周重复调查 1 次。将有助于结合患者病情的变化,制定预防性的营养支持计划,减小患者可能的营养风险。

第二步:包括三部分

(1) 营养状态受损评分。

(2) 疾病严重程度相关评分。

(3) 年龄评分。

具体评分见表 23-1。

表 23-1 营养风险筛查 2002(NRS2002)

| | 没有 | 0分 | 正常营养状态 |
|---|---|---|---|
| 营养状态受损评分 | 轻度 | 1分 | 3 个月内体重丢失 >5%,或食物摄入比正常需要量的低 25%~50% |
| | 中度 | 2分 | 一般情况差或 2 个月内体重丢失 >5%,或食物摄入比正常需要量低 50%~75% |
| | 重度 | 3分 | $BMI<18.5kg/m^2$ 且一般情况差,或 1 个月内体重丢失 >5%(或 3 个月内体重下降 >15%),或近一周食物摄入比正常需要量低 75%~100% |
| 疾病的严重程度评分 | 没有 | 0分 | 正常营养需要量 |
| | 轻度 | 1分 | 需要量轻度提高:髋关节骨折,慢性疾病急性发作或有并发症(肝硬化,COPD,血液透析,糖尿病,一般恶性肿瘤患者) |
| | 中度 | 2分 | 需要量中度增加:腹部大手术,卒中,重症肺炎,血液恶性肿瘤 |
| | 重度 | 3分 | 需要量明显增加:颅脑损伤,骨髓移植,ICU 患者(APACHE>10) |
| 年龄 | | | 超过 70 岁者总分加 1,即年龄调整后总分值 |

Score≥3:(最高 =7 分)患者存在营养风险,应启动营养治疗计划。

Score<3:暂不进行临床营养支持,但需每周询访患者;如计划接受一大手术,应考虑预防性营养治疗计划,以避免相关风险状态发生。

2. 营养评估(nutritional assessment) 由营养专业人员对患者的营养代谢、机体功能等进行全面检查和评估,用于制订营养治疗计划,考虑适应证和可能的副作用。

评定恶性肿瘤患者的营养状况,是在初步筛查(营养风险筛查 NRS2002)的基础上进行的,是一种综合营养评估,通过对营养状态的多种指标评定,发现营养不良的程度,以及营养相关并发症。其目的是制定营养治疗计划,包括具体的营养治疗方案、营养治疗疗效的监测和评估。

评估肿瘤患者的营养状况,可以通过评估工具来开展。美国营养师协会(american dietetic association,ADA)和中国抗癌协会肿瘤营养与支持治疗专业委员会均推荐患者主观整体评估(patient-generated subjective global assessment,PG-SGA)作为评估肿瘤患者营养状况的工具,该工具经过多项临床研究验证,证明适合肿瘤患者包括中国的肿瘤患者。

PG-SGA 是在主观整体评估(SGA)的基础上发展而成的,由患者自我评估部分及医务人员评估部分两部分组成,具体包括体重、摄食情况、症状、活动和身体功能、疾病与营养需求的关系、代谢方面的需要、体格检查 7 个方面,前 4 个方面由患者自己评估,后 3 个方面由医务人员评估,总体评估包括定量评估及定性评估两种。定性评估将肿瘤患者的营养状况分为 A(营养良好)、B(可疑或中度营养不良)、C(重度营养不良)三个等级。定量评估为将 7 个方面的积分相加,得出一个最后积分,根据积分将患者分为 0~1 分(无营养不良)、2~3 分(可疑营养不良)、4~8 分(中度营养不良)、≥9 分(重度营养不良)。

临床研究提示,PG-SGA 是一种有效的肿瘤患者特异性营养状况评估工具,因而得到美国营养师协会(ADA)等单位的大力推荐,中国抗癌协会肿瘤营养与支持治疗专业委员会同样推荐使用。(PG-SGA 的具体评分量表见本章后附录。)

中国抗癌协会肿瘤营养与支持治疗专业委员会推荐的肿瘤患者营养疗法临床径路如下(图 23-1):肿瘤患者入院后应该常规进行营养筛查/评估,根据积分多少将患者分为无营养不良、可疑营养不良、中度营养不良及重度营养不良四类。无营养不良者,无需营养干预,直接进行抗肿瘤治疗;可疑营养不良者,在营养教育的同时,实施抗肿瘤治疗;中度营养不良者,在营养治疗的同时,实施抗肿瘤治疗;重度营养不良者,应该先进行营养治疗 1~2 周,然后在继续营养治疗的同时,进行抗肿瘤治疗。无论有无营养不良,所有患者在完成一个疗程的抗肿瘤治疗后,应该重新进行营养筛查/评估。

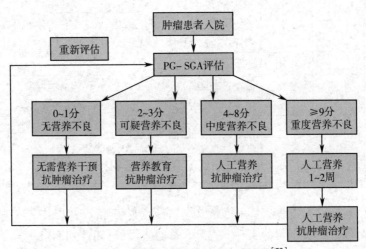

图 23-1　肿瘤患者营养干预临床路径[22]

抗肿瘤治疗泛指手术、化疗、放疗、免疫治疗等,人工营养指 EN(含 ONS 及管饲)及 PN,营养教育包括饮食指导、饮食调整与饮食咨询。

（二）临床营养支持的实施

肿瘤患者营养干预包括营养教育、营养治疗。肿瘤患者的营养干预应该明确区分无肿瘤病灶患者与肿瘤患者,前者按良性疾病处理,后者的营养干预具有明显的特殊性。营养干预的最高目标是代谢调节、控制肿瘤、提高生活质量、延长生存时间,基本要求是满足肿瘤患者目标需要量 70% 以上的能量需求、100% 蛋白质需求、100% 的微量元素及维生素需求。营养干预的实施方法应该遵循阶梯原则,首先选择营养教育,再选口服营养补充(ONS),如果患者口服不足,可选择肠内营养(EN),最后选肠外营养(PN)。

ONS 的定义:"除了正常食物以外,用特殊医学用途(配方)食品经口摄入以补充日常饮食的不足。"ONS 通常是液态食品,也可以是粉末状、零食条,或者其他类型。ONS 属于营养支持中肠内营养的一个分支。研究发现,每天通过 ONS 提供的能量大于 400kcal 才能更好地发挥 ONS 的作用。口服是最理想的肠内营养给予途径,相对于管饲途径,口服途径更符合生理特点,患者容易接受,依从性好。由于肿瘤患者,尤其是终末期患者,多存在营养不良,甚至严重营养不良,当患者可以经口摄入而达不到目标能量或全面的营养素时,应该首先考虑 ONS,以达到维持体重和改善营养状况的目的。

口服营养补充制剂可以是肠内营养剂(包括整蛋白型、短肽型)、多元维生素和微量元素,甚至是鱼油、谷氨酰胺等药理性营养素,提供除患者自主饮食以外的能量和营养素补充。

中国抗癌协会肿瘤营养与支持治疗专业委员会于 2015 年发布的口服营养补充指南中指出:①对于恶性肿瘤患者,首选强化营养教育,进行经口摄食咨询指导;②经强化营养教育和咨询指导后,通过经口摄食仍然不能达到目标营养摄入量的患者,推荐使用 ONS;③ ONS 是胃肠功能正常的肿瘤患者接受肠内营养的首选途径;④ ONS 对存在营养不良和处于营养不良风险的患者是有益的;⑤ ONS 对住院、社区和家居患者均有益,$BMI<18.5kg/m^2$ 的患者比 $BMI>20kg/m^2$ 的患者获益更多。

1. 放疗患者的营养支持 放射治疗是恶性肿瘤综合治疗中的重要手段之一,约 70% 的肿瘤患者在其治疗的不同时期需接受放疗。随着放疗技术的革新,治疗增益比不断提高,但仍不可避免产生多种近期和远期副作用。近年来,同步放化疗得到广泛认可,提高了肿瘤控制率,但同时也显著增加早反应组织放射性损伤,致使放疗中断或延迟,影响预后,降低营养状态。头颈部、消化道和腹盆腔部位放疗过程中往往会出现相应部位放射损伤而影响患者进食,从而进一步加重肿瘤患者营养状况恶化。个体化营养干预相对于自然饮食可改善患者生存质量,支持患者顺利度过放疗急性反应期,减少放疗中断,完成规范的放疗疗程。

放疗在杀伤肿瘤细胞的同时,肿瘤附近的正常组织和器官也会受到放射性损伤。因此,患者在接受放疗过程中,皮肤、口腔、食道黏膜、唾液腺、味蕾等容易受到的损坏,出现急性(治疗期间出现)或慢性(一直持续到治疗后或在治疗疗程结束后才出现)的放疗反应。在头颈部肿瘤放疗时,会出现放射性黏膜炎、口腔黏膜溃疡、味觉损伤、唾液分泌减少和吞咽困难等,软腭、颞颌关节和颈部软组织出现纤维化。上消化道肿瘤放疗时可发生放射性食管炎、吞咽困难和疼痛。腹盆腔放疗时会出现肠道黏膜损伤、炎症和穿孔等,这些副反应均会导致患者食欲下降、进食困难,从而使患者的营养状况迅速下降。

所有放疗患者在接受治疗前均需要进行营养风险筛查及营养状况评估,根据 PG-SGA 的分级或评分决定是否进行干预,以及进行何种方式干预。营养良好的患者无需进行常规营养支持。对于放疗前就已经存在中度到重度营养不良的肿瘤患者应尽早进行营养干预,包括营养教育、营养治疗。采用个体化的营养干预措施,可帮助患者摄取足够的营养,维持体重,明显改善患者的营养状况,降低放疗带来的毒副反应,改善预后,提高生活质量。

中国抗癌协会临床肿瘤学协作专业委员会(CSCO)对非终末期放疗肿瘤患者的营养治疗的推荐意见:

(1)对放疗患者的营养评估应在肿瘤诊断或入院时就进行(特别是放疗前和放疗过程中),并在后续的每一次随访中重新评估,以便在患者发生全身营养不足前就给予早期的营养治疗和干预。

（2）放疗患者的每日消耗和正常人相似，放疗患者的一般状况要求为卡氏评分（Karnofsky percent score，KPS）60分以上，故以25~30kcal/(kg·d)来估算一般放疗患者的每日所需量。

（3）放疗患者中，肠外营养的目的是通过以下方式实现改善功能和提高疗效：预防和治疗营养不良或恶病质；提高患者放疗的耐受性和依从性；控制或改善某些放疗的不良反应，提高生活质量。

（4）对于没有胃肠道功能障碍者，肠外营养没有必要，甚至有害。

（5）营养治疗的选择：为了降低感染风险，推荐首选肠内营养，梗阻性头颈部肿瘤或食管癌影响吞咽功能者，肠内营养应经管给予。肠外营养推荐用于不能耐受肠内营养且需要营养治疗的患者，如放疗后严重黏膜炎和严重放射性肠炎患者。

（6）不推荐没有营养不足或营养风险的放疗患者常规使用肠外营养。

2. 化疗患者的营养支持　化疗作为目前恶性肿瘤的主要治疗手段之一，不仅可以补充手术和放疗的不足，还可以防止肿瘤复发与转移，从而达到减轻患者痛苦，延长其生存期的目的。但同时，接受化疗的肿瘤患者也极易出现严重的营养不良事件，严重影响了患者的生存质量，甚至临床预后。在化疗过程中，为了提高化疗效果，尽快恢复化疗所损伤的正常组织细胞，应保证其营养状况能基本满足生理需要，并给予恰当的营养干预。

化疗对于肿瘤组织和正常组织的作用包括：破坏细胞膜，阻断细胞信号转导和增殖调控，影响核酸代谢。化疗对于组织细胞的损伤与细胞的增殖速度、组织的供氧量和药物剂量有关。化疗通常对增殖迅速的组织细胞敏感性较高，因而消化道黏膜上皮细胞往往是较早受累的组织。化疗药物可以阻止胃肠道黏膜上皮的DNA合成，影响其更新，还可导致胃肠道黏膜上皮细胞的代谢障碍，并加重肝细胞破坏和胆汁淤积，这些结果均可导致营养物质的摄取及吸收障碍。某些化疗药物还会刺激延髓化学呕吐中枢，引起反射性恶心、呕吐，出现严重的胃肠道反应时需化疗终止；某些抗癌药还可以通过中枢或外周作用抑制或刺激食欲，使营养素的消化、吸收、代谢和排泄发生改变；铂类等金属抗癌药还可使患者味觉感受的敏感性降低，进而发生厌食。综上所述，患者在其本身癌细胞代谢异常增生，增加机体能量消耗的基础上，化疗药物导致的食欲缺乏、恶心呕吐、营养缺乏以及营养素消化吸收障碍，使本来就能量不足的机体更加迅速地向恶病质发展，最终导致严重的营养不良与衰竭。

目前，临床上许多肿瘤患者的营养治疗通常开始较晚，大多已到体重严重下降，出现了恶病质，甚至到了恶病质难治期或肿瘤终末期，才想到使用营养治疗，而此时往往丧失了营养治疗的最佳时机，营养治疗已不能逆转体重下降及改善恶病质状态，往往得出营养治疗无效的结论。故营养治疗应早期使用，才能发挥其最大的效果。根据目前我国的专家共识，不推荐在化疗期间常规给予营养支持，但对于已存在营养不足或营养风险的患者，则应给予适当营养支持。

肿瘤疾病常见适应证：

（1）重度蛋白质-能量缺乏性营养不良、恶病质。

（2）头颈部恶性肿瘤致吞咽障碍者。

（3）癌性浸润或手术严重损伤喉返神经致进食呛咳者。

（4）肿瘤占位引起消化道瘘及穿孔、机械麻痹性梗阻者。

（5）腹腔大量恶性积液或肠管扩张者。

化疗相关适应证：

（1）化疗导致重度口腔黏膜溃烂而吞咽障碍者。

（2）化疗致消化道黏膜炎、重度腹泻、胃肠功能暂时性完全或部分丧失者。

（3）大剂量化疗后胃肠功能发生短期急性障碍者。

中国抗癌协会临床肿瘤学协作专业委员会 CSCO 对非终末期化疗肿瘤患者的营养治疗的推荐意见：

（1）虽然营养治疗能够改善化疗患者的生活质量，增加食欲，但目前的研究显示，对血生化指标和临床结局没有明显作用，因此对没有营养不足的化疗患者不推荐常规营养治疗。

（2）当化疗患者每日摄入能量低于每日能量消耗 60% 的情况超过 10 天时，或者预计患者将有 7 天或者 7 天以上不能进食时，或者患者体重下降时，应开始营养治疗，以补足实际摄入与理论摄入之间的差额。为了降低感染风险，推荐首选肠内营养，如果患者因为治疗产生了胃肠道黏膜损伤，可以采用短期的肠外营养。

（3）建议肿瘤患者的营养治疗采用标准配方。

（4）化疗期间复合维生素的摄入对Ⅲ期结直肠癌患者的复发率与生存时间没有影响。

（5）因为担心营养对肿瘤的促进作用而放弃营养治疗缺乏依据，如果存在临床指征，仍应该使用。

3. **围手术期的营养支持**　围手术期泛指手术前后的一段时期，包括术前、术中和术后三个阶段。根据营养支持的目的可分为营养补充和营养治疗。营养补充即在患者正常饮食的基础上补充能量及其他营养素的摄入，而营养治疗则是希望通过营养达到治疗疾病作用的营养支持，比如营养治疗短肠综合征、药理营养素 $\omega$-3 脂肪酸抑制炎症反应、肝功能不全患者使用高支链氨基酸配方、调节营养素比例改善临床结局等。

围手术期营养支持的途径有口服、管饲及静脉。口服最为简便，符合人体正常生理途径。当患者的胃肠道功能正常时，口服应是第一选择。不能口服者，有 EN 适应证的可考虑采用管饲途径，包括鼻胃管、鼻肠管、胃造瘘、空肠造瘘、内镜下经皮胃/肠造瘘术。若患者消化道功能障碍，口服或管饲有困难，如梗阻、出血、或经胃肠道途径难以达到目标营养时，应考虑给予肠外营养支持，特别是消化道肿瘤患者，对食物的消化吸收能力下降，摄食减少，或因肿瘤放化疗影响了消化道功能，限制了肠内营养的应用。此时，肠外、肠内营养的联合应用，通过肠外营养补充肠内营养的不足部分显得尤为重要。

肿瘤患者多有不同程度的营养不良，包括体重下降、低白蛋白血症和免疫功能减退等，从而影响对手术、化疗、放疗的耐受力，以及治疗后，尤其是手术后的恢复。术前营养支持的目的是，改善患者的营养状况，供给细胞代谢所需要的能量与营养底物，维持组织器官结构与功能，通过营养素的药理作用，调节代谢紊乱，纠正免疫功能紊乱，增强机体抗病能力，增加患者对麻醉、手术的耐受力，减少术后并发症，缩短住院时间，促进患者早日康复。而在手术后，机体处于高分解代谢，负氮平衡可持续 1 周以上，因胰岛素反应不足，机体利用葡萄糖的能力下降，机体对脂肪的氧化利用率加快，机体耗能增加，因此必须补充足够的能量和蛋白质，以减少机体组织消耗，促进创伤恢复。

中学医学会肠外与肠内营养学分会（Chinese Society for Parenteral and Enteral Nutrition, CSPEN）关于围手术期 EN 及 PN 的推荐意见如下：

（1）围手术期 EN 的推荐意见：

1）对于胃肠道功能正常的围手术期患者，EN 是首选的营养支持手段。

2）无胃瘫的择期手术患者不常规推荐术前 12 小时禁食。

3）有营养风险的患者，大手术前应给予 10~14 天营养支持。

4）对于有营养支持指征的患者，经由 EN 无法满足能量需要（<60%）时，可考虑联合应用 PN。

5）术后 24 小时内对需要的患者进行 EN。

6）标准的整蛋白配方适合大部分患者的 EN。

围手术期 EN 禁忌证：肠梗阻、血流动力学不稳定和肠缺血等。

对不能早期恢复口服的患者应使用管饲 EN，特别是接受大型头部或胃肠道肿瘤手术、严重创伤、手术前已有明显营养不良等情况的患者。

不推荐将含有精氨酸的免疫肠内营养用于合并重度创伤、全身感染和危重症患者。

当施行了近端胃肠道的吻合后，通过放置在吻合口远端的空肠营养管进行 EN；非腹部手术患者，若需要接受大于 2~3 周的肠内营养，如严重头部外伤患者，首选 PEG 作为管饲途径。

（2）围手术期 PN 的推荐意见：

1）围手术期有营养不良或有营养不良风险的患者，由于各种原因导致连续 5~10 天无法经口摄食达到营养需要量的患者，给予 PN 支持。

2）中、重度营养不良患者，术前给予 7~10 天营养支持。

3）围手术期有营养不良或有营养不良风险需要 PN 支持的患者，可添加特殊营养素谷氨酰胺。

手术患者出院时其营养状况往往没有恢复到术前水平，一些患者也没能恢复到正常进食，需要进行出院的营养指导，并建议继续门诊随访其营养状况。同时，多数经过手术的肿瘤患者仍然需要回到医院，进行下一步的放化疗肿瘤治疗，因而，建议其在放化疗前进行营养评估，并根据情况进行相关营养支持。

**附录**

患者提供的主观整体营养状况评量表（Scored Patient-Generated Subjective Global Assessment，PG-SGA）

PG-SGA 设计中的 Box 1~4 由患者来完成，其中 Box 1 和 Box 3 的积分为每项得分的累加，Box 2 和 Box 4 的积分基于患者核查所得的最高分。

| 1. 体重（工作表 1） | 2. 膳食摄入（饭量） |
|---|---|
| 我现在的体重是_____ kg | 与我的正常饮食相比，上个月的饭量： |
| 我的身高是_____ m | □无改变(0) |
| 1 个月前我的体重是_____ kg | □大于平常(0) |
| 6 个月前我的体重是_____ kg | □小于平常(1) |
| 最近 2 周内我的体重： | 我现在进食： |
| □下降(1) □无改变(0) □增加(0) | □普食但少于正常饭量(1) |
| Box 1 评分： | □固体食物很少(2) |
| | □流食(3) |
| | □仅为营养添加剂(4) |
| | □各种食物都很少(5) |
| | □仅依赖管饲或静脉营养(6) |
| | Box 2 评分： |

## 3. 症状

最近 2 周我存在以下问题影响我的饭量：

☐没有饮食问题(0)

☐无食欲,不想吃饭(3)

☐恶心(1)　　　　☐呕吐(3)

☐便秘(1)　　　　☐腹泻(3)

☐口腔疼痛(2)　　☐口腔干燥(1)

☐味觉异常或无(1)　☐食物气味干扰(1)

☐吞咽障碍(2)　　☐早饱(1)

☐疼痛;部位?(3)

☐其他 **(1)

** 如情绪低落,金钱或牙齿问题

Box 3 评分:

## 4. 活动和功能

上个月我的总体活动情况：

☐正常,无限制(0)

☐与平常相比稍差,但尚能正常活动(1)

☐多数事情不能胜任,但卧床或坐着的时间不超过 12 小时(2)

☐活动很少,一天多数时间卧床或坐着(3)

☐卧床不起,很少下床(3)

Box 4 评分:

Box 1~4 的合计评分(A):

## 5. 疾病及其与营养需求的关系(工作表 2)

所有相关诊断(详细说明):

原发疾病分期:Ⅰ、Ⅱ、Ⅲ、Ⅳ、其他

年龄

评分(B):

## 6. 代谢需要量(工作表 3)

评分(C):

## 7. 体格检查(工作表 4)

评分(D):

总体评量(工作表 5)

A 级　营养良好

B 级　中度或可疑营养不良

C 级　严重营养不良

PG-SGA 总评分

评分 A+B+C+D

PG-SGA 评分相关工作表

### 工作表 -1　体重丢失的评分

评分使用 1 个月的体重数据,若无此数据则使用 6 个月的体重数据。使用以下分数积分,若过去 2 周内有体重丢失则额外增加 1 分。

| 1 个月内体重丢失 | 分数 | 6 个月内体重丢失 |
| --- | --- | --- |
| 10% 或更大 | 4 | 20% 或更大 |
| 5%~9.9% | 3 | 10%~19.9% |
| 3%~4.9% | 2 | 6%~9.9% |

续表

| 1 个月内体重丢失 | 分数 | 6 个月内体重丢失 |
|---|---|---|
| 2%~2.9% | 1 | 2%~5.9% |
| 0~1.9% | 0 | 0~1.9% |

**工作表 -2　疾病和年龄的评分标准**

| 分类 | 分数 |
|---|---|
| cancer | 1 |
| AIDS | 1 |
| 肺性或心脏恶病质 | 1 |
| 褥疮、开放性伤口或瘘 | 1 |
| 创伤 | 1 |
| 年龄≥65 岁 | 1 |

**工作表 -3　代谢应激状态的评分**

| 应激状态 | 无（0） | 轻度（1） | 中度（2） | 高度（3） |
|---|---|---|---|---|
| 发热 | 无 | 37.2~38.3℃ | 38.3~38.8℃ | ≥38.8℃ |
| 发热持续时间 | 无 | <72h | 72h | >72h |
| 糖皮质激素用量（泼尼松/d） | 无 | <10mg | 10~30mg | ≥30mg |

**工作表 -4　体格检查**

| 组织 | 无消耗:0 | 轻度消耗:1+ | 中度消耗:2+ | 重度消耗:3+ |
|---|---|---|---|---|
| 脂肪 | | | | |
| 眼窝脂肪垫 | 0 | 1+ | 2+ | 3+ |
| 三头肌皮褶 | 0 | 1+ | 2+ | 3+ |
| 厚度肋下脂肪 | 0 | 1+ | 2+ | 3+ |
| 肌肉 | | | | |
| 颞肌 | 0 | 1+ | 2+ | 3+ |
| 肩背部 | 0 | 1+ | 2+ | 3+ |
| 胸腹部 | 0 | 1+ | 2+ | 3+ |
| 四肢 | 0 | 1+ | 2+ | 3+ |
| 体液 | | | | |
| 踝部水肿 | 0 | 1+ | 2+ | 3+ |
| 骶部水肿 | 0 | 1+ | 2+ | 3+ |
| 腹水 | 0 | 1+ | 2+ | 3+ |
| 总体消耗的主观评估 | 0 | 1 | 2 | 3 |

工作表 –5　PG-SGA 整体评估分级

| 指标 | A 级<br>营养良好 | B 级<br>中度或可疑营养不良 | C 级<br>严重营养不良 |
|---|---|---|---|
| 体重 | 无丢失或近期增加 | 1 月内丢失 5%（或 6 月 10%）或<br>不稳定或不增加 | 1 月内 >5%（或 6 月 >10%）或<br>不稳定或不增加 |
| 营养摄入 | 无不足或<br>近期明显改善 | 确切的摄入减少 | 严重摄入不足 |
| 营养相关的<br>症状 | 无或近期明显改善<br>摄入充分 | 存在营养相关的症状 Box 3 | 存在营养相关的症状 Box 3 |
| 功能 | 无不足或<br>近期明显改善 | 中度功能减退或近期加重 Box 4 | 严重功能减退或近期明显加重<br>Box 4 |
| 体格检查 | 无消耗或慢性消耗但<br>近期有临床改善 | 轻 - 中度皮下脂肪和肌肉消耗 | 明显营养不良体征<br>如严重的皮下组织消耗、水肿 |

营养支持的推荐方案：根据 PG-SGA 总评分确定相应的营养干预措施，其中包括对患者及家属的教育指导、针对症状的治疗手段，如药物干预、恰当的营养支持。

0~1　此时无需干预，常规定期进行营养状况评分；

2~3　有营养师、护士或临床医生对患者及家属的教育指导，并针对症状和实验室检查进行恰当的药物干预；

4~8　需要营养干预及针对症状的治疗手段；

≥9　迫切需要改善症状的治疗措施和恰当的营养支持。

（许红霞　戴婷婷）

# 第二十四章　姑息营养

## 第一节　姑息医学

**学习目标**

1. 本节重点掌握临终老年人的权利。
2. 熟悉姑息医学的伦理原则。
3. 了解姑息医学的概念。

**节前导言**

本节内容主要介绍姑息医学的概念，熟悉姑息医学的伦理原则，重点掌握临终老年人的权利。

## 一、姑息医学概念及照护模式的发展

### (一)概念

姑息医学(palliative care),又称"缓和医疗""安宁照护"。按照世界卫生组织(WHO)的定义,它是一种临床方法,为面临威胁生命的疾病患者和他们的亲人提供整体的关怀,预防和缓解身心痛苦,通过各种临床措施进行早期识别、积极评估,缓解疼痛和控制躯体、社会、心理和心灵其他痛苦症状的一门学科。

姑息医学带来的益处主要是改善症状(尤其是疼痛),提高生活质量;其次,是合理使用医疗资源,如减少不必要的住院、检查和治疗及入住重症监护室。目前已经有很多研究证实姑息医学的效用。

### (二)理念

1. 重视生命的价值　正如姑息关怀的创始人桑德斯所说:"您是重要的,因为即使活到最后一刻,您仍然是那么重要。我们会尽一切努力,帮助您安然逝去,但也会尽切努力,让您好好活到最后一刻!"

2. 正视死亡　死亡是一种自然现象,死亡是人生命不可或缺的部分。患者和亲属接受即将离世的事实,对于老年人达到生命的圆满、缓解亲属在老年人离世后的哀伤至关重要。如果双方都做好准备,老年人安详离世的可能性更大。

3. 维护老年人的尊严与权益　选择在生命的最后阶段尽量少痛苦,是老年患者的权益,应当给予最大的尊重。因此,对于临终老年人,需要继续缓解痛苦的治疗,停止一些会给老年人和亲属带来痛苦的医疗手段。在制订照护计划时,应当充分考虑到这一点。

### (三)照护模式

安宁疗护由缓和医疗团队提供。缓和医疗团队由医生、护士、社会工作者、心理治疗师、理疗师、神职人员、药师和志愿者组成,团队成员根据具体情况有所增减。照护目的是给予老年人包括生理、心理及心灵等各方面的照护,对亲属从面对死亡到居丧支持。临终关怀可以在机构和家中进行。院内可以采取会诊和专科病房两种模式。

1. 会诊模式　老年人在非姑息专科治疗,姑息团队为老年人提供专业的症状处理意见,与亲属沟通,提出适合老年人及家庭的决策,同时给予老年人和亲属心理社会支持。部分医院也在尝试将缓和医学的内容整合入 ICU、外科病房常规照护模式内,以期更好地帮助患者及家属。

2. 缓和医疗病房　在住院部建立以缓和医疗为主的专科病房。进入缓和病房需要满足一些条件:生存期短、症状控制不佳、亲属痛苦、在其他病房无法缓解等。目前的证据显示,缓和医疗病房的优势是减少医疗花费,给予老年人和亲属更全面的关怀,更容易达到老年人的"善终"。

相当一部分老年人希望在家中离世,对于症状控制较好、老年人及亲属已经做好准备、社区姑息医学支持较好的情况下,这不失为一种好的选择。

## 二、姑息医学的伦理和法律问题

随着医学的不断发展,临终老年人通过积极的抢救和治疗,可维持相当长时间的生命。在老年人临终时并不一定采取所有可能的抢救措施,医生、老年人、亲属常常会放弃、拒绝或放弃某些抢救和治疗措施,而使老年人自然、安详地死亡。此时往往涉及一些伦理和法律问题。

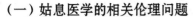

**（一）姑息医学的相关伦理问题**

1. 姑息医学面临的伦理冲突

（1）医疗保护中保密原则与知情同意中告知原则的伦理冲突　在我国，对于临终患者，医务人员和家属担心患者得知病情后不能承受自己的严重病情带来的心理打击，一般提倡保护性医疗措施，即对患者隐瞒病情。而知情同意原则要求，临床医师在作出诊断和制定治疗方案后，必须向患者提供诊断结论、治疗决策、病情预后及诊治费用等方面的真实信息，使患者或家属经深思熟虑后自主作出选择。因此，在老年患者的临终关怀服务中，我们经常遇到医疗保护中保密原则与知情同意中告知原则的伦理冲突。

（2）中国传统孝道文化与尊重患者自主权之间的伦理冲突　传统孝道是一种社会伦理，强调子女尽心竭力为父母送终。为了"尽孝"，临床上经常可以看到一些无力被抢救过来的临终老年人，家属不惜一切代价要求医务人员为老年人进行抢救和治疗，不但给老年人造成身心痛苦，同时也加重亲属的经济负担和社会医疗资源的浪费。

不同的老年人，作为独立的个体必然有其各异的需求，尊重、满足老年人的个体需求才是真正的孝道，也与"不以延长生命为唯一目的，而以减轻临终患者的身心痛苦"为宗旨的临终关怀伦理原则相符。

（3）临终关怀中的死亡商讨与传统死亡观之间的伦理冲突　我国传统文化中追求的是健康长寿，对死亡避而不谈，认为死亡是不幸和恐惧的象征，尤其是对老年人更不能谈论死亡，是忌讳的。而安宁疗护死亡在老年人、亲属、医务人员之间公开化，不但造成人们情感上的强烈冲击、难以适应，更是对中国传统文化的挑战。

（4）临终关怀的理念与传统医德观的伦理冲突　医务人员的传统医德就是救死扶伤，并从中获得职业荣誉感。安宁疗护却要求医务人员承认对某些身患绝症的晚期患者无能为力，直接对其职业荣誉感产生冲击，导致对医疗职业行为能力的怀疑，将导致医务人员在潜意识中产生抵触情绪。

2. 姑息医学的伦理原则

（1）尊重自主原则：老年人及亲属有知情和决定治疗方向的权利。尊重老年人及家人的决定，签署相应的文书，如知情同意书。医方需要保护老年人隐私，尊重老年人的权利及尊严。

（2）多行善原则：选择治疗时，要以对老年人有益为原则，保证老年人的痛苦得到最大程度的减轻。

（3）少作恶原则：选择伤害最小的治疗，防止治疗和检查过度，不让老年人冒不必要的风险。

（4）公正的原则：公正使用有效的医疗资源，遵守法律，尊重伦理道德。

**（二）姑息医学的相关法律问题**

1. 临终老年人的权利

（1）临终之前，老年人有权享受一般正常人的权利。

（2）老年人有权获知自己的疾病进展情况。

（3）老年人有权参与决策诊疗过程，并有权对任何医疗和护理措施知情同意，并有权拒绝治疗。

（4）临终老年人有权要求不承受痛苦。

（5）老年人有权要求陪伴，有权利要求不孤独。

（6）信仰和欲望有权利获得满足。

（7）有权利要求全面细致的照护。

（8）有权利保持希望感。

（9）有权利要求对自己的疑问得到真实的回答。

（10）有权利得到尊重和尊严。

2. 主动放弃治疗和抢救的法律问题

（1）医生主动放弃治疗和抢救：未经老年人或其亲属的同意，医生主动放弃治疗和抢救，会直接与有关法律相违背，与医生的契约义务产生矛盾。从民法上讲，医疗行为是医疗契约中医生的给付行为，患者挂号就诊，医生接受就诊义务，契约已经成立，医生主动放弃治疗和抢救属于单方面终止合同。为了避免不必要的法律纠纷，医生在放弃治疗和抢救前，应尊重患者及亲属的要求，在患者及亲属充分理解疾病性质、治疗前景、放弃治疗和抢救的后果，并签署书面意愿后进行，签署的书面意愿应保存在病历中。

（2）老年人主动放弃治疗和抢救：根据人类自律性原则，老年人对自己的身体如何处置有着不受限制的自决权，所以身患绝症时，为放弃治疗而撤回其对治疗的同意，并不构成违约，而是老年人行使其自决权的一种行为。但这种自决权要受一定限制，法律规定的特定传染病患者无权撤销其治疗的同意权。

在老年人主动放弃治疗或经建议同意放弃治疗时，要考虑老年人放弃或同意放弃治疗意思表达的有效性。只有老年人有效地放弃或同意放弃治疗才能使医生从原已成立的医疗契约中解脱出来，停止对老年人的治疗和抢救。老年人意思表达的有效性应该符合民事法律行为，包括形式要件和实质要件。形式要件是指以何种方式做出放弃治疗和抢救的表达，实质要件是指意思表达的真实性和合法性。比如，老年人在丧失行为能力之前，针对以后其可能的丧失行为能力或意思表达能力时，如昏迷、植物人、脑死亡等情形下的治疗预先做出放弃的行为，应该是有效的。据此，医生和亲属可以放弃抢救和治疗。

（3）老年人亲属主动放弃治疗和抢救：老年人与亲属之间有着各种感情关系和财产关系。在法律上，老年人亲属对老年人也有诸多权益和义务，如亲情权、继承权、抚养权和抚养义务、赡养权和赡养义务、监护权和监护义务。由于放弃治疗和抢救的决定会对老年人亲属的法律权利和义务产生巨大影响，因此在做出是否放弃治疗和抢救决定的过程中，法律应给予亲属一定的发言权。

但是，老年人本人放弃治疗和抢救的意思表达应首先得到尊重，老年人的决定权是第一位的，只有在老年人无法做出意思表达时，如永久性昏迷、植物人、脑死亡等情况下，亲属才有权做出放弃治疗和抢救的决定。

## 第二节　姑息医学营养相关症状处理

### 学习目标

1. 本节重点掌握姑息医学中恶心和呕吐症状处理。

2. 熟悉终末期患者营养不良的原因。

3. 了解姑息医学中便秘和腹泻症状处理。

### 节前导言

本节内容主要介绍姑息医学中常见的营养相关症状处理。通过了解便秘和腹泻症状处理,熟悉终末期患者营养不良的原因,掌握恶心和呕吐症状处理。

营养是人体吸收和利用营养物质的过程。为了维持生命和健康,人体每天必须摄入充足的营养物质。由于终末期患者有不同程度的食欲不振、体重下降和营养不良问题,造成免疫功能减退、感染率增加、组织或伤口的愈合受阻、活动能力下降等,不但影响其生存期,而且严重地影响患者的生活质量。

## 一、终末期患者营养不良的原因

### (一)食物摄入不足

1. 厌食 食欲不振和厌食是终末期患者的突出症状。进食后疼痛、不适或有消化道梗阻症状,可使患者产生畏食心理;许多的抗肿瘤药物也会引起患者的食欲不振和厌食。

2. 进食能力降低或丧失 终末期患者由于身体虚弱、咀嚼不便、舌咽神经麻痹引起吞咽困难,都会降低患者的进食能力;昏迷、意识丧失的患者则完全丧失进食能力。

3. 精神、心理因素 终末期患者常常对治疗失去信心,对死亡处于焦虑、恐惧、抑郁的精神心理状态,而拒绝进食。

4. 医源性因素 输液等治疗方式限制了患者的活动;医生或营养师未能准确评估患者的食欲和食物摄取量等。

### (二)食物消化吸收障碍

如食道念珠菌病、焦虑、消化性溃疡、反流性食道炎、胃切除术后和大量腹水等。

### (三)能量及营养素需要量增加

疾病的发展过程及某些姑息治疗方式都会增加机体的能量消耗,同时存在骨骼肌减少、脂肪消耗、水分和无机盐丢失增加等。

### (四)食物或营养素大量丢失

任何原因引起的呕吐、腹泻、消化道瘘管及姑息治疗手术和失血等。

## 二、恶心与呕吐

恶心是指咽喉和上腹部的呕吐不适感,伴或不伴呕吐,常有自主神经症状。呕吐则是一项复杂的病理生理性反射过程,是通过胃、食管、口腔、膈肌等多个部位的协调和协同作用,使胃内容物经食管及口腔排出体外的过程。

### (一)病因

发生恶心、呕吐的病因很多,根据其发病机制可分为中枢性呕吐、反射性呕吐。肿瘤患者的呕吐主要与治疗中应用抗肿瘤药物、放疗和恶性肿瘤本身疾病因素有关。

1. 放化疗药物 放疗引起恶心、呕吐的发生率与照射的部位、范围、照射剂量、强度相关。相同剂量的放射线,照射范围越大,其恶心、呕吐发生率越高。上腹部是放射线刺激后诱发恶心、呕吐的敏感部位。化疗药物的使用过程中,多数患者会存在明显的恶心、呕吐反应。化疗药物导致的恶心、呕吐反应除了与药物本身相关外,还与使用剂量、给药途径及患者自身特点相关。

2. 肿瘤因素 以消化道肿瘤及颅内肿瘤直接侵犯和压迫引发恶心、呕吐最为常见。原发性颅脑内占位或转移者,颅内压增高引发的呕吐呈喷射性,同时伴有其他不同程度的颅神经受损表现,与进食无关,可能为直接侵犯呕吐中枢或占位压迫导致颅内压增高导致。消化道肿瘤根据其病灶或原发灶的部位不同，可出现不同的表现，如食管、贲门部狭窄引起的食管反流性呕吐；胃、幽门梗阻导致的迟发性呕吐，其呕吐物为宿食；对于侵犯肠道引发肠梗阻的患者，根据其部位可出现高位或低位肠梗阻。

3. 代谢因素　如尿毒症、未控制的糖尿病、电解质紊乱、甲状腺功能亢进等。

### （二）治疗

1. 治疗原则　治疗需明确恶心、呕吐的病因，并予以相应的治疗，除对症治疗外，要积极予以有效的防护措施，达到以预防为主的治疗目的。肿瘤直接侵犯的患者，对病灶的治疗更具意义，如消化道梗阻、脑原发肿瘤或脑转移患者，对其进行手术、放疗、化疗均可能有效缓解恶心、呕吐。炎症引起的恶心、呕吐，应积极抗感染治疗。合并精神性呕吐的患者，需重视心理治疗的作用，必要时可予镇静药物。

治疗环境应避免刺激患者，如强光、嘈杂的声音及令人不适的气味，如体力允许，可鼓励患者进行适度的活动。另外，热食较温食更容易引起呕吐。化疗期间食用偏酸的水果、糖和泡菜可能帮助缓解恶心、呕吐。心理治疗和行为疗法可能行之有效，积极鼓励患者，予以耐心解释。

2. 化疗相关恶心、呕吐的处理　抗肿瘤药物所致呕吐主要取决于所使用药物。一般可将抗肿瘤药物分为高度、中度、低度和轻微 4 个致呕风险等级（表 24-1）。接受中、高度致吐风险化疗的患者在化疗结束后恶心、呕吐仍可能分别持续 2~3 天，化疗呕吐风险期需要止吐治疗贯穿始终（表 24-2）。

表 24-1　抗肿瘤药物致呕分级[23]

| 级别 | 细胞毒类药物 | | 口服给药 |
|---|---|---|---|
| | 静脉给药 | | |
| 高度致呕风险<br>（呕吐发生率 >90%） | 顺铂<br>阿霉素或表柔比星 + 环磷酰胺<br>环磷酰胺≥1 500mg/m²<br>卡莫司汀 >2 500mg/m² | 阿霉素 >60mg/m²<br>表柔比星 >90mg/m²<br>异环磷酰胺≥2g/m²<br>氮芥<br>氮烯咪胺（达卡巴嗪） | 丙卡巴肼<br>六甲蜜胺 |
| 中度致呕风险<br>（呕吐发生率 30%~90%） | 白介素 -2>1 200 万 IU/m²<br>阿米福汀 >300mg/m²<br>苯达莫司汀<br>卡铂<br>卡莫司汀≤250mg/m²<br>环磷酰胺≤1 500mg/m²<br>阿糖胞苷 >200mg/m²<br>奥沙利铂<br>甲氨蝶呤≥250mg/m² | 阿霉素≤60mg/m²<br>表柔比星≤90mg/m²<br>伊达比星<br>异环磷酰胺 <2g/m²<br>α- 干扰素≥1 000 万 IU/m²<br>伊立替康<br>美法仑<br>放线菌素 D<br>柔红霉素 | 环磷酰胺<br>替莫唑胺 |
| 低度致呕风险<br>（呕吐发生率 10%~30%） | 阿米福汀≤300mg/m²<br>白介素 -2≤1 200IU/m²<br>卡巴他赛<br>阿霉素（脂质体）<br>依托泊苷<br>5- 氟尿嘧啶<br>氟尿苷 | 依沙比酮<br>甲氨蝶呤用量介于 50~250mg/m²<br>丝裂霉素<br>米托蒽醌<br>紫杉醇<br>白蛋白紫杉醇<br>培美曲塞 | 卡培他滨<br>替加氟<br>氟达拉滨<br>沙利度胺<br>依托泊苷<br>来那度胺 |

| 级别 | 细胞毒类药物 | | |
|------|------|------|------|
| | 静脉给药 | | 口服给药 |
| 低度致呕风险<br>（呕吐发生率 10%~30%） | 吉西他滨<br>α- 干扰素，用量介于 500 万 ~<br>1 000 万 /m² | 喷司他丁<br>普拉曲沙<br>塞替哌<br>拓扑替康 | |
| 极低度致呕风险<br>（呕吐发生率 <10%） | 门冬酰胺酶<br>博来霉素（平阳霉素）<br>克拉屈滨（2- 氯脱氧腺苷）<br>阿糖胞苷 <100mg/m²<br>长春瑞滨 | 地西他滨<br>右雷佐生 *<br>氟达拉滨<br>α- 干扰素≤500 万 IU/m² | 苯丁酸氮芥<br>羟基脲<br>美法仑<br>硫鸟嘌呤<br>甲氨蝶呤 |

注：* 右雷佐生是心脏保护剂。

表 24-2 预防化疗引起恶心呕吐的推荐治疗方法[24]

| 呕吐风险分级 | 抗呕吐方法 |
|------|------|
| 高风险性 | 地塞米松<br>5-HT₃ 受体拮抗剂<br>阿瑞匹坦 |
| 中风险性 | 地塞米松<br>5-HT₃ 受体拮抗剂 |
| 低风险性 | 地塞米松 |
| 极低风险性 | 没有推荐的预防途径 |

3. 其他药物治疗　对于存在呕吐的患者，阿片类药物轮换是一种恰当选择。对于胃轻瘫的患者，甲氧氯普胺是一种合理的首选药物；糖皮质激素可能对颅内压升高的患者有利；对于恶性肠梗阻的患者，使用糖皮质激素、奥曲肽及抗胆碱能药物可能改善症状。

对于治疗生命末期的非特异性恶心症状，推荐口服氟哌啶醇 1mg 或皮下注射 / 静脉给药 0.5mg，根据需要每 6~8 小时 1 次。65 岁以上的患者应使用较低的剂量（口服给药，0.5mg/ 次，或皮下注射 / 静脉给药，0.25mg/ 次，每 8 小时 1 次）。24 小时的总剂量应限制在口服不超过 6mg，或皮下注射 / 静脉内给药不超过 3mg。治疗恶心时，需要的剂量和给药频率通常低于谵妄。剂量较高可引起更多副作用。

如果恶心不能充分控制，治疗选择包括逐步调整剂量至最大获益或耐受剂量，或加用另一种药物。对于不能耐受口服途径给药的患者，可尝试经直肠给予丙氯拉嗪。如果认为焦虑是其中一种重要症状，苯二氮䓬类药物可能有帮助。糖皮质激素（如地塞米松）也可能有帮助，因为其对化学感受器触发带有非特异性作用。在对较高剂量的氟哌啶醇反应不佳的情况下，可考虑加用 5-HT₃ 拮抗剂（如昂丹司琼，可皮下给药），或抗胆碱能药（如东莨菪碱），或抗组胺药（如美克洛嗪）。

## 三、便秘

便秘表现为排便次数减少、粪便干燥和 / 或排便困难。

排便次数减少指每周排便少于 3 次。排便困难包括排便费力、排出困难、排便不尽感、排便费时及需手法辅助排便。便秘在终末期患者中较为常见,大于 50% 的患者受到便秘的困扰,而其中 80% 的患者需要服用泻药帮助排便。在阿片类药物治疗中,便秘也是最常见的顽固副反应。

**（一）病因**

正常排便需要饮食量及所含的纤维适当,有充足的饮水,胃肠道通畅,消化、吸收和肠蠕动正常,并存在正常的排便反射,腹肌及膈肌有足够的力量协助排便动作。便秘可由多种疾病引起,包括功能性疾病和器质性疾病,不少药物也可引起便秘。食物在消化道经消化后,剩余的食糜残渣从小肠输送至结肠,在结肠内将大部分水分和电解质吸收,形成粪团,最后输送至乙状结肠及直肠,通过一系列的排便运动将粪便排出体外。从形成粪团到产生便意和排便动作的各个环节,均可因神经系统活动异常、肠平滑肌病变及肛门括约肌功能异常或病变而受到影响,从而发生便秘。

就排便过程而言,其生理活动包括:①粪团在直肠内膨胀所致的机械性刺激,引起便意及排便反射和随后一系列肌肉活动;②直肠平滑肌的推动性收缩;③肛门内外括约肌的松弛;④腹肌与膈肌收缩使腹压增高,最后将粪便排出体外。上述任一环节存在缺陷即可导致便秘。

晚期肿瘤姑息治疗的患者中常见的病因见表 24-3。

表 24-3　便秘病因

| 肿瘤相关 | 治疗相关 | 身体情况 | 其他疾病 |
|---|---|---|---|
| 高钙血症 | 阿片类药物 | 体弱 | 痔 |
| 腹腔或盆腔疾病 | 胆碱能药物 | 长期卧床 | 肛裂 |
| 脊髓压迫 | 抗癫痫药物 | 营养不良 | 内分泌疾病 |
| 抑郁 | 抗抑郁药物 | 低纤维饮食 | 神经障碍 |
| | 铝盐 | 水分摄入不足 | 水、电解质紊乱 |
| | 利尿药 | 行动困难,无法自行排便 | 憩室炎 |
| | 非甾体抗炎药 | | |

**（二）治疗**

管理的目标是使便秘患者重建良好的排便习惯,缓解疼痛和不适引起的便秘,改善患者的生活质量。

1. 调整生活方式　合理的膳食、多饮水、适度运动、建立良好的排便习惯是慢性便秘的基础治疗措施。

（1）合理膳食:增加纤维素和水分的摄入,推荐按每天摄入膳食纤维 25~35g,每天至少饮水 1.5~2.0L。

（2）适度运动:尤其对久病卧床、运动少的患者更有益。

（3）建立良好的排便习惯:结肠运动在晨醒和餐后最为活跃,建议患者在晨起或餐后 2 小时内尝试排便,排便时集中注意力,如坐马桶时使用脚踩小板凳支撑的姿势,减少外界因素的干扰,只有建立良好的排便习惯,才有可能缓解便秘问题。

2. 药物治疗　选用通便药时应考虑循证医学证据、安全性、药物依赖性。避免长期使用刺激性泻药。联合使用刺激性泻药及容积性泻药,并分别调整其剂量至最低,才能获得满意的排便频率及持久性(表 24-4)。

表 24-4 泻药分类

| 药物类型 | 示例 | 特点 |
| --- | --- | --- |
| 膨胀剂 | 甲基纤维素、洋车前子 | 能在肠内吸收液体,使大便膨胀,形成软、块状 |
| 渗透性泻剂 | 乳果糖、山梨醇、聚乙二醇、柠檬酸镁、氢氧化镁 | 从周围组织吸收水分,形成软粪块 |
| 兴奋剂/刺激剂 | 比沙可啶、番泻叶 | 作用于肠壁,刺激肠道蠕动 |
| 润滑剂 | 矿物油 | 覆盖肠道及大便表面,形成防水膜,使大便保持柔软 |
| 大便软化剂 | 多库酯钠 | 有助于液体混合入粪便,防止大便干燥 |
| 氯离子通道活化剂 | 芦比前列酮、利那洛肽 | 增加小肠液分泌,增加肠肌运动 |
| 组合 | 多种不同药物 | 组合包含超过 1 种泻药 |

注:便秘治疗药物的循证医学证据(等级和推荐水平)
容积性泻药:欧车前(Ⅱ级,B级)、聚卡波非钙(Ⅲ级,C级)、麦麸(Ⅲ级,C级)、甲基纤维素(Ⅲ级,C级)。
渗透性泻药:聚乙二醇(Ⅰ级,A级)、乳果糖(Ⅱ级,B级)。
刺激性泻药:比沙可啶(Ⅱ级,B级)、番泻叶(Ⅲ级,C级)。
促动力药:普芦卡必利(Ⅰ级,A级)。

口服泻药治疗剂量滴定应该建立在每天或隔天评估基础上,直到肠道功能恢复。足量的口服泻药剂量滴定可以减少灌肠的次数。腹部绞痛的出现意味着软化泻药的剂量相对肠道刺激药物较低,失禁代表粪便软化剂需要减量或需要增加肠道刺激药物。总体来说,在姑息治疗中推荐联合使用粪便软化剂及肠道刺激性药物。

3. 精神心理治疗 对于便秘合并精神心理障碍、睡眠障碍的患者,要给予心理指导和认知疗法等,使患者充分认识到良好的心理状态和睡眠对缓解便秘症状的重要性;合并明显心理障碍的便秘患者,可给予抗抑郁焦虑药物治疗;存在严重精神心理异常的便秘患者,应转至精神心理科接受专科治疗。注意避免选择多靶点作用的抗抑郁焦虑药物,注意个体敏感性和耐受性的差异。

4. 其他治疗方法 有报道显示,益生菌能改善慢性便秘症状。中药能有效缓解慢性便秘症状,但其疗效的评估尚需更多循证医学证据。针灸能改善患者的症状和焦虑抑郁状态。按摩推拿可促进胃肠蠕动,有助于改善便秘症状。

### 四、腹泻

腹泻是一种常见症状,包含一组多病原多因素引起的疾病,指排便频率明显超过平日习惯,定义为 24 小时内有 3 次及 3 次以上的不成形便,粪质稀薄,水分增加,每天排便量超过 200g,或含未消化食物或脓血、黏液。腹泻常伴有排便急迫感、肛门不适、失禁等症状。

急性腹泻发病急剧,病程 2~3 周。慢性腹泻指病程在 2 个月以上或间歇期在 2~4 周内的复发性腹泻。在晚期癌症患者中,腹泻比便秘少见,发生率 7%~10%。化疗相关性腹泻在晚期肿瘤患者中并不少见,发生率 50%~80%。腹泻通常与剂量相关,而且常是其他抗肿瘤治疗的毒副反应。

### （一）腹泻分类

根据腹泻的发病机制,可分为渗透性腹泻、分泌性腹泻及肠动力紊乱等。其病理生理因素包括以下几项。

1. 渗透性腹泻 正常人食糜经十二指肠进入空肠后,其分解产物已被消化液稀释,肠内容物呈等渗状态。如果摄入不吸收药物或不能消化吸收的碳水化合物(如乳糖酶缺乏症),或上消化道不良状态下不能吸收的肠内容物增加了肠腔内液体的渗透压,与血浆间的渗透压差增大,血浆中的水分进入肠腔,直到直肠内容物被稀释成等渗状态,导致肠道内容积增加,超过肠道吸收能力,可导致腹泻;或由于肠内黏膜病变引起肠道吸收面积减少,即使摄入正常食物且上消化道功能正常,亦可出现反复腹泻。

2. 分泌性腹泻 肠道分泌主要由黏膜隐窝细胞进行。吸收是通过肠绒毛上皮细胞,当分泌量超过吸收能力时,可导致腹泻。其原因多为细菌感染,肠黏膜炎症时渗出大量黏液,排出脓血,导致腹泻,又称炎症性腹泻。分泌性腹泻时常有肠黏膜细胞损害,绒毛萎缩及隐窝细胞增生。严重的炎症可发生免疫介导的血管损害或溃疡。蛋白从毛细血管和淋巴管中渗出,增高了肠内容物的渗透压;同时,炎症时淋巴细胞和吞噬细胞活化可释放多种炎症介质,如前列腺素等刺激肠黏膜分泌,由于小肠基底绒毛细胞是未成熟细胞,$Na^+$偶联的糖和氨基酸转运机制减弱,水和电解质的吸收减少而分泌增加。以上综合因素导致肠黏膜细胞分泌增加、肠道吸收功能减弱。导致分泌性或渗出性腹泻。

3. 肠动力紊乱 某些药物、疾病和胃肠道手术时肠道神经调节功能失调。肠蠕动紊乱(多数为加速),以致肠内容物过快通过肠腔,与黏膜接触时间过短,影响消化与吸收而导致腹泻。肠动力过缓亦可导致腹泻,如糖尿病神经病变患者肠动力紊乱,致使结肠型的细菌在小肠定植并过度生长,脂肪、胆盐和碳水化合物的吸收受到影响。此外,糖尿病患者胰腺外分泌功能不全亦是腹泻的原因。

4. 肿瘤相关的腹泻 恶性肿瘤姑息治疗中常见的腹泻原因包括过度使用导泻药、感染性、药物性(化疗、抗生素、导泻药使用不当)、放疗、手术、吸收不良、胃肠肿瘤、神经内分泌肿瘤等。

### （二）治疗

腹泻治疗的目标是采用具体的干预措施解决存在的致病原因,并使用相应的非药物治疗和止泻药物控制症状(表 24-5)。

**表 24-5 相关止泻药的剂量计用途[24]**

| 药物 | 用途 |
| --- | --- |
| 车前子、甲基纤维素 | 膨胀剂,控制轻度腹泻 |
| 高岭土/果胶组合 | 吸附/吸收剂组合,控制轻度腹泻 |
| 洛哌丁胺 | 阿片受体激动剂,控制轻、中度腹泻 |
| 地芬诺酯/阿托品 | 抗胆碱能药物与阿片受体激动剂组合,控制轻度腹泻 |
| 硫酸可待因 | 阿片受体激动剂,控制顽固性腹泻 |
| 除臭鸦片酊(10%) | 阿片受体激动剂,控制顽固性腹泻 |

在姑息治疗中,必须根据不同的病因给予相应的治疗,若为药物所致,则需立即停用相关药品。对于轻、中度腹泻,予口服补液治疗。维持充足的血容量,配合口服止泻药物治疗即可;但对于上述治疗,若 48 小时仍未缓解,或严重腹泻出现严重脱水、低血压和水、电解质紊乱及无法口服治疗的患者,则需要更积极的静脉支持治疗。

轻度及中度腹泻的患者以口服补液为主,可应用口服补液盐(ORS)进行补液。轻度患者需要 2 000ml/d,并在每次腹泻后尽可能多地服用;中度患者除了老年和存在其他基础疾病的患者,需要在最初 4 小时予以 2 200~4 400ml ORS,每 4 小时后重新评估;重度患者需立即按 100ml/kg 予以静脉补液,第 1 小时予以 1 000~1 500ml 5∶4∶1 液,后 4~5 小时予以 2 000~4 000ml。

腹泻患者一般采用氯化钾 200~300mg/(kg·d),分 3~4 次口服,或配成浓度 0.15%~0.2% 的液体静脉均匀输入,速度切忌过快,并需待有尿后才能静脉给钾。一旦能饮水,应尽量改用口服 ORS 液,补液 6~7 小时后,重新评估病情,选择合适的方案继续治疗。如无静脉输液条件,可用鼻饲点滴 ORS 液 20mg/(kg·d),连续 6 小时(总量 120ml/kg)。如患者反复呕吐或腹胀,应放慢鼻饲点滴速度,6 小时后重新评估病情,选择合适的治疗方案。

对于需要静脉支持治疗的患者,建议建立静脉通道,根据实验室检查结果,补充必要的水、电解质,尤其注意补充钾离子,以增加静脉晶体渗透压。对于收缩压 <90mmHg(1mmHg= $1.333 \times 10^2$ Pa)的患者,需在补充晶体的同时补充胶体,以维持胶体渗透压;另外,留置导尿管以监测尿量变化,维持尿量 >0.5ml/(kg·h)。对于老年患者或存在心血管疾病的患者,抗胃肠动力药物主要用于缓解急性腹泻,同时需要补充水、电解质以治疗或预防脱水。洛哌丁胺可直接抑制肠蠕动,并减少肠壁神经末梢释放乙酰胆碱(ACh),也可作用于胃肠道阿片受体,减少胃肠分泌,止泻作用也比吗啡强 40~50 倍,但不易进入中枢神经系统。用于治疗非细菌感染性急、慢性腹泻,大剂量时可对中枢起抑制作用,可用纳洛酮治疗。在急性腹泻中,可予洛哌丁胺起始 4mg,后每次出现腹泻再次予以 2mg,常用的剂量是 6~8mg/d,最大剂量为 16mg/d。在成人慢性腹泻中,洛哌丁胺起始剂量为 4~8mg/d,分成数次给药,而后根据患者反应进行调整,达到每天 2 次的维持剂量。慢性腹泻顽固还可以使用磷酸可待因和吗啡进行滴定治疗。

肠黏膜吸附剂如蒙脱石散,可应用于慢性腹泻,具有层纹状结构及非均匀性电荷分布,对消化道内的细菌、病毒及其产生的毒素有固定、抑制作用;对消化道黏膜有覆盖能力,并通过与黏液糖蛋白相互结合,从质和量两方面修复、提高黏膜屏障对攻击因子的防御功能。

生长抑素通过抑制胃肠道分泌和延迟肠道运送时间,促进水、钠的重吸收,还可通过抑制血管活性肠肽的释放而改善肠梗阻后腹泻的程度。起始剂量是 50~500mg/d,每天最大剂量为 1 500mg。一旦症状缓解,则降低到最低维持剂量,控制症状。值得注意的是,使用生长抑素的同时最好禁食,并进行全肠外营养支持,从而避免食物对胃肠道的机械刺激,减少分泌。

另外,对于伊立替康造成的迟发性腹泻,可给予洛哌丁胺首剂 4mg,随后每 2 小时给药 2mg,这种治疗需持续到最后一次腹泻结束后 12 小时,中途不得更改剂量,本药有导致麻痹性肠梗阻的危险,故所有患者以此剂量用药一方面不得少于 12 小时,但也不得连续使用超过 48 小时。若 48 小时后腹泻仍未停止,可考虑予以生长抑素及口服抗生素治疗。

(张片红 李雪梅 薛 宇)

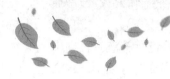

# 参考文献

[1] 中国营养学会.中国居民膳食营养素参考摄入量(2013版).北京:科学出版社,2014.

[2] 中国营养学会.中国居民膳食指南(2016).人民卫生出版社,2016.

[3] KOZLOWSKI LP. Proteome-pI:proteome isoelectric point database. Nucleic Acids Res,2017(D1):D1112-D1116.

[4] 杨月欣.中国食物成分表 2004.北京:北京大学医学出版社,2005.

[5] 麻佩佩.苹果渣膳食纤维的制备.陕西科技大学学报,2013.

[6] 杨月欣.膳食纤维.营养学报,2013(5):430-434.

[7] 葛可佑.中国营养科学全书.北京:人民卫生出版社,2004.

[8] 杨月欣.食物血糖生成指数.北京:北京大学出版社,2004.

[9] 葛可佑.中国营养科学全书.北京:人民卫生出版社,2004.

[10] 杨月欣,王光亚,潘兴昌.中国食物成分表.北京:北京大学医学出版社,2009.

[11] 石汉平.营养筛查与评估.北京:人民卫生出版社,2014.

[12] 国家卫生健康委员会.临床营养风险筛查:WS/T 427-2013,2013:[2013-10-01].

[13] 杨晓光.2002 年中国居民营养与健康状况调查.中华流行病学杂志,2005,7:478-484.

[14] 孙秀发.临床营养学.北京:科学出版社,2009.

[15] 林杰.公共营养.北京:人民卫生出版社,2015.

[16] 杨月欣.公共营养师.北京:中国劳动社会保障出版社,2012.

[17] 吴坤.营养与食品卫生.北京:人民卫生出版社,2003.

[18] 赵福振.营养与食品卫生.北京:人民卫生出版社,2003.

[19] 胡雯.医疗膳食学.北京:人民卫生出版社,2017.

[20] 孙建琴.社区老年营养与慢病管理.上海:上海科学技术出版社,2019.

[21] National Institute for Health and Care Excellence. Early identification and management of chronic kidney disease in adults in primary and secondary care. BMJ. 2014,24(6):1-59.

[22] 石汉平.肿瘤营养疗法.中国肿瘤临床,2014,41(18):1-4.

[23] 邓燕明.癌症姑息治疗临床实践.广州:广东科学技术出版社,2015.

[24] 刘巍.姑息医学的艺术与科学.长沙:中南大学出版社,2016.

10